中风的防、治与康复

主编　马奎云　孙孝先

河南科学技术出版社

·郑州·

内 容 提 要

本书共分三篇十六章，分述中风的预防、治疗和康复。预防篇创世之举，首先提出了四级预防，特别突出了对儿童及青少年肥胖、高脂血症预防的重要性。细分中风病因70余种，破例强调各种病因均可预防和干预。综合了国内外各种治疗方法，并细述了逐项治疗运用时机及其优、缺点。康复治疗中特别强调防止患肩、髋关节挛缩的形成是康复治疗的关键所在，也是令患者恢复正常的必要措施之一。

图书在版编目（CIP）数据

中风的防、治与康复/马奎云，孙孝先主编．—郑州：河南科学技术出版社，2013. 10

ISBN 978-7-5349-5992-9

Ⅰ.①中… Ⅱ.①马…②孙… Ⅲ.①中风-防治②中风-康复 Ⅳ.①R743. 3

中国版本图书馆CIP数据核字（2012）第210562号

出版发行：河南科学技术出版社
地址：郑州市经五路66号　邮编：450002
电话：（0371）65737028　65788613
网址：www. hnstp. cn

策划编辑：马艳茹
责任编辑：刘　嘉
责任校对：柯　姣
封面设计：张　伟
版式设计：栾亚平
责任印制：朱　飞
印　　刷：河南省罗兰印务有限公司
经　　销：全国新华书店
幅面尺寸：170 mm×240 mm　印张：21. 5　字数：410千字
版　　次：2013年10月第1版　2013年10月第1次印刷
定　　价：65. 00元

《中风的防、治与康复》编委名单

主　编　马奎云　孙孝先

副主编　王海珍　方　宇　张　璐

编　委　马奎云　方　宇　王海珍　孙孝先

　　　　　杜　冉　张博爱　张　璐

主编简介

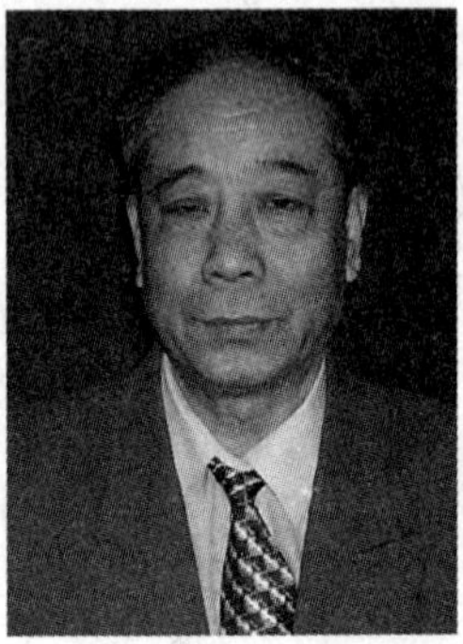

马奎云，教授、主任医师。毕业于原河南医学院医疗系本科。曾任中华医学会河南分会神经精神学组副组长，郑州大学第一附属医院神经内科主任医师、教授，兼任中华医学会会员、河南省康复学会原主任委员等。

主要业绩：主编《临床神经病学》《中风的康复与防治》《康复医学》《颈源性疾病诊断治疗学》《神经系统疾病误诊学》等专著8部，参与编写《老年医学》等专著3部。撰写论文72篇，发表于国家和省级各种杂志或在全国学术会议上宣读。

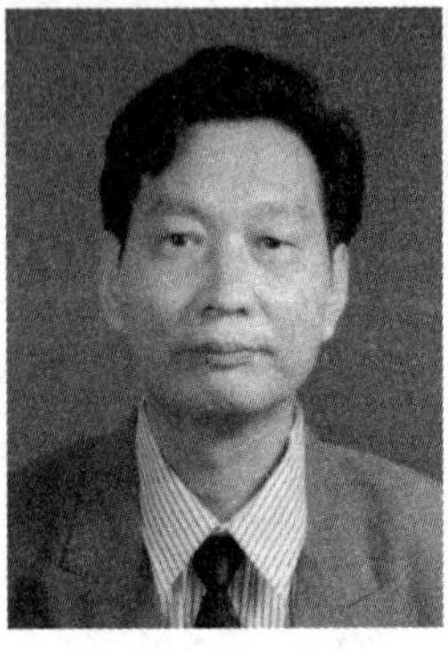

孙孝先，主任医师。1967年毕业于原河南医学院医疗系本科。专业理论扎实，临床经验丰富，在多年从医生涯中曾师承于马奎云教授，对于一些疑难病症的诊断、鉴别诊断和治疗有深入的研究，临床上有较高的造诣，并在多家杂志上发表论文数篇，与马奎云教授等专家合作撰写《颈源性疾病诊断治疗学》，书中的提出许多新的论点和治疗经验；又与马奎云教授等合作主编《神经系统疾病误诊学》，内容丰富、新颖，填补了国内该系统疾病误诊方面专著的空白。本次与马奎云教授等专家合作撰写《中风的防、治与康复》，内容新颖，提出了一些新的观点，特别是对儿童及青少年肥胖与高脂血症的干预，对于提高国民身体素质、防治中风具有重要意义。

前言

急性脑血管病，祖国医学称之为中风或扑倒。“人百病，首中风”，说明古代中医学家对中风早就有深刻认识。目前，中风的发病率、病死率之高，与心肌梗死、癌肿共居前 3 位，而致残率却独居首位。一般医院及医务工作者都忙于急性期的抢救，在降低病死率方面做了大量工作，并积累了丰富经验。但是，对于怎样预防及恢复期的康复治疗，如何降低发病率、致残率却重视不够或无暇问津。由此，对 1989 年笔者编著出版的《中风的康复与防治》一书，原河南医科大学神经内科主任、著名专家李振三教授评价说：“图文并茂，填补了国内的空白”。由于书的内容深入浅出、通俗易懂，颇受读者欢迎，破专业图书首次印刷超万册之常例，半年内销售 2. 26 万册。为满足读者的需求，曾于 1997 年再版。随着人民生活的提高，我国中风的发病率逐年上升，国内外广大医务工作者对中风的预防虽已逐渐重视，为了能有效地预防并降低发病率、致死率和致残率，笔者在原书基础上总结了个人经验，并汇集了国内外先进实用的文献资料编撰了本书。

关于中风的预防，提出四级预防，强调一级预防从日常生活做起，从衣、食、住、行入手，这不仅是中老年人的需要，而且要重视从儿童及青少年做起。本书将过去文献中提到的一、二级预防分别改为二级和三级预防，三级预防分为三级和四级预防。四级预防，就是抗复发治疗，是以往不少临床医师不够重视的。一、二、三级预防工作做好，将会大幅度降低中风的发病率。另外，书中对目前多数人认为有效的药物和方法，提出了运用的时机和其各自的优缺点与不良作用，并强调了中西医结合的优势。临床恰当的治疗在降低病死率及致残率方面有一定的作用。真正能降低致残率的关键是进行正确的康复治疗。

本书的编者除主编外，方宇参与第一、二、四、八、十六章编写，张璐参与第三、七、十一、十三、十四、十五章的编写，王海珍参与第五、六、九、十二章的编写，杜冉参与四、十、十二章的编写，张博爱参与第十六章的编写。

本书虽有其独特之处，但由于编者水平有限，不当之处请读者们批评指正。

作者

2013 年 1 月

目录

第一篇

中风的病因、病机及一级预防

中风的预防以往分为一级预防和二级预防或三级预防，笔者深感不全面。本篇将其分为四级预防。一级预防指的是基础预防，强调从日常生活做起，从衣、食、住、行方面着手，这不仅是中老年人的需要，更重要的是要从儿童及青少年做起。二级预防是指对中风危险因素的干预，即对疾病发生的预防，是通过对高危致病因素的干预，以降低疾病的发病率为最终目的。三级预防是指疾病发生后开展的临床治疗及早期和恢复期的康复，以防止病情加重，预防残疾和功能障碍。四级预防是指对疾病造成的残疾积极开展功能康复锻炼，同时避免疾病的复发。

第一章　中风的病因、 病机与分类

中风本是中医病名，也称卒中、扑倒。中医对此病认识较早，古医书就有“风为百病之长”和“人百病，首中风”之说。西医也采用中风这一病名，又称急性脑血管病、脑血管意外。后者不够科学，现已很少采用。它包括出血性脑血管病（脑出血、脑室出血与蛛网膜下腔出血等）和缺血性脑血管病［包括短暂性脑缺血发作（TIA）、可逆性缺血性神经功能缺失（RIND）、皮质下白质脱髓鞘性脑病（Binswanger disease ，又称宾斯万格病）、腔隙性脑梗死、腔隙状态、分水岭性脑梗死、灶性脑梗死、多发性脑梗死和大面积脑梗死］，另外还有颅内静脉系统血栓形成（包括乙状窦血栓、海绵窦血栓、上矢状窦血栓、直窦血栓和脑静脉窦血栓形成等）。急性脑血管病是一大组常见病，其发病率、患病率、病死率及致残率均居神经科各种疾病的首位，它是目前导致人类死亡的三大疾病之一。据流行病学调查资料表明，每年每10万人口中新发生此病的约200人，死亡约100人，加上以前遗留下来的同时患病者在500人以上。换言之，全国约有本病患者650万之多。每年新发生本病约200万人，存活者能完全治愈的为数很少，绝大多数留下程度不同的后遗症，给个人、家庭和社会都带来了巨大的损失和负担。所以，如何预防本病的发生，防患于未然，减少发病率；患了病又如何能及时地恰当地医治，减少病死率和致残率，都须引起足够的重视。特别是如何使病残者能得到尽快且比较完全的康复，是一个亟待解决的问题。在这方面康复治疗有着很大的非药物所能代替的作用。国内外的经验表明，如能早期开展康复治疗，本病的致残率将大幅度下降。为了能尽快地、更好地开展这一工作，使易患病者能自觉地采取科学性的预防措施，是至关重要的。下面先介绍一下脑血管病的一般知识。

脑血管病是由于脑部血管发生病变或因全身血液循环紊乱所致的脑组织供血障碍。通常根据病因、发病机制和临床表现将本病分为两大类，即缺血性脑血管病和出血性脑血管病。缺血性脑血管病又分为脑功能缺失（短暂性脑缺血发作、可逆性缺血性神经功能缺失）和结构性改变的脑梗死。后者依据病因不同，可分为脑血栓形成和脑栓塞；依据梗死的部位和病灶大小的不同，又可分为分水岭性梗死、腔隙性梗死（多发性者称为腔隙状态）、灶性脑梗死和大面积脑梗死；另外，还有大静脉与静脉窦血栓形成等。出血性脑血管病又有丘脑出血、壳核出血、尾状核出血、外囊出血、脑叶出血、小脑出血、脑桥出血、脑室出血和蛛网膜下腔出血等。

有关中风的病因、发病机制和临床分型，见表1－1。

表 1－1 中风的病因、病机与分类

病因

- 肥胖
  - 糖尿病
  - 高血压
  - 高胆固醇血症
  - 高甘油三酯血症
  - 低高密度脂蛋白血症
- 高血压
- 动脉硬化
- 脑动脉瘤
- 血管畸形
- 颈椎病
- 脑动脉炎
  - 结核
  - 风湿、类风湿
  - 霉菌
  - 寄生虫
  - 梅毒螺旋体
  - 体红斑狼疮
  - 结节性动脉炎
  - 颞动脉炎
  - 非特异性
- 心脏病
  - 风湿性心脏病（风心）
  - 心房纤颤（房颤）
  - 心功能不全（心衰）
  - 冠心病
  - 心肌梗死
  - 心内膜炎
  - 左房黏液瘤

病机

- 血管壁改变
- 血液成分改变（黏度改变）
- 血流动力学改变

诱因

- 疲劳
- 过饱
- 饮酒
- 脱水
- 低血压
- 气候变化
- 激动
- 剧烈活动
- 性交
- 大便干结

分类

- 缺血性
  - 动力性
    - 短暂性脑缺血发作
    - 可逆性缺血性神经功能缺失
  - 器质性
    - 宾斯万格病
    - 脑血栓形成、脑栓塞 → 脑梗死
      - 腔隙性脑梗死
      - 腔隙状态
      - 分水岭脑梗死
      - 灶性脑梗死
      - 多发性脑梗死
      - 大面积脑梗死
- 混合性
  - 出血性脑梗死
  - 梗死性脑出血
- 出血性
- 脑出血
  - 底节出血
    - 丘脑出血（内侧型出血）
    - 内囊出血（混合型出血）
    - 壳核出血（外侧型出血）
    - 外囊出血（外侧型出血）
    - 尾状核出血（外侧型出血）
  - 小脑出血
    - 小量出血
    - 大量出血
  - 脑桥出血
    - 一侧出血
    - 双侧出血
  - 皮质出血
    - 脑叶出血
    - 叶间出血

续表

病因	病机	诱因	分类
代谢病：糖尿病、尿毒症、酸中毒、碱中毒 血液病：白血病、血友病、再生障碍性贫血、血小板减少性紫癜、原发性红细胞增多症 感染：颅内感染、头面颈部感染、全身感染 中毒：一氧化碳中毒、酒精中毒、铅中毒、镇静药中毒、避孕药副作用 内分泌：原发性醛固酮增多症、嗜络细胞瘤 外伤：颅骨骨折、长骨骨折、人工气胸、气腹、盆腔手术 缺氧：各种窒息、呼吸衰竭、休克、大出血 药物：抗凝剂、血栓溶解剂 肿瘤：颅内原发瘤中风、转移瘤栓塞			脑室出血：小量出血、大量出血 蛛网膜下腔出血：小量出血、大量出血

第二章　中风的一级预防

中风的发病越来越年轻化，30 岁左右发生脑血栓形成或脑出血者并不罕见，儿童、青少年发生脑栓塞或静脉窦血栓形成者屡见不鲜。欲减免其发生，按以往提出的二级或三级预防法是难以胜任的。因此，需要采取四级预防法，其最早期的一级预防即基础预防。所谓最早期，就是对儿童、青少年、中年至老年人一律进行日常生活的干预。提到日常生活，不外乎衣、食、住、行。以下进行分节详述。

第一节　穿　戴

提到穿戴，自古以来代代相传一句顺口溜“春暖暖、秋冻冻”，也有称之为“春暖暖、秋凉凉”，似乎后者更确切一点。意思是说春天天气逐渐变暖，不要急于脱帽减衣，要迟减、少减衣服。由于春天天气变化大，容易刮风，遇到刮风，特别是大风天，气温急骤下降，容易受凉，甚至患感冒或扁桃腺炎（女性过早穿裙子则易患关节炎），甚至波及心脏，或者罹患风湿性脑动脉炎，迟早会出现脑血管病的症状。秋天天气逐渐变凉，更不要急于加衣服，要缓加、迟加衣服，即俗称的秋凉凉，一则能锻炼适应寒冷的能力，少患病；二则即使到了寒冬也不必棉衣穿得非常臃肿仍不感到温暖。

总之，穿戴不外乎两个作用：一是保暖，二是美观。春季宜以温暖而不出汗，秋季宜以凉爽而不冷为度。有些年轻人只求风度不要温度的行为实在不利于健康（尤其是早春）。“年少不注意，老来多病疾”，轻者患关节炎，中者患变态反应性疾病，重者患脑中风。待轻、中、重病袭来时，后悔也晚矣！可见，讲究科学的穿戴是预防中风的必要措施之一。换言之，一级预防应从穿戴做起。

第二节　科学饮食

随着生产力的发展，人们的生活水平也相应地提高和改善。现在对于广大人民群众来说既不是吃饱吃不饱的问题，也不是吃好吃不好的问题，而是吃得科学不科学的问题。好吃的东西不一定就有营养，更不等于营养丰富。科学的饮食必须富含足够的热量（由蛋白质、脂肪与糖类代谢产生）、维生素、矿物质（含盐、钙、铁等及多种微量元素）和粗纤维。单一的食物是很难满足的，往往需要多种食物混合食用才能满足。人有老少、男女、高低之分，同年龄阶段的人因职业不同，有轻、中、重体力劳动之别，同一个人在不同时期又因不同的活动量对热量的需求有所差别。切记在配备饮食时各种营养成分既不可太过，也不可不足。无论太过或不足都是不科学的，均不利于健康，甚至会导致疾病的发生。

一、恰当的饮食

所谓恰当的饮食，是指在日常饮食中各种营养成分要充足，但不能过量。从营养学来看，平衡而全面的营养是科学（恰当）的饮食或称合理营养的基础，它保证人体的生长发育、组织修复，维持体内各种生理活动，提高机体免疫功能和抵抗力，适应各种环境条件下机体的需要，延缓衰老及促使健康长寿等。营养的基本要素包括热（能）量、蛋白质、脂类、糖类、维生素、水和矿物质。

（一）热量

人体每日能（热）量的消耗有三个方面：

（1）维持基础代谢所需的能量。

（2）食物的特别动力作用所消耗的能量。

（3）从事各种（体力、脑力）活动所消耗的能量。

食物中能产生能量的营养素为蛋白质、脂肪和糖类。热量足不等于三者的搭配合理，搭配不合理虽可提供较充足的热能，但对机体的健康不利。在18～25 ℃适宜的气温环境中，维持基本生命活动所需能量称为基础代谢。单位时间内人体每平方米体表面积所消耗的热量为基础代谢率。它和性别、年龄、体表面积、高级神经活动、内分泌状态及外界气候等因素有关。如60 kg的成年男子每日24 h的基础代谢为1 440 kcal（非法定计量单位，为习惯和表格而沿用。1 kcal＝4. 184 kJ），妇女一般低2%～12%，老年人则低10%～15%，儿童则高10%～12%。食物特殊动力作用消耗热量约为其每日基础代谢的10%。各种活动所消耗能量差别较大，如安睡或休息时为1. 0 kcal/min，静坐时为1. 4 kcal/min，站立时为1. 8 kcal/min，走路及轻体力劳动时为3. 7～4. 7 kcal/min，重体力劳动时为5. 5～8. 6 kcal/min。总之，中等劳动每日所需热量，50岁男子为2 700 kcal、女子为2 000 kcal，每增加10岁减少10%。鉴于热量可保证人体的7种功能，每日必须摄入足量，但是也不能太多。长期摄入过多热量，必然导致肥胖，任何年龄段的肥胖都是中风的独立危险因素。

（二）蛋白质

蛋白质是生命和机体的重要物质基础。虽每克（g）蛋白质可有效地产生4 kcal热量参加能量代谢，但主要是合成新的组织或维持组织蛋白质破坏和更新的动态平衡。老年人的蛋白质合成量相当于青年人的63%，所以，日供给量应高于青年人［1.16 g/（kg·d）］，我国老年人合适的蛋白质供给量为1.27 ~1.5 g/（kg·d），占食物总热量的12% ~18%。对老年人来说，蛋白质的氨基酸组成比蛋白质的数量更重要，优质蛋白质才有利于机体对蛋白质的合成代谢，并有助于防止高脂血症与动脉硬化的发生。老年人每日需蛋氨酸2.4 ~3.0 g、赖氨酸1.4 ~2.8 g、缬氨酸0.6 g、色氨酸0.21 g、苏氨酸0.42 g、苯丙氨酸0.84 g、亮氨酸0.84 g、异亮氨酸0.6 g和组氨酸0.48 ~0.72 g。人体内不同类别的蛋白质均由20余种氨基酸组合构成。上述9种为必需氨基酸，因人体不能合成或合成的速度远不能适应机体的需要，必须从食物中直接提供。人类所需蛋白质除米、面之外，应首选黄豆及其制品，它们含必需氨基酸量最高，且大豆蛋白能降低总胆固醇和甘油三酯（三酰甘油，科普读物沿用）浓度，提高高密度脂蛋白浓度，预防心脏病，继而起到预防中风的作用。但新的研究发现，大豆及其制品也不能多吃，由于其富含植物雌激素，儿童吃多了会出现性早熟，中老年人吃多了可增高痴呆的发病率。有提出吃豆腐每周最好不超过2次。鸡蛋所含蛋白质为全价蛋白质，尤其所含卵磷脂对维持大脑的记忆力所不可缺少，但因胆固醇含量高，不可多食，每日或隔日1个已足矣（大活动量者例外）。在动物蛋白中应多选择鱼肉，相对少食畜类蛋白。比较合适的是动、植物蛋白及禽、畜、奶、蛋、鱼等科学搭配，混合食用，切忌偏食。蛋白质摄入不足会导致低蛋白血症、水肿、肝大，影响组织代谢和降低抵抗力；但也不能太多，太多也损害人体健康，特别是动、植物蛋白搭配不合理，可导致高胆固醇血症、高低密度脂蛋白血症、性早熟或痴呆的发生。

蔬菜中也含有必需氨基酸，但因其水分大，相对含量较低。肉类食品含9种必需氨基酸较高，不过，一般红肉含胆固醇都较高，摄取过多，对中老年人不利。现在，健康知识普及了，很多人都知道，在肉类中，吃红肉不如吃白肉，吃四条腿的不如吃两条腿的，吃会走的不如吃没腿的（鱼类）。

（三）脂类

脂类是人体重要的构成部分，它是不溶于水而溶于有机溶剂的化合物，产热9 kcal/g，包括油脂和类脂。油脂包括动物脂肪和植物油两类。类脂种类很多，有磷脂、固醇和脂蛋白等，是性质与油脂类似的化合物。动、植物脂肪的主要成分之一为甘油三酯。构成甘油三酯的脂肪酸有许多种，自然界约有40种不同的脂肪酸，而人体只能吸收和利用偶数碳原子的脂肪酸。脂肪被吸收以后，可由三种类型的脂蛋白即低密度脂蛋白（LDL）、极低密度脂蛋白（VLDL）、高密度脂蛋白（HDL）与之结合而运载。极低密度脂蛋白（前β脂蛋白）携带大部分甘油三酯，所以血浆中甘油三酯的浓度反映极低密度脂蛋白浓度。低密度脂蛋白（β脂蛋白）是胆固醇的主要携带者，低密度脂蛋白增高会促进动脉粥样硬化。高密度脂蛋白（α脂蛋白）转运一些脂类与蛋白质，将周围组织胆固醇运到肝脏进行分解、排出。所以高密度脂蛋白升高可防止动脉粥样硬化与中风。胆固醇是类脂的一种，血浆胆固醇可来自食物，也可在机体肝脏内合成。鱼类和乳类的胆固醇含量较低可以多摄取。只有一种不含胆固醇，那就是海参。鱼类含人体必需氨基酸多而全，所含脂肪以不饱和脂肪酸比例高，吸收后在体内合成高密度脂蛋白最多，不仅能防止动脉粥样硬化，从饮食治疗角度讲，还能治疗动脉硬化，继而能预防心肌梗死和脑中风。总之，胆固醇摄入量应<300 mg/d。

人体摄入的胆固醇一方面可由胆汁排出，在肠道受细菌的利用而变为类固醇；一方面在肝脏形成胆酸而排出。在正常情况下，当摄入的胆固醇增高时，机体内源性合成就降低。血液中所含胆固醇酯的脂肪酸部分多为不饱和脂肪酸，有人观察到羊的机体内有62%血浆胆固醇与亚麻油酸成结合状态，这说明不饱和脂肪是胆固醇的特殊运输工具。游离胆固醇的吸收率比胆固醇酯高。因此，假若缺乏不饱和脂肪酸，胆固醇就不能被运输到其他组织进行正常代谢而在体内堆积使其含量增高。有认为饱和脂肪酸可使血浆胆固醇增高，而不饱和脂肪酸可使血浆胆固醇降低。发现食入不饱和脂肪酸者，其类固醇排出增多，并认为多不饱和脂肪酸可加速胆固醇分解为胆酸，从而降低血清胆固醇含量。植物性食品中常含谷固醇等植物固醇，比较难为人体吸收，并且还会干扰胆固醇的吸收。所以，多食用植物油及植物食品，有利于血浆胆固醇的降低，防止动脉硬化及中风。

人体不能合成某几种多不饱和脂肪酸，必须从食物中供给。像亚油酸即十八碳二烯酸（亚油酸。C_{18-2}；n－6；ω－6）、亚麻酸即十八碳三烯酸（C_{18-3}；n－3；ω－3）、花生四烯酸（AA；C_{20-4}；n－6；ω－6）等在人体可由亚油酸衍生而来，但合成量不足时，也必须由食物供给。多不饱和脂肪酸为人体生理所必需的，所以称为“必需脂肪酸”。必需脂肪酸中有α－亚麻酸（n－3脂肪酸，也称ω－3脂肪酸）。α－亚麻酸可以衍生一系列多不饱和脂肪酸，包括具有重要生理作用的二十碳五烯酸（EPA；C_{20-5}；ω－3）和二十二碳六烯酸（DHA；C_{22-6}；ω－3）。两者均为必需脂肪酸。必需脂肪酸合适的ω－6与ω－3的比例为4∶1。

1. 必需脂肪酸的生理意义

(1) 必需脂肪酸是构成线粒体和细胞膜的重要组成部分，在体内参与磷酸的合成，并以磷酸形式存在于线粒体和细胞膜中。

（2）必需脂肪酸与胆固醇代谢有密切关系。胆固醇与必需脂肪酸结合后才能在体内运转，进行正常代谢；否则，与饱和脂肪酸结合，失去正常运转、代谢而沉积在动脉壁，导致动脉粥样硬化，成为中风的独立病因。

（3）必需脂肪酸又是前列腺素在体内合成的原料，花生四烯酸是前列腺素的前体。前列腺素可以抑制甘油三酯的水解。

（4）动物精子形成也与必需脂肪酸有关。饲料中长期缺乏必需脂肪酸可出现不孕症，授乳也会发生障碍。

2. 必需脂肪酸的存在与缺乏现象 近已证明，不饱和脂肪酸是合成前列腺素所必需的前提，它有降低血小板黏聚和血栓形成的作用。豆油、葵花子油、棉籽油和麻油等中必需脂肪酸含量较高，而牛、羊和猪等畜类脂肪中所含必需脂肪酸量都较低，这也是植物油优于动物脂肪的原因所在。有人提出，多不饱和脂肪酸有降低血浆胆固醇及甘油三酯的作用。必需脂肪酸还可保持皮肤微血管的正常通透性及保护皮肤免遭射线的损害。必需脂肪酸有利于妊娠和授乳，缺乏时可引起动物不孕及哺乳困难。动物试验发现，必需脂肪酸缺乏时生长迟缓，体、尾易发生鳞屑样皮炎。婴儿缺乏必需脂肪酸会出现皮肤湿疹或皮炎。临床上长期单靠静脉输液维持营养者也可引起皮炎。

3. 脂肪的生理功能

（1）供给能量。

（2）脂肪是体内主要的存能物质，而且是构成细胞膜、内质网膜、线粒体膜、核膜、神经髓鞘膜与红细胞膜等机体生物膜的主要成分。

（3）促进脂溶性维生素的吸收。

（4）维持体温，保护脏器。

（5）供给脂溶性维生素和必需脂肪酸。

（6）产生饱腹感，增加食物美味。

4. 二十碳五烯酸（EPA）和二十二碳六烯酸（DHA）的生理功能

（1）有降低血脂和胆固醇的作用。

（2）预防心血管疾病和中风的发生。

（3）对视力有保健作用。二十二碳六烯酸的主要功能是维持脑和视网膜的正常生长和发育，也是视网膜的组成成分。

（4）具有抑制癌细胞生长的作用。

（5）ω-6 和 ω-3 多不饱和脂肪酸（PUFA）在体内的平衡对于稳定细胞膜的功能、调整基因表达、维持细胞因子、脂蛋白平衡和促进生长发育均有重要意义。

5. 油脂类分述 由于油脂类的种类较多，有必要加以分述。

（1）植物油的种类比动物油种类多。植物油主要含有不饱和脂肪酸，其熔点都较低，故在室温下一般是液态的。植物油含必需脂肪酸比动物油高。必需脂肪酸是人体新陈代谢不可缺少的物质。一旦缺乏，人体生物膜结构的更新会受到影响。必需脂肪酸还能促进胆固醇变成胆汁酸盐，阻止胆固醇在血管壁上沉淀，对防止动脉硬化有一定作用。但是，那种植物油“不含胆固醇”的广告用语是不切合实际的。植物油不可能不含胆固醇，就是精炼也不可能将胆固醇完全去除。况且胆固醇也有好胆固醇（HDL）与坏胆固醇（LDL）之分。高密度脂蛋白又称为α脂蛋白，它是运送低密度脂蛋白（β脂蛋白）的工具，避免其在血管上的沉积，预防动脉粥样硬化，因此高密度脂蛋白有清道夫的美名。从生物化学角度看，胆固醇及其衍生物是构成一切机体结构的基本成分，所有动物对其的需求量十分巨大。植物油中还含有豆固醇、谷固醇等植物固醇。植物固醇不能被人体吸收，而且还能阻止人体对胆固醇的吸收。植物油也有其缺点：不饱和脂肪酸在人体内易氧化成过氧化脂质，能促进肿瘤细胞生长。长时间仅食用过多的植物油，过氧化脂质增加饮食致癌的危险。仅吃植物油会促进体内过氧化物增加，与人体蛋白结合成脂褐素，会促使人体老化；过氧化物增加会影响人体对维生素的吸收，增加乳腺癌、结肠癌的发病率；过氧化物还会在血管壁、肝脏和脑细胞上沉积，引起动脉硬化、肝硬化和脑血栓形成。

1）橄榄油：淡黄色透明液体，富含维生素A、维生素D、维生素E、维生素K等脂溶性维生素和抗氧化物等多种成分。原生橄榄油产于希腊克里特岛的为极品，其次是产于希腊其他地方及西班牙、意大利等的。橄榄油中单不饱和脂肪酸含量高达80%以上，其中油酸含量高达55%~83%，所含必需脂肪酸ω-3和ω-6的比率为1∶4，正好是人体健康的合理比率，可用于煎、炒、烹、炸与凉拌，消化系数为97.8%。橄榄油有“植物油皇后”的美称，它能调节血脂，降低血压、血黏度，阻止动脉粥样硬化，预防脑血栓及心血管病，降低癌肿及老年性痴呆的发病率。由于其产量太低，只可供不足世界人口2%的人食用，价格昂贵和不能久存是其缺点。

2）芝麻油：也称大槽油，用生芝麻冷轧即成，不需加化学处理。含饱和脂肪酸14%、不饱和脂肪酸86%。其中亚油酸42%、花生四烯酸0.4%~1.2%，不含对人体有害的成分。含有特别丰富的维生素E，还含有维生素A、维生素D、蛋白质、钙、磷、铁和卵磷脂，消化系数为98%。常食可调节毛细血管的渗透作用，加强人体组织对氧的吸收能力，改善血液循环，促进性腺发育，保持青春，延缓衰老，润肠通便，减轻烟酒毒害和保护嗓子。可见，芝麻油是品质高、营养价值高的优良食用油，有“植物油之王”的美誉。

3）花生油：淡黄透明，芬芳气味仅次于芝麻油，是较高档的烹、炸油，热稳定性比色拉油好。含不饱和脂肪酸80%以上，其中含油酸41.2%、亚油酸37.6%。还含有软脂酸、硬脂酸和花生酸等饱和脂肪酸19.9%，另有甾醇、麦胚酚、磷脂、维生素E和胆碱等对人体有益的物质。消化系数为98.3%。常食用可防止皮肤皲裂老化，保护血管壁，预防动脉粥样硬化、冠心病和血栓形成。胆碱可改善人脑的记忆力，延缓脑功能衰退。但花生易污染黄曲霉菌，而黄曲霉菌素有较强的致癌性。精炼有助于去除有关毒素，但是仍不能完全去除，若食入量大还会损伤肝功能，甚至导致肝性脑病（肝昏迷）。

4）棕榈油：产于马来西亚半岛。富含不饱和脂肪酸、类胡萝卜素、维生素E和微量元素。它的整体脂肪酸几乎达1∶1的平衡比例，有利于人体吸收与营养平衡。抗氧化性强，是优质的烹饪用油。

5）红花油：红花籽油含饱和脂肪酸6%、油酸21%、亚油酸73%、亚麻油酸3%。由于其主要成分是亚油酸，所以营养价值特别高，能防止血清胆固醇在血管壁沉积，防治动脉硬化及心脑血管病。另外，其还含有大量的维生素E、谷维素、甾醇等药用成分，是“益寿宁”的主要成分。

6）大豆油：颜色较深，有豆腥味，稳定性差。其含棕榈酸7%～10%、硬脂酸2%～5%、花生酸1%～3%、油酸22%～30%、亚油酸50%～60%和亚麻油酸5%～9%，能降低血清胆固醇，预防心脑血管病；同时含有多量的维生素E、维生素D及卵磷脂，对人体健康很有益，消化系数为98%，但不适合煎、炸。

7）菜籽油：含花生酸0.4%～1.0%、油酸14%～19%、亚油酸12%～24%、芥酸31%～55%、亚麻油酸1%～10%，消化系数可达99%，有利于胆道功能。亚油酸含量低，且脂肪比例不平衡，故其营养价值较低。另外，由于其含有大量的芥酸、芥子苷等，对人体生长发育不利，需和含亚油酸高的优质食用油配合食用，其营养价值可得以提高。国内外不少心血管专家对心脏病患者的调查表明，每日接受少量被酶消化后的芥酸，本来不正常的心血管功能就会超负荷，更容易诱发“血管壁增厚”及心肌脂肪沉积。故专家建议，各类心脏病患者，特别是患有冠心病与高血压心脏病患者，尽量不吃高芥酸的菜籽油。由于国内菜籽油芥酸含量高于国外（≤0.1%），因此各类心脏病患者最好不吃菜籽油和含有菜籽油的调和油，可选用米糠油、麦胚油、沙拉油、核桃油和野茶油等。

8）棉籽油：含棕榈酸21.6%～24.8%、硬脂酸1.9%～2.4%、花生酸0～0.1%、油酸18.0%～30.7%、亚油酸44.9%～55.0%。毛油中所含的棉酚可引起人体急性中毒或低钾综合征等慢性中毒，需精炼后去除毒物方可食用。其因含人体必需脂肪酸较多，宜与动物脂肪混合食用；能抑制血中胆固醇升高，维护人体健康。其消化系数为98%。

9）葵花子油：精炼后呈清亮的淡黄色或清黄色，味香醇正。寒冷地区生产的含油酸 15% 和亚油酸 70%；温暖地区生产的含油酸 65% 和亚油酸约 20%。消化系数为 96.5%。寒冷地区生产的因含丰富的亚油酸，有显著的降低胆固醇、防止动脉硬化和预防冠心病的作用。α 生育酚的含量比一般植物油高，亚油酸含量与维生素 E 含量比例均衡，便于人体吸收利用。但也容易污染黄曲霉菌，对人体不利。

10）亚麻油：又称胡麻油。其含饱和脂肪酸 9% ~11%、油酸 13% ~29%、亚油酸 15% ~30% 及亚麻油酸 44% ~61%，稳定性较差。因有特殊气味，食用性也较差。

11）玉米油：即玉米胚油，又称粟米油、胚芽油。其油酸和亚油酸含量约占 85%，富含维生素 E、磷脂等活性物质，其营养价值较高，并有一定的药用价值，对心脑血管病有防治效果。但玉米油也有污染黄曲霉菌的可能，其毒素对人体有较强的致癌危险。

12）米糠油：含不饱和脂肪酸 80%、维生素 E 0.12%、谷维素 0.24%，以及胡萝卜素、维生素 D 和肌醇，熔点低，易消化。米糠油有降胆固醇、软化血管、调节大脑和生殖功能，能促进新陈代谢、抗衰老，有治疗心脑血管疾病的作用。

13）麦胚油：富含必需脂肪酸（亚油酸、亚麻酸和花生四烯酸）及天然维生素 E。维生素 E 有强心、软化血管、促进已老化的内分泌腺功能，能促进氧的吸收利用，增强神经系统功能。

14）沙拉油：含不饱和脂肪酸 88.4%、维生素 E 55%，以及维生素 A、维生素 K、胡萝卜素和多种矿物质。沙拉油有抗辐射、抗疲劳、增强机体活力、降低胆固醇、软化血管、缓解心绞痛发作的作用，对放射病、皮肤烧伤、冻伤、刀伤、溃疡、食道癌及宫颈糜烂有一定的治疗作用，故为珍贵的药用油。

15）核桃油：含不饱和脂肪酸达 90% 以上，其中 60% 是亚油酸。磷脂、维生素 E 也丰富。能阻止脂褐素产生，延迟老化，治疗老年便秘有特效，降低胆固醇可达 30% ~50%，减少患心脏病的危险率为 10% ~15%。

16）野茶油：盛产于我国江西、湖南等地。野茶油含单不饱和脂肪酸与橄榄油相仿，有东方“橄榄油”之称，大有开发的价值。曾有报道野茶油产地的居民，心血管病发病率与病死率都有明显降低，并且野茶油的开发要比橄榄油容易得多，如能大批生产，对我国人民的保健将有巨大贡献。

17）调和油：有 5 种类型。

A. 营养调和油，又称亚油酸调和油。以葵花子油为主，豆油、玉米油和棉籽油为辅，调成含亚油酸约 60%、油酸约 30%、软脂 10% 的食用油。

B. 经济调和油，以菜籽油为主，豆油为辅，价格比较低廉。

C. 风味调和油，菜籽油、棉籽油、米糠油与较香的花生油按比例调和而成。

D. 轻味芝麻油，将菜籽油、棉籽油、米糠油与芝麻油调和而成。

E. 煎炸调和油，用棉籽油、菜籽油和棕榈油调配，制成含芥酸低、脂肪酸组成平衡、起酥性能好、烟点高的煎炸调和油。

除芝麻油、花生油和棕榈油外，上述调和油所用其他各种油脂均为全炼色拉油。

（2）动物油：除鱼油外，动物油主要含饱和脂肪酸，熔点都较高，含维生素 A、维生素 D、维生素 K 和维生素 B_{12}等较多，适于煎炸。

1）鱼油：含不饱和脂肪酸高，特别是海水鱼，是动物油中含不饱和脂肪酸量最高者，可达 70% ~80%，有防治动脉硬化和冠心病的效果。消化系数为 95.2%。

2）羊油：含饱和脂肪酸 57%、不饱和脂肪酸 43%。其中亚油酸 4%、其他必需脂肪酸 3% ~7%。炼过的羊油含胆固醇 1.10 mg/g。但是，其腥味除回族外，一般人难以耐受，不过炼油时加些芝麻或花椒可以减免其腥味。

3）牛油：含饱和脂肪酸 53%、不饱和脂肪酸 47%。其中亚油酸 2%，其他必需脂肪酸 1.1% ~5.0%。

4）猪油：含饱和脂肪酸 42%、不饱和脂肪酸 58%。其中含亚油酸 8%，其他必需脂肪酸 5.0% ~11.1%。消化系数为 97%。一般认为猪油含胆固醇高，实际上炼过的猪油仅含 0.85 mg/g 胆固醇，是鸡蛋的 1/8，是鹅蛋的 1/8.3，是鹌鹑蛋 1/7.9，是鸭蛋 1/7.5，是动物油含胆固醇较低者。即使是肥猪肉，也仅含胆固醇 1.07 mg/g，与牛奶冰棍相同，与牛奶粉冰淇淋相近，是奶油的 1/2。可见说肥猪肉或猪油含胆固醇高是个误区。况且猪油中含有 α 脂蛋白，有延长寿命的功效，是一般植物油中所缺乏的。猪油更有利于脂溶性维生素的吸收，可防止动脉硬化斑的坏死和脱落，减少脑栓塞。

5）奶油：含胆固醇 1.68 mg/g，消化系数 97%。含饱和脂肪酸 60%、不饱和脂肪酸 40%。其中，亚油酸 3.2%、亚麻油酸 0.9%。

6）鸡油：炼过的鸡油含胆固醇 1.07 mg/g，消化系数为 96.7%。

7）鸭油：炼过的鸭油含胆固醇 0.55 mg/g。

一般认为吃植物油比动物油好，但是，植物油也有缺点：花生油中所含的花生四烯酸易导致机体变态反应，民间误认为多吃花生油易“上火”，感冒、鼻塞者应少食用。由于花生、玉米容易霉变而产生黄曲霉菌，因此，花生油、玉米油中可混杂有致癌物质黄曲霉素。棉籽油中含有极易使人急、慢性中毒的物质棉酚，粗制棉籽油除了能引起急性中毒甚至猝死外，还可引起低钾综合征，酷似周期性瘫痪。而菜籽油中含有芥酸、芥子苷等，对高血压、心脏病患者很不利，此二物和硫化物都对人体生长发育不利，青少年应少食。豆油含亚油酸50%～60%、亚麻油酸5%～9%、油酸22%～30%等不饱和脂肪酸较多，对人体好处大，但也最易酸败，因此一定要购买出厂不久的产品，并且应趁"新鲜"尽早吃完。同时，它和葵花子油、粟米油、米糠油、亚麻油和海鱼类油等一样，所含多为多不饱和脂肪酸，其稳定性差。多不饱和脂肪酸最不稳定，在炸、炒、煎的高温下，最易被氧化成有毒的环聚合物与甘油酯二聚合物等，喂食动物发现其生长缓慢、肝大与生育障碍，也有报道其有致癌作用。由于植物油含一些有害物质，大的油厂采取精炼措施以减少有毒杂质，而其营养成分难免不遭到损失。精炼，尤其是"氢化"会降低油中所含的亚油酸、亚麻油酸等必需脂肪酸量，并可使其变为结构相似的"反式脂肪酸"。反式脂肪酸能增加人体内低密度脂蛋白，降低高密度脂蛋白的含量；其破坏性更大的是它能取代必需脂肪酸在细胞膜中的位置，有碍新陈代谢，干扰有关酶的合成，影响人体的生理活动——破坏性超过饱和脂肪酸。日常生活中只吃植物油会促进体内过氧化物增加，过氧化物与人体蛋白质结合形成脂褐素，在器官内沉积，会促进人体衰老；过氧化物增加还会影响人体对维生素的吸收，增加乳腺癌与结肠癌的发病率；过氧化物在血管壁、肝脏、脑细胞上沉积，引起动脉硬化、肝硬化及脑血栓等。人体摄入反式脂肪酸，每增加2%，患心血管病的概率会增加40%，同时也增加患糖尿病的危险，它还会影响中枢神经系统的发育，以致影响学习成绩，对婴儿和青少年的危害更突出。而动物油也有优点，如海洋鱼油最佳，超过植物油；其他像猪油含 α 脂蛋白，有延长寿命的功效，并含有对心血管有益的多烯酸、脂蛋白，可起到改善颅内动脉的营养与结构，抗高血压和预防中风；后者主要是因其能促进脂溶性维生素的吸收，并能防止动脉硬化斑的坏死与脱落。羊油含必需氨基酸较多。可见，欲健康长寿，必须动、植物油都吃，其合适的搭配量为1∶2或0.7∶1。植物油应经常交换着吃，可以达到互补作用。混合油有多种，最好不要只吃一种，也须轮换着吃。鉴于油炸食品有多种害处，应尽量少吃；就是自己炸也不能油温太高，一次炸的时间不能太长，以少于2 h较好，因为炸的时间越长，有毒物质越多。剩的油不能再用来炸食品。用来炸食物比较好的油是猪油，只要炸的时间不是过长，其胆固醇会降低，也不易产生过多的有害物质（回民可用羊油等其他动物油），植物油中玉米油和花生油有较好的煎炸性和抗氧化的稳定性，也可用于烹炸，但不能长时间炸或反复炸。

总之，脂肪也是人体必需的营养素之一，且其产热量最高。科学的吃法，一是不能多吃；二是不能单一吃；三是动、植物油要合理搭配着吃，应纠正过去对动物油的偏见；四是尽量少吃油炸食品，为饱口福一次炸东西时间不要过长，油温不能过高，更不能用废油再炸。只有这样才能吃得科学，吃出健康。

一般认为脂肪占总热量的25%～35%可满足人体的需要（老年人20%～30%即可），极重劳动等特殊情况下可提高膳食中油脂的比例。否则进食过多脂肪会引起肥胖、动脉粥样硬化，诱发冠心病、高血压，甚至脑中风。

（四）糖

糖又称碳水化合物，是体内最主要的供能物质，每克（g）糖产热量4 kcal。糖也是构成机体的重要物质，并参与细胞的多种活动。糖对维持神经系统的机能活动有特别的作用，当血糖持续低于2.2 mmol/L（40 mg/dL）时，脑的意识活动就出现障碍。糖类适宜摄入量应为每日总热量的55%～65%，而小于40%会造成膳食蛋白质的浪费和加速组织中蛋白质的分解、阳离子的丢失和脱水，致使体内储存的甘油三酯的分解与脂肪酸氧化作用增强，因此酮体积聚；若大于80%，也对健康不利。

食物中糖的种类很多。葡萄糖、果糖、半乳糖和甘露糖属于单糖；蔗糖、乳精和麦芽糖为双糖；淀粉、糊精、糖原和海草多糖是能被人体消化吸收的多糖类。另有不能被人体消化吸收的多糖类总称为粗纤维，包括纤维素、半纤维素、木质素和果胶类物质。豆类、水果及蔬菜含粗纤维较多。粗纤维虽不能被人体消化吸收，但也是人体不可缺少的。它既可吸收与保留水分，使粪便柔软；又能刺激消化液的分泌及肠道的蠕动，有利于正常排便，预防中风，所以在营养学上具有一定的作用。

蛋白质、脂类和糖类在代谢过程中所产生的热量是维持机体的生命活动和提供给各种不同的体力及脑力劳动所消耗的能量。若供给不足，短时间内则动员组织器官里所储存的糖原来补充；历时较长则消耗机体内的脂肪与蛋白质，导致机体消瘦，甚至生病或危及生命。供给过量，除蛋白质代谢后排出外，糖与酯类则转化为脂肪储存于体内，久之引起肥胖。肥胖可导致多种疾病，同时也是脑中风的主要危险因素之一。

目前采用体重指数（BMI）、腰围（WC）和腰臀比（WHR）作为肥胖类型的判定，对健康的影响比较全面。

1. 体重指数 BMI＝体重（kg）/身高的平方（m^2）即为体重指数，是世界卫生组织（WHO）对肥胖或超重进行定义的标准，是与体内脂肪总量密切相关的指标。WHO应用BMI对肥胖进行分类，其临界值是根据所测指标与健康危险的相关程度，以及由参照人群得到的统计数据进行规定的，针对不同种族有不同的评判标准。针对欧洲人群的标准为：成年人BMI在18.5～24.5 kg/m^2范围内属正常，≥25 kg/m^2为超重，≥30 kg/m^2为肥胖。亚洲人在体重较轻时易发生与肥胖相关的健康危险，针对亚洲人群的标准为：成年人正常的BMI范围是18.5～22.9 kg/m^2，≥23 kg/m^2为超重，23.1～24.9 kg/m^2为肥胖前期，BMI 在 25～29.9 kg/m^2 为Ⅰ度肥胖，≥30 kg/m^2 为Ⅱ度肥胖。

2. 腰围 腰围是反映脂肪总量和脂肪分布的综合指标用来判定肥胖。WHO 建议欧洲人群的适宜标准为男性≤94 cm，女性≤80 cm。目前，亚洲人群的暂定标准为男性≤90 cm，女性≤80 cm。WHO 推荐的测量方法是被检者双足分开 25～30 cm 站立，围绕髂前上棘和第 12 肋骨下缘连线的中点（肚脐水平），在呼气末用软尺测量。腰围增粗，男性＞90 cm（2.7 尺）、女性＞80 cm（2.4 尺）即为肥胖，是心脏病和糖尿病的独立危险因素，能增加猝死风险。腰围低于上述标准不需要减肥，可见，腰围测量是优于体重或体重指数对疾病预测的指标。

3. 腰臀比 腰臀比即腰围和臀围的比率（环绕其臀部的最宽处测量出的读数为臀围），腰臀比的理想比值是：男性为 0.85～0.90，女性为 0.75～0.80。腰臀比测量的意义在于评价身体脂肪的分布，进而可以预测被测者是否有患心脑血管疾病和糖尿病的危险。一般来讲，脂肪堆积在腰腹部比堆积在大腿和臀部对身体的危害要大得多。腰部脂肪会破坏胰岛素系统，而且腰部脂肪的新陈代谢相当快，还会产生不同的激素，腰腹部肥胖很容易导致糖尿病、高血压、冠心病、中风和高脂血症等疾病的发生。另外，腰部脂肪还会导致脂肪肝，使肝脏无法发挥正常功能。这就是人们常说的“腰带长，寿命短”的原因所在。研究人员强调，运动是减少脂肪的最佳方法，同时还可以增强下肢肌肉；相对而言，单纯节食不是改变腰臀比的最佳方法。

4. 肥胖的类型 肥胖是指由于能量摄入超过消耗，导致体内脂肪积聚过多造成的疾病。按照脂肪分布的部位和特点，肥胖分为中心性肥胖和全身性肥胖。

（1）中心性肥胖：也称为腹型肥胖，脂肪主要堆积在腹部或内脏，常被形象地称为苹果形身材，也称苹果形肥胖。一般男性较多。研究证实，中心性肥胖发生心血管疾病和代谢性疾病的危险明显高于全身性肥胖，这些疾病包括动脉硬化、冠心病、高血压、2 型糖尿病及血脂代谢异常等，能增加猝死风险。

（2）全身性肥胖：也称为四肢型肥胖，脂肪主要堆积在小腹、臀部和下肢，身体最粗的部位在臀部，因此被形象地称为梨形身材，也称梨形肥胖。一般女性较多。梨形肥胖对身体的影响相对较小。

（五）水和矿物质

1. 水 水是机体中含量最大的组成部分，是维持机体正常生理活动的重要物质。人的消化、吸收、代谢、排泄、散热与润滑都离不开水。由水、电解质、低分子有机化合物组成的体液占体重 60% 左右。一旦机体失水至 20%，生命就不能维持。正常成人每日需水 2 400～4 000 mL。水的来源有三：①饮料水。②食物水。③代谢水。每 100 g 糖氧化可产生水 55 mL，100 g 脂肪可产生 107 mL 水，100 g 蛋白质产生 41 mL 水，一般混合性食物每生热 100 kcal 可产生 12 mL 水；每日代谢水约 300 mL，入少出多会导致脱水，甚至会发生缺血性中风。

2. 矿物质 即无机盐，又称“灰质”，也是人体不可缺少的营养物质。除了钙、镁、钠、钾、磷、氯与硫等体内含量较大的元素之外，还有铁、碘、锌、铬、硒、铜、氟、锰、钒和钴等微量元素。

（1）钙：是人体含量较多的元素之一，仅次于氢、氧、碳、氮而列于第五位。为体重的 1.5% ~2.0%，其中 99% 的钙存在于骨骼中，骨骼以外的钙仅 1%，但它在体内起重要作用：构成细胞膜、参与凝血过程、多种酶的激活剂、降低毛细血管及细胞膜的通透性和神经肌肉的兴奋性。食物中奶及奶制品含钙丰富且吸收率高；蔬菜及豆类含钙较多，但受草酸、植酸干扰，吸收率低；一些海产品含钙也丰富；稻、麦和玉米等含钙较少。人体对钙的吸收是主动的，蛋白质量的增减影响钙的吸收和储存，激素影响钙的代谢，血钙浓度受甲状旁腺素、降血钙素及维生素 D 的调节。黑麦含有较多的植酸酶，破坏植酸与钙的结合，有利钙的吸收。钙从粪、尿、汗和乳汁中排出。血浆钙离子低，可致手足抽搦症，钙质不足则维生素及激素功能发生异常，血管壁吸收不良可引起高血压、动脉硬化，造成心肌梗死和脑出血。但因输液等因素所致的血钙过高可引起心脏与呼吸衰竭。成人每日需钙 400 ~500 mg。

（2）磷：是机体不可少的营养素，它与钙构成骨骼的主要物质。血中磷是以各种磷酸盐的形式存在，并参加机体的酸碱平衡。磷的吸收与钙一样，受维生素 D 的影响，当维生素 D 低下时，血磷就下降。磷在体内的吸收和排泄与钙大致相同。而面食发酵有利于磷的吸收。一些抗酸药物（如铅、镁制剂）可使磷处于难以吸收状态，造成磷的不足。严重时出现虚弱、厌食、骨痛等症状，也可招致钙的负平衡及骨质疏松等。食物含磷广泛，多以无机磷酸盐形式为机体吸收，尚未发现饮食性磷缺乏。

（3）镁：是人体细胞内的主要阳离子。正常成人镁的总含量约为 25 g，其中 60% ~65% 存在于骨、齿内，27% 分布于软组织中。膳食中的镁，以空肠末端和回肠为主的整个肠道吸收，吸收率约为 30%。镁参与 300 余种酶促反应，调节葡萄糖酵解，脂肪、蛋白质与核酸的生物合成；镁离子是氧化磷酸化的重要辅助因子，与能量代谢关系密切；激活 Na^+，K^+ – ATP（三磷腺苷）酶活性，维持细胞内、外钠和钾的分布；为腺苷酸环化酶的激活剂，可使细胞内 cATP 生成增多，继而引起血管扩张；对于维持骨细胞结构和功能以及神经、肌肉兴奋性均有重要作用。镁缺乏时可引起神经、肌肉兴奋性亢进，往往出现肌肉震颤、手足抽搦、反射亢进、共济失调、听觉过敏或幻觉，严重时出现谵妄、精神错乱、定向障碍，甚至抽搐、昏迷。另外，对血管功能有潜在影响。少年至老年推荐镁剂量为每日 350 mg。

（4）钠：钠离子是细胞外液的重要成分之一。当血清钠浓度 <135 mmol/L 为低钠血症，可出现乏力、食欲下降、淡漠及恶心症状；血钠 <120 mmol/L 可出现头痛、嗜睡与谵妄等症状；血钠 <110 mmol/L 时可发生抽搐或昏迷。过去贫困山区农民或红军游击队被国民党军队长期围困在山区会出现低钠血症，而现在多数均是由于其他疾病与治疗失误、水中毒等引起的。人民生活水平提高，则引起进食钠盐过多。有些学者指出，氯化钠摄入量大的人高血压的发病率高，高血压患者应禁用高钠盐食物，是因为钠离子能使体内水的潴留量增加，增加心脏的负担会。老年人膳食氯化钠的含量以每日不超过 6 ~8 g 为宜，而患有高血压或冠心病者需控制在每日 5 g 以下。有主张 18 岁以上为 2. 2 g/d。

（5）钾：是心肌活动不可缺少的，而且肾脏不能完全重吸收肾小球滤出的钾离子，故临床上常提到肾脏留钠排钾问题，即使在钾供给不足的情况下，尿中仍有相当数量的钾排出。笔者曾抢救一位格林 - 巴利综合征患儿合并急性肾炎多尿期，每日补钾 6 g，2 d 后查血清钾，电话追问结果，血清钾 2. 2 mmol/L，立即去观察患儿，发现口唇发绀；当听诊心脏时，已无心跳，呼吸也停止。随即进行心肺复苏，同时给予 500 mL 生理盐水中加氯化钾 1. 5 g，加压快速输入，约 15 min 输完后心肺复苏才成功。当天补钾 12 g（其中 6 g 为口服）。以后两病同时治疗 1 个月后均治愈而出院。老年人体钾含量较低，细胞内液减少，故应重视和保证老年人膳食钾的供给量，以满足机体的需要。成人钾的需要量为每日 3 ~5 g，不能进食的人，每日至少要在静脉输入的液体内加入 3 g 氯化钾（见尿补钾），只要有尿，一般的输液速度下，体内的钾含量不会过高。豆类和蔬菜含钾较多，尤其是老年人的饮食中，应多供给。成人每日至少应补充钾 2 ~2. 5 g。

（6）氯：也是机体内含量较大的元素，是机体不可缺少的营养物质。氯离子和钠离子是细胞外液的重要成分。当血清氯 <96 mmol/L 为低氯血症，常与低钠同时出现。

（7）铁：在人体代谢中有重要地位，因食物中吸收率不高，容易缺乏。植物性食物吸收率很低（为 1% ~7%），鱼类为 11%，而动物肉及脏器可高至 22%。维生素 C 和肝脏与植物性食物一起进食、半胱氨酸与黄豆和黑豆同食，能促进铁的吸收。乌鱼、黑鲤鱼、黑木耳、海带、猪肝、炒南瓜子、虾子和芝麻含铁量较高。成人每日需补充铁 10 mg。

（8）碘：是构成甲状腺素的必要物质，在机体的新陈代谢中有重要的作用。主要是参与甲状腺素的合成，对能量代谢、蛋白质、脂类与糖代谢都有重要影响，尤其是对氧化磷酸化过程的影响。海产食物较植物性食物含碘丰富，如海带、紫菜、发菜、海参、蚶、蛤、蛏、干贝、淡菜、海蜇、龙虾、鱼肚及黄花鱼等。植物性食物中，芹菜的根茎叶、柿子、山药和大白菜相对含碘较多，但地区不同，其含碘量有差异。非甲状腺肿地区的鸡蛋比甲状腺肿地区的鸡蛋含碘量高。缺碘会引起甲状腺肿大。成人每日需补碘约 150 μg。

（9）锌：具有多种生物功能，锌参与很多酶的组成，并为酶的活性所必须。锌又是蛋白质合成的一个因素，锌帮助葡萄糖在细胞膜上传递。缺锌时生长迟缓、伤口愈合慢、味觉异常，严重时导致缺铁性贫血、肝脾大、骨骺长期不能接合、舟状甲、皮肤粗糙、色素增多。长期使用青霉胺可以造成缺锌。心肌梗死、创伤、烧伤时血浆锌浓度降低。人体每日需锌量约为 0.3 mg/kg。

（10）铬：生物体内都含有铬。铬在肠道的吸收率约为口服量的 0.5%，成人需铬 0.06～0.36 mg/d。蛋白质热量营养不良儿童及老年人容易发生铬的不足。铬可能对核蛋白代谢有一定的影响。铬作用于葡萄糖代谢中的磷酸变位酶，缺时其活性下降。缺乏铬的猴糖耐量降低，组织对胰岛素的反应也降低。

（11）硒：存在于机体的多种功能蛋白、酶及肌蛋白的 tRNA（转运核糖核酸）中，人体硒的总量约 1/3 存在于肌肉，特别是心肌中。硒是抗氧化剂，使氧化物加速分解，它与生育酚有相互协同作用。生育酚可防止不饱和脂肪酸过度氧化物的生成，还可促进 6 价硒转变为活性高的 2 价硒，是谷胱甘肽过氧化物酶的重要组分。此酶破坏过氧化物，避免过氧化物对细胞的损害。硒参与辅酶 Q 及辅酶 Q_{10}的合成。硒还能促进免疫球蛋白的生成。有认为，硒能在机体内使包括 Hg^{2+}、Mn^{2+} 及 As^{2+} 等在内的有毒金属失活。我国学者发现克山病的发病与缺硒有关，而且，用硒酸钠进行预防取得成功。过去认为食物中超过 15×10^{-6}时可引起中毒。但缺硒动物对硒的吸收是没有限制的，人体对硒的吸收率可达 90%，机体可能依靠排出三甲基硒酸盐的方式来调节平衡。成人每日需硒量约为 50 μg。

（12）铜：铜与铁有密切关系，可防止贫血。缺铜动物会出现贫血、慢性腹泻、中性白细胞减少与脱钙。此时，单纯给予大量蛋白质或铁均无效。缺铜机体血浆铜低下，铜蓝蛋白的活性下降，影响铁的运转，使铁蛋白中铁的利用受到障碍，同时引起肝内铁的储积，成为含铁血黄素沉着性贫血。说明此贫血并非缺铁，而是铁不能被利用。况且，用铜治疗效果很明显。总之，像肝豆状核变性及其并发症等属于遗传性铜代谢障碍病，则必须限制食用坚果及玉米等含铜较多的食物，同时利用药物进行排铜，以减轻症状。成人每日适宜摄入量约为 2.0 mg。

（13）氟：有防龋齿的作用。微量的氟都有增强钙与磷形成羟磷灰石的过程。茶叶含氟很高，以植物性为主的各种食物均含微量的氟，饮用含氟 4 ×

10^{-6}以上的水可致氟斑牙病，是过量氟的重要标示。成人每日氟的适宜摄入量约为1.5 mg。

(14) 锰：为机体所需要的重要微量元素，缺乏时生长迟缓，生殖功能受抑制，骨骼与神经系统均会异常。锰是许多酶的激活剂，对机体的代谢有一定的作用。食物中含锰都少，而茶叶中含量很丰富，目前尚无人类锰缺乏或过量引起症状的资料。人体每日对锰的适宜摄入量约为3.5 mg。

(15) 钒：人体试验，125 mg/d钒能将大动脉中的胆固醇动员出来，但老年人无此反应。钒能促进心脏核糖体对肌肉的作用，增强心肌收缩力；提高过氧化酶活性；与心血管病变的发病率和病死率呈负相关。推荐每日摄入量为10 μg。贝类、蘑菇、芹菜和黑胡椒含钒丰富。

(16) 钴：是唯一的一种要在一定形式下才具有活性的微量元素，即要成为甲钴胺（维生素B_{12}）的组成部分才能起作用。

(17) 钼：钼作为黄嘌呤氧化酶、醛氧化酶、亚硫酸盐氧化酶等酶的辅基，催化相应物的氧化。长期全胃肠外营养患者可出现钼的缺乏，引起氨基酸不耐症、易激惹症，重者导致昏迷；尿中黄嘌呤及亚硫酸盐增高，而尿酸与硫酸盐降低。钼广存于各种食物中，其中动物肝、肾最丰富，奶及其制品含量也多。每日适宜摄入量成人为60 μg，儿童按体重推算。

(18) 硼：硼与钙、镁代谢和甲状腺的功能可能有关。缺乏时生长和骨髓发育会受影响。叶菜、坚果、豆类、果酒与啤酒富含硼。人体每日对其摄入量为0.5~3.5 mg。

(19) 镍：镍构成镍蛋白，还是构成某些金属酶的辅基。调节某些内分泌功能及神经功能，也有增强胰岛素的作用、刺激造血功能和维持膜结构。富含于巧克力、坚果、豆、谷及梨。人体每日需要量为25~35μg。

(20) 硅：硅与黏多糖合成有关，是形成骨、软骨与结缔组织的必需成分。粗粮与谷物含硅丰富，并存于各种食物中。人体每日适宜摄入硅量为20~50 mg。

（六）维生素

维生素是人体代谢中不可缺少的有机化合物。大部分不能在人体内合成或合成量不足，必须从食物中摄取。按其溶解性质分为水溶性与脂溶性两大类。水溶性维生素容易在烹调过程中损失，包括维生素B_1、维生素B_2、维生素B_6、维生素B_{12}、维生素PP、维生素C、叶酸、泛酸、胆碱和生物素（也称维生素B_7、维生素H、辅酶R）；脂溶性维生素常与机体对脂肪的消化吸收有关，包括有维生素A、维生素D、维生素E和维生素K等。

1. 维生素A　维生素A又名视黄醇，其前体为胡萝卜素。维生素A只存在于动物类食品中，其中肝脏含量丰富。胡萝卜素在胡萝卜中含量最丰富。约有 100 种深绿色蔬菜中含有较多的类胡萝卜素。每国际单位（IU）维生素 A 相当于 0.3 μg 视黄醇，1 g 胡萝卜素相当于 0.167 μg 视黄醇（胡萝卜素 1 IU≈0.180 μg视黄醇）。维生素 A 为一切健康上皮组织所必需，缺乏时引起腺体的分泌减少，皮肤干燥、角化及增生，影响骨骼发育及机体正常生长，暗适应能力低下——夜盲症。尤其经常看电视的人应注意补充如常吃点熟胡萝卜，少年可食用富含维生素 A 的动物肝脏。但是，过量摄入，如每日摄入 10 mg，甚至更多，长达几个月，会引起颅内压增高、肝脏损害、骨和关节疼痛、鱼鳞皮等。

2. 维生素 D 维生素 D 又称钙化醇。种类很多，以维生素 D_3（胆钙化醇）较为重要。每毫克 D_3相当于 40 IU，海鱼肝中含量最丰富。禽畜肝脏、蛋和奶含量少，日光浴是使机体合成维生素 D_3 的一个重要途径。它不仅促进钙与磷在肠道的吸收，而且促进钙磷最终形成骨质的基本结构。缺乏时发生佝偻病。每日标准供给量为 10 mg 胆钙化醇。

3. 维生素 E 维生素 E 又称生育酚。麦胚油、棉籽油、玉米油、花生油、芝麻油、绿叶蔬菜、肉、奶、蛋和鱼肝油含量都较丰富。维生素 E 与生育有关，新生儿缺乏易发生溶血性贫血。近年研究结果：维生素 E 有三重作用，即为抗氧化剂、自由基清除剂和抗凝剂。维生素 E 直接抑制羧化酶优于华法林间接抑制羧化酶的作用。维生素 E 能降低缺血性中风和缺血性心脏病的危险；但进一步发挥作用时，有引起脑出血的危险。

4. 维生素 B_1 维生素 B_1 又称硫胺素。谷类、豆类、坚果、动物内脏及蛋类含量较多。硫胺素在机体糖代谢过程中具有重要作用，肠道功能不佳者吸收受限制，高糖食物更容易引起维生素 B_1 不足。缺乏时，丙酮酸的氧化脱羧作用受影响，因不能进入三羧循环，影响糖的继续氧化，引起神经组织的能量供应不足。此时丙酮酸和乳酸在组织中堆积，出现相应的神经肌肉症状，心肌、脑组织的结构和功能改变，导致多发性神经病，甚至脑病。近有报道儿童维生素 B_1 缺乏，导致脑基底节区软化灶。

5. 维生素 B_2 维生素 B_2 又名核黄素。内脏、肉类、蛋类及豆类含量较多，其他植物性食物含量不高。维生素 B_2 具有氧化还原的特征，又是黄酶辅酶的组成部分。在代谢中具有重要的生理作用，为机体健康正常生长所必需。

6. 维生素 PP 维生素 PP 又名烟酸、尼克酸或抗癞皮病因子。动物内脏、花生、酵母及谷类中含量丰富。但在谷类中维生素 PP 主要以结合形式存在，不易为机体吸收利用。维生素 PP 是组织氧化过程呼吸链中辅酶Ⅰ及辅酶Ⅱ的组成部分。在机体代谢中有重要作用。尤其是参加葡萄糖的酵解、脂类代谢、丙酮酸代谢、戊糖合成与高能磷酸键的形成等。

7. 维生素 B_6 维生素 B_6 又称吡哆醇，在谷物、蔬菜、蛋、肉及乳类中含量丰富。肠道细菌也可少量合成，并能为人体吸收。它是氨基酸代谢中多种酶的辅助因子，尤其为色氨酸、含硫氨基酸、丝氨酸、谷氨酸与甘氨酸的代谢所必需。维生素 B_6 也影响糖代谢。近年研究：维生素 B_6 与许多激素的关系密切，如雌激素与皮质激素影响维生素 B_6 的代谢，而缺乏时引起动物的肾上腺萎缩、胰岛细胞变性等。成人每日供给量为 2 mg。服用雌激素类的避孕药以及异烟肼可干扰维生素 B_6 的代谢，需要量应增加。

8. 维生素 B_{12}　维生素 B_{12} 又称甲钴胺素。含维生素 B_{12} 量较多的食物有内脏、肉、鱼及蛋类。植物性食物中一般没有。维生素 B_{12} 的吸收需要正常的胃液分泌，因胃酸可帮助与蛋白质结合的维生素 B_{12} 分解成游离的维生素 B_{12}；更重要的是胃壁细胞分泌的一种称之为内因子的糖蛋白帮助维生素 B_{12} 在空肠吸收。脱氧钴胺素是机体内维生素 B_{12} 的重要形式，它以辅酶的作用参加机体的代谢。每日需要量约为 4 μg。缺乏时会出现贫血，继而会导致亚急性联合变性。

9. 维生素 C　维生素 C 又称抗坏血酸，广泛存在于水果、蔬菜及一些植物的叶中，在机体代谢中具有多种功能，主要为参与机体的羟化反应和还原作用。缺乏时伤口愈合减慢，甚至出现坏血病。维生素 C 参与酪氨酸的代谢。色氨酸合成 5 - 羟色氨酸（5 - HTP）需维生素 C 参与其羟化酶的作用，进一步影响 5 - 羟色胺（5 - HT）的合成。另外胆固醇转变为胆汁酸的过程也需要维生素 C 的参与。每日成人需维生素 C 60 ~ 100 mg，但每日大于 1 g 会导致腹泻、大便潜血假阳性，并干扰抗凝治疗。

10. 叶酸　叶酸是米切尔（H. K. Mitchell，1941 年）从菠菜叶中提取纯化的，因而命名为叶酸。是广泛存在于绿色蔬菜里的 B 族维生素。其化学名称为蝶酰谷氨酸（pteroylglutamic acid，PGA），系由蝶啶酸、对氨基苯甲酸与谷氨酸结合而成，又称维生素 Bc 或维生素 M。含量最高依次为黄豆、菜豆、芥菜、花生、绿豆、鲜甘薯叶、莴苣、胡桃、豌豆、小麦、甘薯、胡萝卜、白菜、酵母、香蕉、芦笋、葵花子、南瓜及牛、鸡的肝脏等。叶酸是机体细胞生长和繁殖所必需的物质，它帮助蛋白质代谢，与维生素 B_{12} 共同促进红细胞的生成与成熟，是制造红细胞不可缺少的物质。在体内叶酸以四氢叶酸的形式起作用，参与嘌呤核酸和嘧啶核苷酸的合成及转化。在制造核糖核酸、脱氧核糖核酸上扮演重要角色。也是人体在利用糖和氨基酸时的必需物质。新近研究发现叶酸可预防老年痴呆（可能是降低了高同型半胱氨酸的氨基酸量，因此降低了自由基的量）、预防心脏病、预防胎儿脑裂、无脑、脊柱裂和唇裂等发育畸形。故有人建议准备受孕之前的准爸爸、准妈妈除戒烟、戒酒之外，提前 3 个月开始每日口服叶酸 400 g，可降低 70% 的新生儿发生神经管缺陷（当然，同时需要注意其他维生素如 A、维生素 B_6、维生素 B_1、维生素 B_{12}、维生素 C 和矿物质钙、磷、镁）的足量摄入。叶酸不足还会减少抗体的产生，使机体抵抗力下降。合成的叶酸在肠道吸收后，经门静脉进入肝脏，在肝内二氢叶酸还原酶的作用下转变为具有活性的四氢叶酸，它是体内转移"一碳基因"的载体，是DNA合成的主要因素。口服后在肠道可完成被吸收，5～20 min可达血中，1 h可达血药高峰，大部储存在肝内。体内叶酸主要被分解为蝶呤、对氨基苯甲酰谷氨酸，血浆半衰期为40 min，由胆汁排出至肠道中的叶酸可再被吸收，形成肝肠循环。叶酸缺乏时，脱氧胸苷酸、嘌呤核苷酸的形成及氨基酸的互变受阻，细胞内DNA合成减少，细胞的分裂成熟发生障碍，引起巨幼红细胞性贫血；孕妇缺乏叶酸，会造成新生儿体重过轻、早产或脑裂、无脑、脊柱裂、腭裂等先天性畸形。足量叶酸可使癌细胞凋亡，有预防胰腺癌和大肠癌的效果，进而减少中风的发生率。

叶酸的不良反应有：肾功能正常者很少发生中毒反应，偶见过敏反应。个别患者长期大量服用叶酸可出现厌食、恶心及腹胀等胃肠道症状，也可见黄色尿。因维生素 B_{12} 缺乏所致的神经损害服用叶酸不但不能阻止其进展，若仍大剂量服用叶酸，可进一步降低血清中维生素 B_{12} 含量，反而使神经损害向不可逆转方面发展。

叶酸的缺乏，除了摄入不足外，还有其他原因导致吸收障碍和代谢障碍。小肠疾病干扰叶酸的吸收和经肝肠循环的再循环过程；与维生素C同服，后者可抑制叶酸在胃肠道的吸收，大量维生素C会加速叶酸的排出；苯妥英钠、苯巴比妥等抗癫痫药、雌激素、磺胺类与阿司匹林都能降低叶酸的血浆浓度；长期使用避孕药、止痛药及肾上腺皮质激素等均可导致叶酸缺乏；甲氧蝶啶、乙胺嘧啶等对二氢叶酸还原酶有较强的亲和力，能阻止叶酸转化为四氢叶酸，中止叶酸的治疗作用。婴幼儿、妊娠、哺乳期妇女和以上诸项情况都需要增加叶酸的摄入量。

11. 泛酸 泛酸又名维生素 B_5、遍多酸，为一种水溶性维生素，由2，4－二羟基－3，3－二甲基丁酸与β－丙氨酸用酰胺键连接构成。在动植物中广泛分布，在全部已知食物中均含有足够量的泛酸。泛酸是辅酶A（CoA）的组成成分之一，参与糖、脂肪与蛋白质的代谢，是体内乙酰辅酶A的生成与乙酰化反应等不可缺少的因子。主要功能有：制造与更新身体组织；制造抗体，抵抗传染病；帮助伤口愈合；防止疲劳，有助抗压；能缓和多种抗生素的不良反应；缓解恶心，减轻过敏症状。几乎所有食物中都含有泛酸，未发现人类有泛酸缺乏症。

12. 生物素 生物素也称维生素 B_7、维生素H、辅酶R。干粉尚稳定，其溶液不稳定。生物素是哺乳动物乙酰辅酶A羧化酶、丙酮酸羧化酶、丙酰辅酶A羧化酶和甲基巴豆酰辅酶A羧化酶等4种羧化酶的必需辅助因子，对细胞生长，脂类、糖、氨基酸代谢，DNA 的生物合成，唾液酸糖蛋白受体的表达与各种免疫细胞的正常功能均起重要作用。药理剂量可降低胰岛素依赖型糖尿病患者的血糖水平。生物素缺乏主要见于长期摄入生鸡蛋、肠外营养（未及时补充生物素）的患者，肠道吸收障碍、某些拮抗物诱导的缺乏者和先天性生物素缺乏者。缺乏生物素时会发生毛发变细且无光泽、皮肤呈鳞片状或红色皮疹；成人患者多有抑郁、幻觉和极端的感觉异常；婴儿缺乏，出现躁狂、嗜睡和发育迟缓，并可引起婴儿猝死综合征（SIDS）；妊娠者缺乏，可致胎儿畸形，缺乏严重者畸形发生率可达91%。生物素广泛存在于各种食物中，奶类、蛋黄、酵母、肝脏和绿色蔬菜含量相对较丰富。每日需要量：4 岁以下为 5 μg，18 岁以上为 30 μg，哺乳期为 35 μg。

13. 胆碱 胆碱又称 β－羟乙基，为三甲基氢的氢氧化物，易与酸反应生成更稳定的结晶盐，与强碱不稳定，耐热，烹调加工损失少。胆碱是卵磷脂的重要组成部分，对大脑记忆区的胆碱能神经元和突触的形成有关键作用。因此，可促进大脑的发育，并提高记忆力。胆碱也是构成生物膜的重要成分，从而保证膜的正常功能。胆碱能促进脂肪代谢，可防止脂肪异常积聚。胆碱可调控细胞凋亡，抑制癌细胞增殖。胆碱还能促进体内甲基代谢。胆碱缺乏时血清丙氨酸转氨酶活性明显升高。各种食物均含有胆碱，肝脏、花生、麦胚及大豆含量丰富，莴苣与菜花含量也较多。成人可耐受最高摄入量为 3 g/d。

（七）粗纤维

粗纤维也称膳食纤维。虽然不能被人体消化、吸收，但在日常饮食中是不可缺少的。粗纤维有利于消化，促进肠蠕动，减少便秘，防止肠癌，降低胆固醇。粗粮、蔬菜和水果中富含食物纤维。特别是老年人更应注意适当进食粗纤维，但不宜过多，过多则有碍蛋白质、脂肪及糖的消化吸收，甚至会导致腹泻与营养不良。一般成年人每日食入 16～25 g，以大便顺利又不泄泻为度；老年人食入量可适当减少，以大于 15 g 为宜。

由于膳食纤维的化学组成与聚变度有差异，对人体的功效也不完全相同，在缓解便秘的能力上，以甘薯（又称红薯、白薯）最佳，其次为豆粕，再次为麦麸，马铃薯为这四种的最末。另外还有韭菜、芹菜、茭白、南瓜、苦瓜及空心菜等。充足的膳食纤维除了有效地缓解便秘外，还有以下功效。

（1）抑制肠道淀粉酶的活性，延缓糖的吸收过程，故而减慢血糖上升；它使人有饱腹感，可减少糖尿病患者对食物的摄取；增加膳食纤维还可改善末梢神经对胰岛素的敏感性，进而调节血糖水平。

（2）粗纤维能降低心脑血管病的发病率，对 60 岁左右老年人的调查显示，每日摄入膳食纤维充足者比不足者发病率低21%。

（3）膳食纤维能够吸附多余的钠离子，降低血液中钠、钾的比例，有利于降低血压。

（4）膳食纤维能与胆酸结合，使胆酸较快地排出体外，促使胆固醇向胆酸转化，进而降低血中胆固醇水平，减少动脉硬化、冠心病及脑血管病的发病率。

（5）适当多食膳食纤维，可加速体内多余的营养物质的排泄，有利于减肥，并对2型糖尿病有控制作用。

（6）由于足够的膳食纤维可使食物在肠道内停留时间减少，减少有毒物质在肠道内的不良刺激，降低肠癌的发病率。

二、饮食也要顺应四季五时气候

人体是个统一的整体。与外界环境保持统一是一切生物赖以生存的基础，人也不例外，所不同的是人除了能“顺乎自然”之外，还能改造自然。就是对四季气候的变化，也能主动地去适应。要想保持健康，饮食也要顺应四季五时气候。一年分为春、夏、秋、冬四季，而人有五脏，中医为了把四季与五脏相对应，又把一年分为春、夏、长夏（又称仲夏或至阴，包括夏末和秋初）、秋与冬五时。

春天是肝气旺、脾气衰的季节。依据中医理论，酸味属肝，甘味属脾。春季应少食酸食，多食甘甜食物，以饮食的手段达到平肝补脾的目的，而糖尿病患者例外。适宜的食物很多，如甘薯，味甘甜，含有维生素A、维生素B、维生素C、维生素E和维生素PP，其中维生素C的含量是苹果、梨及葡萄的10～30倍，胡萝卜素含量比马铃薯、芋头、玉米高600倍以上；除了含有人体所需的热能、蛋白质、糖、脂肪（尤其是亚油酸）和磷、铁、钾、硒及铜等十多种矿物质外，维生素B_1和维生素B_2的含量分别比蒸大米饭高12倍和4倍；其含的黏蛋白可维持血管壁的弹性，抗脂质沉积，预防动脉硬化；所含一种叫脱氢表雄酮（DHEA）的化学物质具有抗恶性肿瘤的作用；另外，富含的维生素A还有预防肺气肿的功效，因此甘薯被称之为营养最均衡的保健食品，WTO将其列为最佳蔬菜之冠。但甘薯不能与柿子同食，同食会引起胃结石，甚至出现胃肠出血。其他像米、面、芋头、白菜和山药等都是春天宜食之品，应少用柠檬、枇杷、猕猴桃、橙子、山楂、石榴、梅子、乌梅、橘柚、芒果、李子、葡萄、香橼、佛手、椰子、蜂乳与食醋等酸性食品。

夏天是心火旺、肺气衰的季节。由于苦味属心，辛味属肺，少食苦味以防心火过旺，多吃些辣味食物可补益肺气之不足。辛辣食物多有发汗作用，可帮助散热。我国南方天气热的时间长，人们养成了吃辣的习惯，“某地不怕辣、某地辣不怕、某地怕不辣”风趣地形容了长期的饮食习惯适应了四季五时的气候。

长夏（仲夏、至阴）是脾气旺、肾气衰的季节。由于甜味属脾、咸味属肾，应少食甜味，多食咸味可补肾气之不足。长夏是夏末秋初的一段时间，一般是一年中最热的时段。热天出汗多，容易带走大量盐分，出现头晕、乏力等低盐综合征，甚至易中暑。因此，长夏更应放宽对食盐的摄入量，并选择含钾、钠多的蔬菜和水果。必要时可配置淡盐水解渴。有实践经验的人都有这样的体会：当出汗多、口渴时，喝白开水越喝越渴，而喝点咸汤则解渴的效果比较好。有经验的管理者常配制糖盐水供高温车间的工人饮用，因其是最佳的保健饮料。

秋天是肺气旺、肝气衰的季节。由于辛味属肺，酸味属肝，少吃辛辣食物对肺气旺起到釜底减薪的作用，防其过于偏胜；多吃酸味食物，以滋养肝阴。秋季苍蝇多，胃肠道传染病也多发，多食点酸性食物，尤其是食醋，会增加胃内的酸度，有利于杀灭经口进入的病菌，减少肠胃炎及痢疾的发生。民间流行的蒜面条（内加大量醋）可谓秋季的美食，加上黄瓜、苋菜、鸡蛋皮等，营养丰富，吃着爽口，又可防病；蒜多，面条和蒜泥调匀盖焖几分钟，名为臭面，可治痢疾和肠炎，乃为食疗。而由于肺气胜而口干舌燥时，吃点西瓜、梨、苹果及香蕉等寒凉润肺水果比较适宜。蔬菜宜多选些酸味的。如野生的马齿苋富含黄酮、多糖、维生素 C 和维生素 E，对热毒血痢具有抗菌消炎及止泻疗效，做菜肴时用开水焯后拌蒜凉调，也可拌面蒸或煎成菜托，依各自的口味进行烹调。总之，马齿苋有延缓衰老、提高免疫力与防治老年性痴呆的作用，故有人称之为长寿菜，为秋季最佳的食品之一。水果中以山东山楂为佳。山东山楂个头大、肉多，富含解脂酶，能促进脂肪类食物消化，有助于胆固醇的转化，能软化血管、降低血脂和血压；所含糖类可增强心肌、调节心肌功能；所含齐墩果酸、乌素酸及山楂酸能增强冠状血管和脑血管的血液循环；所含的牡荆素等化合物具有抗癌作用；所含槲皮苷有扩张血管、促进气管纤毛运动、排痰平喘之功能；同时含钾较多，每 100 g 山楂含钾 289 mg；并含有粗纤维、各种矿物质、维生素和产热营养素。可见，马齿苋与山东山楂等均是秋季最佳的副食品。

冬天是肾气旺、心气衰季节。由于咸味属肾，应少吃咸味饮食，以免肾气过于偏胜。多食苦味，以补心气不足，宜选用苦瓜、杏仁、莲子心与金针菜等。冬季是一年比较干燥的季节，加上取暖，容易缺水，使血液黏稠，增加了脑梗死、心肌梗死的发生率。可见，勤喝水是大有益处的。对于不爱饮水的人，最好的办法是食粥，如枸杞粥（枸杞子 50 g、粳米 100 ~ 150 g）、核桃粥（核桃仁 50 g、粳米 100 ~ 150 g）、红枣粥（红枣 20 枚、粳米 100 ~ 150 g）、莲子粥（莲子 30 g、粳米 100 ~ 150 g）、栗子粥（栗子 15 枚，用粳米或小米或玉米糁）或用等量的白面、玉米面、高粱面或其他杂面做成糊粥。上述各粥也可将粳米换为其他主粮做粥，其量按每人的食量而定，每餐1~2碗，既可补心、健脾，又能补充水分和营养。老年人冬天非肉不饱，宜适当进食肉类、动物脂肪，有利于脂溶性维生素A、维生素D和维生素E的吸收。进食点芝麻、芝麻酱、黄豆、木耳、海带或紫菜等含铁丰富的食物以预防老年贫血。冬季以鱼及牛、羊肉为首选，而猪肉也可适当吃点。多数人或听某些医生说：猪肉肥的多，含胆固醇高，患高血压、动脉硬化的人不能吃，此乃是误区。实际上炼过的猪油每100 g只含85 mg的胆固醇，就是未炼过的肥猪肉也仅含107 mg的胆固醇，属于低胆固醇含量食物。再者，多数人充其量每顿吃肉50~100 g已足矣（当然，极少数人一次能吃半碗，那是例外）。况且，猪油更有利于脂溶性维生素的吸收，而所含α脂蛋白能防止动脉硬化斑的坏死与脱落，能减少脑梗死的发生。

也有人主张冬季适当勤吃点海参补益阳气。海参是动物性食品中唯一不含胆固醇者，其低脂肪、低糖，富含50多种均衡搭配的天然营养成分，如含有包括9种必需氨基酸在内的18种氨基酸、丰富的维生素、矿物质及多种活性营养成分。刺参所含的胶蛋白、牛黄酸、超氧化物歧化酶（SOD）、谷胱甘肽及性腺色素等活性物质，对调节人体的功能、提高免疫力、促进代谢均有重要作用。谚语有“三九海参进补，春天上山打虎”之说，夸张地形容冬补海参的必要及作用。

顺应四季五时，则五脏协调，身强而体健。但是，这仅是顺应四季五时气候变化调节饮食的总的原则。饮食的内容还应根据个人的具体情况而制定。

三、营养要讲究适度

对于营养食品来讲，需掌握分寸，“宜或者多”是相对于“不宜”和“少”而言，不能太过，也不能不足。不足导致该营养的缺乏，太过就会造成代谢综合征而损害身体。譬如说，马铃薯是很好的食品，营养价值较高，既能作为蔬菜食用，又能充当部分主食，可谓食品之宝。因此，有人主张一日三餐每餐吃一个马铃薯，但没有讲是多大个的。众所周知，马铃薯大小殊别，小者核桃大至鸡蛋大，中者有儿童拳头大，大者250~500 g。若指小者还可，若指中者就显过分，若吃大者就不用吃别的食物了。

甘薯也是很好的食品之一。20世纪农民以甘薯为主食，一年四季少不了，不少人吃俗了。从科学的角度讲，甘薯真还是个宝，城市市民吃甘薯者并未减少，但现在农民种甘薯少了，致使甘薯价格逐年上涨。但是，若天天吃、顿顿吃、大量吃，甘薯的缺点就显示出来了。甘薯含一种氧化酶，这种酶容易在人的胃肠道里产生大量二氧化碳气体，如吃得过多，会使人腹胀、打嗝；甘薯含糖量高，吃多了可产生大量胃酸，容易感到“烧心”（胃灼热），同时胃受酸液刺激而收缩加强，贲门肌肉放松，胃酸即倒流入食管而吐酸水；同时，糖分多了，身体一时吸收不完，剩余的在肠道里发酵，也会使肚子不舒服。

再就大豆而言，过去在关内除了做豆腐、腐竹、豆芽与豆酱之外，主要用作牛、马的精饲料。自从发现其营养价值高后，喝豆浆的人越来越多，适当多用些豆制品有利于人体健康。由于大豆含大豆异黄酮，因它与雌激素的分子结构非常相似，能够与女性体内的雌激素受体相结合，对雌激素起到双向调节作用，所以有时又被称为“植物雌激素”。大豆异黄酮能延缓衰老、推迟更年期，推迟绝经期，起到延缓衰老的作用；可使女性皮肤光滑、细腻、柔嫩且富有弹性，焕发青春风采；激活乳房中的脂肪组织，使游离脂肪定向吸引到乳房，能起到丰乳的效果，是皮肤粗糙、缺乏弹性的女性美容养颜的佳品；可使女性阴道分泌物增多，促进阴道上皮细胞成熟度的增加，使其肌肉弹性增强，从而提高性生活质量，适于阴道干燥、过性生活时疼痛的女性食用；此外，还具有预防乳腺癌、预防不孕及预防骨质疏松等作用。尽管大豆好处很多，但也不能食用太过。长期过量进食豆制品会引起儿童性早熟，临床上已有7岁女孩早熟的例证。有专家指出，学龄前儿童最好不要长期大量吃豆制品。就是成人，除了更年期未绝经的妇女服用大豆异黄酮可以防治骨质疏松之外，过量食用含蛋白质较高的大豆等，对身体不但无益，多余的氮从肾脏排出，加重肾脏负担，反而有害。近期报道，大豆食多了会增加痴呆的发病率，也是植物雌激素在作怪。故有人提出，中老年人吃豆腐最好一周不超过两顿。

祖国医学经常提到“补”或者“泄”，补是补其不足，泄是泄其多余，所以，补不能太过，太过，反倒对身体有害。药补如此，食补也是如此。山药、莲子、姜、枣等既是食品，又是药品。用药不能过量已为众人周知，而食补太过往往被人们忽视。现在不少人都注意到饮食保健，从电视或小报上看到某某食品对身体多好多好，就大量采购，经常食用，结果反而有损健康。如一妇女从媒体上看到枸杞子如何如何好，就到批发市场买了数千克，一次蒸了一盆，放到冰箱里天天食用；听说黄豆制品好，同一顿做的菜，又有豆腐，又有黄豆芽。自从“注意了健康”后，出汗多，经常感冒、口干、口苦，看病吃药已成了家常便饭。殊不知媒体播放或登载广告的东西，有的是作者知识面狭窄，有的是以营销为目的而夸大宣传，所介绍的内容往往带有片面性，甚至有虚假之词，阅读时要有分析地接受，不可片面且盲目地照搬。

四、规律的饮食

1. 饮食时间 我国人一般习惯于早、中、晚一日三餐。祖国医学认为“朝不可虚，暮不可实”。一般主张：早饭要早，午饭吃饱，晚饭要少。也有人提出：早饭要饱，午饭要好，晚饭要少。三餐应定时，有规律，进餐前后保持精神愉快，根据个人爱好不妨播放点音乐、歌曲、戏曲、新闻等以增进食欲、促进消化。有些人爱睡懒觉，早上不吃饭，不是好习惯。细想想便明白，前一天晚饭一般在下午 7 ~ 8 点，经过漫长的一夜，胃中早已排空，故有人主张早饭要早，而你反而不吃，无论是工作或是学习，上午是一天中负担最重、消耗能量相对最多的时间，你不补充营养，对身体绝对是有害的。有的早上起床晚，来不及在家做饭，洗漱后慌慌张张走到路边买些小吃，边走边吃，更谈不上细嚼烂咽。再者，对于双职工家庭家中无老年人做饭者，不吃早餐或早餐过于简单，午餐随便吃点，晚上回去后做一顿丰盛的晚餐，大吃大喝，吃了就睡，过剩的糖和油脂以脂肪形式储存在体内，久之面如满月、大腹便便、身体超重，不仅增加心脏负担，也给中风留下高危的根源。

2. 饮食的选择 概括地讲，以杂食为最好。也就是说，粗、细粮搭配，荤、素菜掺和，肉与蛋分开。在此原则下，想吃什么就吃什么，除了偏食者外，想吃的东西多为体内的需要。人吃饭，最简单的是为了饱腹，在能吃饱之后才讲究美味、口福，实际更需要饮食科学、营养均衡。口福可增进食欲，粗粮多时口感差，要满足口福就需要粗粮细做。有关粗粮细做的窍门，民众中，特别是巧妇们都有丰富的经验。最简单的方法就是粗粮做汤或粥，譬如玉米面甘薯汤、玉米糁甘薯粥、高粱面南瓜汤、甘薯面绿豆汤、大麦面豇豆汤等，比天天喝大米汤、白面汤的口感要新鲜。粗、细粮搭配可解决近半的营养均衡问题，剩下的就靠荤、素菜掺和来解决。荤菜一般含蛋白质及动物脂肪偏高，蔬菜含矿物质和维生素较多，每日或一餐中既有荤菜又有素菜，可从另一个角度保证营养的均衡。况且，多数情况下荤、素菜同锅烹调，味道鲜美。譬如大葱爆羊肉、羊肉配萝卜、大肉炖粉条、大肉配萝卜、蘑菇炖小鸡、芹菜炒肉末、冬瓜炖羊肉、羊肉条拔白菜、海米炖白菜、海米炖冬瓜、海米炖萝卜丝等是一些家庭常做的荤、素合烹或高蛋白食品与高维生素蔬菜合炖的菜肴。当然，也有分开烹饪，但应一天中荤、素都有。老年人则更宜吃些荤、素齐全的带馅食品，如包子、蒸饺和水饺等。不要求每日，但至少 3 ~ 5 d 应调换不同的主食及菜肴，以调节口味增加食欲，从饮食上增加生活趣味。除了单身外，最好不要经常在食堂或饭店进餐，那里的菜肴一般用油过多，不利于健康。

3. 饮食的量 应根据自己所从事劳动的情况，计算自己每日从膳食中所需营养素、热能、蛋白质、矿物质及维生素的供给量。脂肪和糖的需要量可由所需总热量中算出，脂肪应占总热量的 15% ~ 35%，老年人以 20% ~ 25% 为宜；而糖的供给量不应超过总热量的 50% ~ 55%，老年人的膳食含量不应超过 50%，60 岁以后每日所需热量为青年时期的 80%。总热量供给的减少只能从糖、脂肪上减少，而蛋白供给量不应减少，故而提出了老年人应低脂、低糖饮食，并且要多食用含不饱和脂肪酸的亚油酸及亚麻酸多的玉米油、核桃油、花生油、精制棉籽油及葵花子油等植物性油脂，减少含饱和脂肪酸多的动物性脂肪。但也不能不吃动物脂肪，两者之比以2∶1为宜。

进食的量也可从自我感觉来衡量，如达到上午工作和学习时精力充沛，到吃中午饭时有饥饿感；或下午一切正常，吃晚饭时口感正常。以上均表明上顿吃得恰当；不想吃（除了病态之外），说明上顿吃得过饱，以后应适当减少；太饥饿，表明上顿吃得过少，次日应适当增加。太饥饿会造成下顿吃得过多，尤其是晚上难以保证只吃七八成饱。有人说晚饭不吃“饱”，夜里肚子叫，睡不着。这可从几方面解决：晚上多吃蔬菜，少吃主食；也可适当多吃些牛羊肉、鱼肉等含蛋白较高的食物，少吃小麦、米、马铃薯、甘薯和玉米等含糖高的食物。至于晚上的主食突然减得过多，容易出现半夜饥饿感；而一顿减一口，慢慢地减，经10～15 d就可去掉多吃的部分；也可将主食逐渐减少而增加粥的量，进而变为以喝粥为主，或仅喝粥配蔬菜。切忌不可因饭做多了而勉强加饭。超体重的人，晚饭不要吃到七八成饱，而是应该逐渐达到三五成饱。

4. 饮食禁忌　中药有十八反、十九畏。食物的搭配，也有反、畏现象。如果两种食物相反或相畏，应在吃完一种后，最好相隔4 h以上再吃另外一种食物。

（1）鸡蛋反豆浆：鸡蛋含黏性蛋白与豆浆的胰蛋白酶结合，使胰蛋白酶失去活性，抑制人体对蛋白质的吸收，从而失去应有的营养价值。

（2）柿子反甘薯：柿子含丰富的鞣酸与果胶，甘薯中的糖分高，在胃内发酵会使胃酸分泌增多，两者同时食用，柿子中的鞣质、果胶与胃酸反应发生沉淀凝聚，产生胃结石，量多严重时可使肠胃出血或造成胃溃疡。

（3）萝卜反木耳：萝卜性平微寒，具有清热解毒、健胃消食、化痰止咳、顺气利便、生津止渴以及补中益胃等功效。但萝卜与木耳同食对某些特殊敏感性体质的人，容易引起过敏性皮炎。同时对皮肤不好，吃后，容易发生皮疹。同食还会引起中毒。

（4）皮蛋反糖精、红糖：二者同食会引起中毒。

（5）羊肉反醋：二者均性温，不宜搭配，且会产生对人体有害的物质。

（6）菱角反猪肉：二者同食会引起肚子痛。

（7）栗子反牛肉：二者同食会引起呕吐，并且栗子中的维生素易与牛肉中的微量元素发生反应，削弱栗子的营养价值。

（8）蜂蜜反大葱：蜂蜜中的有机酸、酶类遇上大葱中的含硫氨基酸产生有毒物质，会刺激肠胃引起腹泻、腹胀。医学界有利用其相反作用，采用大葱蘸蜂蜜放在肛门内，以促便秘者排便。

（9）狗肉反绿豆：二者同食会引起中毒。

（10）蜂蜜反豆腐：二者同食会引起耳聋。

（11）芹菜反兔肉、鸡肉：二者同食会引起脱发。

（12）番茄反咸鱼：咸鱼中的硝酸盐在乳酸菌的作用下还原成亚硝酸盐，加上番茄所含胺类，易引起胃、肠和肝等消化器官癌变；香蕉及乳酸饮料反咸鱼道理同上。

（13）香蕉反马铃薯、芋头：同食面部会生斑。

（14）小葱反豆腐：小葱中的草酸与豆腐中的钙结合成不能吸收的草酸钙，破坏豆腐的营养。

（15）米汤反奶粉：米汤含脂肪氧化酶，会破坏奶粉中的维生素 A。

（16）牛奶反鸡蛋：意见虽不一致，但肯定不是最佳组合，降低营养价值是肯定的。

（17）鲤鱼反甘草：二者同食会引起中毒。

（18）黄瓜反花生仁：二者同食会伤人元气。

（19）番茄畏黄瓜：番茄、山楂、白萝卜及芹菜等含维生素丰富的食品，与黄瓜、南瓜、笋瓜及胡萝卜等富含维生素 C 分解酶的食品同食或一起烹调，维生素 C 会遭到破坏。

（20）海鲜反橘子、苹果汁、葡萄、山楂、石榴及柿子等水果：这些含鞣酸多的水果不仅会降低海鲜中蛋白质的营养价值，而且海鲜中的钙与鞣酸结合成不易消化的物质，刺激胃肠黏膜，易出现腹胀、恶心与呕吐症状；在吃海鲜后，应隔 4 h 以上再吃这类水果（吃完肉不要马上喝茶也是这个道理）。同时，富含维生素 C 的水果不能和海鲜同时吃，贝壳类水产品中含有较多的砷化物，但由于这些砷化物都以五价形式存在，对人体不会产生什么影响，但如果在食用这些砷含量高的水产品的同时，服用大量的维生素 C 或进食富含维生素 C 的水果，可使五价砷转变为三价的砷。三价砷就是砒霜，服用后可能因此中毒。

（21）醋反胡萝卜等蔬菜：醋破坏胡萝卜素，故富含胡萝卜素的胡萝卜、雪里蕻、菠菜及油菜等烹调时不要放醋。

（22）草酸反铁：草酸可使铁盐沉淀，妨碍铁的吸收。含草酸多的空心菜、苋菜和菠菜不能与动物肝、蛋黄及大豆（黄豆、黑豆、青豆和红豆）等同食。

（23）蜂蜜畏开水：蜂蜜中的酶类物质遇热水后，释放过量的羟甲基糖酸，会迅速破坏蜂蜜中的有效营养成分。

（24）啤酒反海鲜：饮啤酒佐海鲜易引发和加重痛风。

（25）虾反维生素 C：详见海鲜的有关解释。

（26）肉类反茶：茶叶中的大量鞣酸与蛋白质结合，会生成具有收敛性的鞣酸蛋白质，使肠蠕动减慢，从而延长粪便在肠道内滞留的时间，既容易形成便秘，又增加有毒和致癌物质被人体吸收的可能性。

(27) 酒反胡萝卜：酒与胡萝卜同食是很危险的。专家指出，因为胡萝卜中丰富的β胡萝卜素与酒精一同进入人体，就会在肝脏中产生毒素，从而引起肝病。特别是在饮用胡萝卜汁后不要马上去饮酒。

(28) 白萝卜反胡萝卜：白萝卜和胡萝卜不能同时吃。白萝卜中的维生素C含量极高，但胡萝卜中却含有一种叫抗坏血酸的分解酵素，它会破坏白萝卜中的维生素C。不仅如此，在与含维生素C的蔬菜配合烹调时，胡萝卜都充当了破坏者的角色。另有胡瓜、番瓜等也含有类似胡萝卜的分解酵素。

以上诸食品同时服用，有的是破坏或降低其营养素，有的会产生损害身体的有毒物质。值得注意的是那些传统的错误搭配，如小葱拌豆腐、菠菜炒豆腐、牛奶中打荷包鸡蛋、饺子馅同时用胡萝卜和白萝卜、吃肉后喝浓茶、用黄瓜和花生当作下酒菜、饮酒时吃胡萝卜、醋调生胡萝卜丝和吃海鲜时喝啤酒等，这些在饮食、烹饪方面的不良习俗应该纠正。

5. 食物的取舍 除了食物搭配的忌讳外，要想保持身体健康，还应了解一下不宜多吃的食物的品种。

(1) 油炸食品（如油条、油角、油饼）：脂肪多，维生素多被高温破坏，常吃损害脑细胞，易患老年痴呆，用反复用过的油炸的食品，还含有致癌物质。

(2) 菠菜：虽含铁丰富，但所含的草酸妨碍铁、锌的吸收，故不宜多吃；事先用开水焯一下，可减少所含的草酸。

(3) 鸡蛋：营养丰富，所含卵磷脂对脑细胞有补益，但由于含胆固醇高，成人一天吃一个已足矣，多食促发脑动脉硬化，并可导致胃、肠、肝与肾功能损害。有产妇一天吃了50多个鸡蛋而导致急性肾衰竭的实例。

(4) 茶鸡蛋：用茶叶煮的鸡蛋称为茶鸡蛋，吃者很普遍，岂不知茶叶除含有生物碱外，还含有酸性物质，这些化合物与鸡蛋中的铁元素结合不易被吸收，同时对胃有刺激作用，不利于各种营养物质的消化吸收。

(5) 咸鱼：含有致癌物质二甲基亚硝酸盐，不仅成年人不宜多吃，儿童吃多了，待成年后患癌肿的概率比不吃者高30倍。咸鱼作为腌制食物，是导致癌症发生的主要原因。

(6) 动物内脏（猪肝、猪脑等）、各种蛋黄及虾、蟹：含胆固醇都特别高，常吃或多食易引起或加重动脉硬化。

(7) 爆米花：含铅高，儿童多食易致铅中毒，影响发育。

(8) 葵花子：据分析，葵花子仁的蛋白质含量为30%，可与大豆、瘦肉、鸡蛋及牛奶相当；各类糖的含量为12%，脂肪含量可达50%左右，其中主要为不饱和脂肪，亚油酸、亚麻油酸及花生四烯酸，含量可达70%，而且不含胆固醇。所含的脂肪优于动物脂肪和其他植物类油脂，因为它含有的不饱和脂肪酸高，其中亚油酸占55%，有助于降低人体的血液胆固醇水平，有益于保护心血管健康；丰富的铁、锌、钾与镁等微量元素使葵花了具有预防贫血等疾病的作用；葵花子是维生素 B_1 和维生素 E 的良好来源，据说每日吃一把葵花子就能满足人体一天所需的维生素 E，对安定情绪、防止细胞衰老、预防成人疾病都有好处；它还具有治疗失眠、增强记忆力的作用；对癌症、高血压和神经衰弱有一定的预防功效；葵花子中还含有叶酸、维生素 A、维生素 B_2 与钙、磷等人体必需的营养成分；葵花子当中有大量的食用纤维，每 7 g 就含有 1 g，比苹果的食用纤维含量比例高得多；葵花子中铁的含量是葡萄干和花生的两倍，所以也可以预防贫血的发生。另外还有一点，就是在葵花子的蛋白质当中含有精氨酸，精氨酸是制造精液不可缺少的成分，因此，处在生育期的男人，每日食用一些葵花子对身体是非常有好处的。美国生物学及医学专家，对葵花子的医疗作用进行了研究，证实葵花子能治疗抑郁症、神经衰弱、失眠症及各种心因性疾病，还能增强人的记忆力。此外，葵花子对癌症、高血压、心脏病以及缺铁性贫血等也有一定的疗效。因此，成人适当吃点有补益作用，但儿童不宜多吃，吃多了消耗体内大量胆碱，影响肝脏功能。吃时最好用手剥皮，不要嗑葵花子。因为用牙嗑，容易使舌头、口角糜烂，还会在吐壳时将大量津液吐掉，使味觉迟钝、食欲减退，甚至引起胃痉挛。津液有助于清除口腔食物残渣，减少细菌繁殖和发酵，并能保护口腔黏膜。大量嗑葵花子久而久之会影响人的口腔健康，甚至影响消化。据测定，每日嗑 250 g 葵花子，就会失掉 2 500 g津液。难怪人们嗑葵花子后，总是感到口干舌燥。再者，肝炎患者最好不要多吃，因为它会损伤肝脏，引起肝硬化。食用应适量，以每次 80 g 左右为宜，以免上火、口舌生疮。不能吃发霉的葵花子，因含有黄曲霉素，可致癌。

（9）巧克力：吃多了会引起中枢神经兴奋、焦虑不安、心跳加快、食欲下降等不良反应。

（10）烤羊肉串等烧肉类食品：高温烧烤易产生致癌物质，对身体有害，不宜多食。

（11）罐头：其中的添加剂有微毒，多食，特别是儿童易造成慢性中毒。

（12）南瓜：南瓜含有丰富的脂肪、蛋白质、胡萝卜素、维生素 B_1、维生素 B_2、维生素 C、维生素 E 和钙、铁、锌、磷、钾、镁、铜与鈷等矿物质，居蔬菜之首位，有时还可作为主食的代用品。但其也不宜过多食用，多食则壅气生湿，脾虚而湿阻气滞。舌苔白腻或黄腻者不宜食用；凡有脚气、黄疸、痞积、下痢、胀满、产后痧痘等气滞湿阻等病症者忌食。所谓南瓜有小毒即在于此。不过，一般健康之体，经常少量进食也无妨碍。

6. 食物烹饪 有些蔬菜不能生吃或单独食用。

（1）青番茄：青番茄含有龙葵碱，生食后会引起呕吐，甚至头晕。

（2）无根豆芽：长期食用可令人患胃癌、肝癌、食道癌及直肠癌等消化系统癌症（在无根豆芽的生产过程中，多施用除草剂使生长出来的豆芽没有根。然而，由于除草剂中含有使人致癌、致畸和致突变的有害物质，同时无根豆芽在生长过程中又吸收了许多毒素，因此，施用除草剂的无根豆芽不宜食用，以免影响健康）。

（3）未煮熟的四季豆：有毒，食后会中毒，严重时可致命。四季豆中含有一种叫皂素的生物碱，这种物质对消化道黏膜有较强的刺激性，会引起胃肠道局部充血、肿胀及出血性炎症。此外，皂素还能破坏红铟胞，引起溶血症状。皂素主要在四季豆的外皮内，只要加热至 100 ℃以上，把四季豆彻底煮熟，就能破坏其毒性。四季豆中毒的潜伏期为数十分钟至数小时。中毒症状主要为胃肠炎表现，如恶心、呕吐、腹痛、腹泻与排无脓血的水样便。多数中毒者胃有烧灼感、心慌和背疼等感觉。此外还有头晕、头痛、胸闷、四肢麻、木、出冷汗和畏寒等神经系统症状。民间用甘草、绿豆适量煎汤当茶饮，有一定的解毒作用。

（4）发芽或变青的马铃薯：马铃薯中含有一种毒素叫龙葵素。龙葵素是一种弱碱性的糖苷生物碱，能破坏人体的红细胞，具有溶血作用，对黏膜有较强的刺激性，对运动、呼吸中枢有麻痹作用。一般人吃进 200 mg 的龙葵素就可引起中毒。正常情况下，马铃薯中龙葵素的含量是10～20 mg/100 g，吃了不至于发生中毒现象，而变青特别是发了芽的马铃薯就不同了，龙葵素的含量增加到 470～730 mg/100 g，食用后会发生嗓子发干、舌头发麻、恶心、呕吐、腹痛、腹泻、头晕与眼睛怕光等中毒症状；重者可致体温升高、血压下降、抽搐与昏迷等症状。

（5）鲜木耳：鲜木耳含有对光特别敏感的卟啉类光感物质，生食后在阳光照射下会引起日光性皮炎，出现皮肤瘙痒、水肿，甚至坏死；若水肿出现在咽喉黏膜，则会造成呼吸困难，甚至窒息。

（6）早熟水果：很多水果如草莓、圣女果（小番茄）、柚子及杏等，为早上市是用催熟剂催熟的，但强扭的瓜不甜，口感很差，且对人体不利。

（7）鲜花：酒店、饭店推出各种鲜花菜系，吃鲜花是当前较为时髦的事。但是，食用的鲜花多没有经过卫生检疫和农药残留物检查，盲目尝鲜，极易引起过敏或中毒。

（8）鲜黄花菜：采摘的鲜黄花菜不宜直接食用，应先将黄花菜蒸熟、晾干，以备烹调菜肴，因为鲜黄花菜含有秋水仙碱，食后在参与人体代谢过程中会形成有毒的氧化二秋水仙碱，刺激胃、肠和呼吸道黏膜，食后 30 min～4 h

即出现恶心、呕吐、腹痛及腹泻，量大时会引起发热、水和电解质紊乱、便血与尿血等，食用 3 ~ 20 mg 的氧化二秋水仙碱就可致死（半熟的金针菇也同样有毒）。

五、饮

饮，包括饮用饮料和水。众所周知，水是人在生命活动中不可缺少的，一周内不进食还能活着，但一周不饮水则危及生命。正常成年人的出入水量大约为 40 mL/（kg · d）。以入水量的来源粗略估计，其来自食物 1 000 mL，来自饮料 1 200 mL，体内代谢产生的水（代谢水）300 mL，合计 2 500 mL。排出的水常见的有以下四种途径：呼吸蒸发 350 mL/d，皮肤蒸发（汗）500 mL/d，大便排出 100 mL/d，尿液排出 1 500 mL/d，合计 2 450 mL/d；其他排出的是泪液、鼻涕、痰液及唾液等。水的需要量随年龄、体重、气候及活动强度而有较大变化。就年龄而言，年龄越小需水量相对较大，如 1 岁内的婴儿需水量为 100 ~ 140 mL/（kg · d），随着年龄增长每日每千克体重需水量逐渐减少，到 10 ~ 14 岁则为 50 ~ 80 mL/（kg · d）；成人需水量相对更少，约为 40 mL/（kg · d）。气候及活动量变化需水量有较大差别，夏季出汗多，剧烈活动时不但出汗（皮肤蒸发量加大），而且呼吸加快，从呼吸道蒸发的水分也增多，这就需要用饮料和开水来补充。在天气炎热做剧烈活动（包括重的和极重的体力劳动）时需水量会成倍增加，而一次大量饮水对身体有损。科学的饮水方法是徐徐频繁饮水，而且出汗多仅饮白开水也有损健康。仔细观察你就会发现，被汗液浸湿的衣服干后会出现白一片黄一片，这是因为体内大量盐分随汗液排出的结果。欲保持体内水、盐平衡，应在饮水中加适当的盐配成稀盐水，为了调节口味饮用糖盐水则更好（剧烈活动时还消耗大量热能，可用糖可补充之）。

饮料也有不宜多喝的种类，如：

（1）纯净水：虽然其价格比自来水贵很多，但其中的矿物质含量却比自来水少得很多，常饮导致人体所需矿物质的缺乏。

（2）浓茶：不少人习惯在吃油腻食物后泡杯浓茶，名曰浓茶助消化。岂不知越浓的茶含鞣酸越多，其与蛋白结合生成具有收敛性的鞣酸蛋白更多，更会降低肠蠕动，延长食物残渣在肠内的潴留时间，形成便秘，长期便秘还有增加患肠癌的危险。老年人和有便秘的人不宜饮浓茶。

（3）胡萝卜汁：胡萝卜不宜榨汁饮用，因胡萝卜生吃时有 70% 以上的胡萝卜素不能被吸收，造成很大的浪费。就是其他水果，牙齿好者也尽量不要榨汁食用，一是榨汁不能将所用营养成分全部榨出；二是弃掉了不少人体不可缺少的食物纤维，对保持大便通畅不利，老年人及便秘者更不可取。长期便秘不但增加患肠癌的危险性，而且也是中风的诱因之一。

(4) 啤酒：又称液体面包，瘦人饮点还可，但也不宜常饮，常饮会发胖，胖人常饮会更加肥胖，而肥胖是中风的危险因素之一。宴席上更不宜多饮啤酒，一是宴席上容易饮用过量；二是宴席上食物营养本来就很丰富，再饮液体面包必然营养过剩。经常招待人者或经常被招待者都知道，多饮白酒有碍健康，因而改喝啤酒，结果胖得面如满月、大腹便便，进而患高血压、糖尿病、高血脂或动脉硬化等——皆为中风的高危因素。啤酒配海鲜会刺激人体制造更多的尿酸，引发或加重痛风。可见常饮或多饮啤酒坏处多多。

中风的基础预防，即一级预防，需从衣、食、住、行多方面着手，其中吃、喝更重要。俗语说，病从口入。随着人民生活的提高，超体重的人群越来越多。一级预防需从儿童和青少年做起，当然，中年人也不能忽视。由《中国居民营养与健康调查报告之七——血脂》一书中可以看出，高脂血症作为中风的危险因素竟然比目前我国中风的发病率200/10万高5.5~50倍，可怕得惊人！另外，少年儿童患肥胖症者更是多得惊人，约为20 000/10万，较中风发病率高出20倍。儿童、少年的肥胖多因摄取热量过高所致。对独生子女过于娇惯，或是偏食（光吃肉食不吃青菜），或是多食油炸食品，或是常吃含糖高或含油多的零食，总之是热量过剩。儿童、青少年的肥胖是将来患中风的独立危险因素，又对患高血压、糖尿病与各种高脂血症等中风的危险因素。加强对青少年，特别是对儿童肥胖和血脂异常的防治有着重要的意义。儿童是祖国的花朵，青、少年是祖国的未来，对他们做好防治不仅会大大降低将来中、老年后中风的发病率有着现实的意义，更重要的是作为未来的主力军，他们的健康体魄对建设强盛的祖国有着长远的意义。防重于治，重点是从口着手。科学的进食——热量不超，就不会肥胖；有关的食品不过量，血脂就不会异常。血脂太高者就必须加用药物治疗，治疗是对中风的二级预防。对于肥胖、高甘油三酯症、高胆固醇血症与高低密度脂蛋白血症等中风的危险因素的干预，有多种方法，多运动是方法之一，然而运动也应适度，重要的是能经常坚持；不能坚持的偶尔大活动量，必然会增加患者的食量，结果是更胖或血脂增高。药物治疗只能作为辅助治疗。

第三节 二便

机体为了维持生命和劳动等的消耗，需要营养平衡的饮食来补充，食物的残渣和代谢所产生的废物靠大、小便来排出。这些残渣和废物能否顺利排出，对人体的健康也很重要，无论哪一项出了问题，皆可导致人处于病态，甚至危及生命。可见，在日常生活中如何能保持正常的大、小便是不容忽视的事情。

一、大便

世人皆知，粪便是未被人体吸收的食物残渣，应该及时排出体外。一般来讲，有每日排便2次的，有隔日排便1次的，最好是每日定时排便1次，养成习惯，到时就排，不费力气。有些人习惯3~5 d排便1次，甚至1周多排便1次。粪便在肠道内时间长，发酵产生有害物质对人体不利；况且停留时间越长，尤其是在直肠，只能吸收水分，使粪便越来越干，成为算盘珠或结成很粗的块（称为大便干结），排出时很费力，易诱发脑出血。有人大便并不干，但却难排，称为秘结。故便秘可分为干结和秘结两种。

1. 便秘的预防

（1）主食粗细粮搭配。

（2）多吃含食物纤维较多的甘薯、马铃薯、芋头、南瓜、芹菜、萝卜及白菜等。

（3）每日吃点水果，坚果更好，它不仅富含粗纤维，而且含有植物油脂，两者都有促进排便的功效。但需将其所含油脂计算在每日油类进食的总量内，以免摄入油脂过多。

（4）勤饮水，勿使体内缺水。

2. 预防便秘的辅助方法 预防便秘，重要的是养成定时排便的良好习惯，最好是每日起床后先排便，后洗手、脸。工作人员及学生早上时间较紧张，养成晚饭后排便的习惯也很好。那种不定时、何时想排就何时排，忙起来可几天不排便，最易发生便秘。一旦发生便秘，可采用以下辅助方法促使排便。

（1）按摩腹部促进肠蠕动。用两手相互摩擦，待手擦热后（冷天）以手掌从右下腹开始向上至肋弓下再由右向左按摩，达左肋弓下时转而从左上腹向下按摩至左腹最下部时加力下压，每次15~20 min。既可自我按摩，也可由他人帮助按摩。

（2）按压支沟穴。在手背腕横纹上3寸（人身寸，全书同），尺、桡两骨之间取穴。按摩20 min后肠蠕动增强，以致产生便意。自我按压时可左手按压右穴，右手按压左穴，交替按压。由他人按压时可两侧同时进行按压。

（3）提谷道。这也是一种自我按摩法，即有意阵阵上提肛门和做收缩肛门的动作，每次可连续做15~20 min，能增强肠蠕动力和肛门括约肌的随意控制。更适合大便秘结型便秘患者。

（4）番泻叶。取番泻叶9~15 g用刚烧开的水冲泡20 min后将水饮尽，若茶杯容积小，可泡第二次再饮，一般次晨会顺利排便。因个体不同，用量也有差别。若次晨仍不排便，可加大用量；若引起腹泻，下次可酌情减量。

（5）开塞露。取侧卧位将1支开塞露缓缓注入肛门内，待有便意时再起来去排便。

（6）大葱蘸蜂蜜。利用大葱白蘸蜂蜜能增强肠蠕动引起腹泻的作用，用6～10 cm长的大葱白蘸匀蜂蜜放入肛门内，待有便意时再如厕排便。对干结及秘结两种便秘均适用。

总之，便秘需及时解决，否则，近期内既影响消化又会导致肠道有毒物质的生成与吸收，有损机体健康，同时又造成排便时的痛苦感，久之有促发肠癌之危险。因大便干结过于用力，诱发脑出血或蛛网膜下腔出血者，临床上屡见不鲜。

二、小便

人体内代谢所产生的废物主要靠肾脏随尿液排出体外，一般成人每日尿量1 500 mL。其变化很大，它与气候的变化、饮食中进水量的多寡、饮食的质量和机体的静、动有密切的关系。稍细心的人都熟知，夏、秋季节气温高出汗多，从皮肤蒸发的水分增多，从而相对尿液就随之减少，若不及时补充水分，尿液多呈黄色；冬、春季节，气温低、出汗少，若不做剧烈活动，几乎没有肉眼可见的皮肤水分蒸发，从而尿液相对增多；一般尿液呈白色，清长。另一方面，季节虽然相同，饮食中含水量多，尿液也相应增多；饮食的质量也影响尿量，譬如吃咸的尿量就少于吃淡的，更少于吃甜食或吃大米稀饭的，而吃小米稀饭后尿液会明显增多。喝的多，尿的就多，已为世人皆知，而食物对尿液的影响则鲜为人知。例如，100 g脂肪可产生107 mL代谢水，100 g糖产生55 mL代谢水，100 g蛋白质仅产生41 mL代谢水。同量的脂肪代谢水是蛋白质的2.6倍，为糖的近2倍。不同的食物含水量差别很大，如植物油、芝麻酱等不含水，鱼类含水61%～88%，畜肉类含水29.3%～91.2%，坚果类含水2.7%～83.1%，鲜水果含水37.6%～95%，蔬菜含水65.5%～95.8%。因此，食进含水不同的食物，摄入的水分区别很大，详细计算起来很困难，同时也没有必要。最简便可行的办法从尿的颜色及尿量来判断摄入水量足与不足：刚排出的尿无色、清长，说明排尿前摄入的水分是充足的。除了个别食物和药物会引起尿黄外，尿稍黄且量少表明之前摄入的水分欠缺；尿深黄且量明显减少，证明之前摄入的水分严重不足，需尽快补水。世人都知，口渴要喝水，但实际已晚，这时喝水仅起到亡羊补牢之效果。事实上，此时机体，特别是肾脏已受到损害。因此，不要等到口渴再喝水，要随时补充水分以保持身体健康。对小便不利的因素如下。

（1）不爱饮水。尽管食物中含水量非常丰富，但由前述的种种原因，机体仍容易缺水，势必会导致机体经常缺水，这对整个机体和各个脏器尤其是肾脏非常不利，并且会促进衰老和生病，甚至促发脑血栓的形成。

（2）憋尿。膀胱是个储存尿液的器官，当其充满尿液时，会通过神经传导给大脑，产生便意，有了便意，本应寻找合适的地方（如厕所等）及时排尿。可能有些人因某种缘故而不去小便，造成憋尿，轻者有损膀胱的舒缩功能，稍重者会导致尿失禁，更严重者会损伤输尿管及肾脏，甚至有引发膀胱破裂的危险。总之，憋尿对身体有害无益。有憋尿习惯的人，必须纠正。

（3）前列腺炎。手淫和自行车座前端的摩擦可引发前列腺炎，不及时纠正和治疗，可迁延成慢性前列腺炎，导致前列腺增生肥大。前列腺肥大可影响尿液的排出。

（4）前列腺肥大。此是中老年人的常见病之一。俗话说："人老三无才，小便滴湿鞋、刮风流眼泪、咳咯尸气来。"第一无才就是指前列腺肥大，其早期排小便时有断流现象，末尾呈淋漓状，不是滴在鞋上就是放回阴茎后滴在裤头上；同时，夜尿增多。随着时间推移，膀胱内残余尿量逐渐增多，直至淋漓状尿潴留，严重者输尿管、肾盂内都充满了尿液，肾皮质变薄肾功能受损严重，有尿毒症的表现。可见，患有前列腺肥大时应及时治疗。最简单的方法是自我按摩——兜阴囊，即拇指放在阴茎根部，其余四指由阴囊后下方向前兜提阴囊和睾丸，如此反复，10～20 min 为一次，睡前、醒后早晚各一次，有一定效果。但临床上仍有不少病例需靠药物控制，而残余尿多者应及时手术治疗。

第四节　住

居住条件好坏对人体健康也至关重要。理想的住房不仅要宽敞，地面与房顶有足够的高度，平房最好是坐北向南，楼房最好是窗与阳台均朝南，利于采光和日光浴。

一、装修

房屋装修应简单适用，谨防使用含甲醛等有毒物质的涂料、家具及含有放射性物质的地板砖等。若无条件测试，最好先打开门窗通风，隔段时间再搬进新屋居住。放射性元素都有一定的半衰期，短时间内不可能完全消失，最好在装修后请有关部门检测一下，看是否安全，虽说花了些钱，但总比患病强。因住进有毒气体和放射性超标的新居之后患病，甚至得了不治之症而丧命的例子屡见不鲜。

二、室内陈设

室内陈设以朴素、简单为宜。不少人因乔迁新居把原来的家具三分不值二分的全部处理掉，再用几十倍甚至上百倍的钱购买全新的家具，却不知老家具多是实木的，耐用；因油漆时间已长，有毒物质早已散光。新的家具实木的较少，多数板料是两张皮，中间全是刨花、锯末或碎木条，不耐用是其一；其二是易藏蚁、鼠；其三早晚也是会变旧的；其四是最重要的，家具越新和越多，含有挥发性有毒物质也越多，处理不当，对人体的损害就越大。再者家具够用即可，过多必然占居室内空间，显得拥挤。其他的陈设也不宜过多，否则有碍清雅，不利于心情舒畅，不利于调节神经系统、内分泌系统和免疫系统。

三、室内墙顶的颜色

室内的墙可根据个人的性格、爱好而刷上不同颜色的涂料，达到其不同的效果。白色墙壁显得洁净；天蓝色的屋顶显得房屋较高，可减消低房的压抑感；蓝色则有利于睡眠。

四、睡眠

睡眠是人们日常生活中必不可少的，充足的睡眠是保证机体健康的要素之一，也是次日能否精力充沛地去工作、学习的先决条件。多数人都知道“早睡早起身体好”。最佳的睡眠时间是午夜以前，有人研究，12 点以前睡 1 h 比 12 点以后睡 2 h 的效果好。熬夜不但容易导致失眠，而且还有损健康。睡眠所需时间以年龄不同而各异，婴儿除了吃奶外，一天 24 h 多在睡觉。少儿每日睡 9 h；成年人每日睡 8 h 已足；人到老年睡眠时间减少，每日睡 5 ~ 6 h 即可。中午睡一觉对任何年龄的人都需要，哪怕睡上 30 min 或 15 min，就能使下午在工作、学习时精力充沛。现在中小学学生的作业压力太重，有的不能保证午休，有的晚上作业做到 11 ~ 12 点，次日又得早早起床，不仅减少了最佳睡眠时间，而且还减少了他们的总的睡眠时间，长期睡眠不足和营养不良一样会妨碍青少年正常发育和成长。随着科技的发展、社会竞争压力的增加，不少成年人自觉或不自觉地减少睡眠时间，健康水平也有所下降。心脑血管病原为中老年人易患之病，近年来有逐渐年轻化的趋势，三十几岁患急性脑血管病者屡屡可见，除了饮食欠科学、营养过剩外，是否和睡眠不足也有关系？值得考虑！

有时间睡眠，但因为难以入睡、早醒或睡眠不深反复觉醒所致的睡眠时间不足或睡眠质量很差称之为失眠。失眠的原因很多，常见的有以下几种。

（1）精神受刺激。一次性量大的精神刺激或较长时间的慢性刺激会导致失眠症，进而可发展为神经衰弱。

（2）睡前思考问题。想事不易入睡而当晚失眠，长期思考，也会引起失眠症。

（3）慢性病。高血压、动脉硬化、肺结核、慢性中毒及颈椎病等躯体疾病会影响神经功能，当神经功能失调时会出现失眠或嗜睡。

（4）环境因素。环境嘈杂、气温长时间过高或过低都会影响睡眠。

要想避免或解决失眠问题，首先应免除这些不良因素。一旦发生了失眠症，也应以消除不良因素为根本，同时配合中、西药物来改善睡眠。长期失眠会造成患者的心理负担，躺下就怕睡不着，越怕越不能入睡，形成恶性循环，甚至出现头痛、头昏、记忆力减退、注意力不集中、心悸、烦躁或乏力等神经衰弱的症状。睡前适当服点帮助睡眠的药物对切断恶性循环有好处，但多数还需配合心理治疗。不少医生对安眠药和催眠药的应用缺乏深入研究，用药的方法不恰当，虽然都知道不易入睡者选用短效的安眠药，易早醒者需选择长效安眠药，睡眠不深者服点镇静剂就可以了。但是，一开药就是 1 ~2 周，甚至连续开同一种药，结果患者初服效果尚好，越服效果越差，越服用量越大，甚至最后大量服药也睡不着，换药后还是如此。纠正的办法是告诉患者，催眠效果再好的药也不能长期吃，一般服 3 ~5 d 要换另一种，吃 3 ~5 d 再更换，效果好的记下药名，隔一段时间再吃；效果不好的或不良反应大、不能耐受的也记下药名入另册，以后不再吃。如此，经过一个月左右会筛选出 4 ~5 种适合个人吃的药，然后交替着服用，一是可以避免耐药性的产生，二是保持其安眠效果，消除患者怕睡不着的恐惧感。心理治疗需了解清楚患者的职业、工作情况、患病的主要原因。

若是躯体慢性病引起者，必须诊断出其慢性病，患者在有效治疗慢性病的同时可以加上调整神经功能的药物或者加点安眠药。没经验或粗心的医生往往忽略慢性病，而误诊为单纯的失眠症和神经衰弱，导致久治无效或效果不佳。

五、养宠物

随着人民生活水平的提高，人们的爱好也就多了，养宠物蔚然成风。但是养宠物有益也有弊，这就需要有个恰当的选择。

1. 养猫、狗 农村养猫为的是避鼠，养的狗能看家护院，城市养猫、狗则主要是作为宠物抚养。但是，猫、狗会在庭院、大街小巷到处拉屎、撒尿，很不卫生，更重要的是猫、狗会传播狂犬病。无论是主人或是邻居，都有被患病的猫、狗咬伤的可能。狂犬病，目前尚无特效药，可以说患了这种病就等于死亡。猫、狗也是弓形虫病及腭口线虫病的传播媒介，此两种寄生虫病又是脑动脉炎的病因。可见，不养猫、狗有利于预防脑中风。

2. 养鸟 养鸟要防止脱落的绒毛对呼吸道的损害，尤其是养鸽，其粪中常有真菌滋生。新型隐球菌、白色念珠菌占念珠菌的90%。200 余种的曲霉菌中有 9 种可引发脑动脉炎，当人的抵抗力低下时，这些条件致病菌侵入中枢神经系成为中风的危险因素。

3. 养花 既能锻炼身体，又能陶冶情操。仙人掌类花草可吸收电脑、电视机的放射线；芦荟可吸收室内有毒气体，对人体好处多。但养花需学些养花知识，否则将心爱的花卉养死了也会增添懊恼。再好的花草也不能养得太多，不然会与人争夺室内氧气（夜间）。

第五节　行

行包括行走和锻炼身体，换言之，即活动。生命在于运动，适当活动能使人健康长寿。现在“富贵”病猛增，除了饮食不当、营养过剩外，活动少也是重要原因之一。经常可以采用的运动项目如下。

一、旅游

旅游对于青少年、老年人都是一项非常有意义的活动。美景风光、历史文化、民情风俗及新鲜空气都能为人们的生活增添新的乐趣。旅游对人的身心具有良好的调节作用。

二、游泳、划船

游泳、划船不仅是一项增强体质、磨炼意志、有益身心健康的全身性有氧运动，而且对配合临床治疗、促进病体康复，会产生显著的效果，也是药物所不能替代的。游泳、划船可加速全身血液循环，增强新陈代谢，加速脂肪的消耗，增强内脏器官功能。长期进行该项运动可使心血管系统和呼吸系统疾病得以改善。

三、球类

球的种类繁多，有普通的、有花费高的、有剧烈的、有较柔和的。

1. 柔韧性球类　如高尔夫球等，不仅可以锻炼身体的协调性、柔韧度，还可以提高心肺功能，有效地降低胆固醇。

2. 激烈性球类　如篮球、排球、网球等活动比较激烈的，适合青少年，不合适老年人，有高血压、动脉硬化、心脏病、颈椎病者更不能将其作为健身之术。国外研究发现拳击、头顶足球，均会引起脑血管内压力升高，从而导致毛细血管出血，因而使记忆力下降，如果反复出现，可能会逐渐损害脑神经细胞。

3. 缓和性球类　如桌球，较适合等各个年龄层的人玩打、锻炼。

四、徒手锻炼

徒手锻炼也分许多种，如跑步、散步、竞走、太极拳、自我按摩及静养功等。

1. 跑步 许多人将跑步作为锻炼身体的常用法，它可以防止骨骼、肌肉的退化，降低中风和患乳腺癌的风险。但是，长期跑步易损伤下肢关节，是其不足之处。近期研究发现，跑步可致足底毛细血管出血，久之会引起缺铁性贫血，故需注意补铁。

2. 竞走 竞走是个很好的徒手锻炼法，既可急走，也可慢走；急走与跑步相似，活动量比较大，更适合青壮年。所不同的是，跑步的足离开地面再落地时较重，易损伤下肢诸关节；竞走时足后跟不离开地面，因此不存在损伤关节和引发足底毛细血管出血的弊端。慢竞走相对活动量小，更适合于老年人和有心脑血管病或有脑血管病危险因素的中年人。

3. 散步 散步即缓慢的行走，是老年人特别是进入耄耋之年的高龄人锻炼身体最好方法之一。俗语说“饭后百步走能活九十九”，可见常散步有助延年益寿。不过对“饭后”要有个正确理解。刚吃了饭立刻去散步对胃不利，有引发胃下垂之虑；同时散步使血流到两下肢的多，分减了到胃肠道的血液，对消化不利。应当在饭后 1 h 左右散步较为合适。散步的时间也应有所选择。不少人习惯在早、晚散步，事实上早晨散步并不好。多数人散步喜到树从草坪处去，众人皆知，植物是白天在阳光作用下行光合作用（吸二氧化碳、吐氧），其周围氧气多，空气新鲜；夜晚吸氧、吐二氧化碳，其周围氧气稀薄而二氧化碳较多。因此，在太阳未出来之前或刚出来，到植物多的地方散步对人体不利，尤其是冬春季节，早上气温低，这时散步容易受凉。所以，早上散步利少弊多。相对来讲，傍晚散步最好。应该将早晨改为上午，夏秋季节在早饭 1 h 后趁天气还凉爽时到户外散步，冬春季节可在上午 9 ~ 10 点气温上升后外出散步，既能活动全身，又能沐浴阳光以促进钙的吸收代谢，一举两得。

第六节　八段锦

八段锦为动功类之一，适于颈源性疾病和脑血管病恢复期及中老年人的防病健身。练八段锦时思想要集中，使精神安定下来，呼吸应缓慢，闭口，舌抵上腭，唾液满口时可咽下，练完后应散步数十分钟。也就是说，练八段锦首先要调心，使精神安定；思想集中后要调息（鼻吸口呼）与调姿同时进行。可练一段、数段至全部练完。

第一式 两手托天理三焦（图 2 - 1）。有调三焦、和脾胃、宣肺气的功效，可治疗胸闷、腹胀、食欲减退、肩背疼痛等疾患。

（1）准备：取直立姿势，双脚分开与肩同宽，双臂自然下垂，两目向前直视。

(2) 动作：双臂下垂微弯曲，掌心向上，十指交叉，胸前平举，翻掌，掌心向上尽量上托；同时吸气抬头，眼看手背，脚跟提起稍离地。

(3) 还原：呈准备姿势，同时呼气。

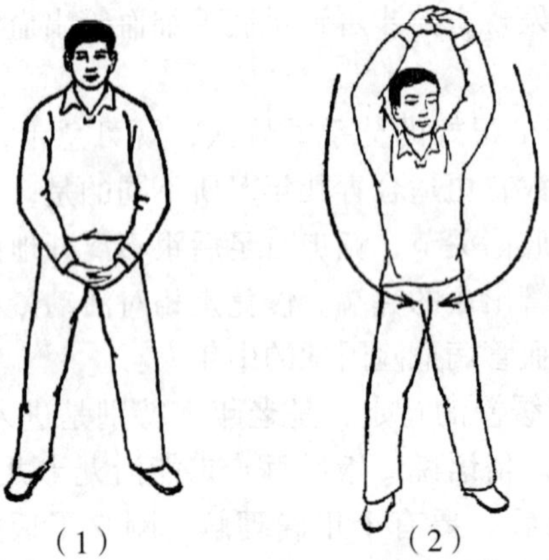

(1)　　　　　　(2)

图2-1　两手托天理三焦

连做8次。

第二式　左右开弓似射雕（图2-2）。有扩张胸廓，活动肩、肘、膝、髋的功效，可治疗慢性肺部疾患和肩、肘、髋、膝关节病。

(1) 准备：两腿分开，下胯成骑马势，双手握拳平放胸前。

(2) 动作：①右臂向右外方伸直，拳眼向上，示、拇两指翘起，双目直视示指，伸手时呼气；②左手半握拳，由右胸前如拉弓状，慢慢拉至左胸前，拉弓时吸气。

(3) 还原：呈准备姿势，呼气。

左右轮换，共做8次。

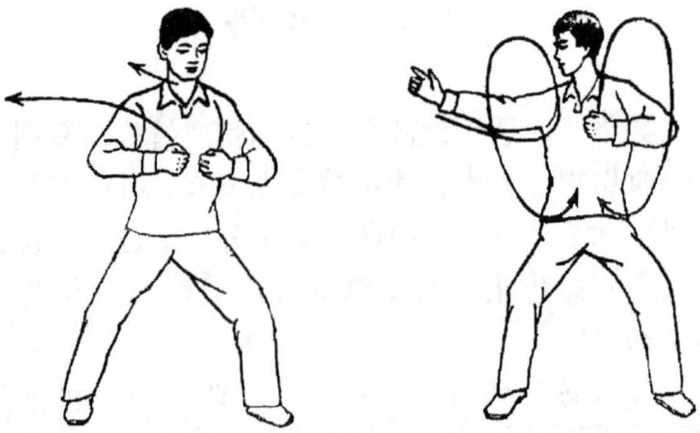

(1)　　　　　　(2)

图2-2　左右开弓似射雕

第三式 调理脾胃举单手（图2－3）。有调理脾胃、活动肩臂之功效，可消食祛积，减轻肩背疼痛。

（1）准备：取直立姿势，双足分开与肩同宽，双臂平屈胸前，掌心向上，指尖相对。

（2）动作：左手掌心向上托，同时吸气；右手翻掌，掌心向下压。

（3）还原：呈准备姿势，同时呼气。

左右轮换，共做8次。

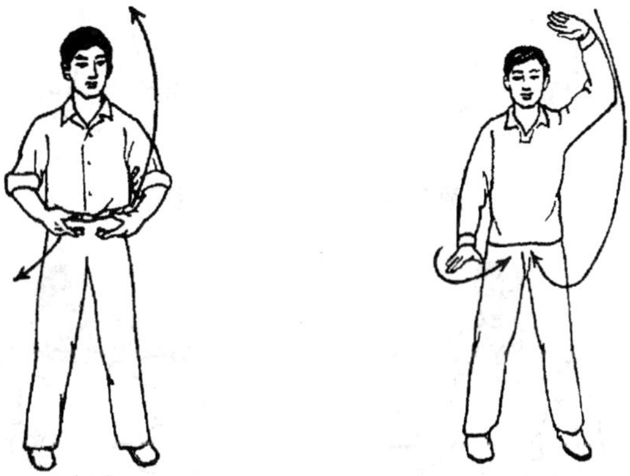

（1）　　（2）

图2－3 调理脾胃举单手

第四式 五痨七伤向后瞧（图2－4）。有锻炼颈部肌肉、清肺气、宁精神的功效，对慢性期的颈源性疾病有协助治疗作用。

（1）准备：取直立姿势，两足分开与肩同宽，双手叉腰（拇指在前），吸气。

（2）动作：头慢慢向左转，眼向后看，同时呼气。

（3）还原：呈准备姿势，同时吸气。

左右轮换，共做8次，

第五式 摇头摆尾去心火（图2－5）。有强肩、臂，壮腰、背的功效，治疗颈源性疾病与腰肌劳损。

（1）准备：骑马势，双手分放在两膝上。

（2）动作：屈左臂，上身尽量向左弯；同时呼气，右臂挺直。

（3）还原：呈准备姿势，同时吸气。

左右轮换，共做8次。

第六式 抱项七颠百病消（图2－6）。有强颈、项，壮腰、膝的功效，可治疗颈、腰部疾病，尤其是生理曲度消失的颈源性疾病患者，可多做或有空反复单练此式。

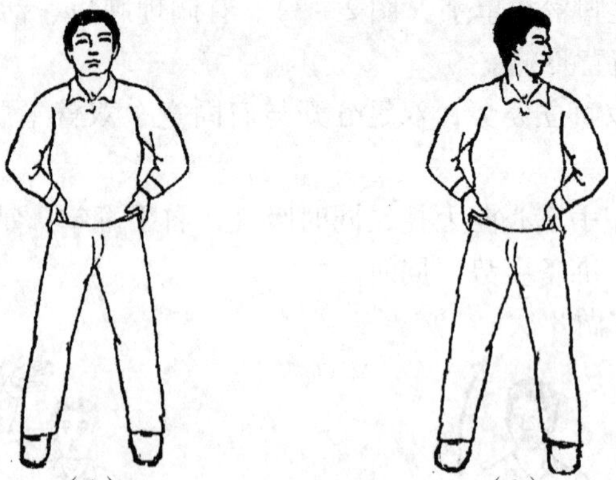

（1）　　　　　　　　（2）

图 2-4　五痨七伤向后瞧

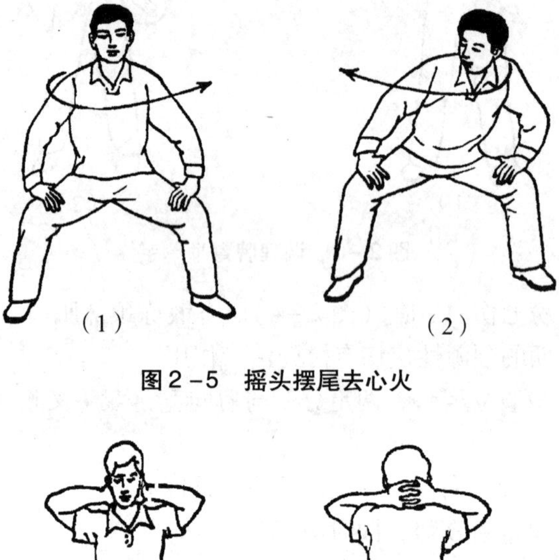

（1）　　　　　　　　（2）

图 2-5　摇头摆尾去心火

图 2-6　抱项七颠百病消

（1）准备：直立姿势，两足分开与肩同宽，两手交叉抱项，呼气。

（2）动作：颈向后抵，手向前托；双膝挺直，两足跟慢慢离地，足尖着力，同时吸气。

（3）还原：呈准备姿势，同时呼气。

共做8次。

第七式 攒拳怒目增气力（图2－7）。有增强手臂力量，扩张胸廓，强壮肩、胸、背、腰的功效，可防治肢体麻痹。

（1）准备：骑马势，两手握拳放在腰前，吸气。

（2）动作：左手向左前方用力击出，拳心向下；同时呼气，并立即收回。

（3）还原：呈准备姿势，同时吸气。

左右轮换，共做8次。

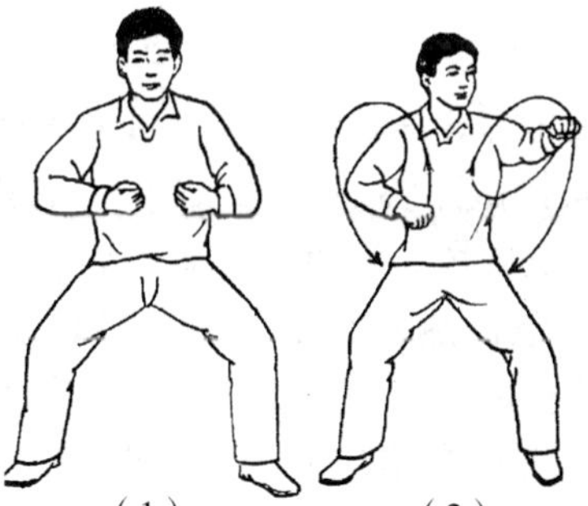

（1） （2）

图2－7 攒拳怒目增气力

第八式 两手攀足固肾腰（图2－8）。有固肾、养精、强腰、壮膝的功效，可治疗失眠、多梦、腰膝酸软等疾患。

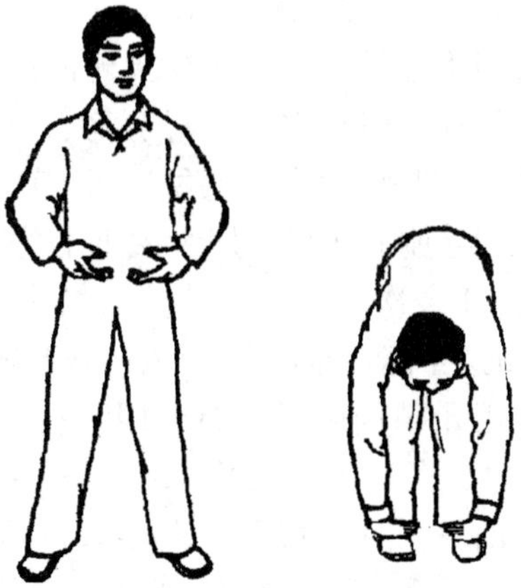

（1） （2）

图2－8 两手攀足固肾腰

（1）准备：两足并立，与肩同宽双臂平屈，掌心向上置于上腹前。

（2）动作：直腿，向前弯腰；翻掌，手指翘起，掌心向下按，争取触到足背，同时呼气。

（3）还原：呈准备姿势，同时吸气。

连做8次。

第七节　自我按摩

1. 准备　取坐位或站位，松、静，自然呼吸，将注意力集中到按摩动作上。

2. 按摩方法

（1）梳头皮：将两手示指至小指弯曲呈钩状，以八指指甲从前向上往后梳，先梳头顶部，再梳鬓角部，后梳两侧部。可治头痛、头晕。

（2）抱项七颠：其具体做法参照“八段锦”。有强颈项、壮腰膝的功效。可防治颈椎性头痛、头晕及中风，还可治疗肩周痛。

（3）干洗脸：双手对掌搓热，然后两手掌同时分别擦摩两侧面部，先由下向上擦，再由内向外旋转擦，使面部发热为止，有美容减皱功效。

（4）开慧眼：用双手拇指在印堂穴（两眉头连线中点）处向上推抹8～12次。可治疗头痛、眶部痛和眼涩。

（5）摩太阳：双手中指或示指上下推摩两太阳穴（位于眉梢与外眦间外侧约1寸之凹陷处）8～12次。可治疗头痛。

（6）拔耳孔：用两手示指各插入同侧耳孔内，继而拔出，连续插拔9次，对耳鸣、耳聋、头晕、平衡失调有治疗作用。

（7）揉迎香：先将两手搓热，再用两拇指侧面沿着鼻梁两侧同时轻抚21次，继而用两示指指尖同时在迎香穴（在鼻翼旁开1 cm皱纹中）上捏9次，再揉9圈。可防治感冒，又能很好活动肩关节，治疗肩臂痛。

（8）舌抵上腭：在用牙刷刷牙后，用舌尖抵上腭，感到有酸困感时复位，稍停片刻再抵，可连续10余次。此时唾液分泌增多，随即咽下，不可吐出。既能助消化又可锻炼舌的灵活性，防止老年人语言含糊不清。

（9）舌刷牙：需在用牙刷刷牙后进行。用舌在左、右、上、下牙齿内外转动刷牙，在觉舌困乏时，抿一次，也可稍歇再刷一次。本动作既可将牙齿刷得更干净，又能锻炼舌的灵活性，可防止老年人口角流涎、音低微和吐字不清。

（10）鸣天鼓：两手掌按着左右耳朵，两中指放在枕骨上，示指放在中指上，然后再由中指上滑下弹击打风池穴8～20次，弹击时发出咚咚响声，故称鸣天鼓。可改善椎－基底血流循环。

（11）叩门齿：用左、右手示指端分别叩击上门齿 8～12 次，也可用左手示指叩 1 次，右手示指叩 1 次，交替进行共 16～24 次。能促进垂体等内分泌功能。

（12）拿肩井：用一手拇指在前，示指、中指在后，拿着肩井穴（位于大椎与肩峰连线之中点肩部最高处），使其十分酸胀，提拿 8～12 次，然后用另一手拇指与示、中指提拿对侧肩井穴。可治疗根型及颈型颈椎病。

（13）摩肚腹：两手对掌搓热，用一手掌从右下向上摩至肋弓下，再从右向左，过中线后从上向下摩至耻骨上用力下压为一次，反复进行，若感一手困乏，可换另一手掌进行。也可两手一次交替按摩，连做 16～24 次。有助消化、治便秘和防中风的功效。

（14）提谷道：上提和收缩肛门，放松后再提、缩，连续提、缩 20 次为一回，每日可做 1～3 回。有增强括约肌，刺激肠蠕动，防治脱肛、便秘及预防中风的功效。

（15）兜阴囊：拇指放在阴茎根部上方，其余四指指端从阴囊后下方向前兜提阴囊和睾丸，提、放，再提、放，反复 20 次，可在睡前和醒后各做一回。可调节内分泌，增强阳刚之气，防治生殖与泌尿系统疾患，预防缺血性中风。局部有急性炎症或性欲亢进者忌做。

（16）擦涌泉：每晚洗了脚后，可用右手拇、示指或中指指端（指肚）按摩左脚心涌泉穴或左手指指端按摩右脚心涌泉穴，一穴按摩 20 次左右。有醒脑开窍，降火潜阳，调补肝肾的功效。可治头痛，头昏，失眠，目眩，咽喉肿痛，失音，便秘及小便不利等。

第二篇

中风的二、三、四级预防

第三章　中风的二级预防

所谓中风的二级预防，是指对中风危险因素的干预，其要点是早发现、早诊断、早治疗和系统治疗。本章择其更常见的危险因素进行较详细的叙述。

第一节　防治高血压

长期高血压是中风的常见病因，也是最危险的因素之一，其日常生活中的预防措施已在一级预防中谈过，譬如常保持心情舒畅，不要精神过度紧张，睡眠要充足，注意全面营养但不能营养过剩，控制体重不能过胖，盐、油不能过量，适当锻炼身体，不要抽烟和过量饮酒。

一、注意测血压

患了高血压，有的患者无不适感，有的早期会出现头晕、头痛、睡眠障碍或自主神经功能失调等症状。作为接诊的内科及神经科医师，在检查患者时不要忽略作为生命体征之一的血压，尤其对年轻人也应注意测量其血压，以免漏诊。只有早发现，才能早治疗。早期往往是一级高血压，治疗效果最好，可避免心、脑、肾等脏器受损。治疗高血压的关键是一旦用上降压药，应长期不间断地服用，只要效果好又无明显的不良反应，不要随便更换。有的人一味追求新药、贵药，多不可取。既然是新药，医生的用药经验不多，对其不良反应了解也不够；贵药不一定效果都好，何况经济条件差的患者因承受不了高额费用而常常被迫中断服用。如尼群地平等，多数人服用后既能将血压降至正常水平，又无明显不良反应，仅个别患者久服后下肢水肿，可间断配服 2～3 d 双氢克尿塞解决之。若遇降压不满意，可增量，仍不行再加其他降压药。总之，应首选价格低廉、不良反应少的药物。选好有效药之后应对患者讲清楚，降压药需要长期不间断服药，若血压降至正常水平，也不能突然停药，可减量服用。总之，要重视系统治疗。

高血压会大大缩短患者的寿命，这是肯定的。长期的高血压导致小动脉硬化，有了高血压动脉硬化，在过度用力或情绪激动时血压骤然升高容易引起脑出血。有人观察了 70 例未经治疗的高血压患者，死亡 33 例，占 47%；而 183 例经过治疗的患者，死亡 35 例，仅占 19%。因此对高血压患者进行早期的系统的降压治疗是有肯定价值的。在 82 例未经治疗的高血压患者中，32 例死于中风，更说明了治疗高血压对预防中风的重要性。汉密尔顿、汤普森等发现，为降低中风发病率，舒张压必须维持在 110 mmHg 以下，若能降至 90 mmHg 以下或自觉舒服而无不适感的水平更好。另外，高血压患者患脑梗死者比血压正常者多 4 倍。高血压患者的寿命缩短主要是由于引起死亡的中风发生频度高，而降压治疗可延长患者寿命，在一定程度上使中风的发病率下降。

既然降压治疗这么重要，为什么多数人不能坚持呢？归纳起来有以下两方面的原因。

（1）患者方面：缺乏卫生知识，特别是缺乏对高血压危害性的认识；或者高血压引起的自觉症状不明显；或者即使有自觉症状，误认为是因为劳累、睡眠不足所致，而忽视了高血压的因素；或对高血压的治疗不重视，以致不能坚持系统的治疗。

（2）医生方面：不少医生接诊了高血压患者，只开药不宣传，没有把系统治疗的重要意义认真地告诉患者。还有的医生给患者测量血压后，看到血压不很高，本身就不重视，更谈不上认真向患者做宣传教育工作了。

高血压不仅会引起脑出血和蛛网膜下腔出血（SAH），同时也是引起脑血栓等缺血性脑血管病的首要危险因素。临床发现在脑血栓形成的患者中，血压升高者要比无高血压者高 4 倍。过去强调舒张压升高的意义，近代发现收缩压升高是导致中风与冠心病的重要因素，其危险程度超过舒张压的升高。目前认为，收缩压升高并非良性过程，是引起中风的主要危险因素。因此，对收缩压升高更应有足够地重视和系统地有效地控制。一般认为单纯高血压的收缩压最好控制在 140 mmHg 以下为宜，以我们看法，不可机械地拘泥于此，除恶性高血压外，应缓慢地降压，让患者诸器官有个适应过程，逐渐降至 120/80 mmHg 左右或患者无不适感为度，能长期维持在 130/90 mmHg 以下为好。总之，无论是出血性中风或是缺血性中风，高血压（不论是收缩压升高还是舒张压升高）均是首要的危险因素。所以，预防高血压和控制升高的血压是预防中风的两个重要措施。

长期睡眠不足、精神紧张、超体重、食盐过量、吸烟者等因素都可使高血压发病率显著增高。因此，要做到修身养性避免情绪激动和精神紧张；保证睡眠充足，对不易入睡者可经常调换镇静剂和安眠药的药物种类（每一样药不要超过1周，避免耐药、失效）；不过量进糖和脂肪、维持标准体重；不要过多食盐，不抽烟；脑力劳动者要适量进行体育锻炼，注意劳逸结合；定期测量血压，及时发现血压升高，服用降压药要做到持之以恒。

二、降压药物的选择

高血压患者经常服用降压药，不仅能减轻症状、延缓病情，更重要的是保护脑、心、肾重要脏器，免、减其受损。降压药种类很多，要依据病情合理选择。治疗高血压的一线药品有6种。

1. 利尿药 在利尿的同时有降压作用，其特点是作用缓和，不良反应轻，与其他降压药合用有协同功效，使肥大心脏退缩的效果最好。当控制饮食使超重的体重减去或服用镇静药后，血压仍高者，可先选用。长期服用需配氯化钾3 g/d，以防低血钾、低血氯性碱中毒。糖尿病和痛风患者要慎用。常用者如氢氯噻嗪每次25 mg，每日2次；呋塞米（速尿）每次20 mg，每日1～2次。痛风患者禁用，糖尿病与高脂血症者慎用。

2. 单胺氧化酶抑制剂 主要通过在节后神经末梢积聚去甲肾上腺素，反馈性地抑制酪氨酸羟化酶的活力，减少去肾甲上腺素的合成，使一些升压作用弱的内生胺代替之成为假神经递质而降压。如帕吉林（优降宁），开始10～20 mg/d，晨服，以后可增至40～50 mg/d，3～4周达高峰。适于二、三期高血压患者。不良反应较多，且不宜与利舍平（利血平）、降压灵等萝芙木类、甲基多巴及节后交感神经抑制剂合用，以免药效受到影响或引起血压波动。

3. 脱羧酶抑制剂 通过阻挠去甲肾上腺素的合成或其他代谢产物取代了储存在节后神经末梢的去甲肾上腺素成为假神经介质，从而解除周围血管的收缩而降压；也可能有抑制血管舒缩中枢的作用。优点是降压时不影响肾血流量及肾小球滤过率。适于三期和急进型高血压，更适于肾功能不好和血浆肾素活性高者。常用者有甲基多巴每次250 mg，2次/d，可逐渐增量，但每日不宜超过3 g。

4. β肾上腺素能受体阻滞剂 主要通过降低心率以降低心肌收缩力，还可抑制肾上腺素释放，使血浆肾素减低。制剂有普萘洛尔（心得安）10 mg、阿普洛尔（心得舒）25 mg、氧烯洛尔（心得平）20 mg、吲哚洛尔（心得静）5 mg，每次1～2片，逐渐加量。要加到较大量如普萘洛尔每日200 mg左右才能达到降压目的。不良反应有心动过缓、支气管哮喘、恶心、腹泻、抽搐、乏力等，心脏增大、心力衰竭和哮喘者忌用。适于心排血量高和血浆肾素活性高者。现临床常选用的β受体阻滞剂，如安替洛尔每次12.5～50 mg，1～2次/d；或美托洛尔每次25～100 mg，1～2次/d。此类药物可干扰血脂及血糖代谢，使甘油三酯增高。

5. α_1肾上腺素受体阻滞剂 阻滞肾上腺素、去甲肾上腺素能交感神经对血管的作用，降低周围血管阻力。制剂有哌唑嗪每次0.5～5 mg，3次/d；酚妥拉明每次25～50 mg，3次/d；酚苄明（苯苄胺）10～20 mg，2～3次/d。主要用于嗜铬细胞瘤。偶有头痛、恶心、乏力、心动过速等不良反应。

6. 钙通道阻滞剂 是十几年前研制用于临床的新型药物。钙通道阻滞剂是一类对肾功能具有有益作用的药物，伴有利尿和促尿钠排泄作用，可与利尿剂并用，但应避免与β受体阻滞药并用。常用的有以下几种。

（1）硝苯地平（心痛定）：10 mg，3次/d，降压快，少数人服后头痛。用于紧急降压时可舌下含化10 mg，15 min起作用，2 h达显著效果。有人曾观察到含化后血压可降至休克状态，故而反对含化。但其未说明含化多大量，是否因含化量过大引起的，作者多次应用并未见有降压过分之例子。

（2）尼群地平：10 mg，3次/d，紧急时也可含化。其效果是硝苯地平的1/3。尼群地平的优点是降舒张压较好，无血管痉挛、血压正常者服后血压不再下降。必要时也可舌下含10 mg，见效也快。

（3）乐息平（拉西地平，Lacidipine）：2 mg或4 mg，可显著地有选择性地作用于血管平滑肌的钙通道，扩张周围动脉，减少外周血管阻力，作用持久。每晨服1次。

（4）尼莫地平：20 mg，扩张脑血管作用优于体周血管，降压作用小，主要用于蛛网膜下腔出血防和治疗脑血管痉挛。最佳用量为40 mg，3次/d。

7. 血管紧张素转换酶抑制剂（ACEI） 主要通过抑制血管紧张素（AT）而使血管紧张素Ⅱ（AngⅡ）的生成减少，同时减少缓激肽降解，使前列环素（PGI_2）合成氧化亚氮（一氧化氮，NO）增多而降压，还可使左心室肥厚消退，增加胰岛素敏感性。常用者有卡托普利12.5～25 mg，3次/d；依那普利2.5～10 mg，1次/d，最大剂量为40 mg/d。主要不良反应有干咳、皮疹与味觉异常等。双侧肾动脉狭窄的肾性高血压者服用，可损害肾功能，应慎用。

8. 血管紧张素Ⅱ受体抑制剂（ARB） 通过阻断与AgⅡ有关的生理作用而降压。氯沙坦50～100 mg，1次/d，3～6周后达最大降压效应；缬沙坦80～160 mg，1次/d，与氢氯噻嗪合用可显著增强降压效果。由于其70%以原形从胆汁、粪便排出，30%从尿中排出，故对肝、肾功能不全患者不需调整剂量。伊贝沙坦75～150 mg，1次/d，长期治疗能保持降压效果，肝肾不全者应减量服用。

三、及时排除症状性高血压

对于40岁以下年轻的高血压患者，首先应排除症状性高血压，这就需要考虑周到，详细的检查。譬如四肢血压的测量，足背和桡动脉搏动的检查，颈和腹部有无血管杂音的听诊，颈椎等3部5处11点（颈框1部1处7点，双枕大1部2处2点，臂丛1部2处2点）有无压痛，触摸腹部有否包块，尿液化验有无异常等，必须有针对性地进行血液、血浆皮质醇测定、颈椎X射线五位片、超声波、血管造影或磁共振成像（MRI）及磁共振血管造影（MRA）等辅助检查排除症状性高血压，且不可一测到血压高就诊断为原发性高血压，以防漏掉症状性高血压而延误诊断。常见的症状性高血压有以下几种。

1. 肾实质性高血压 肾实质性高血压是由肾小球肾炎、肾盂肾炎及多囊肾等肾实质损害所致的高血压。急性肾小球肾炎发病前多有链球菌感染史，除有高血压外，临床表现主要有眼睑水肿、血尿、蛋白尿、管型尿及血中尿素氮增高等，只要稍加注意不难鉴别；慢性肾小球肾炎常有急性肾小球肾炎病史，既往史的询问有重要意义，贫血及尿异常改变较突出，相对血压增高较轻；慢性肾盂肾炎常有反复泌尿道感染史、尿渣细菌涂片或培养阳性；多囊肾患者往往有阳性家族史，超声波检查显示阳性结果。

2. 肾血管性高血压 肾血管性高血压是因肾动脉狭窄所致的高血压。国外可因肾动脉粥样硬化或先天性肾动脉肌纤维结构发育不良引起；国内主要见于多发性大动脉炎，约占70%，青年女性多发。肢体血压不对称或某肢体血压明显降低，甚至测不到，相应血管搏动减弱或消失，颈、腹部可多处闻及血管杂音，肾动脉造影能具体显示狭窄的部位与程度。

3. 颈椎病 传统颈椎病的分型简单，未重视到颈源性高血压，笔者曾在《颈源性疾病诊断治疗学》一书中阐述较详细。颈椎病是引起高血压的最常见的原因之一，可惜过去多按原发性高血压处理，延误了病情。据观察，若高血压发生在传统颈椎病的基本症状之前，因长期误诊往往已损害了肾脏，高血压已达中、晚期，就是颈椎病治愈血压也不会恢复正常了；相反的，若高血压发生在传统颈椎病的基本症状之后，颈椎病又能得到及时治疗，待颈椎病治愈后，血压即恢复正常。可见对颈源性高血压的认识和对颈椎病的及时诊断和治疗是何等重要。

4. 嗜络细胞瘤 以前均认为是起源于肾上腺髓质、交感神经节或其他部位的嗜络组织，因释放大量儿茶酚胺引起的高血压，临床多呈阵发性，也有呈持续性而阵发性加剧。发作期血压明显增高，伴有头痛、心悸、出汗、恶心、面色苍白与心动过速等，儿茶酚胺的代谢物香草基苦杏仁酸（VMA）显著增高，静脉注射短效α受体阻滞药5 mg后血压明显下降，2～4 min内血压下降

35/25 mmHg 以上者为阳性。而近年由于外科手术的发展，发现并非都是嗜络细胞瘤，相当一部分乃为肾上腺增生所致。B 超、CT 和 MRI 可提供诊断依据，而最后诊断需靠术后病理检查来确认。

5. 原发性醛固酮增多症 原发性醛固酮增多症是因肾上腺皮质肿瘤或增生，引发醛固酮分泌过多而导致高血压，表现为多饮、多尿与肌无力。低血钾、血和尿中的醛固酮增多、螺内酯试验阳性支持诊断；B 超、CT 与 MRI 有助确诊。

6. 皮质醇增多症 皮质醇增多症又称 Cushing 综合征，系肾上腺糖皮质激素（以皮质醇为主）分泌过多的症候群。由于肾上腺皮质肿瘤或增生，引发皮质醇分泌增多、水和钠潴留，出现高血压、向心性肥胖、满月脸、多毛、皮肤紫纹和血糖增高等临床特征；24 h 尿 17 - 羟或 17 - 酮增多、促肾上腺皮质激素兴奋试验与地塞米松抑制试验阳性，B 超、CT 或 MRI 等影像学检查有助于确诊。

7. 多发性大动脉炎 现认为是由链球菌、结核菌或病毒感染所致的一种自身免疫性疾病。多数起病缓慢，常无活动期；少数患者起初有发热、乏力、盗汗、关节酸痛、月经失调、食欲缺乏及体重下降等全身症状。经长短不定的隐匿期，逐渐出现大动脉及其分支的管腔狭窄或闭塞的症状。依据病变部位的不同，临床表现有所差异。病损位于主动脉和头臂动脉者称为主动脉弓综合征或头臂动脉型。当颈动脉或椎动脉狭窄或闭塞时，会出现头昏、头晕、头痛和视力减退等脑缺血的症状，严重时可有昏厥，晚期可出现偏瘫、交叉瘫及共济失调等；锁骨下动脉受累缺血时，患肢无力、麻、凉及酸痛等。颈部、锁骨上或腋下等部位可听到血管杂音，患肢脉搏减弱或消失，血压降低或测不到。病变主要累及胸、腹主动脉及肾动脉时，称为主 - 肾动脉型。上肢血压升高是其重要表现，引发头晕、头痛、失眠、心脏扩大；下肢缺血出现无力、凉、酸痛与间歇性跛行等；少数肺动脉与冠状动脉罹患者，出现心悸、气短、心绞痛及心肌梗死；下肢脉搏减弱或消失，下肢血压低于上肢或测不到，腹部、脊柱两侧可闻及血管杂音。病损累及多个大动脉时称为广泛型，具有前两型的特征，高血压较常见。红细胞沉降率（ESR）增快，抗链球菌溶血素（ASO）或类风湿因子（RF）阳性。疑及本病者，动脉造影有助确诊。

8. 先天性主动脉缩窄 病损位于主动脉弓处，很少累及头臂动脉。除上肢血压增高外，下肢血压明显低于上肢血压，受累动脉搏动减弱甚至消失；两肩胛间及心前区可闻及血管杂音。磁共振血管造影及血管造影有助确诊，并能显示缩窄的部位与程度。

9. 妊娠高血压 妊娠高血压多发生于妊娠后期、分娩期及产后 24 h 内。临床有妊高征常见的特征，即高血压、水肿与蛋白尿，严重时可伴抽风及昏迷。多次妊娠者表现症状轻重不一，重者为保全孕妇需终止妊娠。平素有高血压者容易患妊娠高血压综合征。

总之，遇到高血压患者，应首先排除症状性高血压。对于症状性高血压及早确诊、及时祛除病因，多数可以根治。可见，做好鉴别诊断是防止误诊的关键，也是中风二级预防的重要措施之一。

第二节　防治动脉粥样硬化

动脉粥样硬化斑导致脑血管管腔狭窄和血栓形成是缺血性脑血管病最常见的病因，也是出血性脑血管病居高血压之后最常见的原因。能做到中风的基础预防，可减缓动脉粥样硬化的发生，属于一级预防；而对动脉粥样硬化的及时治疗又会减缓缺血性脑血管病的发生，故为中风的二级预防。

一、坚持一级预防

1. 以清淡饮食为主　多吃大豆制品、蔬菜、水果与海带。肥胖者要控制总热量的摄入，掌握三低，即低盐、低糖和低脂肪，使所超体重降下来。以前认为吃植物油为好，带有片面性，应该动、植物油搭配，以 1∶2 较为合适。每日进食 20 g 脂肪。如炼过的猪油，按比例用近 7 g，仅含胆固醇 5～6 mg。况且大油有防止动脉硬化斑坏死、脱落的作用，进而能减少脑梗死；而仅吃植物油，有报道会促发和加重动脉硬化。对于有高胆固醇血症者，要限制富含胆固醇的食物。

2. 多活动　适当的体育活动能使血中的高密度脂蛋白升高，相反地能使血浆甘油三酯与胆固醇降低，有防止动脉硬化的功效，竞走、气功、八段锦和太极拳均可坚持锻炼。

3. 戒烟、忌酒　吸烟促进动脉硬化已被公认，而长期小量饮酒有人认为能升高血中高密度脂蛋白，可加速组织中胆固醇清除的速度，故可防止动脉硬化；但大量饮酒可使血压升高，加速动脉硬化。

二、西药治疗

1. 考来烯胺（消胆胺、胆酪胺，cuemid）　是一种苯乙烯型强碱性阴离子交换性树脂，口服后与肠道的胆酸结合为不溶解的复合物，随大便排出，阻碍胆酸的吸收，使血中胆酸减少，促使血中的胆固醇向胆酸转化，故而降低胆固醇。临床用于高低密度脂蛋白血症、动脉粥样硬化、肝硬化及胆石症引起的瘙痒等的治疗，每包 4 g 粉剂。每次 4 g，3～4 次/d，口服，服药期间补充维生素 A、维生素 D、维生素 K 和叶酸。

2. 利贝特（降脂哌啶，新安妥明） 促进胆固醇的氧化和胆酸的排泄，动物试验其降血脂作用较安妥明强 8～9 倍，适于Ⅱ型高脂蛋白血症。每次 25～37.5 mg，2～3 次/d。肝、肾功能不全者慎用。

3. 尼可莫尔（Nicomol） 为烟酸的衍生物，服后可抑制胆固醇的吸收，降低血浆中的甘油三酯，并有利胆作用，促使胆固醇的降解及排泄。每次 0.2～0.4 g，3 次/d。

4. 普伐他汀 为强效羟复基戊二酰辅酶 A（HMG－CoA）还原酶抑制剂，可使胆固醇下降 35%，对甘油三酯几乎无影响，适于原发性高胆固醇血症（Ⅱα 型高脂蛋白血症）。半衰期 1.5 h，主要随胆汁及粪便排泄。每次 10～30 mg，1 次/d。睡前口服。最大剂量为 40 mg。

5. 多固醇 其化学结构与胆固醇相似，能阻止食物胆固醇的吸收，并促进内源性胆固醇的代谢和排泄。每次 1 g，3 次/d。

6. 亚油酸 为不饱和脂肪酸，与胆固醇结合成酯，进而促其降解为胆酸而排泄，所以有降低血浆中胆固醇的作用，也有降低甘油三酯的作用，防治动脉硬化。0.2 g/丸。每次 0.8～1.2 g，3 次/d，饭后服。偶有恶心、腹胀和大便次数增多等不良反应。

益寿宁、脉通、血脂平及心络通皆为亚油酸的复合制剂，后两者含有卵磷脂，蛋黄过敏者服用后还可用以补充卵磷脂。

7. 藻酸双酯钠 有抗凝、降血脂、降血压与改善微循环等作用，适于防、治缺血性心脑血管病、高血黏度综合征，也可治疗弥散性血管内凝血、慢性肾小球肾炎。每次 50～100 mg，3 次/d，口服；1～1.5 mg/kg，溶于 500 mL 生理盐水注射液内静脉滴注，1 次/d。有用 100 mg 静脉滴注后引起消化道大出血休克者，近有出血史及肝、肾功能不全者忌用。禁用肌内注射和静脉注射。

8. 多烯康胶丸 为天然鱼油制剂，内含二十碳五烯酸和二十二碳六烯酸乙酯 70% 以上，有降低血清甘油三酯、低密度脂蛋白及极低密度脂蛋白，升高高密度脂蛋白的功效；有抑制血小板聚合和延缓血栓形成的作用。防治高脂血症、冠心病及脑梗死，0.45 g/丸，3 次/d。

9. 扩血管药

（1）地巴唑：可解除平滑肌痉挛，舒张血管，降低血压。每次 20～40 mg，3 次/d。

（2）利舍平：可能使血管壁、心脏及交感神经末梢的去甲肾上腺素储备耗空，扩张血管，因而起降压作用。每次 0.25 mg，1～3 次/d。其防、治血管痉挛的作用不如尼莫地平。

（3）双嘧达莫（潘生丁）：可对冠状动脉的扩张作用强，能使冠状动脉血流显著地较长时间地增加，而不增加心肌的氧消耗，对周围血管扩张作用较弱，故而对血压、心率等均无影响。如与地巴唑或倍他啶配服效果较好。每次25～50 mg，3次/d。

（4）尼莫地平：可解除血管痉挛，使血管扩张，并有轻度降压作用。每次40 mg，3次/d。

10. 维生素类

（1）维生素C：每日至少1 g，分3次口服，有增强肝脏排除胆固醇的作用。

（2）维生素B_6：参与脂肪代谢，有将亚油酸转变为更不饱和的花生四烯酸的作用。每次50 mg，3次/d。

（3）维生素B_1：为辅羧化酶组成部分，参与机体内糖代谢过程，维持神经、心脏及消化系统的正常功能。每次20～30 mg，3次/d。

三、中药

单味中药首乌、茵陈、金樱子、灵芝都有降低血脂的作用，可在补阳还五汤加减的基础上，酌情再加上这些药物效果会更好。长期经验证明，补阳还五汤有降血压、改善局部血液循环、恢复血流动力及血管壁弹性、改善血液黏滞性等作用。近来有人研究认为，补阳还五汤有治疗和预防中风的作用，可能与该方中各药含微量元素铁、锰、铜、铬的作用有关。例如，锰离子能激活磷酸葡萄糖变位酶、脱氧核糖核酸酶等，并能改善动脉粥样硬化患者脂质的代谢，有防止实验性动脉粥样硬化的作用；铬参与胰岛素的作用，其有机化合物为葡萄糖耐量因子，铬在控制中风的危险因素高血糖中占重要地位。缺铬可使血内脂肪及类脂，特别是胆固醇的含量增加，出现动脉粥样硬化的病变，补充铬剂则起一定的预防作用。

第三节　治疗糖尿病

糖尿病是动脉硬化常见的促发因素之一，积极治疗糖尿病，纠正代谢紊乱，消除症状，对维持劳动能力、预防各种并发症，特别是预防、缓解与延缓动脉粥样硬化和防止中风发生及其复发有重要意义。为了延长寿命，应通过综合性措施，将空腹血糖控制在4.4～6.1 mmol/L，餐后2 h血糖应低于4.4～8.0 mmol/L，24 h尿糖量应少于糖摄入量的5%～10%。为达到此目的需做好对患者和家属的宣传教育工作，如安排好生活、适当参加体育锻炼、进行饮食治疗和药物治疗。

一、日常注意事项

对糖尿病患者及其家属给予耐心和细心的宣传教育，让其树立战胜疾病的信心和保持乐观情绪，了解本病的基本知识和治疗要求，学会尿糖定性试验，掌握饮食治疗的具体措施，熟悉使用降糖药的注意事项，学会胰岛素的注射技术，掌握发生低血糖时的症状和处理措施。日常生活要有规律，注意个人卫生，预防各种感染，坚持适当的体育锻炼或气功的动功如八段锦、太极拳，老年患者应每日保持 30～60 min 的散步，改善代谢，恢复 β 细胞的储备功能。

二、饮食治疗

必须强调饮食是治疗糖尿病的基本措施，不论病情轻重、有无并发症，也不论是否采用药物治疗，都需要长期坚持，严格按照生理需要定出总热量和各种营养成分，定时、定量进餐，以便促进胰岛功能的恢复。

饮食中的蛋白质含量应占总热量的 15%，一般成年人每日每千克体重0. 8～1. 2 g，伴有消耗性疾病等者可增至 1. 5～2. 0 g。脂肪含量占总热量的 30%～35%，每日每千克体重 0. 6～1. 0 g，其余的为糖类，占总热量的 50%～60%，每日可进食糖 200～350 mg，肥胖者宜给予低热量、低糖饮食；伴有血脂增高者应按高脂蛋白血症的饮食原则进行调整（主要是每日 20～25 g 的低脂肪饮食或低胆固醇、低饱和脂肪酸饮食）。因二者均为糖尿病的重要不利因素。

三餐热量，可按患者原有的饮食习惯，按 2/5、2/5、1/5 或 1/5、2/5、2/5 或1/3、1/3、1/3 分配，以前者更科学。开始使用降糖药后，按血糖变化情况再做适当调整。

三、口服降糖药

1. 磺脲类 磺脲类主要作用是直接刺激胰岛 B 细胞释放胰岛素，因此，其降血糖作用依赖于尚存的相当数量（30%以上）有功能的胰岛 B 细胞组织。适应证主要是单用饮食治疗不能获得良好控制，无酮症史，肝、肾功能正常的轻、中型患者；对胰岛素抗药性患者可加用；无症状患者，在饮食治疗的基础上，如餐后血糖仍超过正常时，也可服用此药。幼、青年起病者，重症患者，有酮症史者，合并严重感染者，以及进行大手术伴有肝、肾功能不全者，均不适用，伴消化道溃疡者慎用。

（1）甲苯磺丁脲（D860）：常为首选药，作用较弱，不良反应较小。从小剂量开始，一般为0. 5 g，2～3 次/d，每 2～4 d 增加 1 次剂量，待获得良好控制后，继续维持治疗。但是，最大剂量不要超过 3. 0 g/d，因为再加大剂量不但疗效不增加，而毒作用和不良反应却明显增加。服后 0. 5 h 开始生效，4～

6 h作用最强，可持续6～10 h（生物半衰期5.6 h）。

（2）格列本脲（HB419d2）：降糖作用强而持久，其药效为甲苯磺丁脲的200倍，可维持10～24 h，易导致低血糖。由2.5 mg开始每日剂量分1～2次服用，按疗效每2～4 d增加1次剂量，直至获得良好控制后继续维持治疗。但最大剂量不宜超过20 mg/d，以免只增加毒作用和出现不良反应。服后15～30 min生效，1.5 h作用最强，可维持16～24 h（生物半衰期5～7 h）。肥胖者不宜服，有心血管、肝及肾较重并发症者应慎用或不用。

（3）格列吡嗪（美吡达）：它和格列本脲皆属于第二代磺脲类降糖药，降糖效果仅次于格列本脲，半衰期短（3～6 h），发生低血糖反应者少。

（4）格列齐特（达美康）：为法国产的第三代磺脲类新药。药效为D860的10倍，作用温和，成人每日80～120 mg，分为2次/d，饭前服。连服3周后，根据血、尿糖检查结果减为1次/d或增为3次/d。偶有腹痛、恶心、头晕与皮疹等不良反应，剂量过大时也会引起低血糖。

病例选择适宜时，此类药获得良好控制者可达70%～80%，治疗0.5～2年后再失败者称为继发失败，占5%～10%。失败原因可能是药物在体内降解加速，而并非长期刺激B细胞引起的功能衰竭。

2. 双胍类　双胍类其降糖机制主要是通过促进肌肉等外周组织摄取葡萄糖，加速无氧糖酵解，抑制葡萄糖异生，抑制肝输出，抑制或延缓葡萄糖在胃、肠道的吸收等而达到降糖效果。与磺胺类、胰岛素合用有协同作用，但对正常人则无降血糖作用。其适用于轻至中度2型糖尿病，尤其肥胖患者；经磺脲类控制不住者可加用双胍类联合治疗；1型糖尿病经胰岛素控制不良或血糖波动较大者也可加用。

但是，糖尿病患者并发酮症、酮症酸中毒、非酮症高渗性昏迷、其他严重并发症及应激状态时不宜采用，高龄患者应慎用。双胍类常见不良反应有口干苦、金属味、厌食、恶心、呕吐、腹泻等，由小剂量开始及饭后服用，可减少或减轻不良反应；偶有荨麻疹、皮肤红斑等过敏反应。因双胍类促进无氧糖酵解，产生乳酸，当有肝、肾功能不全及低血容量休克或心力衰竭等并发症时，可诱发乳酸性酸中毒。

（1）二甲双胍（DMBG）：半衰期为1.5～3.0 h，不与血浆蛋白结合，在人体内不被代谢以原型经肾脏排出。适于2型糖尿病，尤其肥胖者，它既可降低空腹与餐后高血糖，又可降低甘油三酯，且不引起体重增加。每日250～750 mg，分为2～3次/d，饭后服。

（2）苯乙双胍（降糖灵、DBI）：作用时间6～10 h，从25 mg开始，2～3次/d，酌情增加，最大剂量不宜超过150 mg/d，更适于肥胖患者。其不良反应比二甲双胍大，特别是有引起乳酸性酸中毒的危险，已逐渐被不良反应较小的二甲双胍取代。

3. α-葡萄糖苷酶抑制剂 α-葡萄糖苷酶抑制剂是第三类口服降糖药，临床上应用的有阿卡波糖、伏格列波糖和米格列醇。正常人食入的淀粉、多糖、双糖等糖类进入小肠时，在小肠刷状缘中糖苷酶的作用下被分解为单糖-葡萄糖而被吸收。阿卡波糖的结构类似糖类，其与葡萄糖苷酶的亲和力比蔗糖与该酶的亲和力大1 000倍。因此，当进餐时同时服用该药后可以通过葡萄苷酶的竞争性抑制作用，使双糖向单糖的转化减少，延缓肠腔内糖吸收，从而降低餐后血糖。有腹部不适、腹胀、排气等胃肠道不良反应；少有的低血糖患者只能给葡萄糖口服而不宜给蔗糖。严重胃肠功能紊乱、慢性胰腺炎、烟酒过度嗜好者及妊娠和哺乳期妇女忌用。

（1）阿卡波糖（Acarbose，拜糖平，Glucobay）：适于2型糖尿病，特别是餐后血糖升高明显者；对1型糖尿病，配合胰岛素治疗，可减少胰岛素用量与稳定血糖水平。最初每次50 mg，3次/d，进餐时咀嚼服下；2周后可增加至100 mg/次，3次/d。

（2）伏格列波糖（Voglibose，倍欣片）：成人每次0.2 mg，3次/d，进餐时嚼碎服下，效果不明显时可增至每次0.3 mg，3次/d。

4. 胰岛素增敏剂（噻唑烷二酮） 胰岛素增敏剂是新一类糖尿病治疗药，作用于过氧化物酶增殖激活受体Y（PPARY），调整很多胰岛素反应性基因转录，增强胰岛素细胞内的敏感性，并抑制肝内糖异生，使循环中的血糖和胰岛素水平降低。由于此类药物的降血糖作用是通过增强胰岛素的敏感性而实现的，所以，胰岛素缺乏时单独使用不能降血糖。少数服用者可出现轻至中度贫血、水肿，与二甲双胍合用贫血发生率为7.1%，明显高于单独或与磺脲类合用者。不宜用于1型糖尿病及酮症酸中毒患者。对此类药过敏者禁用。

（1）罗格列酮（Rosiglitezone；文迪雅，Maleate）：适于饮食疗法基础上加用；2型糖尿病用其他单一抗糖尿病药血糖控制不佳者；可与双胍类或磺脲类合用。初为每次2~4 mg，1~2次/d，经12周后可增至8 mg，1次/d。

（2）吡格列酮（Piglitazone；艾汀，Actine）：初服每次15~30 mg，1次/d，可增至45 mg/d，若效果不佳可考虑联合用药。

5. 瑞格列萘（Repaglinide；诺和龙，Novonorin） 瑞格列萘是一种新的治疗糖尿病药，为苯甲酸的衍生物。降糖机制主要是过关闭三磷腺苷（ATP）酶敏感的钾通道而刺激胰腺β细胞释放胰岛素。快速起效、快速代谢，92%经粪便排泄。可有低血糖反应、胃肠道反应、皮肤过敏反应，偶有肝转氨酶升高。与二甲双胍合用，增加发生低血糖的危险性。过敏者、1型糖尿病患者、酮症酸中毒者，12岁以下儿童，以及CYP3 A4（细胞色素P 450同Ⅰ酶3A4）抑制剂或诱导剂合并治疗者禁用。

初量为0.5 mg，餐前15～30 min内口服，最大剂量为4 mg。不同剂型含量较乱，白色0.5 mg/片，黄色1.0 mg/片，红色2.0 mg/片。初期服用以白色片较合适。

6. 中药

（1）玉泉丸：适于稳定型糖尿病患者。4次/d，每次4 g，温开水送服，连服有效后可酌情停、减其他降糖药。

（2）降糖舒：更适于老年糖尿病患者，3次/d，每次4片。

（3）消渴丸：为中药与磺脲类混合制剂，对初发的轻、中度及稳定型糖尿病疗效显著，5～10丸，3次/d，饭前服，见效后可减量，或减为2次/d维持。

四、胰岛素治疗

1. 适应证

（1）重型糖尿病，特别是青、幼年型及伴有消瘦，营养不良者。

（2）轻、中型患者经饮食和口服降糖药治疗未能良好控制者。

（3）急性严重代谢紊乱，如酮症酸中毒、高渗性昏迷及乳酸性酸中毒，胰岛素则是抢救中急需和关键性的治疗。

（4）重度感染：伴有结核等消耗性疾病，合并进行性视网膜病变、神经病变、肾小球硬化症、并发急性心肌梗死和脑血管病者，尤其是糖尿病患者一旦发生中风，必须加用胰岛素，并且宜长期应用。加用胰岛素后不仅能使中风恢复快，相对较安全，而且还可以防止或减少中风的复发。

（5）伴有外科病，在进行大手术的前、后。

（6）糖尿病患者怀孕及分娩时。

2. 制剂 胰岛素制剂按作用快慢可分为三型。

（1）速（短）效：如普通（正规）胰岛素，静脉滴注即刻生效，约0.5 h作用最强，可持续2 h，多在抢救时依病情需要使用；每餐前0.5 h皮下注射，0.5～1 h生效，2～4 h作用最强，可持续6～8 h。

（2）中效：如中性鱼精蛋白锌胰岛素，3～4 h开始生效，8～12 h作用最强，可持续18～24 h。一般用于控制夜间和空腹血糖，可在清晨和睡前皮下注射。

（3）长（慢）效：如鱼精蛋白锌胰岛素，5～7 h生效，16～18 h最强，可持续30～36 h。长效胰岛素由于作用时间长，每日仅需要注射一次，常于清晨皮下注射。

鱼精蛋白锌胰岛素与普通胰岛素1∶1混合使用，其使用时间相当于中性鱼精蛋白锌胰岛素。

3. 使用原则 根据病情选择制剂。急需控制血糖、纠正代谢紊乱时选用速效的普通胰岛素，首次剂量常分别给予静脉和皮下注射。糖尿病合并重度感染或伴有外科病需进行大手术前、后，宜选用速效胰岛素或联合应用速效和中效或长效胰岛素，中效或长效胰岛素使用原剂量的20%～50%，并参照尿糖试验结果在餐前补充注射正规胰岛素。对于病情较稳定的患者可选用中效或长效胰岛素，也可首先使用正规胰岛素，试明剂量后再改用中效或长效胰岛素。对于脆性型或年幼型，一般先试用速效胰岛素，试明剂量后改用中效胰岛素。

4. 剂量调节 胰岛素需要量受总热量、饮食成分、病情轻重、稳定性、肥胖、活动量、胰岛素的抗体、受体和亲和力等多种因素的影响，因此应随病情而定剂量。对于病情较稳定的患者，宜从小量开始。如每餐前试用正规胰岛素4～8 u，每日总量不超过20 u，以免出现低血糖反应及低血糖后反应性高血糖（Somogyi 效应）。以后按餐前尿糖试验（餐前1 h先排空膀胱，注射胰岛素前再排尿化验）的结果调整用量。如尿糖阴性则原剂量不变或减少4 u；尿糖（+），剂量不变或增加4 u；尿糖（++）增加4～8 u；尿糖（+++）增加8～12 u；尿糖（++++）增加12～16 u。合并肾小球硬化症等肾糖阈增高，或妊娠时等肾糖阈降低，应参照血糖值调节剂量，避免剂量不足或过大。获得良好控制后，可继续用正规胰岛素维持，也可改用中效或长效胰岛素治疗。开始改用时可试用原日总量的1/2～2/3，依餐前尿糖试验结果2～3 d调整一次剂量，直至取得良好控制。如每日胰岛素需要少于30 u，早餐前注射一次中效胰岛素常可获得良好控制；日需要量为30～50 u，早餐前分别注射一次速效和中效胰岛素较好；需要量超过50 u，早、晚各注射一次中效胰岛素比较好。对于不稳定型可加服双胍类。

5. 胰岛素的抗药性及其处理 以前的胰岛素制剂为牛或猪的生物制品，后来用重组DNA技术或半人工合成方法生产出人胰岛素，具有弱抗原性，即多次接受胰岛素注射约1个月后，糖尿病患者或正常人都可出现胰岛素抗体；牛胰岛素比猪胰岛素产生抗体的抗原性更强，人胰岛素最弱。此外，还因靶细胞（如肥大的脂肪细胞）膜上胰岛素受体的数量减少、亲和力降低以及胰岛素受体的抗体产生等因素，少数病例可出现胰岛素抗药性，即在无酮症酸中毒及抵抗胰岛素作用的条件下，每日需要胰岛素的量超过100 u或200 u，至少历时48 h以上即为胰岛素抗药性。对此情况，开始时可换用速效胰岛素或直接改用单组分人胰岛素速效制剂等另一种胰岛素，如皮下注射无效，可试用静脉注射20 u，观察0.5～1 h后血糖是否肯定降低，若仍无效，应迅速加大胰岛素静脉滴注剂量，同时使用糖皮质激素，如泼尼松40～80 mg/d与口服降糖药进行联合治疗。并且一定要严密观察病情变化，以便及早发现酮症或低血糖症。大部分的抗药性经过适当治疗后可以消失。在治疗过程中，胰岛素可从已形成的复合物中分离而导致循环中游离胰岛素剧增，引起严重低血糖，应高度重视。

6. 胰岛素的不良反应及其处理 胰岛素的主要不良反应有低血糖反应和过敏反应。低血糖反应最常见于胰岛素过量，或注射胰岛素后未按时进餐或活动量过大所致。出现低血糖后又迅速出现代偿性高血糖者称为 Somogyi 现象，应注意识别，以便及时处理，避免治疗上的错误。

胰岛素过敏常表现为注射部位感觉瘙痒，或出现红、肿、热、痛等，随后出现荨麻样皮疹等局部的过敏反应，全身性荨麻疹等少见；可有恶心、呕吐、腹泻、血管神经性水肿、血清病、过敏性紫癜等不良反应，而过敏性休克则罕见。处理措施包括更换制剂，使用抗组织胺药物、糖皮质激素，脱敏疗法等。严重过敏反应时需中断胰岛素治疗。

脂肪营养不良是少见的局部不良反应，表现为注射部位皮下脂肪萎缩或增生，机制不详。停止在该部位注射后常可自然恢复，主要的预防措施是勤更换注射部位。

胰岛素治疗初期可因血糖迅速降低影响渗透压，晶体折光性能改变引起视力模糊，多于 2～4 周自然恢复。

胰岛素剂量过大或饮食失调等因素可发生低血糖反应，成年人血糖低于 2.8 mmol/L（50 mg/dL）时，可认为血糖过低，多见于不稳定型青、幼年患者。低血糖症的早期，患者感到心慌、软弱、饥饿，进而出现心动过速、皮肤苍白、出冷汗、手足颤抖、烦躁不安、头晕眼花、步态不稳，最后出现意识障碍、肌肉颤动，直至昏迷、抽搐、瞳孔对光反应消失、偏瘫、病理征阳性。当出现低血糖的早期症状时有条件的可及时抽血查血糖（$<$2.8 mmol/L 时则出现昏迷），接着饮 1 杯糖水或进食含糖量高的食物，症状即可缓解。若不缓解或化验血糖低于 2.8 mmol/L，应静脉注射 50% 葡萄糖 40～80 mL，一般即可纠正低血糖及消除症状。如病情仍不缓解，可继续给予 5%～10% 葡萄糖溶液静脉滴注；当血糖低于 0.56 mmol/L（10 mg/dL），甚至到零时，可同时给予氢化可的松静脉滴注，有的须维持数天方能缓解，此为迁延性昏迷。

第四节 防治颈椎病

传统颈椎病的专家们大都认为颈椎病的发病机制主要是退行性变，发病年龄多为中老年人，其临床表现分为颈型、神经根型、脊髓型、椎动脉型和交感型 5 种，有的又分出个混合型共 6 型。赵定麟老专家又发现了食道压迫型，加起来共 7 个类型。笔者在复习国内外大批文献和多年的科研与临床实践，在《颈源性疾病诊断治疗学》中已记载 70 余型之多，加上近几年的发现共达 100

余型。通过动物试验和临床调查，对颈椎病的病因、发病机制、发病年龄、临床类型和诊断治疗方法较传统颈椎病皆有明显的突破。

一、发病年龄、病因及发病机制

1. 发病年龄 6 岁以上任何年龄皆可发病，青少年发病的人数并不比中老年人少。至于传统颈椎病认为中老年人易患，一是忽视了青少年；二是对临床类型的认识较局限。回顾对颈椎病认识的历史，是从骨科手术开始的，而青少年患颈椎病的人数占 55.9% ~71.5%；但是像脊髓型需要开刀手术者不多，绝大部分是其他类型，未到骨科就诊过，加上以前检查手段有限使轻的椎间盘突出等未被发现。

2. 病因及发病机制 颈椎病的病因甚多，主要是急、慢性损伤。其他可伴有炎症、先天畸形等。关于传统颈椎病所说骨质增生、退行性变，只不过是外伤久后的结果。可有钩突变尖、椎体前或后缘骨质增生、椎间隙变窄与项韧带钙化等所谓的退行性变。对少年儿童的很好监护，会减少颈椎病的发生。

二、对检查的补充与完善

传统颈椎病徒手检查法有多项，作者发现了对 3 部 5 处 11 点压痛试验阳性者拍颈椎五位 X 射线片仅 1.4% 无异常，而进一步检查证实为颈部带状疱疹、蛛网膜炎或肿瘤等。X 射线拍片是确诊颈椎病的基本辅助检查，拍颈椎五位片是防止漏诊的关键。正位片对钩突关节增生、椎体螺旋移位及椎体变扁显示较清；侧位片仅能显示椎体有无变扁、骨折、椎间隙变窄、椎体前后滑脱、椎体前后缘骨刺形成、生理曲度变直或反弓及项韧带钙化；没有双斜位颈椎 X 片椎间孔的变形、缩小及骨刺突入就观察不到。不照张口位，对寰椎关节半脱位—齿突侧方半脱位、后方半脱位及双相半脱位无法了解，必要时加拍颅颈交界侧位（对齿突后脱位显示更清楚，也便于测量）及颈椎过伸、过屈位（对颈椎前、后滑脱有确诊价值）。

三、对临床类型及诊断的补充

由传统颈椎病 5 ~7 型（颈型、根型、背髓型、交感型、椎动脉型、混合型）补充为 80 余型（见《颈源性疾病诊断治疗学》，主编马奎云，2005 年出版），涉及临床各个科室，远远超出骨科的范畴。若真能引起包括小儿科在内的各科室医生的注意，并且能掌握简便、易行、实用价值高的 3 部 5 处 11 点压痛试验的初步筛选法，对有两处或两处以上压痛者拍照颈椎正、侧、双斜及张口五位片 98.6% 颈椎有异常改变，因此，会大幅度降低颈椎病的漏诊。

四、治疗

颈椎病患者绝大多数以非手术疗法可以治愈，就是脊髓压迫型的早期，老骨科专家赵定麟也主张先行牵引等治疗，正规治疗3个月无效者，才考虑手术治疗。对于食道压迫型非手术莫属。

五、对中风的二级预防

颈椎病会引起高血压、低血压，促发动脉硬化及类心绞痛等冠心病，进一步导致缺血性与出血性中风。因此，对颈椎病的早诊断、早治疗既是对有关高血压、低血压、动脉硬化、椎动脉型颈椎病及类冠心病的病因治疗，又是中风的二级预防。

第五节　防治脑动脉炎

脑动脉炎是引起青少年缺血性或出血性脑血管病的常见病因，细分有结核、风湿、类风湿、真菌（有11种）、疟疾、梅毒、结节性动脉周围炎、钩端螺旋体脑动脉炎、多发性大动脉炎、颞动脉炎、阿米巴性脑动脉炎、脑弓形虫性脑动脉炎、血吸虫性脑动脉炎、旋毛虫性脑动脉炎、肺吸虫性脑动脉炎、腭口线虫性脑动脉炎、系统性红斑狼疮和非特异性闭塞性动脉内膜炎等。尤其是钩端螺旋体脑动脉炎，流行地区很广泛。据国内文献资料统计，广布湖北、河南、河北、山东、吉林、安徽、上海、浙江、江苏、江西、广东及广西等26个省（区）市。河南的信阳、南阳、驻马店、许昌、周口与商丘等地区流行比较严重，以少年儿童患病者最多。遗憾的是不少患者被误诊为散发性脑炎或病毒性脑炎，由于抗生素选择不当或用量不足而延误治疗，导致患者不应有的残废。我们认为，在没有病毒分离和荧光试验条件的地方，诊断散发性脑炎或病毒性脑炎应慎重，争取多开展些相应的辅助检查，譬如当怀疑钩端螺旋体脑动脉炎时，取血查钩端螺旋体凝溶试验、钩体补体结合试验及聚合酶链式反应（PCR）法检测，尽量查明病因，进行病因治疗。

一、防治钩端螺旋体脑动脉炎

钩端螺旋体感染2～26 d发病为早期，出现发热、头痛与乏力三种症状及眼结膜充血、腓肠肌压痛与浅淋巴结肿大三体征；中期损害脏器，有肺大出血、黄疸出血、肾衰竭和脑膜炎四型，无明显脏器损伤者则称为流感伤寒型；晚期即后发症期，神经系统后发症有无菌性脑膜炎、脑炎、脊髓炎、多发性神经炎、脑神经炎和脑动脉炎。后者在受感染1～5个月发病，出现偏瘫、失语、短暂性脑缺血发作（TIA）及共济失调，青少年多见。造影检查，多数呈现颅底异常血管网。对钩端螺旋病的预防感染和早发现、早治疗即是对钩体性脑动脉炎的最好预防。一旦患了脑动脉炎就应进行彻底的及时的治疗，才可减、免脑中风。

1. 抗生素治疗

（1）青霉素：用青霉素治疗，其关键是量要足。儿童每日 1 500 万 ~2 000 万 u，成人 2 400 ~3 000 万 u，静脉输注。但首次量不可大，以免发生赫氏反应（一般表现为在首剂青霉素用后 2 ~4 h 突发寒战、高热，持续 0.5 ~2 h，而后出大汗、热骤退）。如用量不足，治疗不彻底，易导致复发。

（2）庆大霉素：对青霉素过敏者，可改用庆大霉素，每次 8 万 u 肌内注射，3 次/d，病情缓解后改为每次 8 万 u，2 次/d，5 ~7 d 为 1 个疗程。

（3）四环素：青霉素过敏者也可改为四环素，每次 0.5 g，4 次/d，口服。病情缓解后改为每次 0.5 g，每天 3 次。5 ~7 d 为 1 个疗程。

（4）咪唑酸酯：首次剂量为 1 g，以后改为每次 0.25 g，4 次/d，体温正常后再用 2 ~3 d，对急性发病者效果较好。

2. 铋剂 次硫酸铋 2 mL 肌内注射，5 d/1 次，共 4 ~5 次为 1 个疗程。

3. 碘剂 10% 碘化钾 5 mL，口服，3 次/d，连服 3 周。

4. 激素 泼尼松 10 ~20 mg，3 次/d，口服，10 d 后渐减量，4 周为 1 个疗程，重症者可用相应剂量的氢化可的松或地塞米松加入 10% 葡萄糖溶液中静脉滴注，7 ~10 d 后改为口服泼尼松维持治疗。

5. 其他 血管扩张药等同脑血栓治疗。

二、防治多发性大动脉炎

多发性大动脉炎可能为链球菌、结核与病毒等感染所致的自身免疫性疾病。累及锁骨下动脉 90%、颈动脉 45%、椎动脉 25%、肾动脉 20%，可见对其积极防治对预防中风有积极意义。

（1）对链球菌、结核与病毒等感染性疾病应及时地彻底地治疗，以阻断该病的发生，发展。

（2）活动期，应用泼尼松 20 ~30 mg/d，维持 4 ~6 周，可缓解症状，阻止病情发展，待 ESR 正常后逐渐减量，以 5 ~10 mg/d 较长期维持；若效果不佳，病情继续进展可加硫唑嘌呤、环磷酰胺等其他免疫抑制剂；若合并有其他感染，可有针对性选择抗生素，以防病情继续进展。

（3）静止期，可口服阿司匹林及血管扩张药。

（4）治疗高血压，可首选钙通道阻滞剂。

（5）对缺血严重者，可行支架置入或外科人工血管重建术。

三、非特异性闭塞性动脉内膜炎

非特异性闭塞动脉内膜炎是某种感染后的变态反应，还是与钩端螺旋体感染有关，尚需进一步研究。因此可按钩体动脉炎的治疗方案进行，即青霉素的用量要足。另外鉴于本病易复发，激素治疗效果较好，为防复发，激素的使用疗程应延长，维持量可口服 1～2 个月。

四、结节性多动脉炎的治疗

1. 激素 泼尼松 30～60 mg，3 次/d，口服。病情活跃时开始用，待症状减缓后可逐渐减量，维持量需服两年。

2. 免疫抑制剂 当单用激素无效时可加用其他免疫抑制剂而获显效。硫唑嘌呤 150 mg/d，分 3 次服，病情控制后可逐渐减为 25 mg/d，再连用 2～3 个月。但此药有抑制骨髓的毒性，用时要定期观察血象，当白细胞减少至 3.0×10^9/L 时即应停药。

3. 中药 用知柏地黄丸加川芎、丹参。

若不经治疗，半年生存率为 35%，可见早诊断与及时治疗是非常必要的。

五、结核性脑动脉炎

（1）同结脑用药，当症状控制后，应维持治疗 1～2 年。

（2）加用血管扩张药。

（3）必要时加用藻酸双酯钠等抗凝剂。

六、真菌性脑动脉炎

可引起中枢神经系统感染的真菌种类颇多，导致脑动脉炎的菌种也不少。其中最多的是新型隐球菌，隐球菌的荚膜多糖是最重要的致病因子；隐球菌合成的黑色素是另一致病因子。它首先侵犯脑池，引发脑膜炎，然后经血管、血管周围腔隙扩散至脑实质，导致脑膜脑炎及脑动脉炎，甚至引起脑血栓形成，进一步造成脑实质的坏变；念珠菌则为条件致病菌，在人体抵抗力低下时可引起皮肤黏膜与内脏的急、慢性感染，曾为中枢神经系统感染真菌中的最常见者。菌种也多，其中的白色念珠菌占 90%。病理检查可发现菌丝体血管炎，而且可见小动脉与大动脉血栓形成。曲霉菌中已发现 200 余种中有 9 种可引发中枢神经系统感染，而其中烟曲霉菌和黄曲霉菌是引发人类曲霉感染的主要病原菌。曲霉菌易感染血管，引发脑大、小血管动脉炎与血栓形成，甚至真菌性动脉瘤。另外，还有球孢子菌、荚膜组织胞浆菌、副球孢子菌、皮炎芽生菌、申克孢子丝菌等，均有累及中枢神经系统的可能。真菌感染中枢神经系统，常为慢性或亚急性起病，脑脊液（CSF）检查对诊断很重要。虽然隐球菌脑膜炎活动期可见脑脊液细胞数正常，但是，一般单核细胞增高至（20～500）×10^6/L，多核细胞多在50%以下。而曲霉菌与芽生菌属可呈以多细胞增多为主，球胞菌感染则可显示嗜酸性细胞增多。离心脑脊液涂片墨汁染色，90%可一次查到隐球菌，必要时需再次或三次检查。真菌性脑膜炎蛋白定量常升高，当蛛网膜下腔阻塞时可升至1 g/L；糖含量往往降低，若出现极低，此时需与急性细菌性脑膜炎、结核性脑、蛛网膜下腔出血，癌性脑膜炎、脑囊虫病、药物性脑膜炎、化学性脑膜炎，腮腺病毒性脑膜炎、急性梅毒性脑膜炎、阿米巴性脑膜炎、类风湿性脑膜炎、狼疮性疾病及低血糖相鉴别。真菌培养费时，阳性率不足半数，血清学检查显得非常重要，但应注意，风湿因子、系统性红斑狼疮（SLE）、肿瘤、慢性脑膜炎与结节病等都会出现假阳性，血清补体结合试验（CFA）对诊断全身播散性球孢子菌感染有重要价值（1∶32～1∶64），而脑脊液的水阳性率较低。无脑膜受累时，血清滴度再高，非浓缩的脑脊液仍为阴性。复查系统性红斑狼疮有助于对疗效的评估。治疗真菌性中枢神经系统感染，主张联合用药，可提高疗效，降低单味药的用量，减少不良反应。治疗需维持脑脊液细胞数正常达1年，随诊应达5年。其治疗方法如下。

（1）同真菌性脑膜炎用药。

（2）加用血管扩张药。

（3）症状明显者或血压偏低时可加低分子或中分子右旋糖酐。7～14 d为1个疗程。对各种脑动脉炎的及时发现和彻底治疗，也是对脑中风重要的二级预防。

七、巨细胞动脉炎

巨细胞动脉炎也称颞动脉炎，病损虽可累及全身大、中动脉，但主要累及颅外动脉，尤其是颞动脉。多发于50～60岁的中老年人。首发一侧或双侧的头痛，或为咀嚼无力，休息后或服用水杨酸制剂可缓解。颞动脉等头皮动脉往往有红斑、触痛及结节，也可以一过性单眼或双眼黑蒙为首发症状的视神经缺血表现，偶尔可见中风、复视及抽搐。也可合并全身周围神经病损，白细胞增多，血沉加快，有助诊断。治疗：

（1）皮质激素疗法较好，有主张疗程需长达1.5～2年。

（2）干扰素诱生剂，如聚肌苷聚胞啶酸及诱生干扰素的增效剂吐根碱等能使人体产生足量的内源性干扰素，提高抵抗力。及早进行彻底治疗是预防中风的重要措施。

（3）水杨酸制剂于痛时服用，虽能缓解一时疼痛之苦，难免最后发生中风。

八、防治类风湿性关节炎

类风湿性关节炎（RA）是以慢性对称性多关节炎为主的全身性疾病。其发病除了与遗传有关外，类白喉杆菌、链球菌、风疹病毒、支原体及原虫等感染后，在体内作为持续存在的抗原引发连续的免疫反应。潮湿、寒冷、疲劳、创伤、雌激素、营养不良、代谢障碍及精神刺激等可能为诱发因素。其临床上以侵犯关节为主，全身187个滑膜关节都有受累的可能，但早期以小关节为主，表现出晨僵、疼痛、肿胀、继而畸形与功能障碍。值得注意的是，类风湿性血管炎包括神经、心脏、血管在内的全身各种组织。坏死性血管炎主要累及病变组织的动脉，伴发血栓形成。冠状动脉炎严重者可引发心肌梗死，周围神经的血管受损可引起多发性单神经痛、远端型感觉神经痛、自主神经痛与感觉运动神经痛。周围神经痛和颈椎半脱位比较多见。中枢神经系统的血管受侵及脑动脉炎可引发脑中风，所以对类风湿的预防是对中风的一级预防，对RA的正确及时治疗是对中风的二级预防。在治疗类风湿性关节炎中，水杨酸制剂、吲哚美辛等为一线用药；金制剂、氯喹、雷公藤等为二线用药；糖皮质激素为三线用药。有主张早期联合应用一、二线用药，有可能使类风湿性关节炎的病程逆转。若水杨酸制剂与雷公藤联合服用，实乃为中西药的结合治疗。

九、防治风湿性脑动脉炎

风湿性疾病的病因很多，有免疫性、感染性、代谢性、退化性、生态环境性、内分泌性、新生物性和遗传性，又有局限性和全身性之分。考虑风湿性脑动脉炎可能属于全身性之一种，对风湿病的彻底治疗与防止再发是预防脑动脉炎的重要措施。其中包括确定有感染存在，选用有针对性的抗生素，配合阿司匹林等，后者可检测血象等情况下较长时间应用，可防再发。

十、防治白塞病

白塞（贝赫切特，BD）病系自身免疫病，是一种以葡萄膜炎、皮肤损害、口腔和生殖器溃疡为特征的多系统受累的疾病。新生儿至70岁以上老年人皆可发病。但以青壮年为主，男多于女。发病数年后有8%～25%由于动脉炎出现脑和脊髓缺血性改变，表现为单瘫、偏瘫、四肢瘫、交叉瘫、脑神经麻痹、共济失调、吞咽困难、构音障碍和精神异常。脑脊液常表现为轻度的细胞、蛋白增高，也可表现为蛋白－细胞分离。诊断时应与多发性硬化、vogt－小柳原田综合征、格林－巴利综合征及POEMS综合征进行鉴别。皮质激素或其他免疫抑制治疗有效。

十一、防治系统性红斑狼疮

系统性红斑狼疮是一种累及多器官，具有多种自身抗体及免疫复合物形成的自身免疫性疾病，以青壮年女性多。SLE 出现神经系统症状者占 20% ~ 70%，中枢受累多于周围神经，引起脑炎、脑膜炎，常见症状有癫痫发作、颅压增高、颈项强直、头痛、恶心、呕吐及躁动、幻觉、猜疑、妄想与强迫观念等精神症状，甚至昏迷；引发脑动脉炎时会出现偏瘫或使偏瘫及意识障碍加重，损及小脑会出现眩晕及小脑性共济失调；脊髓受损出现截瘫；脑神经Ⅲ、Ⅴ、Ⅵ、Ⅶ也可受累及，躯体周围神经被波及出现神经痛。上述症状轻重不一，常常在系统性红斑狼疮活动期或终末期出现，偶尔也可成为系统性红斑狼疮的首发症状。由此可见，系统性红斑狼疮对神经系统的损害，上至大脑、小脑，中至脊髓，下到周围神经皆可被累及。当脑部血管受累时，表现为以小动脉为主的广泛损害。透明样变或纤维素样变、内膜增生变厚，导致皮质与脑干等处多灶性微梗死，出现相应的症状。系统性红斑狼疮发病一年内可有 75% 出现神经系统受损的症状。因此，对系统性红斑狼疮的防治，会减免神经系统特别是中风的发病率。预防系统性红斑狼疮应除去各种诱发因素，避免日光暴晒与紫外线照射，清除慢性感染病灶，避免应用普鲁卡因胺、肼屈嗪、苯妥英钠、保泰松、青霉素、青霉胺、灰黄霉素、链霉素、甲基多巴、异烟肼、对氨水杨酸、利舍平、磺胺药及口服避孕药等可能诱发或使其加重的药物（所谓药物性狼疮）。一旦发病，特别是活动期外出时可涂防日光霜，避免妊娠。用药主要是肾上腺皮质激素，泼尼松 30 ~ 60 mg/d，分 2 ~ 3 次口服，病情稳定后缓慢减量，维持一年以上。水肿是其常见不良反应，可间断加服氢氯噻嗪或氢氯噻嗪与安体舒酮合用 3 d，不需补钾。仅有低热、关节痛可选用水杨酸制剂；氯喹口服后主要积累于皮肤，能抑制 DNA 与其抗体结合，对控制系统性红斑狼疮皮疹、光敏感与关节症状有效，也可作为激素的辅助用药。磷酸氯喹 250 ~ 500 mg/d 或羟基氯喹 200 ~ 400 mg/d，长期应用在体内蓄积中毒，引起视网膜退行性变，需定期查眼底，发现异常考虑停药；当坏死性血管炎引起神经系统病变时，可酌情选用皮质激素和血浆交换疗法，以求减免中风的发生；对激素疗效不佳可考虑加用其他免疫抑制剂，如环磷酰胺等；中药雷公藤、青蒿、黄芪有一定价值，且雷公藤可作为激素的替代品。

十二、防治阿米巴性脑动脉炎

阿米巴原虫侵犯中枢神经系统（CNS）的发生率虽低，但其病死率高，故应重视。引起中枢神经系统感染的有自由生活阿米巴和溶组织阿米巴两种。自由生活阿米巴原虫主要是通过在淡水湖引起或池塘内洗、游时接触直接感染人的中枢神经系统，称为原发性阿米巴脑膜脑炎（PAM），由耐格勒阿米巴原虫引起；由棘阿米巴原虫所致的亚急性或慢性感染称为阿米巴肉芽肿性脑炎（GAE）。原发性阿米巴脑膜脑炎起病急骤，发展迅猛，头痛、呕吐、发热继而谵妄、瘫痪与昏迷，不及时治疗，多在 2 ~4 d 内死亡；阿米巴肉芽肿性脑炎病程达 1 ~2 个月，可表现为长期发热、共济失调、抽搐、偏瘫、失语及复视，晚期昏迷至死亡。原发性阿米巴脑膜脑炎的脑脊液呈脓性，血管损伤明显时脑脊液呈血性（皮质多发性浅表出血及嗅球明显出血）。溶组织阿米巴原虫主要引起阿米巴痢疾、肝脓肿和肺脓肿，偶可侵入脑中血管进而形成阿米巴脑脓肿。预防自由生活的阿米巴脑部感染，主要是对游泳池和池塘进行消毒，避免在污染的水池中游泳，特别是不要跳水和潜水，尽量避免水进入鼻腔。大量两性霉素与利福平、四环素等药联合应用可获一定疗效；对溶组织阿米巴的预防，主要是防止食入阿米巴包囊和积极治疗阿米巴痢疾，一旦患上阿米巴脑脓肿以外科治疗为主，配服甲硝唑以提高疗效。

十三、防治弓形虫性脑动脉炎

弓形虫病是由刚地弓形虫引起的人畜共患的疾病，也是人类先天感染最严重的疾病之一。猫、狗等是其终宿主，也是重要的传染源。临床分为先天性弓形虫病和后天获得性弓形虫病两种，两种均以隐性感染常见。先天性弓形虫病多由母亲在妊娠期或以前感染导致。先天性弓形虫病除具有后天获得性的局部或弥散性脑炎、脑膜炎改变之外，在中脑导管周围有血管炎和坏死，脑室周围可有钙化灶等典型表现。脑部症状多于出生数月或数年后出现脑膜脑炎，进而角弓反张、瘫痪、智能障碍、脑积水直至昏迷。检测血清弓形虫 IgG、IgM，有助诊断。在中枢神经系统组织中查出弓形虫可确诊。预防措施主要是加强对家畜家禽的管理，有腹泻时及时检查治疗；不食不熟的肉、乳、蛋；对孕妇供血、供器官者进行弓形虫检查。治疗主要是磺胺药及螺旋霉素等；有脓肿者需手术治疗。

十四、防治疟疾性脑动脉炎

人类疟疾有四种，感染中枢神经系统的主要是恶性疟原虫。据 WHO 统计，其病死率为 10% ~50% 不等。其发病机制主要是脑血管中广泛充斥含虫红细胞，且黏附于血管内壁，使血管内皮细胞受损，继而激活内在凝血系统，引起弥散性血管内凝血（DIC），致使脑血管内广泛血栓形成，引起阻塞、出血，妨碍脑组织的供氧，导致脑缺氧、代谢紊乱，产生脑水肿，加之原虫有毒因子的作用导致严重的脑部病损和神经症状。病理可见大脑与小脑白质有散在出血点，毛细血管明显充血，较大血管中含虫红细胞黏附于血管内皮，并可形成血栓，供血区脑组织坏死，髓鞘消失。坏死组织外围有环状出血。脑型疟疾与普通恶性疟疾不同，可有畏寒但不寒战，持续性高热可长达 20 ~ 36 h，退热后无明显大汗。患者多出现剧烈头痛、恶心、呕吐，数天后出现意识障碍，近半数可有抽风、颈项强直，甚至出现角弓反张及玩偶眼。儿童患者进展更迅猛，持续性抽风与昏迷预示着死亡；可留有严重后遗症，包括偏瘫、失明、失语、失聪及共济失调。重点是防护，彻底治疗疟疾患者和无症状带虫者，消灭蚊虫并采取避蚊措施。在夏秋蚊虫活跃季节莫到热带、亚热带地区和我国南方各流行省区旅游。若必须出差时，应尽量避免蚊虫叮咬。一旦感染，应及时进行抗疟治疗，并且要治疗彻底，防止复发。预防性服药也是办法之一，但对乙胺嘧啶、氯喹耐药虫株在非洲、南美洲、南亚、东南亚和我国的海南、云南、广西、安徽等均有发现。治疗药物包括控制临床发作药（氯喹、青蒿素等）、防复发药（伯氨喹）、预防药（乙胺嘧啶）。对脑型疟疾可静脉滴注磷酸咯萘啶3 ~ 6 mg/kg，6 h 后重复一次；蒿甲醚首日 320 mg 肌内注射，第 2 ~ 3 日各 160 mg；青蒿琥酯口服或肌内注射，首剂 100 mg，而后每次 50 mg，2 次/d，共 5 d。其他则为对高热、抽风、贫血、肺水肿、脑水肿与吸入性肺炎的对症治疗。

十五、防治血吸虫性脑动脉炎

我国流行的是日本血吸虫病，援外人员可感染曼氏血吸虫，以脊髓损害为主，出现横截性脊髓炎，早治疗效果好，但长期压迫致脊髓缺血则不易恢复。日本血吸虫的虫卵肉芽肿损害中枢神经系统以顶叶和颞叶脑灰质与白质交界处为主，周围有胶质增生及轻度脑水肿。急性期多在感染后 3 ~ 6 个月发病，主要为脑膜炎及脑动脉炎的症状。慢性期多以局灶性癫痫发作为主，也可以颅压增高和定位体征为主者。当虫卵引起脑动脉栓塞时，也出现突然的偏瘫与失语等。早期血象中嗜酸性粒细胞可占 20% ~ 40%，晚期不明显。粪便采用厚涂片透明法，直肠黏膜活检阳性率虽高，但有出血危险。免疫学检查有虫卵沉淀试验（COPT）、酶联免疫吸附试验（ELESA），阳性有助诊断。治疗首选吡喹酮10 mg/kg（≥60 kg 按 60 kg 计算），3 次/d，餐间服，连服 2 d。预防主要是彻底治疗患者及病畜；加强粪便管理，消灭钉螺；加强卫生宣教，避免接触疫水，对难免接触者可使用“防蚴笔”，也可服蒿甲醚 6 mg/kg，1 次 15 d，共 4 次。

十六、防治肺吸虫性脑动脉炎

肺吸虫病又称卫氏前殖吸虫病，侵入脑部称脑肺吸虫病。虫体可经纵隔上行，由颈动脉经破裂孔入颅内，多由颞叶、枕叶底部入侵右侧大脑，也可累及白质、内囊、底节、侧脑室及小脑，还可经侧脑室、胼胝体扩散到对侧。病理上可分为浸润、囊肿、瘢痕三期，但由于虫体穿行造成多次损伤，因此，三期变化可同时并存。虫体破坏脑组织形成囊肿，且可游走窜行，造成多处损伤，并形成多发性囊肿。临床上可见颅压增高征，炎性症状，抽风、幻觉等刺激症状及脑组织破坏症状。后期可出现钙化灶。也可侵犯脊髓导致截瘫。由于炎性反应和移行时机械性损伤脑血管造成出血。患者周围血象嗜酸性粒细胞可高达80%；脑脊液中嗜酸性粒细胞与蛋白含量增多，浸润期可呈血性脑脊液。偶可查到虫卵。囊肿期仅可脑压升高，脑脊液蛋白增多；酶联免疫吸附试验等免疫学检查阳性率可达98%；粪及痰、脑脊液等任何体液或活检查出成虫，童虫与卵可确诊，但阳性率不高。影像学检查有所帮助。脑血管造影及脊髓造影可发现病变与阻塞部位。CT可发现钙化灶。MRI更可发现脑沟回处的病灶优于CT。两者皆可发现脑实质内大小不等的水肿区。有食不熟的溪蟹或饮用生溪水及咳铁锈色痰均有助诊断。治疗主要服用吡喹酮25～50 mg/（kg·d），3次/d，连用2～3 d为1个疗程，一周后重复1个疗程。也可选用硫氯酚1 g，3次/d，口服，儿童50 mg/kg；或硝氯酚2 mg/kg，1次口服。治愈率可高达98%。有明显压迫症状者需手术治疗。预防主要是加强宣教，如勿饮生溪水、勿食不熟的溪蟹与蝲蛄，及时彻底的治疗患者。

十七、防治旋毛虫性脑动脉炎

旋毛虫病是由旋毛虫引起的人畜共患病。云南、西藏、河南、湖北、四川及东北等地是主要的流行区，多种食肉动物均可为传染源，而猪为最主要的传染源。人因食入不熟的带虫猪肉感染，主要是消化道症状及肌痛症，累及中枢神经系统较少，但皆系严重感染，病死率高。蚴虫有很强的抗原性，感染后引起免疫反应，脑膜严重充血，脑组织水肿与点状出血，小血管有渗出和血栓形成。早期出现头晕、反射减退或消失及脑膜炎症状。继而出现癫痫发作和中枢神经系统受损的症状。常见的有偏瘫、截瘫与器质性精神病，也可有脑神经麻痹。周围血管嗜酸性粒细胞增多，部分患者血清转氨酶及乳酸脱氢酶升高。脑脊液中虽无炎症细胞而可发现蚴虫。腓肠肌活检虽只有30%～50%阳性率而发现旋毛虫即可确诊。间接血凝试验、酶联免疫吸附试验及荧光抗体试验阳性率可达90%有助确诊。预防主要是用切生肉及切熟肉两把菜刀严格分开使用，菜墩也分开使用，勿食不熟的猪肉等。一旦发病，首选阿苯达唑8～11 mg/kg，3次/d，连服5 d为1个疗程，2个月后可重复1个疗程。用药2～3 d体温下降，肌痛减轻，若体温反而升高是类赫氏反应。对于中枢神经系统感染除上药外，可加用激素。

十八、防治腭口线虫性脑动脉炎

腭口线虫病是腭口线虫的蚴虫在人体内移行引发的疾病。腭口线虫虽分四个亚型，但引发人类患病的主要是棘腭口线虫。猫、狗为主要的传染源，人因食入含有蚴虫的不熟的鱼、蛙肉而感染。游泳时摄入被感染的剑水蚤也可发病。人被感染后，蚴虫在人体内移动造成直接的机械性损伤和炎性反应。出现发热、乏力、皮疹、恶心与呕吐等症状，3～4 d 后出现移行性皮下结节、疼痛、瘙痒或红斑。当虫体侵入肺部出现咳嗽与咯血，侵入眼部时发生眼部周围炎、虹膜炎及眼内出血等。当虫体移行于中枢神经系统时则可引起神经根炎、脊髓炎、脑炎、脑动脉炎与蛛网膜下腔出血，表现为剧烈的神经痛、肢体瘫痪、剧烈头痛、呕吐、脑膜刺激征、意识障碍或脑神经麻痹等。病死率可达2.5%～7.7%，且可遗留中枢神经系统后遗症。预防主要是养成使用生、熟食两把菜刀、两菜墩的好习惯，勿食不熟的肉类食品，尤其是淡水鱼、蛙，不到溪水或湖池中洗、泳，避免蚴虫侵入皮肤。阿苯达唑对躯体感染治疗疗效肯定，对中枢神经系统感染效果不定。而激素可减轻炎性反应和脑水肿。

第六节 防治心脏病

心脏病变是引发脑栓塞的主要病因，尤其是细菌性心内膜炎、风湿性心脏瓣膜病、心房颤动、心肌梗死及左房黏液瘤病等。

一、感染性心内膜炎

1. 内科治疗原则

（1）早期用药：当抽血做血培养后立即用药（血培养应每隔 1 h 抽血 5～10 mL，连续抽血 3 次，送培养细菌和药敏试验，未经治疗者阳性率可达 85%。若已用过抗生素，需停药 2～7 d 后再重复采血培养）。

（2）有效用药：依据培养出细菌的药敏情况，选择药敏感性最高的药物。

（3）足量用药：用药剂量药要足，应维持抗生素血清浓度在杀菌水平的4～8 倍或以上。

（4）联合用药：可选择两种或两种以上的杀菌抗生素静脉滴注或分次静脉注射。

（5）长期用药：足够的疗程，一般用药 4～6 周，真菌所致用药 4～6 个月。

（6）针对病因治疗：培养结果不明确时，常见致病菌为草绿色链球菌，故首选青霉素 1 600 万～1 800 万 u/d，分 6 次静脉滴注；或头孢曲松 2 g（儿童 50 mg/kg)，1～2 次/d，静脉滴注。

2. 外科治疗适应证

（1）严重瓣膜反流诱导心功能不全。

（2）体、肺循环反复出现栓塞。

（3）超声心动图检查有≥10 mm 大的赘生物。

（4）真菌性心内膜炎。

（5）强有力抗生素治疗无效。

二、冠心病的防治

1. 心绞痛

（1）防治动脉粥样化：是预防心绞痛的主要措施，加强放射线防护是避免放射性心绞痛的关键；普及对颈源性冠心病的认识，并加强对其筛选和及时治疗是减少心绞痛的又一重要措施。值得注意的是，所谓心脏神经症，实际上相当部分是颈源性冠心病或称为类冠心病，所以不要随意诊断心脏神经症。在没有排除颈源性心绞痛等器质性病因之前，随意下心脏神经症会贻误诊断，延误治疗，对患者是不负责的。

（2）发作时治疗：应立刻休息，轻者停止活动后症状即可消失；重者可服硝酸酯制剂。

1）硝酸甘油，0.3～0.6 mg，舌下含化 1～2 min 显效，可持续 30 min。

2）硝酸异山梨酯，5～10 mg，舌下含化 2～5 min 显效，可持续 2～3 h。

对于已确诊者，以上两药家庭内常备其中一种，最好随身携带，发作时立刻含化，可减免发生心肌梗死的发生率。

（3）缓解期治疗：必须做到生活规律，保持休息充分，避免各种诱发因素。对于放射性心绞痛者，当脱离放射线接触 3～6 个月后，可不再发生。但心电图的异常改变可持续 30 年以上。所谓自发性心绞痛及心脏神经症，在心绞痛缓解期作颈椎 3 部 5 处 11 点压痛试验，若有两处或两点以上压痛者，必须 X 射线拍摄颈椎正、侧、双斜位及张口五位片，借以排除或确定颈源性冠心病，因为颈源性心绞痛发作时心电图也可有 ST 段压低，T 波低平，甚至倒置。与真性心绞痛的区别是含化硝酸酯制剂无效，并且活动后症状减轻或消失。

1）做 3 部 5 处 11 点压痛试验，有两处或两点以上压痛者，应拍颈椎五位确诊。

2）颈椎五位拍 X 射线片有异常改变时作相应部位的牵引和手法整复治疗。

3）硝酸酯制剂。硝酸异山梨酯 5～10 mg，3～4 次/d，口服；或单硝酸异山梨酯 20～40 mg，1～2 次/d，口服。

4）β 受体阻滞剂：美托洛尔每次 25～50 mg，1～2 次/d，口服；或阿替洛尔每次 25～50 mg，1～2 次/d，口服。有心功能不全、支气管哮喘、心动过缓及传导阻滞者不宜采用，停药应先渐减用量。

5）钙通道阻滞剂：硝苯地平 10 mg，3 次/d，口服，有血压下降的不良反应；尼群地平每次 20 mg，3 次/d，口服，作用比前者弱，但对正常血压者无降压作用，对心率缓慢者也有增快心率的作用，但一般不超过 80 次/min。

（4）外科手术：重建血运，有经皮腔内冠状动脉形成术与冠状动脉旁路移植术等。

2. 急性心肌梗死

（1）急性心肌梗死（AMI）：是内科的急症之一，多需监护抢救。病死率由过去的 30% 渐降至 10% 左右。内科抢救包括溶栓、纠正心律失常、治疗泵衰竭、极化液的应用、并发症的处理，待病情稳定住院 2～4 周可考虑出院。

（2）急性心肌梗死的康复：有下列情况者不宜康复：①休息时仍有心前区不适或闷气；②有充血性心力衰竭；③高血压未纠正；④低血压；⑤心律失常；⑥心脏扩大；⑦体温升高；⑧血沉加快；⑨白细胞增多；⑩血清酶学改变。经临床治疗，上述并发症治愈后再康复治疗。稳定性心绞痛和超过 3～6 个月的陈旧性心肌梗死，不论有无心电图 ST 段异常均为康复适应证。而不稳定型心绞痛和严重心律失常未控制者，康复锻炼有危险性；伴有心率衰竭及有症状的室壁瘤不宜康复训练；合并应用 β 受体阻滞剂者，训练效果不肯定。只要选好适应证，冠心病是重要疾病采用康复治疗取得优异成绩的典范。早活动、早下床、早出院，可获得早工作，少致残与低费用的效果。

三、防治心律失常

1. 压痛试验 在诊断心律失常时，尤其要考虑自主神经功能失调，应想到颈源性心律失常，此时做 3 部 5 处 11 点压痛试验，发现有两处或两处以上有压痛，即应拍照颈椎正、侧、双斜及张口五位拍 X 射线片。

2. 颈性心律失常的治疗 颈椎片发现有异常，可根据异常情况采取相应的手法整复、牵引或两者同时采用。值得注意的是牵引时的体位不是千篇一律的，应根据病变情况采用前倾、水平或后仰位。必要时加用“颈枕”才可提高治疗效果。

3. 病理性窦房结综合征 心内科有病因治疗、增快心率药物的应用、起搏治疗。增快心率的药物有阿托品 0.3～0.6 mg，3 次/d，口服；长效氨茶碱 0.1～0.2 g，2 次/d（急性心梗伴有血压显著下降者忌用）口服；沙丁胺醇灵 4 mg，3 次/d，口服；独参汤。重者选用异丙肾上腺素 1～2 μg/min，静脉滴注。

4. 房性心律失常

（1）洋地黄中毒：除停用洋地黄外，心率快者补钾盐、镁盐，静脉注射苯妥英钠；心率不快者可用利尿剂。非洋地黄引起者，可静脉注射毛花苷 C 0.2～0.4 mg/次，4～6 h 后有必要可重复应用；如仍未转复，可先用胺碘酮 200 mg，3 次/d，连用 8～10 d，改为维持量 100～400 mg/d（可致间质性肺炎，用药期间需每月拍 1 次胸片，以便及时发现与停药；可使转氨酶升高或引起肝功能障碍，需停药）。

（2）心房扑动：病因治疗。毛花苷 C 0.4 mg/次，2～4 h 后必要时可以其半量重复。

（3）心房颤动：除预激综合征外，首选洋地黄，部分患者可转为窦性心率；用药无效又符合复律条件者，可实施电复律；也可选用胺碘酮、奎尼丁等实行转复。

5. 房室交界性心律失常

（1）交界性期前收缩：适当选用镇静剂，必要时选用 β 受体阻滞剂及普罗帕酮每次 100～300 mg，3 次/d，口服，宜小剂量开始。

（2）交界性逆博心律：可不做处理，也可用阿托品提高窦房结兴奋性。

（3）非阵发性交界性心动过速：主要是原发病的治疗，一般无需转复心律。

6. 阵发性室上性心动过速（PSVT，简称阵发性室上速）

（1）房室结折返性心动过速（AVNRT）：

1）控制发作：①机械刺激；②选用间羟胺等升压药；③三磷腺苷应用（5 s 内快速静脉注射 10～20 mg）；④洋地黄；⑤维拉帕米等抗心律失常药；⑥电治疗。

2）预防复发：发作频者选用普罗帕酮（心律平）或胺碘酮等；经皮导管射频消融术。心功能不全者选用地高辛。

（2）房室折返性心动过速：治疗与房室结折返性心动过速相同。

7. 室性心律失常　室性心律失常分为室性期前收缩、室性心动过速、心室扑动与颤动。

（1）室性期前收缩：

1）基本心律慢伴室性期前收缩，选用阿托品。

2）基本心律快伴室性期前缩，选用 β 受体阻滞剂，效果不好加用美西律或普罗帕酮等。

3）急性心肌病变，选用利多卡因 50～100 mg 静脉注射，必要时可多次使用。

4）慢性心肌病变，胺碘酮对心功能影响小，但易诱发尖端扭转性型室速，应慎用；β 受体阻滞剂可降低冠心病猝死的发生率，可小量应用。

（2）室性心动过速：原发病治疗、终止发作与预防发作。

1）室速发生时血流动力学影响不重，可选用利多卡因静脉注射，必要时静脉滴注维持。

2）利多卡因若无效，可用普鲁卡因胺（每次 0.5 g，4～8 次/d，<4 g/d，心律失常已控制者改为每次 0.25 g，4 次/d）或普罗帕酮等。

3）洋地黄中毒引起者，用苯妥英钠静脉注射。

4）出现心源性休克、心绞痛、昏迷等严重血动力学影响，立即采用直流同步电复律。

5）射频消融：对折返机制参与的特发性室速疗效较好。

（3）尖端扭转型室速：发作时应补充钾盐、镁盐，并首选异丙肾上腺素，无效时可改用利多卡因。

（4）心室扑动与颤动：①电除颤；②保持呼吸道通畅；③建立静脉通道；④维持循环功能；⑤防治脑损害；⑥预防肾功能不全。

当心脏内有赘生物，心律失常时易导致脑栓塞，可见对心律失常及时彻底地治疗是预防脑栓塞的关键所在。

8. 心脏传导阻滞

（1）房室传导阻滞：

1）积极治疗原发病，如急性心肌炎、心脏手术损伤与急性心肌梗死引起者，可选糖皮质激素。

2）促进传导，增快心律：阿托品口服或静脉滴注。

3）起搏治疗：对于慢性重度房室传导阻滞，经药物治疗不能恢复，尽快行起搏治疗。

（2）室内传导阻滞：慢性双分支阻滞伴有阿－斯综合征发作，行心脏起搏治疗。

第七节　防治血液病

一、防治缺铁性贫血

1. 营养不良性贫血　儿童、孕妇、哺乳妇女及素食者容易患缺铁性贫血。含铁的食物平常应勤食用，以防止缺铁性营养不良。一旦出现更应多食富含铁的食物，必要时还应补充铁剂药物。

2. 失血性贫血

（1）大量失血：均有明显的病史，在失血抢救后的恢复期，应从药物和饮食两方面增加铁的补充。

（2）肠道寄生虫：由于环境和卫生条件原因，农村易患绦虫、钩虫等肠道寄生虫病，导致慢性贫血，应及时查明原因，驱虫行病因治疗。

（3）其他慢性失血：内痔与妇女功能性出血、长期跑步致足底毛细血管破裂均会导致缺铁性贫血，应及时治疗病因并补充铁剂，黑木耳、海带、昆布、海藻、紫菜、柿饼、西瓜子、猪肝、猪肉松、牛肾、羊心、羊肾、驴肉、鸡蛋黄粉、虾子、海螃蟹、干鲨鱼、干鲨鱼肉、干云燕鱼、鱼翅、鱼粉、田螺、蛆、海蚌筋、蛤蜊、蛏干、海蜇皮、芝麻酱、芥末、五香面、咖喱粉、茶叶、芝麻、黄豆及其制品。黑豆、豆面丸子（炸）、芹菜、掐不齐、茵陈、蒲公英、刺儿菜、榆钱、大琉璃草、车前子及韭菜等都富含铁，可依据患者情况选用。如有动脉硬化，不要吃动物内脏，以免顾此失彼；可多选食蔬菜、水果与海产品，搭配富含维生素 C 的白萝卜等同食，有利于铁的吸收，效果会更好。小儿可相对多吃点动物内脏，特别是芝麻酱或用芝麻烙干饼更适合其口味。

二、防治巨幼细胞贫血

巨幼细胞贫血可引起神经纤维脱髓鞘，导致亚急性联合变性。其中因缺乏维生素 B_{12}所致者占 65%，因叶酸缺乏者仅占 18%。叶酸广泛存在于绿色蔬菜中，多吃蔬菜一般不会缺乏叶酸；除了胃肠道疾病及“天戒素食”者外，维生素 B_{12}缺乏者甚少。维生素 B_{12}缺乏早期症状表现为无力、倦怠、舌痛、便秘、感觉异常、头痛及心悸，中晚期逐渐出现巨细胞性贫血与神经性损伤。肉类食物尤其以内脏肉含量最高（10 μg/100 g），鱼类及蛋类含量也多，奶类含量虽较少（1 μg/100 g），但对于正常人每日只需要 0.5 μg 来说，饮用牛奶 50～500 g/d 已绰绰有余。对于维生素 B_{12}缺乏者，早期可以饮食补充为主，为加速疗效也可肌内注射维生素 B_{12} 200 μg/d；中晚期则以同剂量肌内注射为主。由于巨幼细胞贫血绝大多数是因维生素 B_{12}缺乏所致，特别是源于胃部疾患引起者，作者的经验，加服稀盐酸会加速疗效，最快者 3 d 即可收到明显效果。

三、防治再生障碍性贫血

再生障碍性贫血简称再障，分为原发性和继发性两种。继发性再生障碍性贫血的病因很复杂，许多药物、化学制剂以及砷、汞等重金属均可引发再障。其中氯霉素引起者曾占 36%～40%，近年由于对氯霉素不良反应的警惕，发病逐渐减少，而解热止痛药引起的再障则上升至首位。临床上将再障又分为急性型和慢性型。

（一）急性型

急性型再生障碍性贫血又称重型再生障碍性贫血Ⅰ型（SAA－Ⅰ型）。

本病多见于12岁以下的儿童、少年，男多于女，约为慢性型的1/5。贫血进行性加重，约2/3病例会发生颅内出血，成为出血性中风的病因之一。其治疗（包括SAA－Ⅱ型）方法如下。

1. 去除病因

（1）应严禁再接触X射线、γ射线、中子穿透与化学制剂等。

（2）感染引起者选用有效抗生素及时控制感染。

（3）继发与妊娠者应人工流产。

（4）肾衰竭所致者积极治疗原发病。

（5）在治疗诸多疾病中，应注意可引起再障50余种药物的严密观察，定时查血象，有异常变化时应停药或换药。

2. 支持疗法

（1）注意环境卫生，住无菌病室，严防交叉感染。

（2）加强口腔护理，及时治疗口腔溃疡及血肿，减免感染。

（3）禁用影响造血功能的药物

（4）发现感染及早应用抗生素

（5）必要时少量多次输入浓缩的红细胞、粒细胞及血小板。

3. 骨髓移植 骨髓移植时最好选择30岁以下、未曾输血、未发生感染者的骨髓，长期存活率可达80%。

4. 其他 其他方法如干细胞移植。

（1）胎肝输注，很少发生移植物抗宿主病（CVHD）。

（2）脐血干细胞移植。

（3）外周血干细胞移植。

5. 免疫抑制剂 免疫抑制剂适于有抑制性T淋巴细胞者。

（1）抗胸腺球蛋白（ATG）：15～40 mg/（kg·d），静脉滴注4～5 d。

（2）抗淋巴细胞球蛋白（ALG）：5～10 mg/（kg·d），静脉滴注4～5 d。两者有效率可达到35%～70%

（3）环孢霉素（CsA）：5～10 mg/（kg·d），静脉滴注；或4～12.5 mg/（kg·d），连服7 d后改为1～3 mg/（kg·d），口服3～6个月。与抗胸腺球蛋白联合使用，可提高疗效。

6. 肾上腺皮质激素 肾上腺皮质激素适于：①出血严重；②伴溶血现象；③有免疫异常者。

（1）泼尼松1 mg/（kg·d），口服。

（2）氢化可的松4～6 mg/（kg·d），静脉滴注。不宜长期应用。

（二）慢性型再生障碍性贫血（CAA）

本病成人比儿童多见，男也多于女。起病慢，进展慢，多以贫血起病。少数在病程中呈急性型的表现，称为重型再生障碍性贫血Ⅱ型（SAA－Ⅱ型）。慢性型再生障碍性贫血的治疗方法如下。

1. 雄激素

（1）丙酸睾酮：50 mg（小儿 1～2 mg/kg），1 次/d，肌内注射，有效率达 44.4%。

（2）司坦唑醇（康力龙）：2 mg，3 次/d，口服，有效率达 95.5%。

（3）长效睾酮（TLD）：250 mg，2 次/周，肌内注射，有效率为 60%。

（4）羟甲雄酮：50 mg，3 次/d，口服。

（5）达那唑：2.5～mg，3 次/d，口服。

（6）美雄酮（去氢甲睾酮，大力补）：10 mg，3 次/d，口服。

依病情选其中一种。因其作用缓慢，疗程应大于 4 个月，约 1 个月后网织红细胞上升，2～3 个月红细胞上升，继而白细胞上升，血小板升高最迟，长者可达数年。由于雄激素有男性化与肝脏损害的不良反应，因此在用药过程中，需定时查肝功能。

2. 改善微循环

（1）654－2：开始 20 mg/d，3～5 d 后递增 10 mg/d，直至 100～120 mg/d，静脉滴注。儿童 0.5～2 mg/（kg·d）。

（2）一叶秋碱：8～16 mg/d，肌内注射，可连用半年以上。

（3）盐酸士的宁：常用 10 d 疗程法。肌内注射：第 1、2 日各注射 1 mg/d，第 3、4 日各注射 2 mg，第 5、6、7 日各注射 3 mg，第 8、9、10 日各注射 4 mg，休息 5 d 可重复直至半年以上。小儿为 1 mg、1 mg、2 mg、2 mg、3 mg。

3. 脾切除 脾是产生抗体的器官，脾切除术后抗体减少；脾是红细胞的破坏场所，切脾后减少其破坏。其适应证：①有溶血或红细胞在脾内破坏的证据；②慢性型正规治疗无效或恶化，而骨髓增生尚活跃；③虽无明显出血，但需输血量较大；④无并发症且能耐受手术者。

4. 环孢霉素胶囊 抑制 T 辅助细胞和毒性 T 淋巴细胞的激活，减少 IL（白细胞介素）－2、IL－3 及 T 细胞生长因子。4～12.5 mg/（kg·d），连用 7 d 后改为维持量 1～3 mg/（kg·d），3～6 个月有效率可达 50%。与长效睾酮合用，有效率可高达 83.3%。

慢性型 30%～50% 可获治愈，20%～30% 迁延不愈，甚至死亡。死亡原因为急性变、颅内出血和感染。颅内出血成为出血性中风的原因之一。因此对慢性再障的防治是中风二级预防中的一种。

四、防治溶血性贫血

当动脉粥样硬化、腔管狭窄，血液成分尤其是红细胞正常时，尚能维持脑部的最低氧供应，保持脑的功能活动。一旦伴发溶血性贫血，会进一步减少脑部氧供应，加重脑缺氧，促发缺血性中风的发生。由此可见，积极防治溶血性贫血也是中风二级预防的内容之一。具体防治措施可参考内科溶血性贫血的章节。

五、防治白血病

白血病是一种原发于造血系统的恶性血液病，分为急性淋巴细胞白血病（ALL）、急性非淋巴细胞白血病（ANLL）、慢性粒细胞白血病（CML）和慢性淋巴细胞白血病（CLL）。究其原因不外乎遗传、感染与免疫功能低下等生物因素，射线损伤等物理因素，氯霉素、保泰松、乙双吗啉、抗癌药或长期接触苯及其衍生物、烷化剂、氯乙烯与重金属毒物等的化学因素。

六、防治特发性血小板减少性紫癜

由于特发性血小板减少性紫癜（ITP）的发生因素中有免疫因素、血小板因素及脾脏因素，在发病前的预防较困难，关键是早发现、早治疗、早期应用糖皮质激素治疗，可减少脑出血的危险性，自然就成为脑血管病二级预防的措施之一。对于慢性血小板减少性紫癜糖皮质激素治疗 3 ~ 6 个月或停药、减量后复发者，应考虑脾脏切除，可使 70% ~ 90% 的患者有效。术后 1 ~ 3 d 血小板计数升高，60% 能长期缓解。对丁糖皮质激素及脾脏切除效果不佳者，可考虑应用环磷酰胺、硫唑嘌呤及长春新碱等免疫抑制剂，而秋水仙碱更适于长期治疗。另外，也可应用丙种球蛋白 5 d 大剂量冲击疗法、输入浓缩血小板及服用中药紫癜清或再障生血片。

七、弥散性血管内凝血

弥散性血管内凝血（DIC）是一组继发性临床综合征，常见病因有细菌、病毒、真菌和寄生虫的感染，其次是恶性肿瘤、组织损伤、病理产科、重症肝病、免疫疾病及溶血性疾病。常常是几种因素综合作用的结果。

1. 临床表现 除了原发病的固有症状外，广泛的自发性出血是弥散性血管内凝血常见的早期症状之一；微循环衰竭引发休克，一般措施又难以奏效；微循环内广泛微血栓形成，受累器官缺氧，功能衰竭。肝、肾、胃肠与肝脏受累各有其相应的症状。脑内血栓形成则出现头痛、抽搐、昏迷与瞳孔改变，严重患者晚期可在多个脏器出现血栓；由于红细胞流经狭窄的微血管时，被纤维蛋白索条牵拉、挤压，导致红细胞机械性损伤与破裂，出现微血管病理性溶血，表现为贫血、黄疸及血红蛋白尿。

2. 分型 弥散性血管内凝血临床分为三型：几小时至两日急骤发病，为急性型，出血严重，常伴休克，病死率高；在数天至数周发病为亚急性型，多不出现休克。数月至数年迁延者为慢性型，出血轻，常与原发病的临床症状相混淆，诊断困难。

3. 防治措施 其防治措施有清除病因，应用低分子右旋糖酐等抗血小板聚集药；肝素的应用，需掌握好适应证、禁忌证、合适剂量与注意事项；可输鲜血、血浆或纤维蛋白原浓缩剂以补充凝血因子；6－氨基己酸等抗纤溶药，有利于血栓的溶解，但可致再出血，不宜作为首选药。对弥散性血管内凝血的早期、正确治疗，可减免脑血栓形成，故而是二级预防中不可缺少的部分。

第四章　脑的功能定位及病变综合征

脑位于颅腔内，表明凹凸不平，与颅腔的骨面起伏一致。脑分端（大）脑、间脑、中脑、后脑（脑桥与小脑）和延脑五部，下端连接脊髓合称为中枢神经系统。通常将中脑、脑桥和延脑合称为脑干，也有人把间脑归为脑干。脑成自原始神经管的头端，其室腔演化为脑室。大脑半球内左、右各有一宽阔的侧脑室，各经狭的室间孔通入间脑裂隙状的第三脑室，在由中脑内狭窄的导水管串通脑桥、延脑和小脑间宽而浅的第四脑室，其下端经正中孔接续脊髓的中央管，借两侧孔于脊髓蛛网膜下腔沟通。

在动物界，人的大脑最为发达。大脑半球表面被覆的灰质称大脑皮质，皮质的深处为髓质。髓质内埋藏有称之为基底神经节的灰质核团。人的大脑可用一、二、三、四、五来概括，即一个大脑、两个半球、三个面（外侧面、内侧面与底面）、四个极（额极、枕极、颞极与岛极）、五个脑叶（额叶、颞叶、顶叶、枕叶与岛叶）。大脑半球的语言中枢如图 4 –1 所示。后又新分为边缘叶，但边缘叶内包括岛叶，故仍为五个脑叶。每个脑叶细分出若干脑回。布劳德曼（Brodman）又将大脑皮质划分为 52 个功能区（图 4 –2、图 4 –3）。

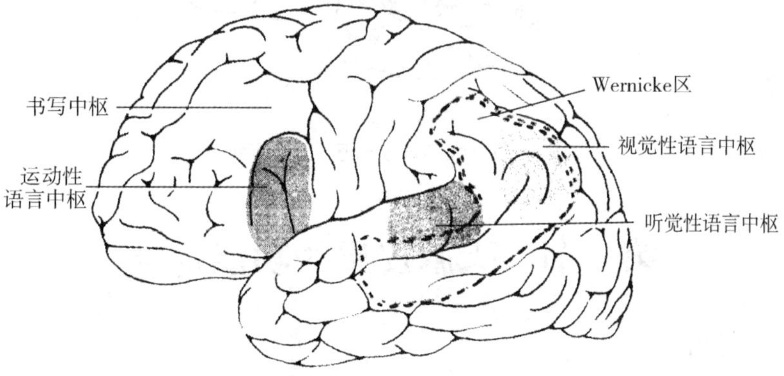

图 4 –1　大脑半球语言中枢

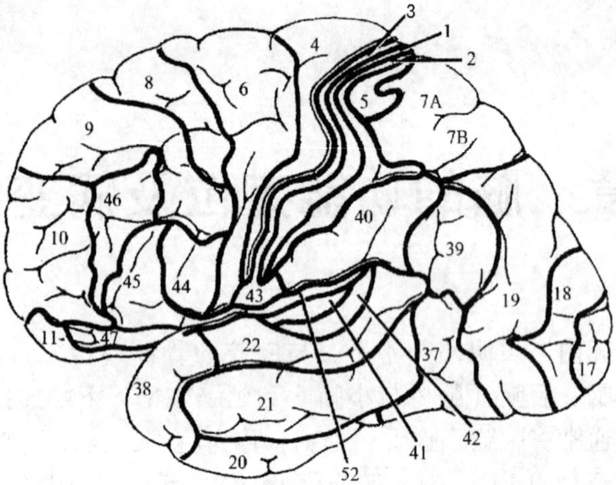

图4－2　大脑皮质分区（外侧面）

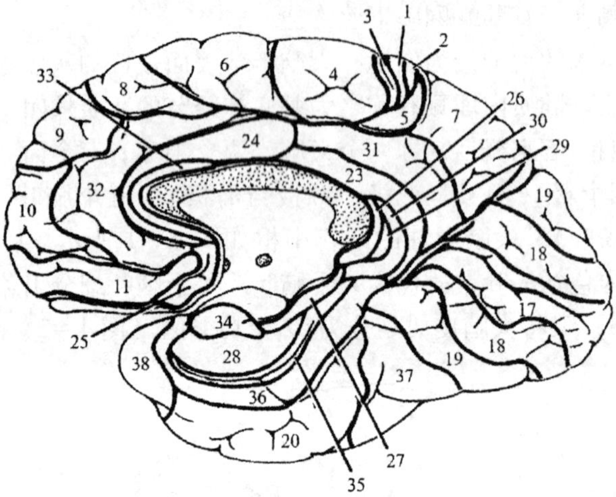

图4－3　大脑皮层分区（内侧面）

第一节　大脑皮质的功能定位

一、额叶

额叶皮质可分为两大区，即中央前区和前额区。中央前区绝大部分是运动区；前额区属于“联合区”。

1. 中央前区　中央前区包括中央前回与额上回、额中回、额下回的后部。

中央前区又分为前、后两部分。后者为运动区，相当于布劳德曼4区（简称4区，下文均省去“布劳德曼”），占中央前回的大部分；靠前者为运动前区，它包括6区与8区、44区和45区的一部分，后有把整个中央前区称为第Ⅰ躯体运动区。

（1）第Ⅰ躯体运动区（MSⅠ）：起自4区的锥体束纤维下行到锥体交叉，大部分纤维越至对侧，控制对侧半身的随意运动。全身各部肌群在4区皮质均有一定的代表区，其排列顺序，自下而上依次是舌、颌、唇、喉、脸、额、颈、手指、掌、腕、肘、肩、躯干、髋、膝、踝及足趾，后二者延伸到最上部的旁中央小叶。在旁中央小叶内还有肛门和膀胱括约肌的代表区。

（2）运动前区：即6区，位于4区的前方，6区与肌张力有关。

（3）额、眼区：位于额中回后部，相当6、8和9区的相邻部分，为眼运动中枢，司两眼向对侧同向运动。8和9区后部又是书写中枢，另外还司头部运动及瞳孔改变。

（4）附加运动区：常称第Ⅱ躯体运动区（MSⅡ）。同时其也是第Ⅲ躯体感觉区（SMⅢ），占据大脑内侧面的6和8区的一部分。此区兴奋时可引起对侧上肢的上举，头和眼的协同转动以及两侧躯干肌与对侧下肢肌的协同收缩，还可引起瞳孔扩大、心跳加快和发音等。SMⅢ接收头与腹部的一般性感觉刺激。

（5）运动性语言区：是第Ⅰ躯体运动区向额下回延伸的部分，相当44和45区的一部分，司口语表达。

2. 前额区 前额区又称额极区，包括上、中、下三个额回的大部分（8、9、10、11、45、46及47区）、眶回（12、13及14区）和内侧额回。前额区与性格、行为和近记忆有关。前额区的联系对躯体和内脏活动有高度复杂的影响，尤其是眶回与呼吸、血压和胃肠蠕动有关。可见它是自主神经皮质投射区之一。

二、顶叶

顶叶的中央后回（3、1、2区）为第Ⅰ躯体感觉区，其后方为顶叶的联合区。联合区的下部是第Ⅱ运动性语言区。第Ⅱ躯体感觉区位于中央后回的最下部并延伸到中央前回。顶间沟上方为顶上小叶（5、7区），是深感觉的投射区。顶下小叶的缘上回为40区。

1. 第Ⅰ躯体感觉区（SMI） 位于中央后回绝大部分并延伸到旁中央小叶及顶上小叶，主司躯体浅、深感觉。3区只对刺激皮肤反应。2区与本体感觉也有关。由于痛、温和粗触觉在丘脑平面就达到意识阶段，所以当单独破坏中央后回时，这些感觉仍然保留。

2. 第Ⅱ躯体感觉区（SMⅡ） 此区也有局部定位，面区靠前端，其后是上肢、躯干，下肢位于尾侧端。该区与粗触觉及振动觉有关。

3. 第Ⅱ语言区 占据顶叶的一小部分（39、40区），大部分位于颞叶（22、37、42区）。39区为阅读中枢；37区可能还包括21与22区后部，为语言形成区；其下部是颞叶的42区为感觉性语言中枢。

4. 运动中枢 位于缘上回的40区，有领会身体部位的技能，为运动中枢。

三、枕叶

枕叶为视觉皮质，包括17、18和19区。

1. 第Ⅰ视区 即17区，或称纹皮质，包括距状裂的上、下唇皮质，楔叶和舌回。来自视网膜上半部纤维投射到距状裂的上唇；来自视网膜下半部的纤维投射到距状裂的下唇；黄斑区的纤维投射到17区的后1/3。刺激纹皮质的某一点，可在特定的视野区内出现闪光等简单视像。

2. 第Ⅱ视觉区 即18区，位于17区的周围，是视觉的认识区。

3. 第Ⅲ视区 即19区，位于18区的周围，其功能为视物再现。它和18区共同对视物进行高一级的分析综合。

刺激枕叶视区可引起眼球的运动，所以，视区也是感觉运动区。第Ⅲ视区与顶叶交界处有头眼旋转的副中枢。视区与39区相邻，因此，与视语言有密切关系。

四、颞叶

颞叶在种系发生上是比较新的，人的颞叶获得高度发展，一般认为它与听觉、语言及知觉有关。

1. 第Ⅰ听区（AⅠ） 位于大脑外侧裂下唇的前颞横回，相当于41区。

2. 第Ⅱ听区（AⅡ） 位于第Ⅰ听区的下方颞上回后部的42区。AⅠ的周围皮质是42及22区，相当于视皮质的18、19区。42区接受41区的纤维，22区接受47、42区的纤维。此外，听区纤维还投射到8、19、44、37等区。22区有连合纤维通过胼胝体后部与对侧相联系。听皮质的下行纤维到内侧膝状体、上丘、中脑被盖等区，它不仅是调节内侧膝状体的活动，由于与脑运动神经核有联系，而且还可引起种种反应。42区为感觉性语言中枢。

3. 前庭区 相当颞上回中、后部的22区。刺激22区可发生双眼向对侧偏视，说明该区也有头、眼旋转的副中枢。

4. 联合区 颞叶后部皮质对颞叶、枕叶和顶叶的感觉运动区可能有复杂的整合作用，与听性和视性语言活动有关。颞叶前部皮质与躯体和内脏活动有关。刺激颞极和38区，一般会出现血压、呼吸及胃肠蠕动降低现象。颞叶皮质与记忆活动有关。

五、边缘叶

边缘叶包括胼胝体下回、扣带回、海马回、颞极、眶回，以及深部的海马结构、齿状回和脑岛等。从种系发生和细胞构筑来看，边缘叶是比较古老的，其内侧的环状结构（即海马结构）最古老，称为古皮质。海马回前部（梨状区和内嗅区）称为旧皮质；中间皮质包括海马回后部、扣带回、脑岛、颞极和颞叶的眶面。

脑岛又称岛叶，位于大脑外侧裂深部，由额眶盖颜顶盖和颞盖共同围成的岛盖部包绕。刺激大脑岛叶可引起内脏活动和感觉，如打嗝，胃蠕动、恶心和饱胀感，还可引起唾液分泌增加。

味觉区味觉中枢位于中央后回下部即43区和脑岛后部皮质。

边缘叶和其皮质下结构总称为边缘系统。边缘系统的皮质下核包括杏仁核、隔区、视前区、下丘脑诸核、丘脑前核群、丘脑上部、穹隆、中脑被盖的内侧区、乳头丘脑束和终纹等纤维。在边缘系统的联系中，隔核成为各种冲动的整合中枢。

边缘系的功能是多方面的，它对自主神经、内分泌腺体和躯体运动有调节作用。关于其功能有三种学说。

（1）“自身保存”和“种族保存”学说：其根据是刺激杏仁核、眶回和颞极时会出现舐唇、吞咽、咀嚼等吃食运动；刺激海马和扣带回可引起愉快反应和性欲表现。

（2）情绪感觉学说：认为各种情绪感觉冲动均传到海马，由海马整合并执行各种情绪性反射。

（3）调节学说：刺激边缘系统的结构，引起的自主神经性活动及躯体运动，可兴奋，也可抑制。因此，认为边缘系统的功能主要是调节。

实际上，把三者统一起来看才能全面。情绪反射是通过自主神经功能、躯体运动功能和内分泌功能来表现的；摄食、防御及性行为主要由内脏反射与躯体运动反应来实现的。

第二节 大脑半球的髓质

大脑半球的髓质，即皮质下白质，它被包在皮质的深部，由有髓神经纤维组成。在胼胝体背侧做水平断面，可见白质呈半卵圆形，称为半卵圆中心。其中大部分纤维呈辐射状投射到各部的大脑皮质，故称之为放射冠。此投射纤维向下逐渐聚集于丘脑与纹状体之间最为集中，形成白质板，称为内囊。

一、白质纤维

白质纤维排列成大小不同的束和板，依其走行和联系的区别，分为投射纤维、联合纤维和连合纤维三种。

1. 投射纤维 投射纤维为大脑皮质和皮质下中枢（神经核）的联络纤维，即上、下联系，包括向皮质传导冲动的上行纤维和由皮质向下级中枢传导冲动的下行纤维。投射纤维束除嗅觉纤维的投射纤维是通过外囊，其余绝大部分由内囊通过。

2. 联合纤维 联合纤维为一侧半球内的联络纤维，即前、后联系，除皮质内的联合纤维外，还有皮质下联合纤维。后者分两种：短而行于髓质浅部者，称为大脑弓状纤维，联络邻近的脑回；长而行于髓质深部者聚合成束，联络同侧大脑各叶。

（1）钩束：联络额中、下回的嘴端，以及眶回与额叶前部皮质的联络。

（2）上纵束：联络额叶的背尾侧部和顶、枕、颞叶的皮质。

（3）下纵束：联络枕叶和颞极皮质，其中最主要的是膝距束。

（4）枕额上束：联络额叶和枕、颞叶皮质。

（5）枕额下束：联络枕叶和额叶。

（6）扣带束：联络扣带回的各部和邻近颞叶皮质。

3. 连合纤维 连合纤维连接两侧大脑半球，即左、右联系，包括胼胝体、前连合和海马连合。

（1）胼胝体：胼胝体位于半球间裂的底部，在脑的正中矢状切面上呈弓形，其后端为压部，中间大部分为干部，前段称为膝部，膝向下弯成嘴部。胼胝体是最大的连合纤维束，连合两侧新皮质的各部分。其中大部分纤维连接两半球的对应区，但也有连接不同区的纤维，譬如丘脑放射的纤维投射到额、顶、枕叶的行程中，都有少部分加入胼胝体。

（2）前连合：由前、后两个弓状的纤维束组成，呈“H”形，中间部彼此紧聚，末端则分开，向前向后分散。在脑的正中矢状切面，前连合位于穹隆的前方。前连合的前部（嗅部）在人类不发达，连接左、右嗅球；前连合的后部（颞部）较粗，为前连合的主部，连接两侧颞叶的海马旁回。

（3）海马连合：穹隆为嗅脑的连合纤维，也是嗅球的投射纤维。它起自海马，在海马的右侧构成海马撒，向后与海马分离，弓形向上，黏附于胼胝体的下面。再向前行，左右靠近，其中一部分纤维越至对侧，连接两侧海马，称海马连合，也称穹隆连合。穹隆连合在人类并不发达。过了穹隆连合，两束纤维在中线两侧并行向前，成为穹隆体，行至丘脑前端，左右又分开，成为穹隆柱。穹隆柱向前下绕过室间孔前方，沉入下丘脑，止于乳头体。

二、基底神经节和内囊

1. 基底神经节 基底神经节又称基底节（图4－4），包括尾状核、豆状核、屏状核和杏仁核。由于尾状核头与豆状核前段相连，在水平断面上，灰质交错呈纹状，因而尾状核与豆状核合称为纹状体。豆状核又分为内侧的苍白球和外侧的壳核。其在种系发生上，依其出现的最早、较早及较晚，分别将杏仁核称为古纹状体，苍白球称为旧纹状体，结构相同的尾状核和壳核称为新纹状体。

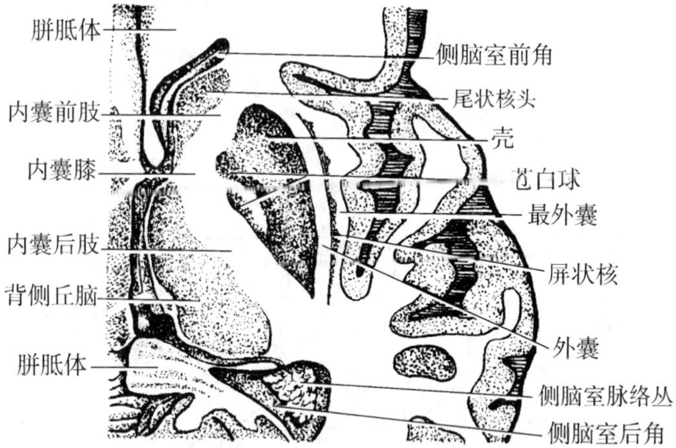

图4－4 基底节（背侧丘脑和内囊）

（1）纹状体苍白球系的功能和病变综合征：

1）苍白球系的功能与病变综合征：苍白球可直接或通过红核、黑质及丘脑底核等间接的作用于网状结构抑制区，再经抑制性网状延髓束和网状脊髓束与脑神经运动核和脊髓前角细胞的上运动神经元构成抑制性突触，从而降低肌肉张力。所以，当苍白球系，特别是苍白球和黑质病损时，出现肌张力增高、运动减少和静止性震颤综合征，如帕金森病。

2）新纹状体系的功能与病损综合征：新纹状体有抑制苍白球活动的作用，使苍白球对脑神经运动核和脊髓前角细胞的控制作用减弱，从而增强肌肉张力。当纹状体病损时，苍白球的作用被释放，增强了对下运动神经元的抑制作用，所以产生肌张力降低、多动综合征，如舞蹈病，手足徐动症及扭转痉挛。

（2）杏仁核：杏仁核的背侧部分被豆状核所遮盖，向后连于尾状核，属于边缘系统的皮质下核。

（3）屏状核：屏状核是一层灰质板，位于壳核和脑岛皮质之间，屏状核与壳核之间的白质称为外囊，通过的是梨状区和脑岛皮质到下丘脑及中脑被盖的纤维；屏状核与脑岛皮质之间的白质称为前外囊，主要是由皮质间联络纤维组成。屏状核属于纹状体的一部分，其功能和联系有待进一步研究。

2. 内囊 内囊（图4－5）位于丘脑、尾状核与豆状核之间，在脑的水平切面上呈向外侧开口的“＜”形，由前向后分为额（前肢）、膝、枕（后肢）三部分。额部即前肢在豆状核和尾状核之间，膝部为尾状核、丘脑与豆状核三者的相邻处，也即额、枕两部会合的拐角处。枕部位于豆状核与丘脑之间，枕部又可根据其与豆状核的关系再细分为豆丘部、豆状核后部及豆状核下部三个部分。

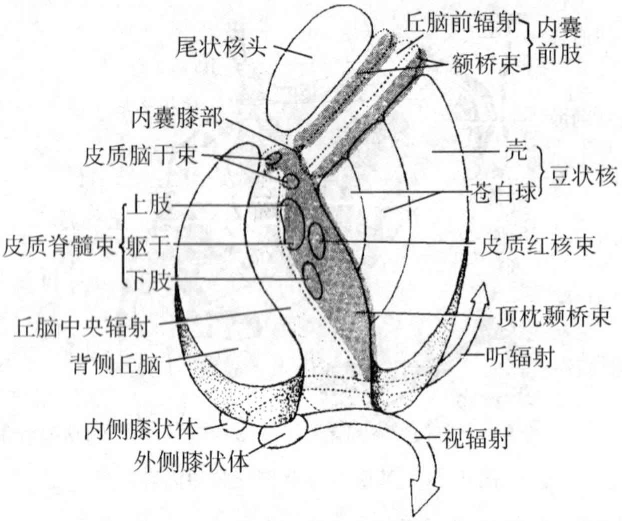

图4－5 内囊示意

（1）内囊前肢：通过的是额桥束和丘脑前放射——从丘脑前核、内侧核及外侧核投射到额叶皮质的纤维束。

（2）内囊膝部：为皮质脑干束和皮质网状纤维束。

（3）内囊后肢：通过的上、下行纤维束较多。

1）豆丘部：由豆丘部通过的是皮质脊髓束和丘脑皮质束。

2）豆状核后部：由豆状核后部经过的有枕颞桥束、视放射及由丘脑枕核至枕、顶叶的丘脑后放射。

3）豆状核下（底）部：由豆状核底部经过的有听放射和由枕、颞叶到脑桥的枕颞桥束。

内囊的投射纤维在丘脑和豆状核的四周形成放射冠，呈扇形投射到该侧半球各部的皮质。

由此可知，内囊是大脑半球内部非常重要的结构，含有大量的上行和下行纤维束，所以，当一侧出血病变（脑出血）时，则出现三偏综合征，即偏瘫、偏盲与偏身感觉障碍；即使供应内囊后肢前部血运细小的豆纹动脉闭塞，也会出现完全性的偏瘫。

三、脑室

各脑室内充满脑脊液（CSF），互相交通。成对的侧脑室（第一、第二脑室）伸展到两半球的各个脑叶内，借前部室间孔与位于间脑腔的第三脑室沟通。三室借中脑导水管与菱形的第四脑室相通。

1. 侧脑室 侧脑室是大脑半球内的腔洞，脑室壁被覆着脑室膜。侧脑室形状不规则，大致与大脑半球的外形一致，按其形状和部位，分为前角、体部（中央部）、后角和下角四部分。

（1）前角：即侧脑室室间孔以前的部分，向前外下方伸入额叶内。在额叶断面上呈三角形，其顶壁、前壁皆有胼胝体形成；内侧壁由透明隔构成；腹外侧是尾状核头。

（2）体部：即前角后部由室间孔至胼胝体压部之间的部分，内上壁由胼胝体和透明隔构成，外下壁由穹隆、侧脑室脉络丛、丘脑背外侧核和尾状核构成。尾状核突入侧脑室呈纵隆起，故尾状核出血容易破入侧脑室。向后伸入枕叶的部分为后角，自体部向前下方伸入颞叶内的部分为下角。

（3）后角：后角向后内方伸入枕叶。其发育差别很大，两侧多不对称，也可能缺如。一般多呈短三面锥体形，有的呈长管状。其顶壁和外侧壁由胼胝体形成一薄的白质层，称为内矢状层；外侧壁是由视放射组成的外矢状层；内侧壁由后角球和禽距两个纵行隆起组成；背侧的后角球由胼胝体压部放射到枕叶的纤维组成；腹侧较大的禽距是由距状裂前部皮质陷入而成；下壁由枕叶的白质构成。

（4）下角：最大，呈弓形。下角的长轴约与颞上沟一致，下角中点的投影为外耳道中心垂直向上 3 cm 再向后 3 cm 之处，距表面约 5 cm。下角的腔呈裂隙状，其顶壁外侧大部分是胼胝体；内侧小部分是尾状核尾和终纹；底壁的外侧部是由侧副裂深陷，皮质突入下角而形成的侧副隆起，底壁内侧部由海马构成。

2. 第三脑室 第三脑室为两侧间脑之间的狭窄裂隙，分顶、底、前、后及两侧壁。

（1）顶壁：由紧紧地张于丘脑带间的脑室膜和覆盖于其上面的软脑膜连合而成。

（2）底壁：斜向前方，主要由下丘脑的结构组成。由前向后依次为视交叉、漏斗、灰结节和乳头体。

（3）前壁：由下部终板与上部的穹隆柱和前连合组成。在前壁与顶壁相连处的后方是室间孔。其前界为穹隆柱，后界为丘脑前结节。

（4）后壁：由松果体和后连合组成。

（5）侧壁：由上部的丘脑内侧面的前 2/3 和下部丘脑构成，侧壁上界为髓纹。两侧壁之间有间块相连。

3. 第四脑室 第四脑室位于脑桥、延脑与小脑之间，是菱脑的中央管扩展而成的菱形腔。其下角通入延脑下段的中央管。经外侧孔通入蛛网膜下腔；经正中孔通入小脑延髓池，继而入脊髓的中央管。

脑室与蛛网膜下腔都有产生脑脊液的功能，但大部是由脑室内脉络丛而且主要是由侧脑室内的脉络丛所分泌。诸脑室内与蛛网膜下腔充满脑脊液，一个侧脑室约 15 mL，第三、四脑室共约 5 mL，颅内蛛网膜下腔和脑池共约 25 mL，脊蛛网膜下腔约为 75 mL。成年人总共为 100 ~ 160 mL。儿童量少，老年人其量增多。侧卧位脑脊液压力为 70 ~ 180 mmH_2O。超过 200 mmH_2O 为颅内压增高；低于 50 mmH_2O 为病理性低颅压。

脑脊液增多（分泌过多、吸收障碍或循环受阻）、颅内血容积增加（动脉压升高）、脑容积增加（脑水肿）、颅内占位性病变（颅内出血、颅内肿瘤、硬膜下囊肿、脑脓肿及脑寄生虫病）等均可引起颅内压增高，而出现头痛、呕吐与视神经盘水肿等所谓的颅压高三主征，重者者可发生脑疝，危及生命。

由于脑室都有一定的形态，颅内占位性病变等会引起脑室移位或变形，可借助脑室造影、头颅 CT 和 MRI 以助诊断，后二者还可确定病变性质，且无创伤性。

第三节　大脑各叶病变综合征

一、额叶病变综合征

1. 运动障碍 4 区受损出现对侧面下部、舌或肢体中枢性瘫痪。4 区、6 区同时受损出现典型的上运动神经元性偏瘫，即瘫痪肢体肌张力增高、腱反射亢进、病理征阳性。4 区受损只有踇趾背伸；6 区受损仅出现 2 ~ 5 趾扇形展开；4 区、6 区同时受损始出现典型的巴宾斯基征。病灶靠近皮质，常出现不完全性偏瘫，即病灶位于中央前回上部，则下肢瘫痪重；病灶位于中央前回中部，上肢瘫痪重；病灶位于中央前回下部，而面、舌瘫痪重。

2. 强握现象 运动前区即 6 区病损，除了肌张力增高外，还可出现摸索动作，即患侧上肢不自觉地在空中摸索，有时下肢也可出现。强握反射指以物接触患肢手掌，患者常紧握接触之物久久不予放松。

3. 运动性失语 优势侧额下回后部（44 区）病损时，患者虽保留理解语言的能力却丧失了说话的能力。不完全性失语，患者虽可以说话，但词汇异常贫乏，讲的很慢而且困难，甚至断断续续很不连贯的一个字一个字地说出或出现严重的口吃，一个字重复多次才能说出下一个字。完全性运动性失语常伴有书写不能。

4. 书写不能 优势侧额中回后部（额眼区）即 8 区、9 区后部病损，可引起失写症。书写不能不仅发生在书写中枢病损时，也可发生在其他语言中枢病变时。因此定位诊断时要结合其他体征。

5. 偏视 也称凝视或同向偏斜视。额中回后部即额眼区病损，可出现眼肌同向运动障碍，两眼向病灶侧注视。若受刺激，则双眼向病灶对侧注视。

6. 额叶性共济失调 额、顶、颞叶皮质→小脑→运动区回路的功能是调节和调整运动的速度和范围。额叶病损时，小脑体征在病灶对侧，躯干明显，发生较早，无眼球震颤。约占半数，比小脑病变时轻。

7. 自主神经功能障碍 4 区及 6 区受损，患肢凉、水肿、发绀与皮肤菲薄。旁中央小叶也受损出现二便失控，伴下肢远端运动障碍。

8. 精神症状 额前区（9～12 区）病灶出现记忆力尤其是近记忆力障碍，比远记忆力障碍早（早期远记忆力保存）、表情淡漠、注意力不集中、智能障碍、欣快、轻浮、反应迟钝、定向障碍、小便时可有特殊的行为障碍。

9. 木僵、蜡样屈曲与抗拒症 额叶病变时及精神分裂症患者均可见到。

10. 勒李（Leri）反射增强与紧张性跖反射 均为额叶病变早期症状之一。

11. 刺激性运动性体征 包括头、眼旋转发作；局灶性运动性发作；精神运动性发作；全面性发作和麻痹发作。

（1）头、眼旋转发作：发作时头、眼转向病灶对侧，不伴意识丧失。单纯的头、眼旋转发作几乎都是 8 区或 6 区病变的结果。枕叶及颞叶侧视皮质代表区受刺激也可发生头、眼旋转发作，但枕叶可伴有视野缺损，而颞叶往往伴有钩回发作，可助鉴别。

（2）局灶性运动性发作：多为一侧性，不伴意识障碍。局灶性运动性发作提示病灶在 4 区，而且发作的起始点常指明病灶的具体部位。局灶性运动性发作，可只限于局部；也可从局部开始向近邻部位扩散，直至扩延到整个半身。后者又称 Jackson 发作。

（3）全面发作：额叶病损引起的全面发作者常有局灶性发作的先兆，若发作起始于头、眼旋转者，表示病灶在 8 区或 6 区；发作起始于头和身体向对侧旋转者，提示病灶在 6 区。头眼旋转的全面发作，继而意识丧失者，提示病灶在额叶的前部。全面发作也可以没有局灶体征，激发点可能在中央系统。

（4）麻痹性发作：较少见。为身体某一局部的发作性暂时性麻痹，也称Toddo麻痹、44区病变。有时表现为一过性运动性失语，是麻痹发作的一个特殊类型。

（5）精神运动性发作：额叶病变也可导致精神运动性发作，其临床表现参看颞叶病变综合征。

二、顶叶病变综合征

（一）感觉障碍

感觉障碍是指顶叶病变并不引起身体对侧知觉的完全消失，只能引起某些感觉障碍。实体觉丧失是顶叶中央后回及其稍后的5区、7区病损的重要体征。

1. 刺激症状

（1）局灶性感觉性癫痫。

（2）半身感觉性癫痫，若从局灶开始，有序地延及半身，称Jackson感觉性癫痫。

（3）半身感觉－运动发作。

（4）局灶性感觉－全身痉挛性发作。

（5）感觉性发作伴运动抑制性发作。

（6）发作性疼痛。

2. 抑制症状

（1）单肢感觉障碍。

（2）单肢为主的偏身感觉障碍。

（3）完全性偏身感觉障碍。

3. 皮质型感觉障碍特点

（1）浅感觉障碍在半身感觉障碍的基础上，可呈手套、袜子型加重。

（2）深感觉障碍比浅感觉障碍重。

（3）出现实体觉、两点辨别觉、皮肤定位觉和图形觉等精细（复合）感觉障碍。

（4）可伴有感觉性癫痫。

（二）运用不能

运用不能是指主（优势）侧半球缘上回（40区）病损时可产生失用症。患者意想要做的动作，但不能做，故属于意想运动性运用不能。

（三）失读症

失读症是指主侧半球的角回（39区）病损后，患者虽能看到纸上的字，但是对过去学会的文字符号不能理解，不会阅读。失读症又称视性失语症，或称字盲。阅读功能涉及各个语言中枢区的健全程度，它很少孤立出现，多为认识不能，常为失用症及其他语言障碍的表现之一或伴发现象。

（四）体象障碍

体象障碍是指非主侧半球角回病损时出现瘫肢失注症、瘫肢否认症、失肢症及多肢症等对自体结构的认识障碍。

（五）古茨曼（Gerstmann）综合征

古茨曼综合征是指主侧半球角回区病损时出现的不辨手指，不辨左、右，失读，失写与失计算等症状。

（六）视野改变

视野改变是指对侧同向的下象限偏盲，是顶叶病变的早期症状之一，因损害了经过顶叶的视放射所致。

（七）半身萎缩症

顶叶病损后常出现半身萎缩症，其中以对侧手部肌肉萎缩为更明显。

（八）旁中央小叶病损症

旁中央小叶病损症是指出现对侧下肢远端感觉障碍、大小便障碍。若波及旁中央小叶前部，还可出现下肢远端的运动障碍；如果波及两侧，则出现下肢远端感觉、运动障碍，伴二便失控，需与脊髓病变鉴别。

三、枕叶病变综合征

（一）刺激症状

第Ⅰ、Ⅱ视区受刺激时发生比较简单的视幻觉，如闪光、火星、暗影等；第Ⅲ视区受刺激，则产生复杂的视幻觉，如人物、动物、图像、物体等；若刺激病灶靠近顶叶，则出现头、眼向对侧旋转（偏视）；若病灶靠近颞叶，则出现很奇怪的形象或使人恐惧的形象；视幻觉也可为癫痫全面发作的先兆。

（二）破坏症状

枕叶病变常出现各种视野缺损。

1. 同向偏盲性中心暗点 见于一侧血管性小灶性损害、脑囊虫病或同向偏盲的恢复期。

2. 同向偏盲 见于一侧枕叶的血管病或占位性病变。

3. 象限性偏盲 见于一侧楔回（距状裂上唇）病损，出现同向性下象限偏盲；舌回（距状裂下唇）病损则出现上象限性同向偏盲。

4. 双侧上偏盲或双侧下偏盲 两侧舌回同时受损，则引起双侧上偏盲；两侧楔回同时受损，则出现双侧下偏盲。多见于枕叶间肿瘤，偶见于偏头痛先兆。

5. 大脑皮质性失明（皮质盲） 自外侧膝状体至枕叶的视觉中枢的病损均可引起。由于必须是两侧病损时始可发生，因此，发生在枕叶皮质的机会相对较多。皮质盲有以下特点：

（1）视觉完全丧失。

（2）瞳孔对光反射存在。

（3）强光照射及手势威吓都不能引起反射性的闭眼动作。

（4）视神经盘外观正常。

（5）可伴有偏瘫、偏身感觉障碍与失语等。

6. 视觉认识不能 主侧半球或两侧第Ⅱ视区病损时，患者虽不全盲，能避开路上的障碍物而行走，但不认识该物，需借助触摸、听、嗅才能辨认；若第Ⅲ视区同时受损，还丧失了视物再现的能力，患者比盲人行动更困难，如不认识自己的家，失去定向力，感觉到世上所有的东西都是生疏的。

7. 视物变形症 患者可有视物变形症状。

四、颞叶病变综合征

1. 听觉障碍 第Ⅰ听区（41 区）受损，可不产生单侧听力明显障碍，最多只产生双侧听力减退。若受刺激则产生听幻觉。

2. 感觉性失语 第Ⅱ听区（42 区）即颞上回后部受损，出现感觉性失语。若病灶大，波及额下回后部时，出现混合性失语。

3. 健忘性失语 颞叶后部、顶叶下部的 37 区及 21 区、22 区后部为语言形成区，病损时出现健忘性失语或称命名性失语。当询问物品名称时，患者虽然能描述出该物品的用途和特征，但说不出该物的名称；见了熟人，虽能说出其职业、工作单位，但叫不出其名字。

4. 眩晕 22 区为前庭代表区，受刺激时产生眩晕，常伴听幻觉。

5. 眼球同向运动障碍 22 区又是头、眼转动的副中枢，受刺激时可产生双眼向对侧偏视；该区受破坏，也可出现暂时性同向偏视（凝视病灶侧）。

6. 幻嗅与幻味 嗅觉中枢位于海马回，味觉中枢与其相邻，受刺激时引起幻嗅与幻味。

7. 记忆障碍 颞前区（20 区、21 区、5 区、38 区）病损，出现记忆力障碍。颞叶性记忆力障碍与额叶性不同，主要表现为近记忆力障碍，而远记忆力及一般智能仍保存。

8. 颞叶性共济失调 20 区、21 区和 22 区发出纤维组成的颞桥小脑束受损，表现为躯体性共济失调，主要是站立和行走障碍，而且很轻微。

9. 视野缺损 为颞叶病损的早期症状之一，表现为上象限性偏盲。

10. 音乐中枢病变 主侧半球颞上回前部受刺激，发生音乐性癫痫。病损时不能唱歌，听不懂音乐。

11. 颞叶癫痫发作 有 8 种形式：

（1）钩回发作。病灶在颞叶内侧面的钩回及海马回受波及时，会出现发作性幻嗅或伴咀嚼动作。

（2）精神运动性发作，又称癫痫等值症或称颞叶癫痫。主要表现为发作性意识混乱、精神症状和运动症状。

（3）发作性头、眼向对侧偏斜。

（4）梦样状态。

（5）音乐性癫痫。

（6）发作性对熟悉的环境突生陌生感。

（7）发作性对陌生的环境突生熟悉感。

（8）以幻听、头眼旋转、眩晕或耳鸣为先兆的全面性癫痫发作。

12. 阅读和书写障碍 阅读和书写与基本的感觉性语言功能有密切的依属关系，因此，当感觉性语言中枢病损时，不仅引起感觉性失语，而且必然伴发失读及失写。

13. 颞叶病变累及邻近组织的伴发症状

（1）颞叶内下面的病灶压迫动眼神经，引起动眼神经麻痹，其中最常见的是颞叶钩回疝。

（2）颞叶中后部病灶，向上扩展可出现面、舌甚至上肢的中枢性瘫痪。

（3）颞叶病灶，向内侧扩展引起内囊的损害，出现完全型的偏瘫或三偏综合征。

（4）颞叶病灶，侵及脑岛，除了出现咀嚼、咳嗽与上消化道先兆症状之外，还可出现模糊的内脏痛。

五、边缘系统病变综合征

边缘系统发生病损时，可以产生一些特有的症状。

1. 边缘系统萎缩 可出现精神运动性癫痫。颞叶癫痫就是由于颞叶内含有边缘系统的许多结构。由于额叶也有含有边缘系统的结构，如额叶眶面、扣带回等，所以额叶病变（扣带回肿瘤）时也会出现精神运动性癫痫。

2. 扣带回受损 产生淡漠、缄默、无表情、对事物不关心和运动障碍。

3. 眶部受损 会引起咀嚼运动、食欲增加、性欲亢进、血压升高、胃肠蠕动亢进、唾液分泌与瞳孔散大以及呼吸停止。

4. 海马受损 免疫功能受抑制，近记忆缺损，不能建立新的记忆。

5. 边缘系统缺氧或炎症 均可产生精神症状，表现为忧郁、躁动及多疑等行为异常，以及嗅幻觉、味幻觉及其他形式的癫痫发作，记忆力减退和痴呆。

6. 两侧杏仁核及其邻近结构受损 恐怖与愤怒反射消失、性活动亢进与食欲增加。

第四节 后 脑

后脑包括中脑、脑桥、延（髓）脑和小脑。中脑、脑桥与延脑合称为脑干（图4－6、图4－7）。

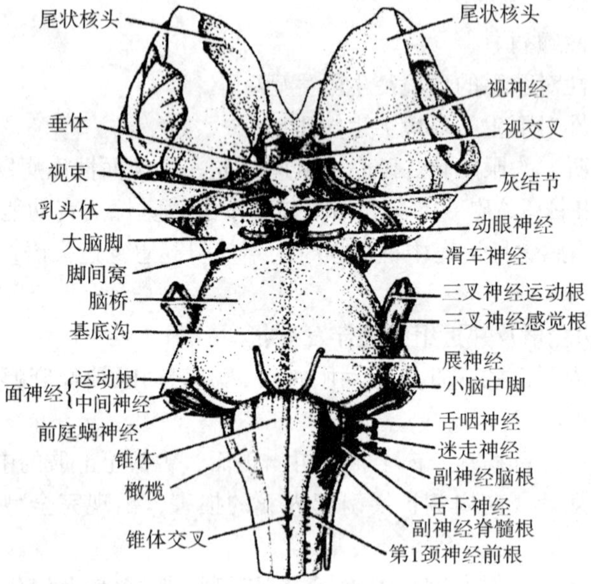

图4－6 脑干（腹面）

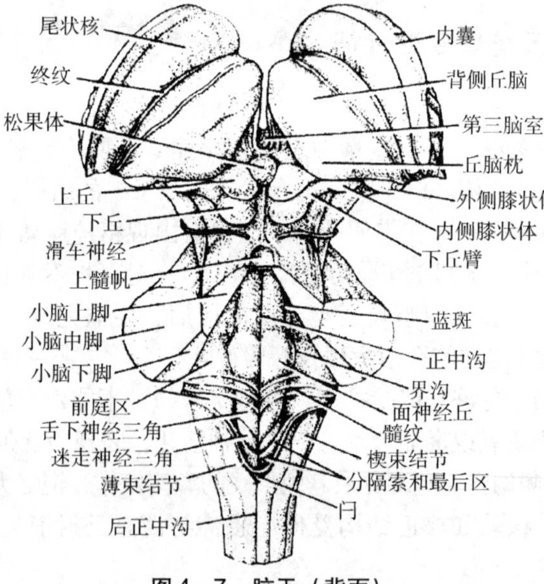

图4－7 脑干（背面）

一、中脑

（一）中脑的外形

中脑的腹面上界是属于间脑的视丘，下界为脑桥的上缘。腹侧面一对粗大的纵形隆起，称为大脑脚底，由大量大脑皮质发出的下行纤维构成。两脚间凹陷为脚间窝，窝底为后穿质，其中有许多血管出入的小孔。大脑脚底的内侧有动眼神经由此出脑。

中脑的背面由两对小丘组成，分别为上丘和下丘。上丘是视觉反射中枢，下丘是听觉反射中枢。自上、下丘的外侧各向前外方发出一条隆起，分别叫上丘臂和下丘臂。上丘臂连接上丘、间脑与外侧膝状体，下丘臂连接下丘与内侧膝状体。

（二）中脑的内部结构

中脑的内部可划分为四个部分：①顶盖，由顶盖前区和成对的上、下丘组成。②中脑被盖部，是脑桥被盖的直接延续，含有上行纤维束、中脑导水管周围的中央灰质和网状结构等。③大脑脚底，是脑桥基底部纵行纤维的聚集，包括锥体束和皮质脑干束。④黑质，在中脑被盖和大脑脚底之间，其内含有黑色素的细胞团。因此，通常所谓的大脑脚包括了中脑被盖、黑质和大脑脚底三个部分。

1. 上丘阶段 中脑背面的凸起是上丘，上丘与大脑脚底之间向外凸出的隆起属于间脑的内侧膝状体。在内部，中脑导水管四周中央灰质的外缘可见三叉神经中脑核，在中央灰质的腹侧，动眼神经的核团代替了滑车神经核。在被盖部最突出的是出现了浑圆的红核。

（1）上丘和顶盖前区：上丘在低等动物中是视、听和躯体信息的整合中枢，在结构上灰、白二质交替排列。人类的上丘也仍然保持着分层的形式。人类的上丘主要是视觉反射的中枢，但也接受下丘传来的听觉信息和脊髓传来的躯体感觉信息（纤维伴随脊髓丘脑束行走）。

上丘的传入联系为：①浅层结构，接受视网膜，经视束上丘臂的直接投射，并接受大脑皮质视区和眼外肌运动中枢（7 区、8 区）的投射；②深层结构，接受大脑皮质听觉中枢、下丘、三叉神经脊束核和脊髓等处的投射。

上丘的传出联系包括：①向丘脑投射纤维，继而向大脑皮质传递有关眼球转动速度与方向的信息；②向脊髓的投射纤维，绕导水管周围灰质，在上丘下部平面，导水管腹侧的中线上交叉（被盖交叉），越边后至对侧下行，称顶盖脊髓束，至颈髓节段中间带和前角的内侧部；③向脑干的投射纤维，止于与眼球垂直和水平转动眼外肌运动核有关的脑桥旁正中网状结构和内侧纵束颅侧中介核。

上丘浅、深层结构能够对不同模式的传入信息进行整合，通过其上、下行投射，参与大脑皮质眼外肌运动中枢对眼球快速垂直和水平运动的控制，并参与协调眼、头对声、光等刺激的定向运动。

顶盖前区，或称顶盖前核，位于中脑和间脑交界，后连合至上丘头端水平，导水管周围灰质的背外侧，部分与上丘相连。该区由若干神经元群构成，直接接受经视束、上丘臂来自视网膜的视觉纤维，并接受视觉皮质和上丘的投射。其传出纤维部分经中脑导水管腹侧交叉，或经后连合交叉，止于双侧动眼神经副核，从而使两眼同时完成直接和间接对光反射。

（2）动眼神经核群：在上丘阶段，位于左右内侧纵束形成的“V”形凹槽内。动眼神经包含躯体运动和一般内脏运动两类核团。

1）动眼神经核：位于中脑上丘阶段，中脑导水管的腹侧。动眼神经核与动眼神经副核共同构成动眼神经核复合体。动眼神经核由成对的外侧核和不成对的中央尾侧核构成。外侧核支配同侧的下直肌、内直肌和下斜肌，并支配对侧的上直肌；中央尾侧核支配双侧上睑提肌。动眼神经核发出纤维向腹侧，经大脑脚底的内侧出脑，组成动眼神经的一般躯体运动纤维。动眼神经核和滑车神经核、展神经核接受的纤维是相同的。顶盖脊髓束的纤维止于眼外肌核，可完成追踪跨过视野的物体以及眼球反射性地转向视、听刺激的来源。内侧纵束传导前庭和半规管的刺激至眼外肌核和颈髓前角运动细胞，保证眼球和头部的协同活动。

2）动眼神经副核：又称 Edinger－Westphal 核，位于动眼神经核前部的背内侧。此核发出副交感节前纤维，经由动眼神经出脑，至位于眼眶的睫状神经节交换神经元，发出的副交感节后纤维支配眼球瞳孔括约肌和睫状肌。动眼神经副核的副交感节前神经元作为传出神经元，参与瞳孔对光反射和调节反射。前者与光照视网膜时瞳孔缩小有关，后者与视近物时晶状体曲度增加有关。当光线刺激进入眼球后，视觉冲动经视神经、视交叉、视束、上丘臂进入顶盖前区，此处细胞发出纤维止于双侧的动眼神经副核。因此一眼受到强光，两眼瞳孔同时缩小。

（3）红核：位于中脑上丘至间脑尾侧平面，黑质的背内侧。横切面上为一对直径约 5 mm 的卵形核团，新鲜时呈浅粉红色。红核由小细胞部和位于尾侧的大细胞部组成。人的红核小细胞部相当发达，几乎占红核全部。

1）红核的传入联系：①来自小脑齿状核的投射。由小脑齿状核发出的纤维经小脑上脚交叉后，一部分纤维止于红核，大部分纤维经过背侧丘脑中继止于大脑皮质额叶的运动区。②来自大脑皮质的投射，主要由第Ⅰ躯体运动区和第Ⅰ躯体感觉区发出。

2）红核的传出联系：①至脊髓的下行投射。由红核尾侧的大细胞部发出，在上丘下部平面，被盖腹侧的中线上交叉，称为被盖腹侧交叉；越边后至对侧下行，称为红核脊髓束，主要终止于颈髓节段中间带和前角的外侧部。人的红核脊髓束虽不发达，但仍有其临床意义。如皮质脊髓侧束受损，红核脊髓束可能部分保留皮质脊髓侧束行使的运动功能。②至下橄榄核的下行投射。起自红核小细胞部，经被盖中央束至同侧下橄榄核。红核参与对躯体运动的控制，其小细胞部是大脑与小脑之间多突触联系的重要环节。

2. 下丘阶段

（1）下丘：是听觉传导通路上的重要中继站，下丘中密集的细胞组成了下丘核。起自蜗神经核和上橄榄核的外侧丘系，在此阶段逐渐移向背侧，包裹了下丘核，大部分纤维终止于此。自下丘核发出的纤维形成下丘臂，向上止于内侧膝状体，自内侧膝状体发出的纤维投射至大脑皮质的听区。下丘也是听觉的反射中枢，它有纤维投射至上丘，自上丘发出顶盖脊髓束，止于脑干和脊髓的运动核，完成由声音引起的反射活动，如听觉惊恐反应。

（2）滑车神经核：在下丘阶段嵌于内侧纵束的背面，属躯体运动核。它发出的神经根纤维围绕中央灰质行向背外侧，再转向尾侧于前髓帆中，左右两根完全交叉，出脑后绕过小脑上脚及大脑脚，穿过海绵窦，经眶上裂进入眼眶，支配上斜肌。滑车神经受损时，眼球不能向外下方转动，出现复视，下楼特别困难。临床上单独滑车神经麻痹较少见，多合并动眼神经麻痹。

（3）小脑上脚交叉和被盖部其他传导束：自小脑发出的纤维经小脑上脚在脑桥上部沉入被盖以后，两个上脚的纤维在中线开始交叉，在下丘阶段被盖中线两侧仍是交叉的纤维，交叉后穿过红核上行止于背侧丘脑，其中一小部分纤维也终止于红核。被盖部的其他纤维束在位置上与脑桥上部相同。内侧纵束和顶盖脊髓束仍居中线两侧。在网状结构腹外侧有内侧丘系和外侧丘系围绕，这两个丘系之间是脊髓丘脑束。三叉丘系的纤维紧靠内侧丘系的背方。

（4）黑质：主要是大量含有黑色素的神经细胞团，位于中脑被盖和大脑脚底之间，见于中脑的全长，并延入间脑的尾侧部。分为以下两部。

1）黑质网状部：靠近脚底，其细胞形态、纤维联系和功能与端脑的苍白球内段相似。

2）黑质致密部：靠近被盖，主要由多巴胺能神经元组成，其胞浆含黑色素颗粒。黑质仅见于哺乳类，在人类最为发达。黑质细胞是脑内合成多巴胺的主要地点。

黑质的纤维联系主要是通过黑质纹体纤维和纹体黑质纤维与新纹状体（尾状核和壳）建立往返联系。新纹状体中的多巴胺主要来源于黑质纹体纤维。黑质是参与基底核调节随意运动的关键结构。此外，黑质致密部还参与中脑对边缘系统的多巴胺能投射。

（5）大脑脚底：自内侧向外侧依次为额桥束（占1/5）、锥体束（占3/5）和顶、枕、颞桥束（占1/5）。

（6）脚间核：在脚间窝底上，小脑上脚交叉的腹侧，此核在人类形体较小，与内脏功能和情绪活动有关。

（三）视觉传导的解剖基础

1. 视觉传导通路 眼球视网膜神经部最外层的视锥细胞和视杆细胞为光感受器细胞，中层的双极细胞为第1级神经元，最内层的节细胞为第2级神经元，其轴突在视神经盘处集合成视神经。视神经经视神经管入颅腔，形成视交叉后，延为视束。在视交叉中，来自两眼视网膜鼻侧半的纤维交叉，交叉后加入对侧视束，来自视网膜颞侧半的纤维不交叉，进入同侧视束。因此，左侧视束内含有来自两眼视网膜左侧半的纤维，右侧视束内含有来自两眼视网膜右侧半的纤维。视束绕过大脑脚向后，主要终止于外侧膝状体。第3级神经元胞体在外侧膝状体内，由外侧膝状体核发出纤维组成视辐射经内囊后肢投射到端脑距状沟两侧的视区（纹区），产生视觉。

2. 视野 视野是指眼球固定向前平视时，所能看到的空间范围。中心视野，是黄斑部所能感受的空间范围；周边视野，是黄斑以外视网膜所感受的空间范围。

由于眼球屈光装置对光线的折射作用，鼻侧视野的物像，投射到颞侧半视网膜；颞侧视野的物像投射到鼻侧半视网膜；上半视野的物像，投射到下半视网膜；下半视野的物像，投射到上半视网膜。

当视觉传导（图4－8）路的不同部位受损害时，就可引起不同的视野缺损。

（1）一侧视神经损伤　患侧眼视野全盲。

（2）垂体肿瘤压迫　视交叉中央部的交叉纤维损伤时，可引起双眼视野颞侧偏盲。

（3）一侧视束及以后的部分（视辐射、视区皮质）受损害时，可引起双眼视野对侧同向性偏盲（如左侧受损时，左眼视野的鼻侧和右眼视野的颞侧偏盲）。

（4）颈内动脉瘤压迫致视交叉外侧部的不交叉纤维损伤时，则患侧眼的视野鼻侧偏盲。

（5）视辐射损害，则出现象限盲，下部损害出现上象限盲，上部损伤出现下象限盲。

（6）视皮质部分损害时也出现象限盲，即下部损害出现上象限盲，上部损伤出现下象限盲。

（7）枕叶上、下唇都损害时，则出现同向偏盲，与其他部位受损时不同的是黄斑回避。多见于大脑后动脉血栓形成。

3. 瞳孔对光反射通路 光照射一眼时，引起双侧瞳孔缩小的反应，称为

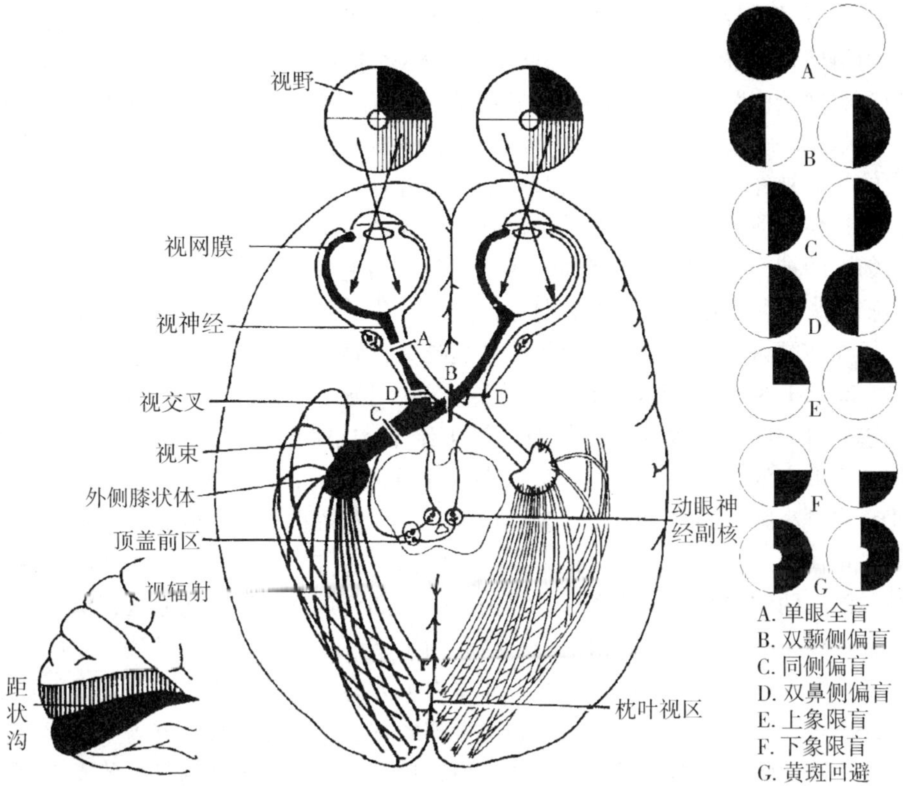

图4-8 视觉传导

瞳孔对光反射。直接受光刺激的眼所产生的反应，称为直接对光反射；未被光照射的眼所产生的反应，称为间接对光反射。对光反射是由视神经和动眼神经的副交感纤维共同完成。瞳孔对光反射的通路如下：视网膜→视神经→视交叉→两侧视束→上丘臂→顶盖前区→两侧动眼神经副核→动眼神经→睫状神经节→节后纤维→瞳孔括约肌收缩→两侧瞳孔缩小。

瞳孔对光反射在临床上有重要意义，如反射消失，可能预示病危。但视神经或动眼神经受损，也能引起瞳孔对光反射的变化。例如，一侧视神经受损时，信息传入中断，光照患侧瞳孔，两侧瞳孔均不反应；但光照健侧瞳孔，则两眼对光反射均存在（此即患侧直接对光反射消失，间接对光反射存在）。又如，一侧动眼神经受损时，由于信息传出中断，无论光照哪一侧瞳孔，患侧直接及间接对光反射均消失，但健侧直接和间接对光反射存在。

二、脑桥

（一）脑桥的应用解剖

1. 脑桥的外形 脑桥的腹面宽阔膨隆，称为脑桥基底部。下缘借延髓脑桥沟与延髓分界，上缘与中脑的大脑脚相接。延髓脑桥沟中有3对脑神经根，自内侧向外侧依次为展神经、面神经（运动根和中间神经）和前庭蜗神经。脑桥腹面正中为纵行的基底沟，容纳基底动脉。自基底沟向外逐渐变窄，移行于小脑中脚，此脚向背侧进入小脑。约在脑桥腹面与小脑中脚的交界处，有粗大的三叉神经根。延髓、脑桥和小脑的交界处，临床上称为脑桥小脑三角，简称脑桥角，前庭蜗神经和面神经恰好位于此处，第Ⅷ对脑神经发生肿瘤时可压迫邻近的神经根。脑桥的背面形成第四脑室的上半，此处室底的外侧壁为左右小脑上脚，两个小脑上脚夹有薄层白质板，称前髓帆，它构成第四脑室顶的上半，在前髓帆上有滑车神经出颅，它是唯一自脑干背面出颅的脑神经。

2. 菱形窝 第四脑室的底称为菱形窝，是延髓上部和脑桥的背面。它的下部边界自内向外依次为薄束结节、楔束结节和小脑下脚，上部边界为小脑上脚。菱形窝的两个外侧角，正常状态为小脑所覆盖，称为第四脑室外侧隐窝。此窝绕过小脑下脚转向腹侧。髓纹作为延髓和脑桥在背面的分界线由菱形窝的外侧角横行至中线，在室底正中线的正中沟，纵贯菱形窝全长，其外侧为纵行的界沟，两沟之间为内侧隆起，界沟的外侧部分是三角形的前庭区，深方有前庭神经核。前庭区的外侧角上的小隆起为听结节，内隐蜗神经后核。在内侧隆起上，髓纹以下有两个小三角区，即靠内上方的舌下神经三角和外下方的迷走神经三角，分别内隐舌下神经核和迷走神经背核。靠近髓纹上方内侧隆起脑桥部有一圆形隆突为面神经丘，内藏展神经核。界沟上端的外侧有一蓝斑，深方有含色素的去甲肾上腺素能的细胞团。

3. 第四脑室 第四脑室是延髓、脑桥和小脑之间的室腔。顶朝向小脑，室底呈菱形即菱形窝。室内有脑脊液，并与中脑导水管相交通。第四脑室的顶前部由小脑上脚及前髓帆形成，后部由后髓帆和第四脑室脉络组织形成。脉络组织上的部分血管反复分支成丛，夹带着软膜和室管膜上皮，突入室腔，成为第四脑室脉络丛，产生脑脊液。第四脑室借脉络组织上的3个孔，即1个第四脑室正中孔和成对的外侧孔与蛛网膜下腔交通。

（二）脑桥的内部结构

脑桥与延髓相比，其结构上的最大特征是分背、腹两部分。背侧为脑桥被盖部，构成脑干的主体，是中脑的直接延续，结构是相互连贯的，位于室腔和脑干基底部（锥体、脑桥基底部和大脑脚底）之间；腹侧部分为脑桥基底部，是大脑皮质和小脑皮层之间相互联系的中继站，大脑皮质可将对骨骼肌运动所作出的决定，预先传达到小脑。被盖部和基底部之间可借斜方体的前缘作为分界线。

脑桥基底部是伴随着大、小脑皮质的发展而发展的，包括纵、横两系纤维间分布的脑桥核。纵行纤维都起源于大脑皮质，经中脑的大脑脚进入脑桥基底部，包括：① 锥体束，通过基底部时，为横行纤维穿插冲散成若干小束，向下聚成延髓的锥体。② 皮质脑桥束自大脑发出，止于同侧的脑桥核（分别包括来自大脑半球额叶的额桥束，来自顶、枕和颞叶的顶桥束、枕桥束和颞桥束）。横形纤维为自脑桥核发出的脑桥小脑纤维，越过中线，组成粗大的小脑中脚，进入对侧小脑半球的皮质。

1. 脑桥上部 脑桥上部是脑桥和中脑的过渡区域，第四脑室缩小，室顶为薄层的上髓帆。滑车神经纤维在上

髓帆内交叉后出脑。室周灰质的外侧部为三叉神经中脑核。基底部的纵行纤维－皮质脑桥束和锥体束更为密聚，即由大脑脚过渡而成。在被盖部可见小脑上脚交叉和蓝斑，在被盖的外侧浅表部可见外侧丘系，它的腹内侧为脊髓丘脑束、内侧丘系和三叉丘系。

（1）小脑上脚：小脑下脚和中脚含有小脑的主要传入纤维，而小脑上脚是小脑的主要传出纤维，它起自小脑核，左右小脑上脚组成了第四脑室上半的外侧壁。从脑桥中部向上部推移，小脑上脚逐渐移向腹侧，沉入脑桥被盖，在脑桥上部和中脑下丘阶段，左右上脚进行完全的交叉，称为小脑上脚交叉。交叉后，大部分纤维止于背侧丘脑，小部分止于中脑的红核。

（2）蓝斑：在第四脑室底上端，靠近室底灰质的外缘和三叉神经中脑核附近，有一团含有黑色素的细胞，称为蓝斑。此群细胞内含有去甲肾上腺素。蓝斑发出的纤维，通过上、下行投射，几乎终止于全脑和脊髓灰质各部，从而影响脑的整体活动，如控制注意力水平，调节觉醒－睡眠周期。

2. 脑桥中段 在三叉神经入脑处水平，是基底部最宽阔的阶段，在基底部与小脑中脚移行处有三叉神经根。正中沟和界沟之间为内侧隆起，脑室的侧壁为小脑上脚。被盖部出现了属于三叉神经的核团。

三叉神经核团包括特殊内脏运动核和一般躯体感觉核，后者又分为三个核：自上而下依次为三叉神经中脑核、三叉神经脑桥核和三叉神经脊束核。

（1）三叉神经中脑核：是一个细长的细胞柱，位于中央灰质的外缘，自三叉神经入脑阶段一直向上延续到中脑上丘水平。中脑核发出相当周围突的分支，进入下颌神经，终于咀嚼肌的肌梭内，传导本体感觉冲动，相当中枢突的分支止于三叉神经运动核，完成咀嚼反射。中脑核还可能与牙周和眼外肌的本体感觉有关。

（2）三叉神经运动核：位于三叉神经根的内侧，网状结构的背外侧，它发出的纤维行向腹外，出脑后加入下颌神经，支配咀嚼肌、二腹肌前腹、下颌舌骨肌、腭帆张肌和鼓膜张肌。三叉神经运动核接受双侧皮质脑干束的支配，完成此核所支配肌肉的随意运动。

（3）三叉神经中的一般躯体感觉纤维：主要起自三叉神经节细胞，周围

突随眼、上颌和下颌神经分布，传导皮肤、黏膜一般感觉。节细胞的中枢突组成三叉神经感觉根，入脑后有的纤维分为短的升支和长的降支，也有的只有升支或降支。升支止于运动核外侧的三叉神经脑桥核，降支合成三叉神经脊束，向下经过脑桥被盖部和延髓远达 C_3 髓节，与背外侧束相接续，止于此束内侧的三叉神经脊束核。

3. 脑桥下部 脑桥下部如图 4 –9 所示。在第四脑室底上，正中沟和界沟之间有隆起的面神经丘。在基底部，锥体束为横行纤维冲散成若干小束，纵横纤维间为脑桥核。在被盖部，此切面有第Ⅷ、Ⅶ、Ⅵ、Ⅴ对脑神经的核团及其相连的纤维束等。

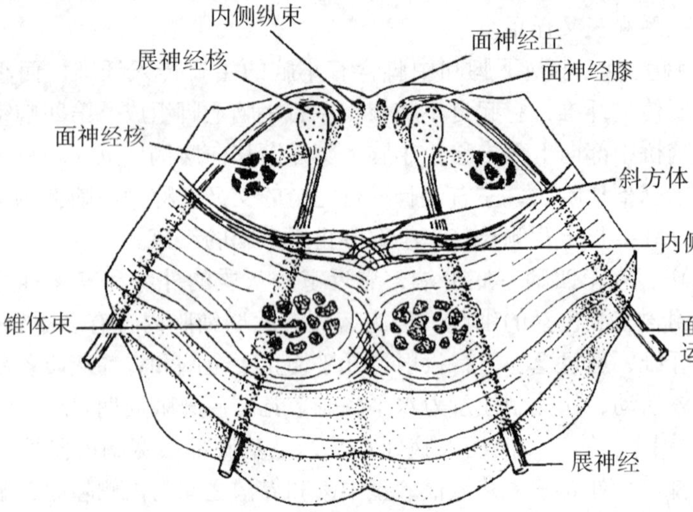

图 4 –9 脑桥下部模式示意

（1）蜗神经核：由蜗背侧核和蜗腹侧核组成，分别位于小脑下脚的背外侧和腹外侧。蜗腹侧核又包括蜗腹侧前核和蜗腹侧后核。前庭蜗神经的蜗根由内耳蜗神经节细胞的中枢突所组成，在延髓和脑桥交界水平，行经小脑下脚的外侧，止于蜗神经前核和蜗神经后核。自这两个核发出的纤维主要沿被盖部的前缘横越至对侧，这些横行的纤维称为斜方体。斜方体的纤维行至被盖部的腹外侧，绕过上橄榄核的外侧折向上行，此时改称为外侧丘系，其中大部分纤维止于中脑的下丘，自下丘发出的纤维经下丘臂止于间脑的内侧膝状体。外侧丘系也有小部分纤维直接投射到内侧膝状体。最后自内侧膝状体发出纤维，将来自内耳的听觉冲动投至颞叶的大脑皮质。在听觉传导路上还有数个小的中继核，其中最主要的是位居被盖部腹外侧的上橄榄核。此核接受斜方体的纤维，发出的纤维可经同侧或对侧的外侧丘系继续向上传导。

（2）前庭神经核：前庭神经核主要由前庭下核、内侧核、外侧核和上核组成。前庭神经核接受前庭神经初级平衡觉纤维，是小脑传入和传出通路的重要中转站。前庭蜗神经的前庭根起自内耳道底的前庭神经节，它在蜗根的上部进入脑桥下部，经小脑下脚的内侧行至第四脑室底，止于界沟以外前庭区深面的前庭神经核。前庭神经核是一个核群，自橄榄中部延至脑桥下部，它与蜗神经核同属特殊躯体感觉柱。前庭神经核除接受前庭神经的平衡信息，也接受小脑的传出纤维。它发出的纤维有：

1）前庭脊髓束：起自前庭核中靠外侧的大细胞，下行至同侧脊髓全长，止于灰质的Ⅶ～Ⅷ层。此束对肌张力有重要的易化影响，特别是提高伸肌的张力。

2）内侧纵束：是由前庭核向中线两侧发出的纤维，然后纵行，在第四脑室底深处合成一个复合的纤维束。内侧纵束向上可达中脑，主要止于支配眼外肌的脑神经核［Ⅲ（动眼神经核）、Ⅳ（滑车神经核）、Ⅵ（外展神经核）］；向下仅达颈髓节段，止于副神经核和颈髓前角细胞，执行转眼、转头的协调运动和眼外肌的前庭反射（如眼球震颤）。内侧纵束中还含有眼外肌运动核的核间联络纤维，这些纤维与双眼同向水平运动有关。如当眼球做向外侧注视运动时，一眼的外直肌必然和另一眼的内直肌同时收缩，这是冲动经内侧纵束联系一侧内直肌的运动细胞和对侧展神经核细胞来完成的。

3）至小脑的纤维束：兼有来自前庭神经和前庭神经核，在小脑下脚的内侧进入小脑。前庭神经核大概也有纤维上行止于背侧丘脑，自此投入大脑皮质。

（3）面神经核：位于脑桥下部，被盖的腹外侧区，三叉神经脊束核与上橄榄核之间。为成团的大型运动细胞群，属特殊内脏运动柱。此核细胞发出的轴突组成面神经根，先行向背内走向第四脑室底时，靠近中线并稍上升，先后绕过展神经核的内侧、背侧和上部，形成面神经膝，再走向腹外侧，并稍下降，经面神经核外侧，在延髓脑桥沟出脑，构成面神经运动根，支配面肌、颈阔肌、二腹肌后腹、茎突舌骨肌和镫骨肌。面神经核可分为若干细胞群，每群支配特定的面肌。支配眼裂以上的面上部肌的细胞群接受双侧皮质延髓束的纤维，而支配面下部肌的细胞群主要由对侧的皮质延髓束支配。因此一侧皮质延髓束受损伤时，只有对侧眼裂以下的面肌瘫痪，面上部的肌肉不受影响或瘫痪轻微，与面下部瘫痪严重不一致。

面神经除上述成分外，还有：①属于一般内脏运动柱的上泌涎核，此核位置欠明，散在于网状结构的外侧部，其纤维随面神经分布，控制泪腺、舌下腺和下颌下腺的分泌活动。②面神经中的特殊内脏感觉纤维，起自面神经管内的膝神经节，周围突通过鼓索神经等传导舌前 2/3 的味觉，中枢突入脑后加入孤束，止于孤束核的上端。

（4）展神经核：位于面神经丘的深处，由大型躯体运动细胞组成，发出的神经根行向腹侧，在锥体外侧和脑桥下缘之间出脑，支配外直肌。展神经受损伤，外直肌瘫痪，病侧眼球不能外展，由于内直肌失去了拮抗肌，于是发生内斜视。如此，两眼同向水平协调运动被破坏，物像落在两眼视网膜的非相称点，于是出现复视。

（5）传导束：在被盖部中线两侧排列的仍是内侧纵束、顶盖脊髓束和内侧丘系。小脑下脚过了外侧隐窝就折向背方，进入小脑，它的外侧是小脑中脚。在三叉神经脊束和上橄榄核之间的区域，有脊髓小脑前束、红核脊髓束和脊髓丘脑束。

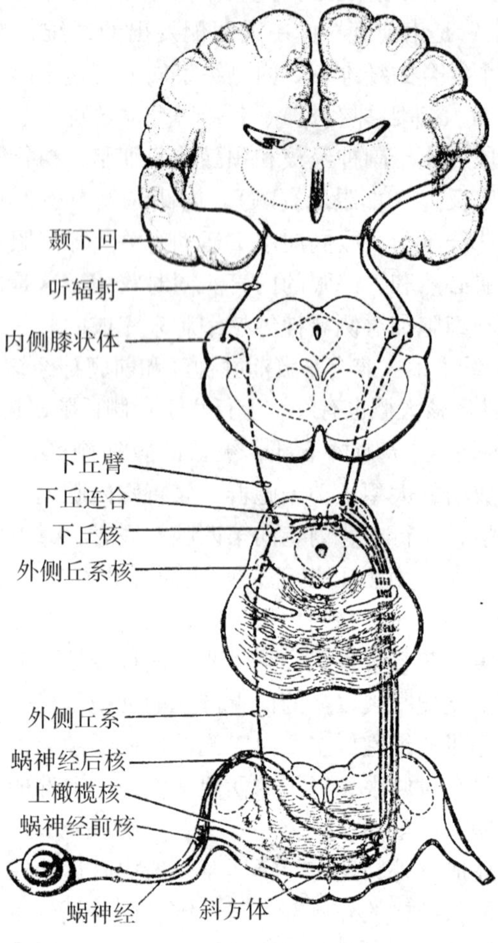

图 4－10　听觉传导通路

4. 听觉传导通路　听觉传导通路如图 4－10 所示。第 1 级神经元为蜗螺旋神经节的双极细胞，其周围突分布于内耳螺旋器（Corti 器），中枢突组成蜗神经，与前庭神经一道在延髓和脑桥交界处入脑，止于蜗神经腹侧核和背侧核。第 2 级神经元胞体在蜗神经腹侧核和背侧核，发出的纤维大部分在脑桥内形成斜方体并交叉至对侧，至上橄榄核外侧折向上行，称外侧丘系。外侧丘系的纤维经中脑被盖的背外侧部大多数止于下丘。第 3 级神经元胞体在下丘，其纤维经下丘臂止于内侧膝状体。第 4 级神经元胞体在内侧膝状体，发出的纤维组成听辐射，经内囊后肢，止于大脑皮质的听区颞横回。

少数蜗神经腹侧核和背侧核的纤维不交叉，进入同侧的外侧丘系，也有少数外侧丘系纤维直接止于内侧膝状体，还有一些蜗神经核发出的纤维在上橄榄核换神经元，然后加入同侧的外侧丘系。因此，听觉冲动是双侧传导的。若一侧通路在外侧丘系以上受损，不会产生明显症状；但若损伤了蜗神经、内耳或中耳，则将导致该侧听觉障碍。

下丘是听觉的反射中枢，下丘神经元发出的纤维到上丘，再由上丘神经元发出纤维，经顶盖脊髓束下行至脑神经运动核和脊髓前角运动细胞，以完成听觉反射。

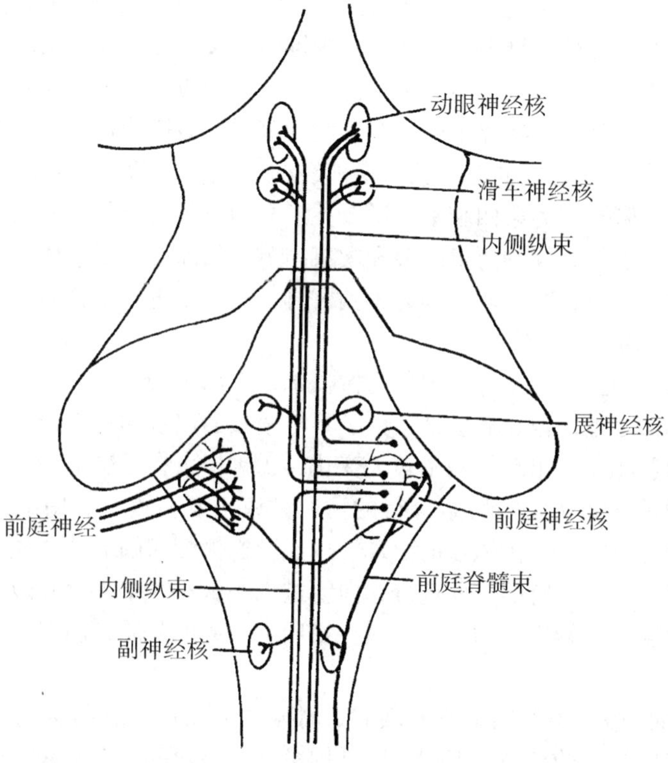

图 4－11 平衡觉传导

5. 平衡觉传导通路 平衡觉传导通路（图4－11）传导内耳平衡器在头部位置变化时所感受的刺激，与本体感觉、视觉一起参与身体的平衡调节。第1级神经元是前庭神经节内的双极细胞，其周围突分布于内耳半规管的壶腹嵴及前庭内的球囊斑和椭圆囊斑，中枢突组成前庭神经，与蜗神经一道经延髓和脑桥交界处入脑，止于前庭神经核群。

由前庭神经核群发出的第2级纤维向大脑皮质的投射路径尚不十分清楚，可能是在背侧丘脑的腹后核换神经元，再投射到颞上回前部的大脑皮质。

三、延髓

（一）延髓的外形

延髓形似倒置的锥体，其下界在平齐枕骨大孔处与脊髓直接相连。在腹面，延髓的上界与脑桥之间有一横行的延髓脑桥沟；在背面，延髓与脑桥之间一般以第四脑室底上的髓纹作为分界线。脊髓中所有的纵沟，即前正中裂、后正中沟以及前、后外侧沟都延伸到延髓。在延髓的腹面，前正中裂的两侧有纵形隆起的锥体，是由大脑皮质发出的皮质脊髓束所构成，在延髓和脊髓交界处，锥体束的大部分纤维左右交叉，名为锥体交叉，交叉的纤维部分填塞了前正中裂。锥体外侧的卵圆形隆起是橄榄，内有下橄榄核。橄榄与锥体之间的前外侧沟中有舌下神经根在此出脑。在延髓的侧面，橄榄的背方，可见自上而下依次排列的舌咽神经、迷走神经和副神经的根丝。延髓的背面，下方形似脊髓，上部中央管开放为第四脑室，形成菱形窝的下部。脊髓的薄束、楔束向上延伸，分别扩展为膨隆的薄束结节和楔束结节，其深面有薄束核和楔束核。在楔束结节的外上方稍微隆起，称为小脑下脚，主要是进入小脑的纤维组成。

（二）延髓的内部结构

延髓可分为上、下两部，上部为橄榄部，下部为交叉部。交叉部的结构仍与脊髓有相似之处，但在橄榄部，由于下橄榄核的出现和中央管开敞为第四脑室等，与脊髓相比，出现了四个较大变化：①锥体束在延髓下端交叉，交叉后下行进入脊髓；②从脊髓后索上行的薄、楔束至延髓终止，中继后的纤维交叉，至对侧上行；③下橄榄核的出现形成了延髓侧面卵圆形的橄榄，它发出的纤维形成对侧小脑下脚的主要成分，向上进入小脑；④中央管开敞为第四脑室后，原来脊髓中央管周围的灰质，成为第四脑室底的灰质，内有脑神经的起始核和终止核。

1. 脑神经核 当第四脑室开敞后，脊髓的灰质向上移行为第四脑室底的灰质，组成脑神经的核团。但属于特殊内脏柱的核团并不在室底，而是移向深部的网状结构中。

（1）舌下神经核：位于中线两侧，舌下神经三角的深方，由大型运动细胞组成，与前角运动细胞相似，属躯体运动柱。此核细胞发出的轴突沿内侧丘系的外侧前行，于橄榄和锥体之间出脑，支配舌肌的运动。舌下神经核主要接受对侧皮质延髓束的纤维，完成舌的随意运动。舌下神经损伤时，病侧舌肌萎缩，吐舌时舌尖偏向病侧（为健侧颏舌肌的作用）。舌下神经根出脑时紧靠锥体，若此区病变，则同侧舌肌瘫痪、萎缩，对侧肢体呈痉挛性瘫痪。

（2）副神经核：属特殊内脏运动，分为两部。延髓部起自疑核的尾端，其轴突形成副神经的颅根，出颅后并入迷走神经，支配咽喉肌。脊髓部起自上5～6节颈髓前角的运动细胞，称为副神经核，其轴突经外侧索走出，形成副神经脊髓根，支配胸锁乳突肌和斜方肌。副神经核接受双侧的皮质延髓束纤维支配。

（3）迷走神经的核团：迷走神经所含的功能成分较多，主要的有四个。

1）迷走神背核：属于一般内脏运动核，位于迷走神经三角的深方，舌下神经核的外侧。此核发出副交感节前纤维行向腹外侧，在下橄榄核的背侧出脑，控制颈部、胸部和腹腔大部分脏器（降结肠以下的消化器和盆腔的其他脏器由发自 S_2～S_4 侧角的副交感神经纤维组成的盆内脏神经支配）。

2）迷走神经的一般内脏感觉纤维：起自下神经节，节细胞的周围突随迷走神经分布，传导内脏感觉冲动。其中枢突入脑后在迷走神经背核的外侧折向下行，形成一个浑圆的孤束，向下可达内侧丘系交叉阶段。孤束的纤维止于围绕它周围的孤束核。自孤束核发出的纤维，一部分上行至间脑，将内脏感觉冲动传至高级中枢；另一部分纤维直接或间接止于脑干和脊髓的核团，完成心、血管、呼吸、泌涎等反射活动。止于孤束核的纤维不只来源于迷走神经，还有的来自舌咽和面神经，其中的味觉纤维终止于孤束核的上端。

3）疑核：由大型细胞组成，属特殊内脏运动柱，位于网状结构中，接受双侧皮质延髓束的纤维。它发出的轴突先向背内侧行走，然后折向腹外方，与迷走神经的其他纤维共同出脑。疑核这个细长的细胞柱，发出的纤维加入3对脑神经：上端的细胞发出纤维加入舌咽神经，支配茎突咽肌；中间部的纤维加入迷走神经；尾侧细胞的纤维形成副神经的颅根。疑核发出的纤维通过Ⅸ、Ⅹ、Ⅺ神经支配软腭、咽、喉和食管上部的骨骼肌。疑核中大概不仅含有上述的运动神经元，有人认为其中有些细胞是控制心率的副交感节前神经元。

4）迷走神经中有少量一般躯体感觉纤维：其胞体在迷走神经的上神经节中，周围突经迷走神经耳支分布到外耳道后壁，中枢突入脑止于三叉神经脊束核。

2. 锥体交叉阶段 锥体交叉阶段位于延髓下端，如图4－12所示。

（1）锥体交叉：锥体交叉在中央管腹面。锥体束是自大脑皮质发出的控制骨骼肌随意运动的一个复合的下行纤维束。其中一部分纤维到脊髓，直接或

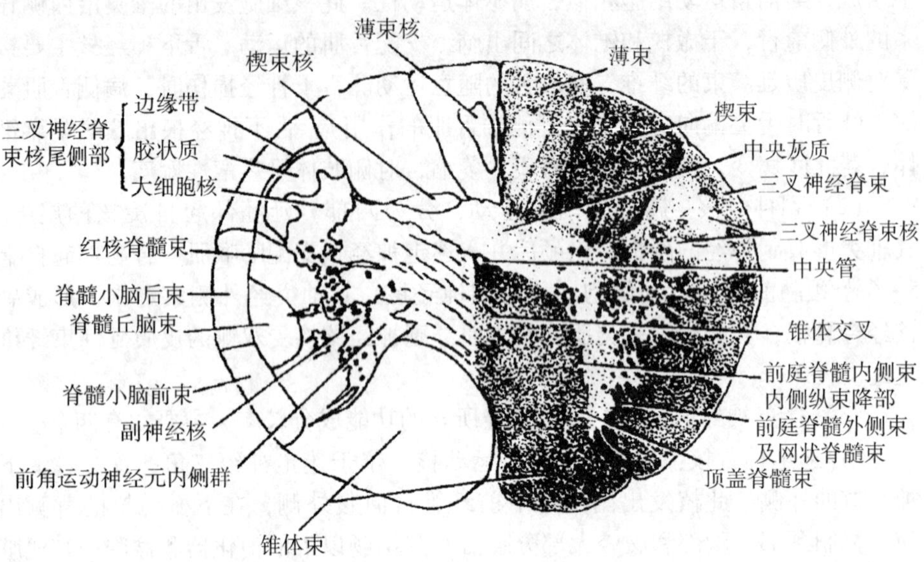

图 4－12　延髓尾侧部水平切面（经锥体交叉）

间接止于前角运动细胞，称为皮质脊髓束；另一部分直接或间接止于脑神经运动核，称为皮质延髓束，也称皮质脑干束。皮质脊髓束自大脑皮质发出后，经过中脑的大脑脚和脑桥，至延髓腹侧中线两旁聚为锥体。在锥体的下端，其中约 90.0% 的纤维越至对侧，形成锥体交叉，交叉后的纤维下行于脊髓的外侧索，称为皮质脊髓侧束；未交叉的纤维仍在同侧前索下行，称为皮质脊髓前束。皮质延髓束的纤维先与皮质脊髓束伴行，在脑干下行过程中，陆续离开，主要止于双侧的脑神经运动核（躯体运动和特殊内脏运动核），但舌下神经核和面神经核中支配下部面肌的细胞群，只接受对侧皮质脑干束的纤维。由于皮质脊髓束的大部分纤维在延髓下端通过锥体交叉到达对侧，因此若在锥体交叉以上损伤此束，则产生对侧肢体的痉挛性瘫痪。

（2）后索：薄束的纤维中出现了细胞团，称为薄束核。楔束中出现的细胞还很少，称为楔束核。薄束核和楔束核是向高级脑部传递躯干和四肢意识性本体觉和精细触觉冲动的中枢性核团。内侧丘系：薄束和楔束是脊神经节细胞的中枢突，直接在脊髓后索中上行，至延髓后分别止于薄束结节和揳束结节深方的薄束核与揳束核。自此二核发出的纤维呈弓形走向中央管的腹侧，在中线左右交叉称为内侧丘系交叉。交叉后的纤维在中线两侧折向上行，于左、右下橄榄核之间形成内侧丘系，向上通过脑桥和中脑，最后终止于丘脑腹后外侧核。该系下肢代表区的纤维，由薄束核发出，在延髓行于该系腹侧部，在脑桥和中脑则行于该系的内侧部。而该系上肢代表区的纤维，由楔束核发出，在延髓行于该系背侧部，在脑桥以上则行于该系外侧部。薄束、楔束在脊髓内传导同侧的本体感觉和精细触觉冲动，因此，病损时感觉障碍在同侧；但经过丘系交叉后，冲动就在对侧内侧丘系中继续向上传导，若一侧内侧丘系受损后，则在病变的对侧发生本体感觉和精细触觉的障碍。

（3）灰质：原来脊髓的灰质现在为锥体交叉的纤维斜向分开。前角中有副神经核（Ⅺ），发出的神经根丝自外侧索出脑，支配胸锁乳突肌和斜方肌。后角的灰质在此水平大部分已为三叉神经脊束核所代替，它的背方是三叉神经脊束，代替了脊髓的背外侧束。中央管周围的灰质在此称为中央灰质。

三叉神经脊束核和三叉神经脊束：三叉神经脊束核头侧端达脑桥中下部，与三叉神经脑桥核相续，尾侧端在 C_1、C_2 髓节段与后角相续。该核的外侧始终与三叉神经脊束贴邻，并接受此束的终止。二者在延髓下部，位于延髓背外侧部浅表；在延髓上部，位于内脏感觉柱的腹外侧；在脑桥中、下部，二者位于前庭神经核的腹外侧。

四、小脑

小脑是伴随动物躯体运动的进化而发展起来的脑部。它是调节中枢，不是运动中枢。虽有各种感觉信息投射入小脑，但它们主要是反映身体各部的位置，运动状态等，供小脑分析、综合，并不在小脑内产生意识性活动。小脑的传入联系，主要来自前庭、脊髓及大脑皮质等处，其功能影响也主要作用于此三者。

（一）小脑的外形及分布

小脑位于脑桥及延脑的后方，占据颅后凹的大部。成人小脑重约 150 g，占脑重的 10%；表面积约 1 000 cm^2，为大脑皮质的 40%。小脑的上面与小脑幕相应，正中有一矢状位隆起，两侧坡斜；下面在正中部有一纵深凹陷，称小脑谷。两侧呈半球状膨隆。小脑分为正中的小脑蚓（或称蚓部）及两侧的小脑半球。小脑半球可细分为中间部与外侧部，中间部又称旁蚓部，为半球与蚓部相邻的区域。小脑各部在发生纤维联系及功能上都有各自的特征。

小脑被后外侧裂分为绒球小结叶与小脑体两大部分。小脑体又以原裂分为前叶及后叶。依发生的先后将小脑分为古小脑（绒球小结叶，接受来自前庭的纤维，又称脊髓小脑）、新小脑（占小脑的其余大部，主要接受大脑皮质的投射，也称脑桥小脑）。小脑的前庭、脊髓及大脑皮质等传入纤维投射区之间有重叠。

小脑以三对脚与脑干相连，小脑下脚又称绳状体与延脑相连；小脑中脚，又称桥臂与脑桥相接；小脑上脚，又称结合臂连接中脑。

（二）小脑的结构

1. 小脑皮质 由梨状神经元层、粒层与分子层构成。

2. 小脑核　小脑的白质内有顶核、球状核、栓状核与齿状核四对核。

（三）小脑的纤维联系

1. 经小脑下脚进入　有脊髓小脑后束及吻束的一部分，楔小脑束，后索核小脑束，橄榄小脑束，前庭小脑束，网状小脑束，弓形小脑束及三叉小脑束。

2. 经小脑中脚进入　脑桥小脑束。

3. 经小脑上脚进入　有脊髓小脑前束及吻束的一部分；红核小脑束；顶盖小脑束；三叉中脑核小脑束。

（四）小脑传出纤维

1. 经小脑下脚传出　有小脑前庭纤维，小脑橄榄纤维，小脑网状纤维。

2. 经小脑上脚传出　有小脑丘脑纤维，小脑红核纤维钩状束。

（五）小脑的功能与病损症状

1. 小脑的功能

（1）绒球小结（前庭小脑）：主要连接初级前纤维，并与前庭核有往返联系。主要与平衡功能有关。

（2）小脑前叶的蚓部：主要接受来自脊髓的冲动，也接受部分大脑皮质的信息。其中传出影响直接或经顶核间接作用于前庭外侧核及网状结构，再经前庭脊髓束及网状脊髓束影响肌张力。

（3）脑桥小脑的功能：主要与精细的随意运动有关。

（4）小脑的外侧部：可能在运动的计划、学习上起重要的作用。齿状核的发生在运动皮质之前就是一个证明。

2. 小脑病损的症状

（1）试验证明，切除猴的小脑蚓垂可引起跌倒、头与躯干的晃动及步态蹒跚。

（2）前庭小脑病变，偶尔产生眼球震颤。

（3）小球半球病损，肌张力降低，随意运动时出现共济失调。

六、脑干网状结构

网状结构是指脑干内边界明显的灰质和白质以外的细胞体与纤维相互混杂分布的部分，其组织学特点是细胞分散，大小不一，神经纤维纵横交错穿行其间。从脊髓上胸段至间脑都有这样的结构，而一般主要是指脑干网状结构。

（一）网状结构核群

网状结构核群有中缝核群、内侧核群及外侧核群。网状结构的神经元多是树突形神经元，其特点是树突从细胞体向四周发出，长而分支稀疏。

（二）传入纤维

（1）最主要的传入纤维来自脊髓，经脊髓网状束和二级感觉纤维的侧支到达脑干网状结构。

（2）脑神经也有传入纤维抵达网状结构。

（3）来自小脑，尤其是顶核发出的纤维，主要经钩束至延脑网状结构的内侧 2/3 区。

（4）来自下丘脑外侧区和苍白球的纤维，主要止于中脑网状结构。

（三）传出纤维

网状结构的传出纤维主要投射到脊髓、丘脑、下丘脑、小脑和脑干的其他结构。大量纤维经丘脑和下丘脑中继后，继续上投至纹状体和大脑皮质。而下丘脑发出的纤维主要投射到边缘叶。

（四）网状结构的功能

1. 对躯体运动的影响 动物实验发现网状结构内有一个抑制区和一些易化区。抑制区范围较小，位于延髓网状结构的腹内区，电刺激此区可抑制脊髓牵张反射，使去大脑强直动物的四肢变软，也可抑制大脑皮质引起的躯体运动行为。抑制效应主要作用于伸肌，出现在双侧，但以同侧更明显；易化区范围较大，居抑制区的背侧，分布在延髓、脑桥和中脑的网状结构内，向上延伸到底丘脑、下丘脑及丘脑板内核群。电刺激易化区的任一水平均可获得至抑制区相反的效应，而且也是双侧的，主要也作用于伸肌。

2. 对自主神经及内分泌活动的影响 网状结构腹内侧区有吸气中枢，受刺激时可引起最大吸气；背侧与头侧有呼气中枢，受刺激时可诱发呼气；延脑腹侧网状核上段和巨细胞网状核区有减压中枢；其背外侧及头侧有加压中枢。众所周知，心血管的初级中枢位于延脑网状结构内。其中吸气中枢和加压中枢均有主动性。延脑网状结构的背外侧有调节脊髓交感中枢的下行束，受损时出现 Horner 征。

3. 对感觉中枢传导冲动的影响 网状结构对传入中枢的感觉信息有修改、加强或抑制等多方面的影响。大脑皮质的传出纤维又可通过网状结构的媒介作用于感觉传导束的中继核。

4. 对睡眠、觉醒和意识的影响 脑干网状结构的活动可直接影响睡眠、觉醒与警觉。网状结构存在上升性网状激活系（ARAS）和上升性网状抑制系（ARIS）。上升性网状激活系将躯体感觉、听觉、视觉、嗅觉，特别是三叉神经传入的冲动上传至丘脑下后部中继站，继而激活大脑；而上升性网状抑制系起于延脑孤束核周围和脑桥下部内侧的网状结构，上行至丘脑下部前端中继后，上达大脑，抑制大脑使其入睡。网状结构的活动又受大脑皮质的影响。两系统活动正常保证意识清醒和间断性的正常睡眠。

第五节 自主神经系统

根据1921年Langley的记述以及1928年Greving所下的定义："自主神经系统是指与内脏器官（由平滑肌或腺体组成）神经支配有关的全部神经细胞和纤维。它们的调节活动，常不受意志的影响"。可以看出，自主神经系统主要是指内脏运动神经（尤其是其周围部）。实际上，Langley在生理研究的基础上，把自主神经划分为交感与副交感两部分，也只适用于内脏传出成分。交感节前纤维的胞体位于胸髓和上部腰髓，故又称胸、腰部，副交感胞体则位于脑干及$S_2 \sim S_4$髓，故称脑、骶部。交感和副交感的活动也受大脑皮质及皮质下各级中枢的调节。

一、交感神经

交感神经（图4－13）的低级中枢位于脊髓的胸及上腰节段，因此，交感神经又称交感部或胸腰部。交感神经的周围部包括交感干、交感神经节，以及由节发出的分支和交感神经丛等。

（一）交感神经中枢

一般认为全部胸髓和$L_1 \sim L_3$髓（或$C_8 \sim L_4$）灰质侧角的中间外侧柱是交感神经的低级中枢。此核主要由中、小型卵形或梭形或多角形神经细胞组成，尼斯体稀少，较浅染。它的轴突经前根外出，通过白交通支与交感干相连。因此白交通支是交感神经节前纤维最集中的部位。胸交感干神经节只接受同侧的节前纤维，而腰交感干神经节则接受双侧的节前纤维。

（二）交感神经节

交感神经节包括椎旁神经节、椎前神经节和某些分散的副节。

1. 椎旁神经节 椎旁神经节即交感干神经节，位于脊柱两侧，由节间支连接成左、右两条交感干。交感干上端附于颅底外面，下端在第3尾椎前面，于尾骨前面两干相连，构成奇节（尾节）。在个体发生的早期，交感干神经节的数目与脊神经节的数目相似，以后由于互相合并，在成人每侧有22～25个，其中颈部常为3个节，胸部11～12个节，腰部3～4个节，骶部4个节，尾部只有1个节，即奇节。

2. 椎前神经节 椎前神经节形状不规则，位于脊柱的前方，包括腹腔神经节、主动脉肾神经节、肠系膜上神经节和肠系膜下神经节等。它们分别位于同名动脉根部附近。此外，有时还存在着内脏神经节（位于内脏大神经内）及肾动脉前、后神经节。

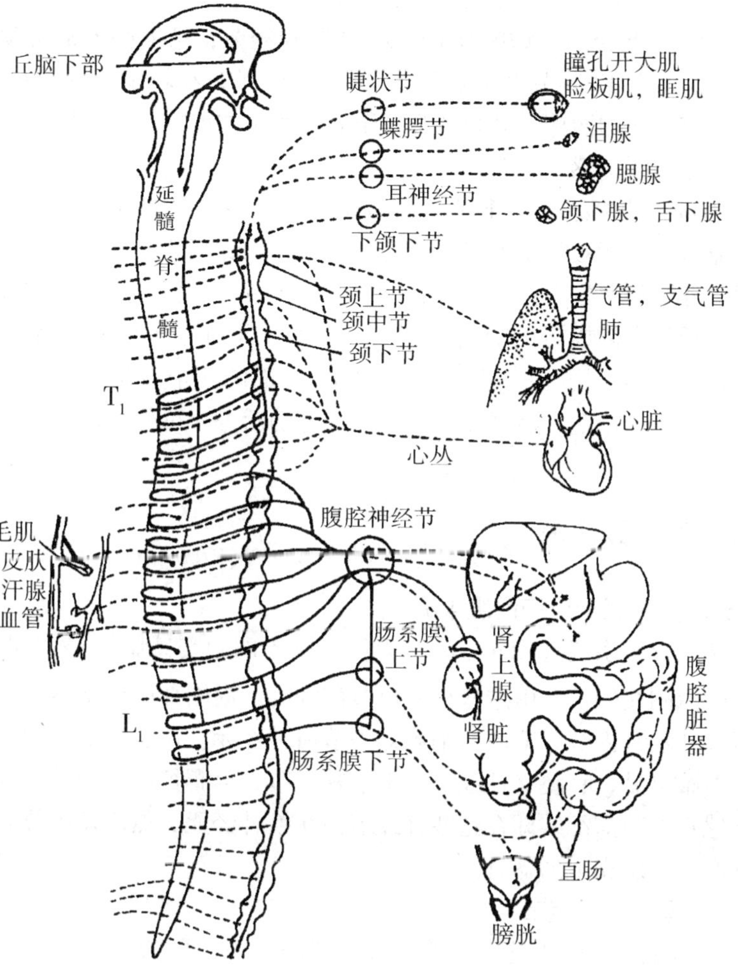

图 4－13　交感神经

（三）交通支

每一个交感干神经节与相应的脊神经之间有交通支相连，交通支分白交通支、灰交通支与混合型交通支三种。白交通支主要由有髓的节前纤维组成，灰交通支由交感干神经节细胞发出的无髓的节后纤维组成。

（四）交感神经的分布

交感神经除上述的灰交通支外，交感干的其他分支都有较为固定的走行和分布区，可按部位叙述如下。

1. 颈部　颈交感干位于颈动脉鞘的后方，颈椎横突的前方，可位于颈筋膜椎前层的浅面或深面，有时也可位于筋膜内。一般每侧有 3～4 个交感神经节，多者达6个，分别称颈上、中、下节。

2. 胸部 胸交感干每侧有10～12个胸神经节，第1胸节常与颈下节融为星状节，有时第12胸节也与第1腰节融合。胸节体积较小，最下方的2～3个节位居相应椎体的两侧，其余的都位于肋骨小头的前方。胸交感干向下穿膈的腰肋内侧弓与腰交感干相连。

3. 腰部 腰交感干位于腰椎体的前外侧、腰大肌的内侧缘，右侧被下腔静脉所掩盖，左侧被左腰淋巴腺遮掩，并与主动脉相邻。一般说，腰交感干位于腰动、静脉的前方，但在左侧，个别腰静脉也可从腰交感干的前方跨过。两侧腰交感干间常借横行的交通支相连。腰交感干神经节的数目和位置变异较多，通常有3～4个腰神经节，在 L_2 及 L_4 平面的两个节位置较恒定，前者部分被腰肋内侧弓遮盖，后者多位于髂总动脉的后方，可作为术中寻找它们的标志。

二、副交感神经

（一）副交感神经的低级中枢

副交感神经系统（图4－14）为位于脑干的副交感脑神经核和 S_2～S_4 髓节灰质的骶副交感核，由这些核发出节前纤维。周围部的副交感神经节，称为器官旁节和器官内节，节内的细胞即为节后神经元。位于颅部的副交感神经节较大，肉眼可见，有睫状神经节、下颌神经节、翼腭神经节和耳神经节等。颅部副交感神经节前纤维即在这些神经节内交换神经元，然后发出节后纤维随相应脑神经到达所支配的器官。

（二）副交感神经节

副交感神经节有两类：一类位于脏器的壁内，称为终神经节或壁内神经节，它们是由黏膜下或肌层中的一些神经细胞集聚而成，没有被膜；另一类位于效应器的外膜周围，有一些小而略分散的神经节，而在头面部则有4对略大而集中的器官旁神经节，每个节都有感觉根、交感根及副交感根3个根，但只有副交感根在节内换神经元。

1. 睫状神经节 位于视神经眶内段后部的外侧，居外直肌的内侧，其感觉根来自鼻睫神经，交感根来自颈内动脉丛，副交感根来自动眼神经。

2. 翼腭神经节 位于翼腭窝内，圆孔的下方，感觉根来自三叉神经的上颌神经，交感根来自岩深神经，副交感根来自岩大神经。

3. 耳神经节 位于卵圆孔的下方，下颌神经的内侧，感觉根来自下颌神经，交感根来自脑膜中动脉丛，副交感根来自岩小神经。

4. 下颌下神经节 位于舌下腺与颌下腺之间，感觉根来自舌神经，交感

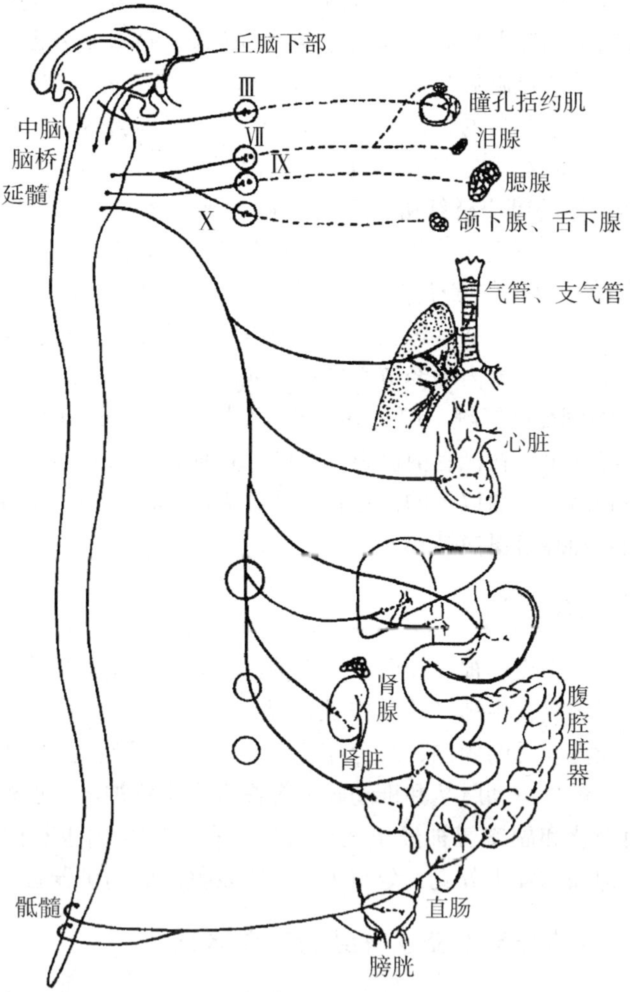

图 4－14　副交感神经系统

根来自面动脉丛，副交感根来自鼓索。

（三）副交感神经的分支及分布

1. 动眼神经的副交感神经纤维　起自中脑的动眼神经副核，伴随动眼神经入眶，沿下斜肌支的动眼神经副交感根进入睫状神经节，节后纤维随睫状短神经穿入眼球，至睫状肌和瞳孔括约肌。也有部分节前纤维随睫状短神经穿入眼球，行至巩膜上神经节换神经元后，分布至睫状肌和瞳孔括约肌，有人提出，这是调节反射的纤维。

2. 面神经的副交感纤维　起自延髓上份的泪腺核及脑桥的上泌涎核。前者经中间神经出脑，穿行膝神经节、岩大神经，在破裂孔处汇同岩深神经组成翼管神经，穿翼管，在翼腭神经节内换神经元，节后纤维经上颌神经及其分支颧神经，分布至泪腺及口腔上部和鼻腔的黏膜腺。也有学者提出，节后纤维不经颧神经，而是通过眶后丛至泪腺。眶后丛系由翼腭神经节的副交感支组成，位于眼球后方。上涎核的轴突行经中间神经、鼓索及舌神经，在下颌下神经节内换神经元，节后纤维分布至下颌下腺及舌下腺。

3. 舌咽神经的副交感纤维 起自延髓的下涎核，经鼓室神经、鼓室丛及岩小神经至耳神经节换元，节后纤维经耳颞神经至腮腺。

4. 迷走神经的副交感纤维 起自延髓的迷走神经背核，随迷走神经的分支分布至心、肺、肝、胰、肾及结肠左曲以上的消化器官等胸腹腔脏器。这些节前纤维在器官旁或壁内神经节里换神经元。

5. 骶部的副交感纤维 起自 $S_2 \sim S_4$ 髓或 $S_2 \sim S_5$ 灰质的中间内、外侧核，纤维随骶神经外出，在骶骨前面离开骶丛，形成盆内脏神经，加入盆丛，并随其分支分布到结肠左曲以下的消化管以及盆腔的泌尿生殖器官等。节前纤维在器官旁或壁内神经节里换神经元。

三、自主神经丛

交感神经、副交感神经和内脏感觉神经在到达所支配的脏器的过程中，常互相交织共同构成自主神经丛（内脏神经丛）。这些神经丛主要攀附于头、颈部和胸、腹腔内动脉的周围，或分布于脏器附近和器官之内。除颈内动脉丛、颈外动脉丛、锁骨下动脉丛和椎动脉丛等没有副交感神经参加外，其余的自主神经丛均由交感和副交感神经组成。另外，在这些丛内也有内脏感觉纤维通过。由这些神经丛发出分支，分布于胸、腹及盆腔的内脏器官。

四、交感神经与副交感神经的主要区别

交感神经和副交感神经都是内脏运动神经，常共同支配一个器官，形成对内脏器官的双重神经支配。但在神经来源、形态结构、分布范围和功能上，交感神经与副交感神经又有明显的区别。

1. 低级中枢的部位不同 交感神经低级中枢位于脊髓胸腰部灰质的中间带外侧核，副交感神经的低级中枢则位于脑干脑神经副交感核和脊髓骶部的副交感核。

2. 周围部神经节的位置不同 交感神经节位于脊柱两旁（椎旁节）和脊柱前方（椎前节），副交感神经节位于所支配的器官附近（器官旁节）或器官壁内（器官内节），因此副交感神经节前纤维比交感神经长，而其节后纤维则较短。

3. 节前神经元与节后神经元的比例不同 一个交感节前神经元的轴突可

与许多节后神经元形成突触，所以交感神经的作用范围较广泛，而副交感神经的作用则较局限。

4. 分布范围不同 交感神经在周围的分布范围较广，除至头颈部、胸腔脏器、腹腔脏器外，尚遍及全身血管、腺体、竖毛肌等；副交感神经的分布则不如交感神经广泛，一般认为大部分血管、汗腺、竖毛肌、肾上腺髓质均无副交感神经支配。

5. 对同一器官所起的作用不同 交感神经与副交感神经对同一器官的作用既是互相拮抗又是互相统一的。例如，当机体运动时，交感神经兴奋增强，副交感神经兴奋减弱、相对抑制，于是出现心率加快、血压升高、支气管扩张、瞳孔开大、消化活动受抑制等现象，此时机体的代谢加强，能量消耗加快，以适应环境的剧烈变化；当机体处于安静或睡眠状态时，副交感神经兴奋加强，交感神经相对抑制，因而出现心率减慢、血压下降、支气管收缩、瞳孔缩小、消化活动增强等现象，这有利于体力的恢复和能量的储存。交感和副交感神经的活动，是在脑的较高级中枢，特别是在下丘脑和大脑边缘叶的调控下进行的。

五、自主神经系的功能与临床意义

（一）自主神经的功能

一般的脏器都接受交感与副交感双重神经支配。两类神经对同一效应器的作用往往具有拮抗性，如交感兴奋使心率加速，收缩力加强，而副交感兴奋则使心率变慢。这种表面上对立的功能起码具有两种生理意义：

1. 可调节心脏的活动 使之适应当时机体所处的环境和功能状态，从而保证了机体与环境的统一。由于两类神经的相反功能，在一定的程度上保证了心脏本身的正常功能状态，通过两类间的反馈调节维持适度的活动。

2. 营养作用 自主神经系统的营养性功能，就是对组织代谢的作用。活动着的器官对内、外环境的适应性是靠营养作用来体现的。神经的兴奋性加强，其营养物质大量输入组织，并为更好地利用它创造条件，所以又称营养神经为“代谢神经”。

胸、腰交感神经传出纤维对全身都有明显影响，所以，在处理胸、腰交感神经传出纤维时必须小心。当无力、疼痛和知觉障碍三种症状同时存在时，活动必然引起不利后果，尤其在其治疗颈椎病时，限制活动是必要的。实践证明，颈椎病可引起从头到足全身疼痛，此与交感神经传出纤维病损有关。

（二）临床意义

1. 瞳孔变化 瞳孔变化具有重要的临床意义，是反映人体生理或病理状态的一个重要指标。由于瞳孔的神经支配，在中枢和周围都有复杂的毗邻与关联，因此，神经系统的许多病变以及神经系以外的一些疾病，都可出现瞳孔活动的变化。

2. 雷诺（Raynaud）病　雷诺病是以肢体小动脉痉挛为主要表现的疾病。一些学者认为，由于自主神经系皮质下中枢产生间歇性的病理兴奋，并通过交感神经传到肢体血管，而导致小动脉的剧烈痉挛。因此，切断分布到患肢的交感节前纤维，可作为本病的外科治疗的理论依据。

3. 心绞痛　心绞痛是由于冠状动脉收缩引起心肌缺血所致，有人提出副交感（迷走）神经的异常兴奋可能与冠脉的痉挛性收缩有关。

4. 胃溃疡　有人提出胃液中游离酸过高是发生消化性溃疡的一个原因，而胃迷走神经是胃液的分泌神经，因此各种形式的迷走神经切断术，已成为治疗消化性溃疡的一种手术方式。同时，颈椎病所致的颈交感神经功能紊乱也可引起胃溃疡及慢性胃炎。

5. 排尿和排便障碍　排尿和排便障碍与自主神经系统功能障碍密切相关。直肠和肛门内括约肌受盆内脏（副交感）神经和腹下（交感）神经支配，肛门外括约肌受阴部（躯体）神经支配。在大脑皮质及其他皮质下中枢的控制下，这些神经中枢的协调活动，维持着正常的排便反射。当大脑皮质对排便反射的抑制过强时，或直肠对膨胀刺激的感受性过低时，则会发生便秘。当胸节以上的脊髓横贯损伤，会阻断直肠、肛门的上行传入纤维，因此可产生便意消失和便秘。如果损伤了腰髓或脊髓圆锥，由于大肠感觉与运动调节的障碍，将导致大便失禁。在 S_2 髓平面上方的慢性脊髓横贯病变，则可产生自动性排便。

6. 颈椎病所致的交感神经功能紊乱　颈椎病所致的交感神经功能紊乱可引起头痛、肩背痛、下肢痛、足背痛、足外侧缘痛、下肢水肿、高血压、低血压、直立性低血压、心绞痛、心律不齐、心电图异常改变、近视、散光、远视、慢性胃炎、月经不调、阴茎勃起障碍。

第五章　脑的血液供应及中风的三级预防

第一节　脑血流的生理、病理与病变分类

一、脑血液供应

脑的血液供应包括颈内动脉系统（前循环）和椎－基底动脉系统（后循环）两部分。

（一）颈内动脉系统（前循环，图5－1）

在甲状软骨上缘水平由颈总动脉发出后，沿咽侧壁上升至颅底，穿行颈动脉管至海绵窦，继而进入蛛网膜下腔。颅内段可分为岩骨、海绵窦、虹吸弯、床突上（后三者合称为虹吸部）和终末5段。先后分出眼动脉、后交通动脉、脉络膜前动脉、大脑前动脉与大脑中动脉。供应大脑半球前3/5及眼部的血液循环。

1. 眼动脉　眼动脉由颈内动脉虹吸弯处发出，位于视神经下方入眶内，分支较多。其中视网膜中央动脉由视神经乳头穿出，分为4支供应视网膜的血液循环。

2. 后交通动脉　后交通动脉由颈内内动脉床突上段发出，在视束下方后行与大脑后动脉吻合，沟通前、后循环。

3. 脉络膜前动脉　脉络膜前动脉自颈内动脉终末段或大脑中动脉起始部发出，通过蝶鞍旁区附近的脑池达颞极内侧，绕过钩回进入侧脑室下角。供应侧脑室的脉络膜、视束的大部分、外侧膝状体的外侧部、内囊后肢的后2/3（丘脑皮质束及视、听放射通过处）、大脑脚的中1/3（锥体束通过处）及苍白球的大部分。

4. 大脑前动脉　大脑前动脉在视交叉外侧由颈内动脉终末段发出，越过视神经上方，水平位斜向前内侧与对侧同名动脉靠近，并借前交通动脉互相吻合，沟通大脑两侧血液循环，然后折入半球纵裂内，沿胼胝体沟由前向后，直达胼胝体压部的前方斜向上方，沿途发出许多周围支，其终末支成为楔前动

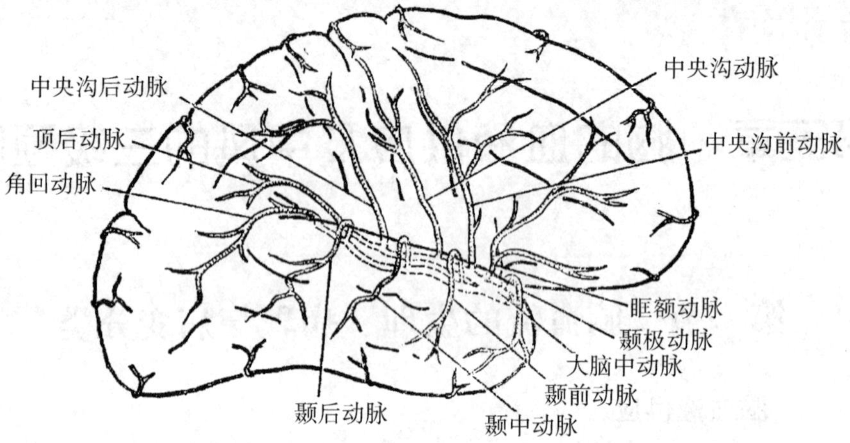

A

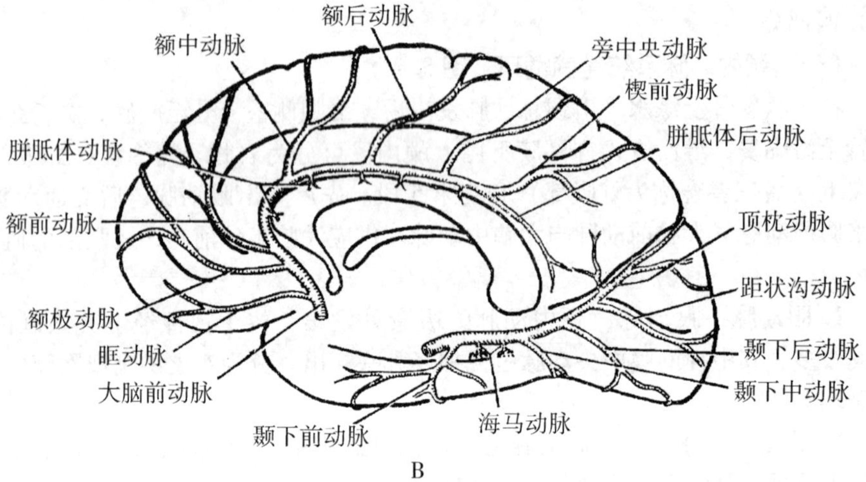

B

图 5－1　前循环

A. 大脑半球外侧面　B. 大脑半球内侧面

脉。

5. 大脑中动脉　大脑中动脉为颈内动脉的直接延续，横过前穿质，进入大脑外侧裂，在分出中央支之前称为起始部；分出中央支之后称为皮质支主干。皮质支可为单干、双干和三叉干（上 2、下 1）3 型，供应半球背外侧面的前 2/3。其皮质支有 10 条，中央支有 2 组。

（1）眶额动脉：由皮质支上干或主干发出，又分 2 支。前支分布于眶部外侧面；后支供应额下回后部，即 Broca 回。

（2）中央沟前动脉：由主干或上干发出，沿中央前沟上行，供应额中、上回后部与中央前回下 3/4 脑皮质。

（3）中央沟动脉：由主干或上干发出，沿中央沟上行，供应中央前回后部及中央后回的下 3/4 皮质。

（4）中央沟后动脉（又称顶前动脉）：由主干或上干发出，沿中央后沟上行，至上部再弯曲向后上至顶间沟。供应中央后回下 3/4 皮质和顶间沟前部上、下缘皮质（包括语言形成区）。

大脑中动脉的（2）、（3）、（4）三条动脉为一共干，供应额、顶叶的大部分皮质，脑血管造影时总称为额顶升动脉。

（5）顶后（又称顶下）动脉：为上干的终末支。有时起于下干，越过缘上回深入至顶间沟，供应缘上回及顶上小叶下缘皮质。

（6）角回动脉：由主干或中干发出，沿颞上沟向后行越过角回深入至顶间沟后部，供应角回与顶上小叶后部下缘的皮质（包括语言形成区）。

（7）颞后动脉：由下干发出，供应颞上、中回后部，颞下回后部的上缘与枕叶外侧面前部。

大脑中动脉的（5）、（6）、（7）三条动脉供应膝距束即视放射，与视野有关。

（8）颞中动脉：由下干发出，分布于颞叶中部和颞下回上部。

（9）颞前动脉：多由中动脉进入外侧裂之前发出，绕过颞上回前部，再斜向后下，供应颞极与颞上、中、下回的前部。

（10）颞极动脉：起自中动脉分叉前或后，或起自颞前动脉，供应颞极。

（11）中央支：大脑中动脉中央支又称纹状外侧动脉，分内、外两组。

1）内侧组：内侧穿动脉即豆丘动脉。由中动脉起始部 1 cm 内发出，有 2～3 支，分布于豆状核、尾状核、内囊膝部、内囊后肢前部（相当于锥体束通过处）及丘脑前核与外侧核。

2）外侧组：外侧穿动脉，即豆纹动脉。从中动脉起始部外侧 1～2 cm 外发出，由 2～6 支组成。供应外囊、豆状核、尾状核、内囊枕部前 3/5。外侧穿动脉中最外侧的一支最长，在高血压动脉硬化时容易破裂出血，故称出血动脉，常为外侧型。

（二）椎－基底动脉（后循环，图 5－2）

1. 椎动脉 椎动脉为锁骨下动脉第 1 分支，在颈部几乎垂直上行，穿过 C_1～C_6 椎横突孔，绕寰椎侧块经枕大孔入颅。分支有：

（1）脑膜支：供应小脑镰。

（2）脊髓后动脉：多从小脑后下动脉发出或呈直角从椎动脉干发出，左、右合为脊髓后动脉，经枕大孔降入椎管，沿脊髓后外侧沟下行，分布于脊髓后

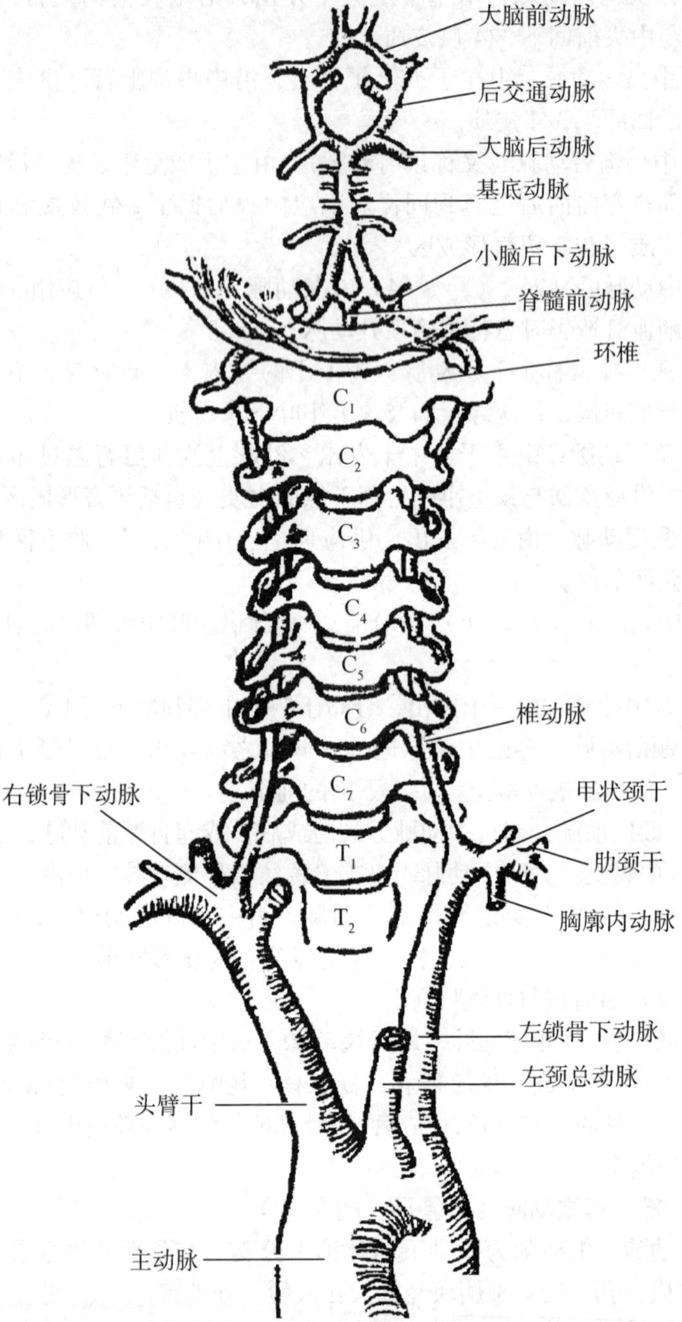

图5-2 后循环

部，向上有小分支供应延髓背侧部（薄、楔束及其核）与绳状体下段最后部。

（3）脊髓前动脉：是椎动脉末段发出的小支在延髓前面下降，至橄榄体下端左右汇合成脊髓前动脉总干，经枕骨大孔下行于脊髓前正中裂，分布于脊髓前、外侧，发出有分支供应内侧部结构（锥体、内侧丘系、内侧纵束、顶盖脊髓束、舌下神经核、孤束核和迷走神经背侧核的最下段）。

（4）小脑后下动脉：是椎动脉的最大分支。其主要分支有：

1）延髓支：供应延髓背外侧，包括疑核、孤束核、迷走神经背核、前庭神经核、三叉神经脊束核、脊髓丘脑束、三叉神经脊束、孤束、脊髓小脑束、绳状体及丘脑下部至脊髓的交感神经纤维。

2）小脑支：供应小脑蚓部及小脑半球后下部，与小脑前下动脉及小脑上动脉均有广泛的吻合。

3）脉络膜支：供应第四脑室脉络丛。

2. 基底动脉 基底动脉在脑桥和延髓交界处由两侧椎动脉汇合而成，位于左、右外展神经根之间，向上至脑桥上缘，在左、右动眼神经根之间分为左、右大脑后动脉。其分支有：

（1）小脑前下动脉：自基底动脉下段发出，分布于小脑下面的前部及外侧部白质和齿状核。另有第四脑室脉络膜支、延髓支、脑桥支，后者分布于脑桥下段的外侧部。

（2）内听动脉：多起自小脑前下动脉或自基底动脉发出，随而和位听神经进入内听道，分布于内耳。

（3）桥支：由十几条长短不一细小的分支组成。分当3组：

1）旁正中动脉：由基底动脉背面发出，行向背外侧，从基底沟两岸进入脑桥，供应脑桥核、皮质脑桥束、皮质延髓束、皮质脊髓束和部分内侧丘系。

2）短旋动脉：由基底动脉两侧发出，从脑桥腹外侧进入脑实质，供应脑桥前外面的一侧楔形区（皮质脊髓束、内侧丘系的部分纤维、脑桥核、脑桥小脑纤维、部分三叉神经核、面神经核和大脑脚的一部分）。

3）长旋动脉：由基底动脉两侧发出，斜向后上，从脑桥背面穿入脑实质，与小脑前下动脉的分支一起供应脑桥背盖尾侧的大部分；与小脑上动脉分支一起供应被盖的头部。两者还供应包括Ⅲ、Ⅳ、Ⅴ、Ⅵ、Ⅶ、Ⅷ对脑神经，以及三叉神经脊束、内侧纵束、内侧丘系、脊髓丘脑束、脊髓小脑束、结合臂和脑桥网状结构。

（4）小脑上动脉：起自基底动脉上段，从动眼神经根的下方行向背外侧，抵小脑上面分两支：内侧支供应上蚓部和邻近的内侧部；外侧支供应小脑上外侧部皮质。其终末支齿状核动脉供应齿状核。此外，还有分支到脑桥、中脑和第三脑室脉络丛组织。

（5）大脑后动脉皮质支：为基底动脉的终支，也有为特别发达的后交通动脉的移行者，发出后沿脑桥上缘、动眼神经根之上，绕大脑脚向后行，越过海马钩回进入海马裂，再向后入距状裂，分出距状裂动脉与顶枕动脉，分布于枕叶内、外面皮质。另外，先前分出颞下前、中与后动脉，分别供应颞下回前部、背外侧部、梭状回、颞下回中部与梭状回后部、舌回及枕叶背外侧面。其深穿支有：

1）脉络膜后动脉：在大脑后动脉绕大脑脚背后方处发出，分内、外两组。脉络膜后内侧动脉为一支，形成第三脑室脉络丛，沿途发出一些小支至大脑脚、膝状体、丘脑枕、丘脑背外侧及松果体；脉络膜后外侧动脉多为一支，也可为两支或多支，入侧脑室下角形成脉络丛，由丛发出分支至尾状核与丘脑。

2）四叠体动脉：也属旁正中动脉。发自大脑后动脉起始部，供应大脑脚、四叠体、黑质、视束和红核。

3）丘脑穿动脉：常起自大脑后动脉或起自后交通动脉，分布于丘脑内侧部（丘脑背内侧核下部、正中心核及腹外侧核）、大脑脚、红核上端、丘脑下部和丘脑底部。

4）丘脑膝状动脉：一般起自大脑后动脉，也可起自脉络膜后内侧动脉，分布于丘脑后外侧（丘脑枕核、腹后核）、内侧膝状体、外侧膝状体的内侧部和内囊后肢。

3. 脑底动脉环 脑底动脉环也称 Willis 环或大脑动脉环，位于脑底，围绕视交叉、灰结节及脚间窝。它由一条前交通动脉和成对的大脑前动脉近侧段、颈内动脉、后交通动脉及大脑后动脉近侧段组成。对颈动脉与椎－基底动脉两大血供系统之间，特别是两侧大脑半球血供的调节、平衡以及病态时形成侧支循环非常重要。

二、脑静脉系统

脑静脉系统（图 5－3）由脑静脉和静脉窦组成。

（一）大脑浅静脉

大脑浅静脉分为三组：

1. 大脑上静脉 汇集大脑皮质大部分静脉血流注入上矢状窦。

2. 大脑中静脉 汇集大脑外侧沟附近静脉血流注入海绵窦。大脑中静脉为最大的脑静脉与大脑上、下静脉有广泛的吻合支，上面通过 Trolard 吻合静脉与大脑上静脉和上矢状窦相通，下面通过 Labbo 吻合静脉与大脑下静脉、海绵窦和横窦相通。故有沟通上矢状窦和海绵窦的功能。

3. 大脑下静脉 汇集大脑半球外侧面下部和底部静脉血注入海绵窦和大脑大静脉。

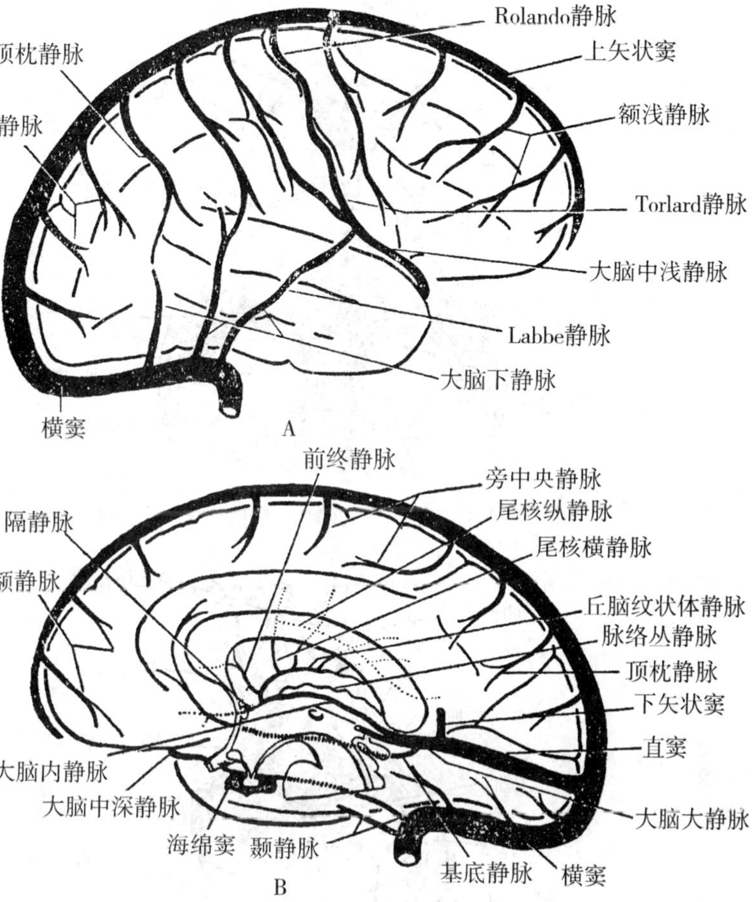

图5-3　大脑的静脉

A. 大脑半球外侧面　B. 大脑半球内侧面

（二）大脑深静脉

大脑深静脉（图5-4）主要是大脑大静脉（Galen 静脉），包括大脑内静脉（由丘脑纹状体静脉、透明隔静脉、丘脑上静脉及侧脑室静脉组成）和基底静脉（由大脑前静脉、大脑中静脉及纹状体静脉汇成）。大脑大静脉汇集大脑半球白质、基底节、间脑与脑室脉络丛等静脉血，注入直窦、下矢状窦；大脑镰静脉血注入直窦。深、浅两组静脉血经乙状窦由颈内静脉出颅。上矢状窦、下矢状窦、直窦、海绵窦、横窦和乙状窦（后二者合称外侧窦）是颅内的主要静脉窦。

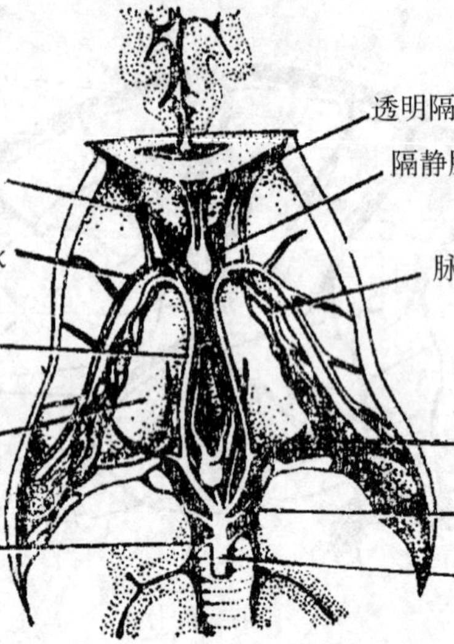

A

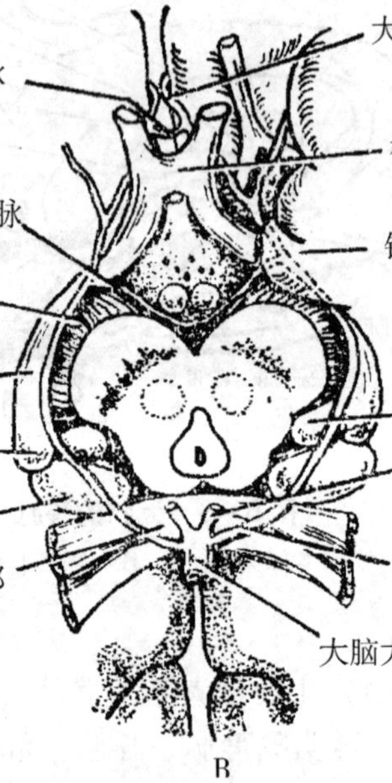

B

图5－4　大脑深静脉

A. 大脑内静脉及其属支　B. 基底静脉及其属支

三、脑血流循环调节与病理生理

正常人脑重平均1 500 g，占体重的2%～3%，而流经脑组织的血液达

750～1 000 mL/min，占心搏出量的20%（成人在安静状态下左心室排出血量约为5 000 mL/min），表明脑的血液供应极为丰富，脑代谢非常旺盛。脑组织耗氧量占全身耗氧量的20%～30%，能量主要来源于糖的有氧代谢，几乎无能量储备，需要血液连续地供应氧和葡萄糖，可见脑组织对缺血、缺氧极为敏感，氧分压显著下降或血流量显著减少都会出现脑功能的严重损害。完全缺血、缺氧（如心搏、呼吸停止）超过6 min，脑组织就会发生不可逆性破坏。

正常情况下，脑血流（CBF）有自动调节机制，脑血流与脑灌注压成正比，与脑血管阻力成反比，由于裴立效应，平均动脉压在70～140 mmHg范围内能较稳定地保证脑的血液供应。在缺血、缺氧的病理状态下，脑血管自动调节机制紊乱使血管扩张，导致脑水肿和颅内压增高，会出现缺血区的充血、过度灌注或颅内盗血现象。椎动脉、锁骨下动脉或无名动脉等颅外血管狭窄或闭锁时，会发生脑外盗血现象，出现相应的临床综合征。锁骨下动脉盗血综合征是较常见的临床综合征之一。

脑组织血流分布不均，灰质血流量远高于白质，大脑皮质血液供应最丰富，基底节和小脑次之。不同部位脑组织对缺血、缺氧损害敏感性不同，大脑皮质第3、4层及海马神经元对缺血、缺氧最敏感，纹状体和小脑浦肯野细胞次之，脑干运动神经核耐受性较高，因此，不同部位缺血出现的病理损害程度不同。大脑皮质缺血可发生出血性脑梗死（红色梗死，也称红色脑软化，多为大血管梗死时才出现），白质缺血易发生缺血性脑梗死（白色梗死）。

四、中风的基础病因

1. 血管壁病变 动脉粥样硬化与高血压性动脉硬化最常见，其次是结核性、梅毒性、真菌性、风湿、类风湿、疟疾、血吸虫、钩端螺旋体等引起的脑动脉炎，脑肺吸虫、弓形虫、脑阿米巴、系统性红斑狼疮性、巨细胞性、白塞（贝赫切特）性、旋毛虫性、腭口线虫性、结节性、非特异性和多发性引起的大动脉炎，先天性动脉瘤、血管畸形、血管狭窄、外伤、颅脑手术、导管或穿刺引起的血管损害，药物、毒物及恶性肿瘤等导致的血管壁损害。

2. 血流动力学改变 高血压、低血压或血压急骤波动、心功能不全、束支传导阻滞、风湿性或非风湿性心瓣膜病、心肌病、心律失常，尤其是心房纤颤，均可引起血流动力学改变而导致中风。

3. 血液成分 脱水、红细胞数增多症、高纤维蛋白原血症引起的高黏血症；应用抗凝剂、口服避孕药、弥散性血管内凝血、高甘油三酯血症、高胆固醇血症与高低密度脂蛋白血症等，可导致缺血性中风或出血性中风。

4. 其他病因 其他病因包括空气栓、脂肪栓、癌细胞及寄生虫栓、大血管硬化斑脱落的栓子、左房黏液瘤、脑血管痉挛、受压及外伤等。部分中风病因目前尚不明。

五、急性脑血管病的分类

急性脑血管病的分类方法不同，目前常见的有4种。

（一）依血管的病变部位分类

1. 动脉系统

（1）前循环病损。

（2）后循环病损。

2. 静脉系统

（1）脑静脉血栓形成。

（2）脑静脉窦血栓形成。

（二）依据神经功能缺失持续时间分类

（1）不足24 h者称为短暂性脑缺血发作（TIA）。

（2）超过24 h，历时3 d至3周者称为可逆性缺血性脑血管病（RIND）。

（3）超过24 h，3周内不能完全恢复者称为结构性脑中风（structure stroke）。

（三）依据病情严重程度分

（1）小中风（minor stroke）。

（2）大中风（major stroke）。

（3）静息性中风（silent stroke）。

（四）依据病理性质分

1. 缺血性中风（ischemicstroke） 包括短暂性脑缺血发作、可逆性缺血性脑血管病、脑血栓形成和脑栓塞，后二者又合称脑梗死。脑梗死又可细分为腔隙性脑梗死、腔隙状态、灶性脑梗死、分水岭脑梗死、多发性脑梗死、大面积脑梗死和Binswanger病。

2. 出血性脑中风（hemorrhagic stroke） 包括脑出血、蛛网膜下腔出血及脑室出血。脑出血又分半球出血、大脑皮质下出血（脑叶出血、叶间出血）、丘脑出血、尾状核头出血、脑桥出血与小脑出血。

第二节 短暂性脑缺血发作

短暂性脑缺血发作是局灶性脑缺血引起的突发性、短暂性、可逆性神经功能障碍，发作持续数分钟至1 h内完全恢复。传统的短暂性脑缺血发作定义时限为24 h内恢复，实际上超过2 h常遗留轻微神经功能障碍。

短暂性脑缺血发作既是小中风或缺血性中风的一种较轻者，又是公认的缺血性中风脑梗死最重要的独立危险因素，近期频繁的短暂性脑缺血发作是脑梗死的特级警报，4% ~30% 的完全性中风发生于短暂性脑缺血发作之后。颈内动脉系统短暂性脑缺血发作多表现为一过性黑蒙，偏瘫、失语，而且脑梗死频度较高；椎－基底动脉系统短暂性脑缺血发作发生脑供血不全性梗死、频度相对较少，而以眩晕、吞咽困难等小脑、脑干短暂的功能障碍为主；心房纤颤合并短暂性脑缺血发作易发生栓塞性脑梗死。

一、病因及发病机制

短暂性脑缺血发作的病因目前有以下学说和原因。

1. Fisher（1954 年）提出微栓子学说 认为血流分层平流现象可使某一来源的微栓子反复地带到同一血管分支，形成微栓塞并反射性刺激小动脉痉挛，导致脑部区域性缺血，反复出现刻板样相同症状。栓塞血管的内皮细胞受到刺激可分泌大量链激酶，使小栓子溶解，血管再通，临床症状缓解。

2. 脑血管痉挛学说 认为严重高血压病、微栓子和脑动脉硬化狭窄可形成血流旋涡，刺激血管壁发生痉挛。钙拮抗剂治疗有效支持该学说。

3. 颈源性病因 传统颈椎病及近年强调的寰枢椎半脱位、椎体螺旋式移位及前、后移位，均可刺激、牵拉、压迫椎动脉，促使其硬化。上述颈椎的异常改变还可刺激、牵拉、压迫交感神经传出纤维，不但导致后循环的血管痉挛、缺血，还可引起前循环的血管痉挛、缺血。颈源性眩晕应视为后循环的短暂性脑缺血发作。

4. 血流动力因素 患者已有某动脉严重狭窄或闭塞，该区的血液供应靠侧支循环来维持，当血压突然下降过低时，使该部血流量减少至 30 mL/（100 g · min）以下，即出现相应的症状与体征，若血压在短时间内得以纠正，则症状、体征可完全消失。

5. 其他 血液成分改变（真性红细胞增多症、血小板增多症、白血病、异常蛋白血症、高凝状态、镰状细胞贫血）和左心房黏液瘤病、低血压、空气栓、脂肪栓、心肌梗死与心律失常等异常改变及脑外盗血综合征等皆可引起短暂性脑缺血发作。

二、临床表现

（一）颈内动脉系统短暂性脑缺血发作

颈内动脉系统短暂性脑缺血发作也称前循环短暂性脑缺血发作。通常持续时间短，发作频度低，易进展为脑梗死。

1. 常见症状 常见症状有对侧单肢无力或上、下肢及面、舌轻瘫或失语，也可单独出现或伴有单肢或偏身感觉障碍及偏盲或象限盲，为大脑中动脉供血区或中动脉－前动脉皮质支分水岭性缺血表现。

2. 特殊性症状

（1）眼动脉交叉瘫：病侧眼一过性黑蒙，对侧偏瘫与偏身感觉障碍。

（2）Horner 征交叉瘫：病侧 Horner 征及对侧偏瘫或伴偏身感觉障碍。

（3）发作性失语症：优势半球受累出现失语症，表现为 Broca 失语、Wernicke失语或传导性失语。

（二）椎－基底动脉系短暂性脑缺血发作

椎－基底动脉系短暂性脑缺血发作也称后循环短暂性脑缺血发作。持续时间长，发作频度高。

1. 常见症状 常见症状有眩晕、黑蒙或平衡障碍（脑干前庭系统缺血），少数伴有耳鸣。

2. 特征性症状

（1）跌倒发作：患者转头或仰头时下肢突然失去张力而跌倒，无意识丧失，可很快自行站起（脑干网状结构缺血）。

（2）短暂性全面性遗忘（TGA）：发作性短时间记忆丧失，持续数分钟至数十分钟，患者对此有自知力。发作时不能记忆新事物，对时间、地点定向障碍，但谈话、书写和计算能力保持正常（大脑后动脉颞支缺血累及颞叶内侧、海马）。

（3）双眼视力障碍（双侧大脑后动脉距状裂支缺血累及枕叶视皮质）。

3. 可能出现的症状

（1）急性发生的吞咽困难、饮水呛咳及构音困难（椎动脉或小脑后下动脉缺血导致短暂的延髓性麻痹）。

（2）小脑性共济失调（椎－基底动脉小脑分支缺血，导致小脑或小脑－脑干联系纤维受累）。

（3）意识障碍或伴瞳孔缩小（高位脑干网状结构缺血累及上升性网状激活系统及交感神经下行纤维）。

（4）一侧或双侧面、口周麻、木及交叉性感觉障碍（病侧三叉神经脊束核及对侧已交叉的脊髓丘脑束缺血，小脑后下动脉或椎动脉缺血导致延髓背外侧综合征，又称 Wallenberg 综合征）。

（5）眼外肌麻痹及复视（脑干旁中动脉缺血累及动眼、滑车及展神经核）。

（6）交叉性瘫痪。一侧脑干缺血的典型表现，依受累平面不同由上而下可出现 Weber、Foville、Millard－Gubler、Brissaud 或 Jackson 综合征。

（7）其他：

1）有交叉性感觉障碍：即三叉神经根、内侧丘系和脊髓丘脑束缺血受累。

2）帕里诺德（Parinand）综合征：四叠体动脉缺血导致早期出现垂直性眼球震颤，后期出现垂直性凝视麻痹，可为向上凝视麻痹、向下凝视麻痹及向上、下凝视麻痹。

3）Behe 综合征：四叠体缺血受损时可累及动眼、滑车神经核、内侧丘系、外侧丘系及内侧膝状体等，除眼球向上运动瘫痪外，还有瞳孔轻度扩大，光反射消失而集合反射正常。

4）泰伦（Terrien）综合征：眼球向下运动瘫痪，合并调节及集合功能障碍。

（三）辅助检查

（1）血常规和必要的生化检查。

（2）部分患者发作时间 >20 min，磁共振弥散加权像（DWⅡ）可显示片状缺血灶，数字减影血管造影（DSA）可见颈内动脉粥样硬化斑及血管狭窄。

（3）经颅多普勒（TCD）检查：可显示血管痉挛狭窄、动脉硬化斑，对于短暂性脑缺血发作频繁的患者，可行微栓子鉴别。

（4）单光子发射计算机断层扫描（SPECT）：可发现局部脑灌注量减少程度及脑缺血部位；正电子发射计算机断层扫描（PET）可显示局灶性代谢障碍。

（5）颈椎检查：颈椎 7 个棘突、双枕大、双侧臂丛的 3 部 5 处 11 点压痛试验（用拇指轻到中度压之）。正常人压之只有压迫感而无疼痛，若此 3 部 5 处 11 点有 2 处或 2 点以上压之有疼痛感，拍颈椎正、侧、左右前斜及张口位五位 X 射线片，依我们经验 98. 6% 颈椎有异常改变。

三、诊断

本病依据短暂的发作性前循环或后循环缺血症状、体征，有关辅助检查，可能有阳性发现，即可诊断。

四、鉴别诊断

1. 可逆性缺血性脑血管病或称小中风 也称功能性中风。表现为脑缺血导致神经功能缺损症状、体征超过 24 h，可在 3 d 至 3 周内完全消失。若短暂性脑缺血发作频繁，在间歇期症状、体征未完全缓解，可持续数天或数十天而误诊为可逆性缺血性脑血管病。

2. 内耳性眩晕 也称膜迷路积水。发作性眩晕、恶心与呕吐，常伴耳鸣，反复发作可出现耳聋。易与后循环短暂性脑缺血发作互相误诊。

3. 脑梗死 脑局部症状可持续数周至数月不恢复。而短暂性脑缺血发作频繁者偶有 2 ~3 个月不消失者，两者易于混淆。但后者当发作被控制后，症状、体征很快（<24 h）消失。

4. 心源性疾病 阿－斯综合征、严重心律失常、室性心动过速及病窦综合征等可引起全脑供血不足，导致头昏、晕倒及意识丧失，易误诊为短暂性脑缺血发作。但这类疾病常缺乏脑局灶性症状和体征，心电图（ECG）检查异常，容易鉴别。

5. 多发性硬化 偶尔可见类似短暂性脑缺血发作的临床表现，但有长期存在固定的体征，多有单眼或双眼视神经改变，详细询问病史和仔细地检查可以区别。

6. 脑出血 小量脑出血可表现为短暂性肢体麻、木与无力，数分钟缓解，貌似短暂性脑缺血发作，可反复数次发作，未做影像学检查的情况下易误诊为短暂性脑缺血发作。

五、治疗

（一）病因治疗

由于短暂性脑缺血发作多是因心血管病变引起，如高血压、高血脂、糖尿病、颈椎病及心脏病所致。可见在治疗短暂性脑缺血发作的同时，更应积极治疗有关的病因。

（二）抗凝治疗

抗凝治疗主要包括肝素、低分子肝素和华法林。一般不推荐急性缺血性卒中后急性期应用抗凝药物来预防卒中复发、阻止病情恶化或发送预后。但对长期卧床，特别是合并高凝状态有形成深静脉血栓和肺栓塞的趋势者，可以使用低分子肝素预防治疗。对于心房纤颤的患者可以应用华法林治疗。

（三）抗血小板聚集药

1. 阿司匹林 通过抑制脂肪酸环氧化酶阻止血小板合成血栓素 A2（TXA2），并抑制血小板释放 ADP 二磷腺苷、5－HT、肾上腺素与组胺等活性物质，以抑制血小板聚集；高浓度还可抑制血小板内的环氧化酶，使前列环素（PGI2）合成减少，也可抑制血小板聚集。小剂量阻止血栓素 A2 合成，而不抑制前列环素合成。在发作期首次口服 300 mg，而后 100 mg/d，10 d 后改为每晚 50 mg，可长期服用。

2. 潘生丁（双嘧达莫） 主要通过抑制血小板的磷酸二酯酶活性，减少环化腺苷一磷（CAMP）转化为一磷腺苷（AMP），使血小板内环化腺苷一磷增加，抑制 TXA2 的形成，增加 PGI2 活性，抑制血小板聚集，常用量为50～100 mg，3 次/d。

3. 氯吡格雷（波立维、泰嘉） 氯吡格雷是一种血小板聚集抑制剂，选择性地抑制二磷腺苷与它的血小板受体的结合及继发的二磷腺苷介导的糖蛋白

GPIIb/IIIa 复合物的活化，因此可抑制血小板聚集。氯吡格雷必须经生物转化才能抑制血小板的聚集。除二磷腺苷外，氯吡格雷还能阻断其他激动剂通过释放二磷腺苷引起血小板活性的增强，从而抑制其引起的血小板聚集。氯吡格雷通过不可逆地修饰血小板二磷腺苷受体起作用。暴露于氯吡格雷的血小板的寿命受到影响，而血小板正常功能的恢复速率同血小板的更新一致。口服，每日 1 次，75 mg，与或不与食物同服，对于老年患者不需调整剂量。不良反应有：①偶见胃肠道反应（如腹痛、消化不良、便秘或腹泻）；②皮疹，皮肤黏膜出血；③罕见白细胞减少和粒细胞缺乏。注意事项：对本品成分过敏者禁用、近期有活动性出血者（如消化性溃疡或颅内出血等）禁用；手术患者、肝脏损伤、有出血倾向患者慎用。

（四）溶栓降纤治疗

1. 尿激酶（UK） 常用的尿激酶是从人尿中提取物，约 2/3 的分子质量为 55 000 u，1/3 的分子质量为 33 000 u，体内半衰期为 15 min。尿激酶可使纤溶酶原中的精胺酸 560、缬氨酸 561 化学键断裂，直接使纤溶酶原转化为纤溶酶。频繁发作（5 次/周至 3 次/d）的短暂性脑缺血发作需尿激酶 100 万 ~ 200 万 u 加入 250 mL 液体中静脉滴注一次。发作次数不多时可用尿激酶 20 万 ~ 30 万 u 加入 250 mL 液体中静脉滴注，1 次/d，连用 5 ~ 7 d。

2. 降纤酶 是从蛇毒中提取的精制品，比一般蛇毒制剂去除了出血毒和神经毒，由于纯度最高，故而更加安全可靠，主要作用是降解纤维蛋白原。首次用 10 u 加入 250 mL 生理盐水中静脉滴注，隔日静脉滴注 5 u，3 次为 1 个疗程。

（五）扩容治疗

1. 低分子右旋糖酐 500 mL 静脉滴注，1 次/d，7 ~ 14 d 为 1 个疗程。血压偏低或血液黏度高者选用较为合适。必要可 2 次/d，但需注意它可引起过敏反应，用时必须先做过敏试验；还需注意每个疗程最长不能超过 14 d（有用 15 d 过敏丧命者）；再用仍须做过敏试验。

2. 706 代血浆（羟乙基淀粉 40 氯化钠注射液） 也能增加脑血流量，降低血液黏稠度，阻止红细胞和血小板聚集，改善微循环。当低分子右旋糖酐过敏者的血容量不足及血液黏稠度高者或低分子右旋糖酐不过敏已用过 1 个疗程，皆可选用 706 代血浆，250 ~ 500 mL 静脉滴注，1 次/d，7 ~ 10 d 为 1 个疗程。

（六）中药治疗

据笔者的临床观察：中药释麻汤（黄芪 9 g、党参 9 g、当归 9 g、白术 9 g、茯苓 9 g、陈皮 6 g、半夏 6 g、甘草 2 g、白芥子 3 g、柴胡 3 g、附子 0. 5 g）或乌药顺气散（乌药 12 g、麻黄 5 g、川芎 6 g、白芷 6 g、枳壳 5 g、陈皮

12 g、白僵蚕 8 g、炮姜 6 g、生姜 3 g、大枣 6 g、炙甘草 6 g、桔梗 6 g）效果最好。现举一典型病例供参考。有一 49 岁男性患者，因发作性眩晕、左半身麻 3 个月，同时走路不稳、说话不清半个月就诊住院。每日发作 3～8 次，每次10～30 min。出汗，有时伴复视、呕吐。曾用多种西药治疗无效。入院前 5 d 发作更频，饮水发呛，不能行走。检查软腭左侧低，咽反射左侧迟钝，醉汉步态，双侧指鼻不准，跟膝胫不稳。昂白征阳性。眼底动脉反光强。X 射线显示寰枕融合、寰枢椎分隔不全。服乌药顺气散 2 d 病情好转，每日发作减少为 2 次，发作时间缩短，症状也轻。服药 6 d 发作完全控制后体征消失，住院 13 d 后痊愈出院。

（七）血管介入治疗

1. 经皮血管成形术（PTA） 适用于动脉腔狭窄超过 70% 以上，最大限度的抗凝治疗后仍有短暂性脑缺血发作的复发者；动脉狭窄主要是由于动脉粥样硬化所致。

2. 颈动脉内支架置入术 适用于有症状或无症状的颈动脉狭窄在 60%～80% 之间或颈动脉内膜切除术后再狭窄者。有效率为 90% 以上。

（八）手术治疗

1. 颈动脉内膜切除术 当颈动脉狭窄超过 70% 时，应进行颈动脉内膜切除手术治疗，术后可有 80%～90% 短暂性脑缺血发作完全停止。

2. 椎－基底动脉手术治疗

（1）椎－基底动脉内膜剥离。

（2）椎动脉与颈内动脉吻合术。

（3）椎动脉与锁骨下动脉或甲状颈干或颈总动脉吻合术。

（4）枕动脉与小脑后下动脉吻合术。

（5）枕动脉与小脑前下动脉吻合术。

3. 脑血管重建术 脑动脉发生闭塞后可进行动脉切除移植术；动脉搭桥短路术。

4. 硬脑膜－脑膜动脉－脑贴合术 主要适用于烟雾病引起的短暂性脑缺血发作的治疗。

第三节　短暂性脑缺血发作的预后和三级预防

短暂性脑缺血发作是缺血性中风最轻的一种，又是结构性中风的先兆，5 年内大约 30% 发生致命性或致残性脑梗死，30% 仍表现为反复发作，30% 不再发作。近期频发短暂性脑缺血发作是脑梗死的特级警报，有短暂性脑缺血发作者比无短暂性脑缺血发作者脑梗死发病率高 10 倍。即使短暂性脑缺血发作停止发作半年后，脑梗死的发病率仍为每年5%，比正常人高5倍。

无论是国内资料或是国外资料，都显示短暂性脑缺血发作是结构性中风的常见危险因素或先兆，重视短暂性脑缺血发作，及时寻找病因，彻底控制发作，是中风的三级预防。做好三级预防是减免缺血性中风和部分出血性中风的关键。医生和患者家属都应重视以下情况：

（1）正吃饭时突然夹不住菜、手中筷子或馍掉落。

（2）单侧面部突然感觉麻、木或口角下垂或口角流涎。

（3）突感光线暗淡、一只眼或一侧视物模糊。

（4）一侧上肢或下肢或偏侧上、下肢无力、失控、麻或木。

（5）言语破例地含糊不清、不能说话或不懂他人言语。

（6）突发眩晕或突然跌倒或手、脚活动不自如。

（7）无原因地突发剧烈头痛。

（8）突发饮水发呛或吞咽困难。

（9）手、足突发不自主地或无目的地大幅度乱动。

（10）突发性嗜睡。

（11）无明显原因的小便或大便失禁。

（12）突然失神发作或抽搐发作。

凡遇上述情况应立即住院检查治疗，以防发展成结构性中风或者及时发现结构性中风。

第四节 可逆性缺血性脑血管病

可逆性缺血性脑血管病（RIND），因脑部缺血的部位不同，可出现不同的临床症状，持续3 d至3周，脑部影像学检查无结构性异常改变。实质上超过24 h的脑缺血发作，也应属于可逆性缺血性脑血管病。

对于可逆性缺血性脑血管病的治疗，有关短暂性脑缺血发作的8种治疗方法均可酌情采用，除了脑血管腔狭窄70%的可考虑血管介入治疗或手法治疗外，前6种治疗的时间应较短暂性脑缺血发作长。尤其是中药的治疗时间应更长一些。以免进展为结构性中风，致残或危及生命。

第六章　结构性中风的危险因素

流行病学调查显示，许多因素与中风的发生、发展密切相关。

1. 年龄　脑中风的发病率、患病率与病死率均随年龄的增长而增高，尤其是55～75岁各年龄中增长更为明显，几乎呈对数直线上升。

2. 家族史　遗传研究认为，脑血管病的遗传因素属多基因遗传，其遗传度受环境因素的影响很大。我国调查表明家族中有患脑血管病史的人患脑中风机会多（相对危险度3.55，$P<0.005$），家族遗传因素有非常显著的意义。

3. 高血压　是最重要的独立的中风危险因素，无论收缩压或（和）舒张压增高都增加中风的发病率，并且与脑出血发病风险呈正相关。血压突然降低与脑梗死的发病也呈正相关。系统控制高血压可显著降低中风的发病率。高血压系统治疗与不系统治疗或不治疗，发生中风之比为1∶6。不系统治疗和不治疗一样，中风发病率均显著增高。

4. 心脏病　常见者有心脏瓣膜病、非风湿性心房纤颤、冠心病、心肌梗死、二尖瓣脱垂、左心房黏液瘤和心功能不全等均可增加缺血性中风的发病率。有效防治心脏病可降低脑中风的发病率，特别是左心房黏液瘤病，一旦确诊，应及时手术。

5. 糖尿病　糖尿病与微血管或大血管病变、高血脂病变有密切关系，糖尿病与耐糖量异常的患者发生中风的可能性与一般人相比则成倍增加，是缺血性和出血性中风的重要危险因素，高血糖还进一步加重中风后的脑损害。

6. 颈源性疾病　对颈椎病目前从病因、发病年龄、发病机制、病理改变、临床表现和分型，都已突破传统颈椎病的概念，故我们命名为颈源性疾病。它不仅是中老年人易患的所谓颈椎退行性变的疾病，而且是青少年发病率增高的疾病，主要由外伤所致。其临床表现并非只是传统认识的5种，而是达80种之多。特别重视了寰枢椎半脱位和椎体的螺旋式移位（表现出棘突偏移），加上传统已认识的椎体异常改变，直接刺激、牵拉、压迫椎动脉和颈交感神经，导致脑后循环或后、前循环障碍，重者出现脑梗死，也有导致脑出血者。

7. 短暂性脑缺血性发作　约20%的脑梗死患者有短暂性脑缺血发作病史，短暂性脑缺血发作的脑梗死发生率为25%～50%。短暂性脑缺血发作越频繁，发展成结构性中风的风险越高。有中风史者，心血管病（CVD）复发率较一般患者高 4 倍。

8. 吸烟 吸烟可提高纤维蛋白原含量，增加血黏度与血管壁损伤，尼古丁刺激交感神经使血管收缩，血压增高。中风的风险与吸烟量和持续时间呈正相关，戒烟 2 年后中风的风险才会降低。

9. 酗酒 小量饮酒可能对身体有一定好处，对预防中风有益，大量饮酒，特别是酗酒，可使血压升高，酗酒者中风发病率是一般人群的 4 ~ 5 倍，更易引起脑出血，病倒在酒宴上的事例屡见不鲜。

10. 高脂血症 高血脂增加血黏度，加速动脉硬化。高胆固醇血症，尤其是低密度脂蛋白（LDL）水平升高与缺血性脑中风有密切关系，血胆固醇水平降低增加脑出血的风险。高甘油三酯血症与中风发病也有关。

11. 高同型半胱氨酸血症 是动脉粥样硬化，包括短暂性脑缺血发作在内的缺血性中风独立的危险因素，原因不明的青年或老年缺血性中风除了想到颈源性因素外，要考虑本病的可能。血浆中半胱氨酸水平随年龄增加而增加，并与红细胞中叶酸和维生素 B_{12} 水平呈反比，给予叶酸和维生素 B_{12} 治疗可降低中风的风险性。

12. 脑动脉炎 计有细菌、真菌、脑寄生虫、免疫障碍等 30 余种脑动脉炎，若不及时发现和治疗，均是出血性中风和缺血性中风的危险因素。

13. 血管畸形 先天性动脉瘤和动、静脉血管畸形皆是出血性或缺血性中风的危险因素。

14. 肥胖 体重超过标准体重 20% 以上或体重指数 BMI $\geq$ 28 kg/m^2 或腰围男性 >90 cm、女性 >80 cm 皆为肥胖。肥胖是脑血管病发病的独立危险因素。

15. 其他 体力活动少、高盐与高脂肪饮食（特别是动物脂肪）、超体重、滥用药物、服避孕药、感染、眼底动脉硬化症、无症状性颈动脉杂音、抗磷脂抗体综合征及外源性雌激素摄入等均与中风发生有关，对其采取有效措施可明显降低中风的发病率。

第一节 脑血栓形成

一、概述

脑血栓形成是脑梗死最常见的类型，是脑动脉主干、皮层支或深穿支动脉粥样硬化及长期高血压导致血管壁增厚、管腔严重狭窄及血栓形成，糖尿病、颈椎病及脑动脉炎均会诱发脑血栓形成，引起脑局部血流减少或供血中断，脑组织缺血、缺氧造成软化和坏死，出现局灶性神经症状和体征。

脑梗死是缺血性中风的总称，也是影像学上的诊断，它包括脑血栓形成和脑栓塞，约占全部脑中风的70%，是脑血液供应障碍引起脑缺血、缺氧，导致脑组织局限性坏死、软化。

二、病因和发病机制

1. 动脉粥样硬化 是脑血栓形成基本原因。常伴高血压病，或长期高血压导致动脉硬化，两者互为因果。糖尿病、颈椎病和高脂血症可加速动脉硬化的进展。脑动脉粥样硬化主要发生在管腔直径＞500 μm 的较大动脉。动脉粥样硬化斑导致管腔狭窄和血栓形成，可见于颈内动脉和椎－基底动脉任何部位、动脉交叉处，如颈内动脉分叉处、大脑前、中动脉起始部、椎动脉起始部、椎动脉进入颅内段、基底动脉起始部及分叉处多见。

2. 脑动脉炎 包括结核、化脓菌、病毒、螺旋体、疟疾、真菌、免疫障碍病和其他脑寄生虫等感染与结缔组织病等以及药源性（可卡因、安非他明等）所致。红细胞增多症、血小板增多症、弥散性血管内凝血和镰状细胞贫血等血液系统疾病引起者较少见；脑淀粉样血管病、Moyamoya 病、肌纤维发育不良及颅内外夹层动脉瘤较罕见。

3. 颈源性病 寰枢椎半脱位、C_3 以下椎体螺旋式移位、生理曲度消失、侧后方椎间盘突出、椎体骨质增生，尤其是钩突增生等颈源性疾病都会刺激、牵拉、压迫交感神经或椎动脉，可引起后循环或后、前循环血管痉挛，进而可出现高血压或动脉硬化，最后引发脑血栓形成。

4. 某些脑梗死病例虽经影像学检查证实但未找到确切病因 可能为血管痉挛、血容量不足、低血压、抗磷脂抗体综合征、蛋白C和蛋白S异常、抗凝血酶Ⅲ（AT－Ⅲ）缺乏或纤溶酶原激活物（PA）不全释放伴高凝状态。

三、病理及病理生理

1. 病理 脑梗死发生在前循环约占4/5，发生在后循环约占1/5。闭塞血管内可见动脉粥样硬化或血管炎性改变、血栓形成或微栓子。脑缺血一般形成白色梗死，梗死区脑组织软化、坏死，伴脑水肿和毛细血管周围点状出血。缺血、缺氧性损害可出现神经细胞坏死和凋亡两种形式。后期病变组织萎缩、坏死组织由格子细胞清除，留下有空腔及瘢痕组织，空腔内可充满浆液。

脑缺血病变的病理分期如下。

（1）超早期（1～6 h）：病变脑组织变化不明显，可见部分血管内皮细胞、神经细胞及星形胶质细胞肿胀、线粒体肿胀空化。

（2）急性期（7～24 h）：缺血区脑组织苍白和轻度肿胀，神经细胞、胶质细胞及内皮细胞呈明显缺血改变。

（3）坏死期（1～2 d）：大量神经细胞消失，胶质细胞坏变，中性粒细胞、淋巴细胞及巨噬细胞浸润，脑组织明显水肿。

（4）软化期（3 d至3周）：病变区液化变软。

（5）恢复期（1月后）：液化、坏死的脑组织被格子细胞清除，脑组织萎缩，小病灶形成胶质瘢痕，大病灶形成中风囊。此期持续数月至两年。

2. 病理生理 脑组织对缺血、缺氧损害十分敏感，阻断血流30 s脑代谢即发生改变，1 min后神经元功能活动停止，脑动脉完全闭塞导致缺氧超过5 min可发生脑梗死。缺血后神经元损伤具有选择性，轻度缺血时仅有某些神经元丧失，完全持久缺血时缺血区各种神经元、胶质细胞及内皮细胞均坏死。

急性脑梗死的病灶中心为坏死区，其周围为缺血半暗带。保护半暗带区可逆性损伤的神经元是急性脑梗死治疗的关键。

脑梗死区血流再通后产生再灌注损伤。再灌注损伤机制主要是自由基过度形成和自由基瀑布式连锁反应，神经细胞内钙超载，兴奋性氨基酸细胞毒性作用及酸中毒等一系列变化而导致神经细胞损伤。缺血半暗带区和再灌注损伤概念的提出，更新了急性脑梗死的治疗观念，抢救缺血半暗带的关键是早期溶栓治疗，减轻再灌注损伤的核心是积极采取脑保护措施。

四、临床类型

（一）依据临床症状、体征演变进程分类

1. 完全性中风 发生缺血性中风后神经功能缺失严重，较完全，进展迅速，常于6 h内达高峰。

2. 进展性中风 缺血性中风发病后神经功能缺失症状较轻，但呈进行性加重，在1～3 d不断进展，甚至出现严重的或较严重的神经功能缺损。

3. 可逆性缺血性神经功能缺失（RIND） 缺血后神经功能障碍较轻，持续存在3 d至3周，可完全恢复，临床表现酷似脑梗死但不属于脑梗死，因为无脑组织结构改变，CT及磁共振成像（MRI）无异常。

（二）依据临床表现，特别是神经影像学检查证据分类

1. 大面积脑梗死 多为颈内动脉、大脑中动脉起始部和中动脉皮质支主干完全闭塞，表现出病灶对侧完全性偏瘫、偏身感觉障碍、偏盲及向病灶对侧凝视麻痹。基底动脉完全性闭塞所致的脑梗死，出现深度昏迷、四肢瘫痪和两侧性多数脑神经麻痹等，呈进行性加重，有明显的脑水肿和颅内压增高征，易发生脑疝。占脑梗死的15%。

2. 灶性脑梗死 多为大脑中、前、后动脉深穿支与皮质支的分支以及小脑后下、前下与小脑上动脉闭塞引起。约占脑梗死的50%。

3. 分水岭性脑梗死（CWSI） 是相邻血管供血区分界处或分水岭区局部

缺血坏死，也称边缘带梗死。约占5%。根据CT可分为三大类型。

（1）皮质前型：病灶位于额中回，可沿前、后中央回上部带状分布，直达顶上小叶，是大脑前、中动脉分水岭梗死。出现以上肢为主的偏瘫、偏身感觉障碍、情感障碍、强握反射和局灶性癫痫。主侧半球病变出现经皮质运动性失语。

（2）皮质后型：病灶位于顶、枕、颞交界区，是大脑中、后动脉或前、中、后动脉皮质支分水岭梗死。常见偏盲，上、下象限盲为主，可有皮质性感觉障碍，无或较轻的偏瘫，约半数病例有情感淡漠、记忆力减退或Gerstmann综合征（优势半球综合征：包括手指认识不能、计算不能、书写不能、阅读不能、左右定向力障碍等5个症状），经皮质感觉性失语（主侧）。非主侧半球可见体象障碍（瘫肢失注症、瘫肢否认症、失肢症与多肢症）。

（3）皮质下型：病灶位于大脑深部白质、壳核和尾状核等。是大脑前、中、后动脉皮质分支与深穿支分水岭区，或大脑前动脉深穿支（Heubner动脉）与大脑中动脉豆纹动脉分水岭区梗死，出现纯运动性轻偏瘫或感觉障碍或不自主运动等。

4. 多发性脑梗死　是两个或两个以上不同供血系统脑血管闭塞引起的灶性梗死，是同时或反复发生脑梗死所致。

5. 出血性脑梗死　多由大血管闭塞所致脑梗死区内的动脉同时坏死使血液漏出或继发出血，致大面积梗死，红色脑转化的发生率可达46.7%。

6. 腔隙性脑梗死　是长期高血压或动脉粥样硬化引起脑深部白质及脑干穿通动脉缺血性微梗死（0.2～2 cm），缺血坏死和液化脑组织由吞噬细胞移走形成腔隙。本病约占脑梗死的20%。将其细分，壳核占其中的37%、丘脑为14%、尾状核为10%、脑桥为16%、内囊后肢为10%；而脑深部白质、内囊前肢和小脑较少发生。

Fisher自1965年以来通过大量病理学和临床研究归纳出21种腔隙梗死综合征，常见的有：①纯运动性偏瘫（PMH）；②纯感觉中风（PSS）；③共济失调性轻偏瘫（AD）；④构音障碍、手笨拙综合征（DCSH）；⑤感觉运动性中风（SMS）等。

7. 腔隙状态　为多发性腔隙性梗死。可出现严重精神障碍、痴呆、假性球麻痹、双侧锥体束征、类帕金森综合征和二便失禁。

8. 短暂症候脑梗死　以短暂性脑缺血发作形成发作或反复发作，24 h内症状缓解，而影像学检查在发生临床症状的相应脑部出现梗死灶。

五、临床表现

高血压、动脉粥样硬化与颈源性脑梗死多见于中老年人，脑动脉炎任何年龄均有，但以青少年为多。常于安静及睡眠中发病，部分病例先有肢体麻木、无力或失语等短暂性脑缺血发作的前驱症状，局灶体征多在发病后数小时或1 ~3 d达高峰，除大面积梗死外，意识清楚或轻度意识障碍。辨认中风不仅需要区分其性质，更需要辨认是那支血管病损所致。

（一）颈内动脉闭塞综合征

颈内动脉闭塞综合征的严重程度差异很大，取决于侧支循环状态及闭塞部位。部分病例可不出现症状。出现症状者有5种情况。

1. 眼动脉发出前闭塞 病灶侧眼黑蒙，病灶对侧出现偏瘫、偏盲、偏身感觉障碍（特殊形式的交叉瘫）。若颈外动脉分支与眼动脉侧支循环建立良好，供血充分，所有症状会很快消失。偏瘫多为不完全性的、短暂的，不久又会发生是颈内动脉血栓形成的特点。

2. 眼动脉起始部闭塞 也出现特殊的交叉性瘫（病侧失明，对侧肢体偏瘫）。颈外动脉、面动脉与眼动脉侧支循环建立后失明缓解，Willis环健全时通过前交通动脉将对侧颈内动脉血液及通过后交通动脉将后循环血液引来，病侧大脑前、中动脉获足量血液供应时，对侧面、舌、上、下肢中枢性瘫痪及感觉障碍缓解。

3. 眼动脉发出后闭塞 可出现一过性全偏瘫，Willis环健全时可较快缓解，但侧支循环不健全时大脑前动脉或大脑中动脉缺血症状不缓解。也有偏瘫症状反复发生、缓解，酷似短暂性脑缺血发作。

4. 眼动脉（颈内动脉第1分支）闭塞 表现为单眼失明，一般历时不长，当面动脉供应血液后视力恢复。

5. 后交通动脉闭塞 后交通动脉是颈内动脉第2分支，参与构成Willis环，对沟通一侧前后循环起重要作用。若发育异常或发生闭塞时，则导致Willis环不完整，影响该侧前后循环的沟通。无论是前循环还是后循环发生障碍，均会出现明显的临床症状。

6. 脉络膜前动脉闭塞 为颈内动脉第3分支，缺血时出现三偏：偏瘫（大脑脚中部缺血）、偏身感觉障碍（内囊后肢后2/3缺血）、偏盲。前二者症状轻，历时较短，因为此二处还有基底动脉分支（脉络膜后动脉、丘脑膝状动脉）供血；偏盲严重而持久（视束大部分和外侧膝状体的外侧部缺血，缺血范围广）。由于丘脑受损常常出现感觉过度、偏瘫肢体伴明显的血管运动障碍和水肿。

（二）大脑前动脉闭塞综合征

大脑前动脉是颈内动脉终末分支，分深支和浅支，有前交通动脉吻合两侧大脑前动脉，当前交通动脉发育完好时，闭塞后很少出现症状。

1. 大脑前动脉皮质支主干闭塞 大脑前动脉皮质支（浅支）供应额叶内侧

面、额极、额上回、旁中央小叶、胼胝体和透明隔。该动脉主干闭塞表现为：

（1）对侧中枢性偏瘫、下肢单瘫或下肢瘫痪比上肢重，Babinski 征阳性。

（2）对侧下肢感觉障碍，精细感觉和深感觉障碍重，痛觉、温度觉障碍较轻。

（3）额叶性精神障碍，表现为反应迟钝、表情淡漠或欣快、夸大、精神错乱、摸索与强握等。

（4）无抑制膀胱，表现为有少量尿液即能引起排尿，一旦有尿意就立即排尿，因此排尿突然而失禁。

（5）运用不能。由于从左侧缘上回经胼胝体至右侧中央前回的纤维受损，无论左侧或右侧大脑前动脉闭塞，右利手者，失用症均在左侧。

2. 胼胝体边缘动脉闭塞 胼胝体边缘动脉主要供应扣带回、额上回内侧部、旁中央小叶、额上回上缘以及中央前回后部。该动脉闭塞出现对侧下肢远端瘫及感觉障碍；右利手者，出现左手失用症。

3. 旁中央小叶动脉闭塞 旁中央小叶动脉为胼缘动脉在临床上较重要的一个分支，主要供应部分扣带回、旁中央小叶以及中央前、后回上 1/4。旁中央小叶动脉闭塞出现对侧下肢单瘫，并伴有腱反射亢进、Babinski 征阳性和下肢远端为主的感觉障碍。当两侧的旁中央动脉起于一侧大脑前动脉时，闭塞后出现双下肢远端为主的截瘫、感觉障碍与尿失禁，需与脊髓病变相鉴别。

4. 纹状内侧动脉闭塞 为大脑前动脉的深穿支，主要供应下丘脑、尾状核、豆状核前部、内囊前肢以及内囊膝部。闭塞时出现面、舌中枢性瘫痪及上肢近端轻瘫（内囊膝部缺血）；主侧半球闭塞时可伴有失语。

5. 大脑前动脉总干闭塞 在发出前交通动脉后的动脉干闭塞，出现上述 1 和 4 的症状。偏瘫突出的特点是上肢近端和下肢远端瘫痪。

6. 大脑前动脉两侧闭塞（两侧大脑前动脉来自同一主干的闭塞） 出现无动性缄默症，患者表现为睁眼静卧、不能讲话、对外界刺激无反应；症状减轻时，可表现为运动性失语。

（三）大脑中动脉闭塞综合征

大脑中动脉的分支有深穿支（豆纹动脉）和浅支（皮质支），而皮质支有眶额动脉、中央（沟）前动脉、中央（沟）动脉、中央（沟）后动脉（顶前动脉）、顶后动脉、角回动脉及颞后动脉等。

1. 眶额动脉闭塞 眶额动脉供应额下回后部及额中回前部，与中央沟前动脉共同供应额下回后部（Broca 回）。非主侧半球闭塞可无症状，主侧半球闭塞出现运动性失语。

2. 中央（沟）前动脉闭塞 中央（沟）前动脉供应额中回后部、额下回后部（盖部）及中央前回下 3/4 皮质。该动脉闭塞出现对侧上肢单瘫或以面、舌、上肢为主的偏瘫，主侧半球闭塞伴有运动性失语。

3. 中央（沟）动脉闭塞 中央（沟）动脉供应中央沟两侧下3/4的皮质。该动脉闭塞出现对侧上肢单瘫或以上肢为主的不完全性偏瘫，可伴有轻度感觉障碍。

4. 中央（沟）后动脉（顶前动脉）闭塞 顶前动脉主要供应中央后回下3/4及顶间沟前部上、下缘的皮质。该动脉闭塞引起对侧上肢为主的感觉障碍、实体觉等精细感觉障碍、定向障碍及失用症，可伴有轻度瘫痪。优势半球闭塞还可出现命名性失语，另外也可出现假性丘脑综合征（自发疼痛和感觉障碍，但较轻）、假性手足徐动症和运动性共济失调。

5. 顶后动脉闭塞 顶后动脉主要供应缘上回（在优势半球为运用中枢）及顶上小叶下缘。该动脉闭塞出现下象限性偏盲，优势半球闭塞出现运用不能，即失用症。

6. 角回动脉闭塞 角回动脉主要供应角回（在优势半球为阅读中枢）及顶上小叶后部上缘皮质。该动脉闭塞出现下象限性偏盲；优势半球闭塞出现Gustmann综合征（左右侧认识不能、不能识别手指、失读、失写和失计算），视觉性失认与命名性失语；非优势半球闭塞可出现体象障碍（病觉缺失和自体认识不能，即瘫肢失注意、瘫肢否认症、失肢症和多肢症）。

7. 颞后动脉闭塞 颞后动脉主要供应颞上回后部（优势半球为听语中枢）及颞中、下回后部。该动脉闭塞可出现上象限盲，优势半球闭塞可出现感觉性失语，且可伴有阅读及书写障碍及命名性失语。

8. 大脑中动脉皮质支主干闭塞 出现对侧面、舌、上肢为主的严重偏瘫，半身感觉障碍，偏盲，常伴意识障碍；优势半球闭塞伴有混合性失语。因病灶广泛，常因脑疝而死亡。

9. 纹状外侧动脉闭塞 出现对侧上下肢均等的偏瘫。优势半球闭塞可伴运动性失语。少见的两侧中央支闭塞表现为假性延髓性麻痹、四肢瘫痪和早期出现括约肌障碍。

10. 大脑中动脉起始段闭塞 表现为对侧上、下肢等同的偏瘫、偏身感觉障碍及偏盲，多有昏迷；优势半球闭塞伴有混合性失语。软化灶更大时，容易出现颅内高压，发生脑疝，在未开展颞肌下外减压之前病死率很高。

（四）椎-基底动脉系统闭塞综合征

1. 大脑后动脉皮质支闭塞 大脑后动脉皮质支主要有颞前和颞后支、顶枕支及距状动脉，供应大脑颞叶底面和枕叶。闭塞时出现偏盲；主侧半球缺血时可有失读症和感觉性失语症。其分支病损时出现各相应的症状，如优势侧颞下后动脉闭塞可出现命名性失语、视觉性失认、精神性失明和对颜色失认；距状裂动脉闭塞引起皮质性偏盲或象限盲。

2. 大脑后动脉的四叠体动脉等旁正中动脉闭塞 可出现 Weber 综合征或 Benedikt 综合征。

（1）Weber 综合征：又称中脑腹侧部综合征，为中脑大脑脚底缺血损害锥体束和动眼神经引起的同侧动眼神经麻痹和对侧上下肢瘫痪。

（2）Benedikt 综合征：又称下红核综合征。病变侧动眼神经麻痹和对侧肢体不随意运动（舞蹈、徐动或震颤）、肌张力增高，类似帕金森综合征。

3. 深穿动脉闭塞综合征

（1）丘脑穿通动脉闭塞：丘脑穿通动脉为大脑后动脉深穿动脉的后内侧支，主要供应大脑脚、内侧膝状体及上丘、下丘。闭塞时出现上红核综合征或红核丘脑综合征，表现为小脑性共济失调、意向性震颤、短暂性舞蹈、手足徐动或感觉障碍。

（2）丘脑膝状动脉闭塞：丘脑膝状动脉为大脑后动脉深穿动脉的后外侧支，主要供应丘脑后结节、丘脑后部的其他结构、外侧膝状体的内侧部和内囊后肢。闭塞时出现丘脑综合征，表现为对侧肢体深感觉受损比浅感觉重的感觉障碍、自发性疼痛、对侧肢体轻度共济失调、对侧肢体短暂性的轻度瘫痪，可伴有偏盲、舞蹈样或手足徐动样不自主运动。

4. 大脑后动脉起始部闭塞 出现偏盲、不同程度的偏瘫、丘脑综合征，优势半球闭塞还可出现失读症和感觉性失语。

5. 基底动脉闭塞综合征

（1）基底动脉不全闭塞（一侧闭塞）：出现交叉性瘫。即病灶侧眼球不能外展（展神经损害）、周围性面瘫（面神经损害），病灶对侧中枢性上下肢瘫（锥体束受损），也称脑桥基底外侧综合征（Millard－Gubler 综合征）；或同侧外展神经麻痹与对侧偏瘫，即脑桥基底内侧综合征（Foville 综合征）。

（2）基底动脉完全闭塞：临床上少见。症状特别重，一般难存活 1 周。往往先有短暂性脑缺血发作（剧烈眩晕、呕吐、复视、眼震、视觉异常或黑蒙、耳鸣、耳聋、意识不清、语言障碍、一时性精神错乱、记忆力丧失、肢体麻、木及浅感觉障碍、单瘫、偏瘫或四肢瘫、眼睑下垂、构音困难、吞咽困难、运动失调或倾倒发作等）。一旦完全闭塞，首先出现持续性意识障碍，继而进入昏迷。同时，四肢呈弛缓性瘫痪，常伴有脑神经麻痹。病情进展稍慢者，可出现面神经、外展神经、三叉神经及舌咽神经麻痹，迷走神经、舌下神经也可出现麻痹，表现出构音困难和吞咽障碍等。体温可高达 40℃ 以上，预后不良。

6. 基底动脉尖综合征 由 Caplan 于 1980 年首先报道。基底动脉尖部共分出 2 对较大动脉即小脑上动脉和大脑后动脉，分别供应中脑、丘脑、小脑上部、颞叶内侧及枕叶。血栓性闭塞多发生于基底动脉中部，而栓塞性通常在基底动脉尖。可导致眼球运动障碍及瞳孔异常，单侧或双侧动眼神经部分或完全麻痹，一个半综合征（同侧眼球不能外展，对侧眼球不能内收），向病灶侧凝视麻痹，眼球上视不能（上丘受累），光反应迟钝而调节反射存在（类似 Argyll - Robertson 瞳孔，顶盖前区受损）。

7. 脑桥旁正中动脉闭塞 其症状表现决定于动脉闭塞的部位、受累分支的数目。

（1）脑桥上部旁正中动脉闭塞：引起病灶侧核性眼肌麻痹、小脑性共济失调、肌阵挛及对侧面、舌及上、下肢中枢性瘫痪，偶伴触觉和深感觉障碍。

（2）脑桥中部旁正中动脉闭塞：常为单纯的运动障碍，表现为病灶侧共济失调，步态不稳与病灶对侧面、舌及上、下肢中枢性瘫痪，眼球向病灶对侧凝视，可有触觉和深感觉障碍。

（3）脑桥下部旁正中动脉闭塞：两眼眼球向病灶对侧凝视，眼球震颤，共济失调，步态不稳，病灶对侧舌及上、下肢中枢性瘫痪，触觉和深感觉障碍。

8. 小脑上动脉闭塞 出现脑桥被盖综合征（Raymond - Cestem syndrome），也称小脑上动脉综合征。表现为同侧 Horner 综合征（下行交感神经损害）、同侧上肢较下肢严重的小脑性共济失调（脑桥臂、结合臂、小脑齿状核损害）；对侧肢体痛觉、温度觉障碍而触觉保留（脊髓丘脑束损害）；也可能有同侧面部感觉障碍（三叉感觉束损害）及外展神经麻痹。

9. 小脑前下动脉闭塞 出现同侧小脑性共济失调，Horner 综合征，完全性面瘫，面部痛觉、温度觉消失，触觉减退；病灶对侧痛觉、温度觉减退。

10. 内听动脉闭塞 内听动脉闭塞的症状常常是椎 - 基底动脉系统病变的早期症状，临床表现为同侧突发性耳聋，可伴有眩晕、恶心与呕吐。

11. 椎动脉分支闭塞综合征

（1）延髓长旋动脉闭塞：也可引起延髓背外侧综合征。

（2）延髓旁正中动脉闭塞：出现橄榄前综合征，表现为病灶侧舌下神经麻痹和对侧肢体瘫痪与感觉障碍。

（3）延髓短旋动脉闭塞：产生橄榄后综合征，表现为病灶侧舌咽、迷走、副神经麻痹和对侧肢体的痛觉、温度觉缺失，触觉迟钝。

12. 椎动脉闭塞综合征 主要表现为突然发生的眩晕、呕吐、复视、跌倒，以及小脑体征、Horner 综合征、吞咽困难、声音嘶哑、一侧或双侧软腭麻痹、感觉异常、同侧面部与对侧半身浅感觉障碍。

（1）椎动脉起始部闭塞：出现面部痛觉、温度觉减退或消失和对侧上、下肢瘫痪。

（2）椎动脉之小脑后下动脉起始部闭塞：此处椎动脉闭塞，除了出现延髓背外侧综合征外，还有对侧上、下肢瘫痪。

（3）小脑后下动脉闭塞：出现延髓背外侧综合征（Wallenberg syndrome），又称小脑后下动脉综合征。主要表现为：

1）眩晕、恶心、呕吐、垂直性或水平性眼球震颤和易向病灶侧倾倒的平衡失调（前庭核损害）。

2）病灶侧软腭和声带麻痹（疑核缺血），出现吞咽困难、声音嘶哑及软腭下垂。

3）病灶侧共济失调（小脑与绳状体缺血）。

4）病灶侧 Horner 综合征（交感神经纤维受损），表现为眼裂变窄、眼球下陷和瞳孔缩小。

5）病灶侧面部浅感觉减退或消失；少数病例面部感觉障碍的分布有异变，或为双侧面部，或为病灶对侧面部的感觉障碍（损害了病灶侧三叉丘系）。

6）病灶对侧肢体感觉减退或消失、多数病灶侧面部感觉障碍呈典型的交叉性感觉障碍；若病灶侧三叉丘系也受损则为面、上下肢偏身感觉障碍。

7）也可出现展神经及面神经麻痹（病灶大，波及脑桥下部时）。

8）还可引起病灶侧舌和对侧上下肢交叉性瘫痪（病灶向腹侧伸延）。

（4）脊髓前动脉之延髓支闭塞：产生延髓内侧综合征，表现为病灶侧舌肌和对侧肢体的交叉性瘫痪。如波及延髓上部也可伴有对侧半身感觉障碍。

（五）脑部动脉盗血综合征

当脑部某一动脉闭塞时，脑动脉侧支循环就显示出其重要意义。一方面侧支循环可使缺血性软化灶缩小，甚至能完全代偿闭塞血管的血液供应，因而使症状减轻或不出现任何临床症状；另一方面，侧支循环也是产生脑盗血综合征的解剖学基础。脑盗血综合征为某一血管闭塞后，其分布区域通过侧支循环向邻近血管“盗取”血液，邻近血管虽无闭塞，由于其中的部分血液被盗，而出现该血管分布区域供血不足的综合征。在脑盗血综合征的症状中，有闭塞血管缺血所致的原发症状，又有被盗血管供血不足的继发症状，有时这种继发症状成为临床上主要的或唯一的症状群。引起盗血综合征的原因很多，主要是动脉粥样硬化，也可见于动脉内膜炎、多发性大动脉炎、先天性畸形或外伤等因素所致的血管闭塞或狭窄。依据临床资料和脑动脉造影，脑盗血综合征可分为 7 型。

1. 锁骨下动脉盗血综合征 又称椎 - 基底动脉供血不足综合征。可因锁骨下动脉近侧端或无名动脉（右）狭窄或闭塞，患侧椎动脉的压力显著下降，而发生血液逆流，使对侧椎动脉本应该供应给脑部的血液部分被盗取过来，经患侧椎动脉逆流入锁骨下动脉远端，供应病侧的上肢。由于两者供血量都不足，出现该上肢的无力、沉重感、手臂发麻或刺痒。另一类为椎 - 基底动脉供血不足，引起脑干和枕叶缺血症状群。均呈发作性出现，可持续数秒至数小时，并可反复发作。当转颈时更会产生脑干的一过性缺血发作。当患侧上肢活动时，该上肢缺血的症状会更明显或仅在此时出现。检查患侧桡动脉脉搏动细弱，锁骨下动脉处有杂音，两侧上肢血压会相差 20 mmHg 之多。

2. 颈内动脉盗血综合征 一侧颈内动脉闭塞，健侧颈内动脉的血液，主要经前交通动脉逆流入患侧颈内动脉。早期表现主要是血管闭塞侧的半球缺血症状群，然后逐渐发生对侧半球供血不足的症状群。

3. 颈内－椎基底动脉盗血综合征 当一侧或两侧颈内动脉系统闭塞后，椎－基底动脉系统的部分血液经后交通动脉逆流入颈内动脉。临床表现既有大脑半球前部受损的症状，又有椎－基底动脉系统供血不足的脑干、小脑和枕叶的缺血症状。

4. 椎基底－颈内动脉盗血综合征 当椎－基底动脉狭窄或闭塞后，颈内动脉系统的部分血液经后交通动脉逆流入椎－基底动脉系统。临床表现为既有脑干、小脑和枕叶的缺血症状，又有大脑半球前循环供血不足的症状。

5. 颈外－椎基底动脉盗血综合征 在颈外或颈总动脉闭塞时，由于两侧颈外动脉分支之间和颈外动脉、锁骨下动脉和颈内动脉之间存在有非常丰富的吻合支，因此一般并无症状出现。但是，在一定条件下（椎动脉、颈内动脉本身有病变时），椎动脉的部分血液经椎动脉与枕动脉肌支之间的侧支循环逆流入颈外动脉系统，因而产生椎－基底动脉系统供血不足所表现出的脑干、小脑和枕叶缺血症状。如做椎动脉造影，可显示出典型的“曲别针”样影像，其一端为枕动脉，另一端为闭塞的颈外动脉远侧段。

6. 皮质吻合型盗血综合征 是由大脑半球前、中、后动脉之间发生盗血所致的症状群。如大脑中动脉闭塞后，大脑前动脉的部分血液经吻合支逆流入大脑中动脉的分布区内，从而产生大脑前动脉供血不足的症状，或者与其相反。

7. 脑内盗血综合征 病变发生于颅内供应大脑皮质的血管，在脑组织缺血性软化灶中，由于坏死组织的代谢产物聚集，二氧化碳含量增加，造成病灶局部酸中毒血管麻痹，病灶周围血管过度充盈，此时，任何作用于血管的扩张剂，均能引起正常脑组织的血管显著扩张，病灶内血管不能扩张而减少梗死区的脑血流量。也就是说，病灶区的血流被盗入病灶以外的正常脑组织，从而加重脑梗死的症状。

五、辅助检查

（一）神经影像学检查

1. CT 鉴于目前 CT 已在我国大、中型医院普及的情况，CT 应作为脑血管病的常规检查。脑梗死多数病例在发病 24 h 后 CT 检查逐渐显示低密度梗死灶，发病后 2 ~ 15 d 可见明显的均匀片状或楔形低密度影，大面积梗死可伴有脑水肿和占位效应，出血性梗死呈混杂密度影。应注意病后 2 ~ 3 周梗死吸收期。此时病灶由于水肿消失及吞噬细胞浸润可与脑组织等密度，CT 难以分辨，称为“模糊效应”。增强扫描有诊断意义，梗死后 5 ~ 10 d 出现增强效应，1 ~ 2 周最明显，约 90% 梗死灶显示不均匀的病变组织。有时 CT 不能显示脑干和小脑较小的梗死灶。在选择 CT 检查的时间方面，一般在 24 ~ 36 h 后检查，阳性率高，而在 24 h 内检查，多为阴性结果。但因发病 6 h 内为抢救治疗窗，发病后立即做 CT 检查，在排除脑出血后，可应用溶栓治疗。

李果珍教授将其分为 4 期。

（1）超急性期：< 12 h。50% ~ 60% 正常；25% ~ 50% 可见高密度的血管，多为大脑中动脉相应梗死的血管，基底节灰质与白质的界线消失。

（2）急性期：12 ~ 24 h。基低节密度降低，灰、白质界线消失，脑回消失，开始出现水肿和占位效应。

（3）亚急性期：1 ~ 7 d。占位效应明确，脑梗死的低密度影更明显，这时可能并发出血的现象，表现为斑点状高密度影，常见于基底节区。

（4）慢性期：7 d 以后。密度更低，病变体积缩小，相当于脑软化区。若需鉴别脑梗死是否活动，则需做增强扫描，强化可持续 8 周。

2. MRI 可清楚地显示早期缺血性梗死，对脑干、小脑梗死及静脉窦血栓形成等优于 CT。梗死后数小时即出现 T1 低信号、T2 高信号病灶；出血性梗死显示混杂 T1 高信号，增强扫描较平扫敏感；功能性核磁共振成像弥散加权成像（DWI）可早期诊断缺血性中风，发病 2 h 内即显示缺血病灶，对抢救治疗窗意义很大。李果珍教授也将其做了分期描述：

（1）超急性期：< 12 h。病后 30 min 内即可发现异常。2 ~ 4 h 可确诊。梗死血管血流慢，血管流空现象消失；12 h 内除血管高信号外，还可见脑组织灰、白质分界消失。

（2）急性期：12 ~ 24 h。脑水肿区 T2 明显高信号，而 T1 低信号不肯定。

（3）亚急性期：1 ~ 3 d。T1 低信号，T2 高信号是比较典型的水肿信号，同时还有占位效应；还可能合并出血，在 T1 出现斑点状高信号。

（4）慢性期：4 d 以后。25% 合并出血。病变组织逐渐缩小，境界变清晰。

（5）晚期：空腔形成，周边可能合并低信号的含铁血黄素沉着或胶质增生；后者也出现在病变边缘，但在 T2 表现为高信号。

3. 数字减影血管造影（DSA） 可发现血管狭窄及闭塞部位，还可显示脑动脉炎、烟雾病、动脉瘤和血管畸形等，在有此设备的医院已基本上不再采用脑血管造影术。

（二）腰穿检查

腰穿检查只在不能做 CT 检查而临床上又难以区别脑梗死和脑出血时才可进行。通常脑压及脑脊液常规检查正常。但是，腰穿选择时间很重要，最佳时间为发病后 24 内进行。6 ~ 24 h 脑出血可呈血性脑脊液，而大面积梗死（大血管闭塞）46.7% 会发生红色脑软化，其易发时限为病后 2 ~ 3 d，所以在发病 24 h 后再做腰穿，若脑脊液正常，为脑梗死的可能性大，但血性脑脊液不能区分脑出血和出血性梗死。

（三）经颅多普勒（TCD）

经颅多普勒检查可发现颈总动脉和颈内动脉狭窄、动脉粥样硬化斑与血栓形成。

（四）超声心动图检查

超声心动图可发现心脏附壁血栓、心房黏液瘤病及二尖瓣脱垂。

五、诊断

中年及老年高血压、动脉硬化、高血脂、糖尿病及颈椎病患者，急性发病，数小时至数日脑局灶性症状及体征达高峰，并可归因于某颅内动脉闭塞综合征，临床应考虑急性脑梗死之可能，CT 或 MRI 检查发现梗死灶即可确诊。有明显感染或炎症病史的年轻患者需考虑脑动脉炎之可能。

六、鉴别诊断

1. 小量脑出血 意识清晰，脑局灶症状轻，颅压增高不明显，无头痛、呕吐时的小量脑出血易误诊为脑梗死。但是，脑出血多在活动或激动中起病，病情进展快，几分钟至几小时可达极期，肢体瘫痪依部位不同而异，CT 和 MRI 检查可确诊。

2. 脑栓塞 脑栓塞多有短暂性脑缺血发作史，起病急骤，症状、体征在数秒至数分钟达高峰，常有风心病、冠心病、心肌梗死、亚急性细菌性心内膜炎及心房纤颤等心源性栓子来源或骨折、胸部手术或外伤所致的脂肪栓子或空气栓子。若起病急骤未找到栓子来源，应考虑左房黏液瘤病。

3. 颅内占位病变 脑肿瘤、硬膜下血肿、脑寄生虫病与脑脓肿可呈缺血性中风样发病，出现偏瘫等脑局灶症状和体征，颅内压增高不明显时易误诊为脑梗死。若脑局灶性症状进行性加重超过 3 d 甚至 1 周时应高度警惕。头部 CT 和 MRI 可助诊断，必要时可行增强扫描。

4. 转移瘤 全身癌肿中 1/4 可有颅内转移。转移途径有直接浸润、血行转移、脑脊液转移和淋巴转移。按其数目分单发性、多发性和弥漫性 3 种。其表现有皮质结节、脑膜皮质、粟粒和脑神经 4 型。许多患者的原发瘤不表现症状或症状隐蔽，常因神经症状而就诊。

5. 癫痫 缺血性脑血管病伴癫痫发作在临床上并不罕见，有报道颈动脉闭塞性脑血管病癫痫发生率为 10% ~30%。Homles 发现有 10% 的颈动脉闭塞性脑血管病以癫痫发作为首发症状，Cocito 等把典型的闭塞性脑血管病的全过程中癫痫发作归纳为 5 种类型，其中 I 型为仅有抽搐而无体征，易误诊为癫痫。

6. 低血糖 低血糖的典型症状为心慌、肌颤、出冷汗（或大汗淋漓）、面色苍白、神志恍惚和饥饿感，有的出现语言不清、肢体活动不灵，甚至瘫痪、椎体束征阳性、癫痫发作及昏迷，化验血糖容易确诊。但是，忽视低血糖的可能而又以肢体瘫痪明显者，易误为脑血栓形成，甚至造成不良后果。

7. 血管性头痛 广义的血管性头痛是泛因血管病变引起的头痛，脑血栓形成出现的头痛也属于血管性头痛，但临床上不少人将不典型的偏头痛等泛称为血管性头痛。当然，血栓形成局灶性症状不明显而头痛突出时，可误为一般的血管性头痛，MRI 或 MRA（数字成影血管造影）检查始能鉴别。

8. 椎－基底动脉供血不足 以头晕为主要表现的脑血栓形成可误诊为椎－基底动脉供血不足，甚至把小脑梗死虽有典型的小脑体征也误诊为椎－基底动脉供血不足，需做 MRI 进行鉴别。

9. 神经症 脑血栓形成以睡眠障碍为主要表现时可误诊为神经症，需进行详细的神经系统和 CT 检查进行鉴别。

10. 周围神经病 脑血栓形成可因以单个或多个肢体麻、木或蚁走感为主要表现而误诊为周围神经病，需借助仔细地神经系统检查和头颅影像学检查来进行鉴别。

11. 精神分裂症 精神分裂症基本症状是情感淡漠、思维贫乏与意志低下，可出现幻觉、妄想。而脑血栓形成起病以幻视、行为幼稚与语言错乱突出时易误诊为精神分裂症。需借助详细的精神检查和 CT 检查予以鉴别。

12. 白塞（Behcets disease，BD）病 系 1937 年土耳其医生 Behcet 首次描述了一组以复发性口腔溃疡、外生殖器溃疡和眼色素膜炎为主要表现的临床综合征，也译为贝赫切特病。它是一种病因未明（可能与遗传因素及病原体感染有关）的自身免疫性疾病，除口、眼、外生殖器三联症外，还可累及皮肤、关节、血管、心脏、神经系统、呼吸系统和肾脏等多脏器、多系统，临床表现复杂。

七、治疗

脑血栓形成的治疗原则主要是：尽早解除血栓，抢救“半暗带”，增加侧支循环，改善梗死区的血液循环，尽快消除脑水肿，积极清除自由基，减轻脑组织损伤，超早期康复与防止复发的4级预防。

（一）中风的基础治疗

多年来的临床经验与教训，结合国内、外的新近观点，将中风的基础治疗总括为10项：正确的体位；防治皮肤并发症；恰当饮食与防治消化道出血；降颅压与清除自由基；调整血压；保持呼吸道通畅；注意水、电解质与酸碱平衡；控制抽搐；重视通便；超早期康复治疗等。

1. 正确的体位 中风患者，尤其意识不清者以侧卧位为好，使口腔分泌物流向一侧颊部，以防吸入呼吸道，影响气体交换或引起吸入性肺炎；另一方面侧卧可防止或减轻舌后坠，对保持吸道通畅有好处。

注意，始终把患者的患肩置于外展外旋位，患髋置于内收内旋位（仰卧位时须把患髋置放在10 cm高的小枕垫上保持足跟与足尖垂直于床面），即康复卧位，而对预防患者患肢的致残是非常重要的。

2. 防治皮肤并发症 防治皮肤并发症主要是指保持皮肤清洁、干燥，防止压疮发生。因此应及时更换尿湿、污染的衣服与被褥，保持皮肤干燥与清洁。如发生水疱，为避免其破溃，可在局部消毒后用注射器将水疱中渗液抽出。若在冬春季可盖以无菌敷料，若在夏秋季不必盖敷料，只需用棉签在针眼处少涂点碘酊即可。仅是表皮溃破，不时渗出淋巴液，可配制成高锰酸钾液冲洗疮面，每日2～3次，促进疮面愈合。患者营养状况不佳，疮面长期不愈时，可在疮面上敷上一层白糖，会加快愈合。

3. 恰当饮食与防治消化道出血

（1）恰当的饮食：对于意识不清或有吞咽困难者，应早下胃管，从胃管内供给营养。一旦下了胃管，除必须由静脉给药者外，应尽量减少静脉供给的液体量。因重症患者多有脑水肿，静脉输液量过大，有加重脑水肿引起脑疝的危险。初次鼻饲量要少，以100～200 mL为宜，以后逐渐增加。一般以少量多次为好。对有呕吐者更应注意。对于鼻饲流质的量、温度和注入速度都应注意，待少量喂几次适应之后，可喂5～6次/d，每次300～500 mL。温度要适宜，应根据天气热凉在40～60℃之间进行调整为宜，每次喂前先用注射器抽吸，借以判断胃管是否在胃里。同时观察抽出物里是否有上次灌注的食物或咖啡色物。如有未消化食物则应减少喂食或推迟灌注；若抽出有咖啡色物说明有胃出血，应把其全部抽出，然后再注入凉牛奶，必要时请医生处理。灌注速度也应适当，每次需以10～15 min注完为宜。过快容易引起食物反流、呕吐或不适感。每餐灌注后，都应注入温开水10～20 mL，清洗管腔，以免食物凝块阻塞胃管。

（2）防治消化道出血：重症脑梗死与出血性中风，易出现消化道出血。为一严重并发症，其发生率为14.6%～61.8%。发病主要在胃及十二指肠上部，严重者也可引起食道下部、空肠、回肠黏膜广泛糜烂，多处出血。其预防方法重点是要积极治疗原发病、降低颅内压、减轻下丘脑及脑干受损。为了早期发现出血，应早下胃管，及时发现胃出血。观察腹部膨隆否、血压下降否及大便颜色（柏油便），以免消化道出血虽已量大而长时间仍被忽视。一旦发现消化道出血，立即进行冰盐水洗胃，局部应用止血药（如口服或鼻饲云南白药、凝血酶等）；静脉滴注质子泵抑制剂；出血量多引起休克者，必要时需要输注新鲜全血或红细胞成分。

4. 降颅压与清除自由基

（1）降颅压：意识障碍、头痛、呕吐、视盘水肿等表明患者有脑水肿、颅压高，需要降低颅压。常用方法为20%甘露醇125～250 mL，4～6 h静脉快速滴注1次。有人观察甘露醇0.25～0.5 mL/kg与1.0 mL/kg，降颅压效果一样，故主张用小剂量，对肾脏损害较小，但值得注意的是间隔时间。回顾性研究发现，间隔6～8 h用药者病死率较间隔4 h者明显高，间隔6 h者发生脑疝的概率高，故笔者主张间隔4 h用药1次较好。

一旦脑疝形成，应立即快速静脉滴注20%甘露醇，具体用量因人而异，250 mL、500 mL……直至瞳孔恢复或（和）意识清醒，一次最大量可用4.2 g/kg。依笔者的临床观察，一次用250～500 mL即暂停者成功很少，750～1 000 mL成功者较多，最大量用过1 250 mL才纠正脑疝，抢救成功。以后每4 h静脉滴注250 mL，以防脑疝复发。由于血肿或软化灶不去掉容易再次发生脑疝。所以，待脑疝纠正后，最好是请神经外科协助去掉病灶。甘露醇用量大时，少数患者可能会发生高渗性肾衰。高渗性肾衰是可逆性的，若能早期发现，停用甘露醇或改为60～80 mL，4～6 h 1次，会很快恢复。关键是早期，即尿液明显减少时就能发现和及时处理。待到无尿期再发现，恢复就比较慢。再晚，肾脏损害达不可逆时，会导致死亡。

（2）清除自由基：脑梗死后由于组织缺氧、缺血，造成生物化学代谢紊乱，使细胞膜磷脂酶A2被激活，促不饱和脂肪酸氧化加速形成自由基。自由基可使核酸主链断裂，透明质酸解聚，细胞膜脂质过氧化，细胞崩解，线粒体变性，细胞不可逆改变，最终死亡。因此，必须重视减少自由基的产生和清除自由基对神经元的损害。与缺血性中风有关的是氧源性自由基，在缺血期因无氧供应不会有氧源性自由基产生，再灌流后大量氧进入缺血区被转化为氧源性自由基。甘露醇是较强的自由基清除剂，125～250 mL，4～6 h静脉滴注1次，连用7～10 d，减轻迟发性神经损伤；维生素C 6～10 g，加入林格液或生理盐水500 mL中静脉滴注，连用7～10 d，主要清除脂质过氧化物自由基。

5. 调整血压 急性脑血管病，由于脑水肿、颅压高，会反射性地引起血压升高。因此，应先脱水、降颅压。如应用脱水剂后血压仍高，平均动脉压高于 140 mmHg 时，应考虑降血压。但不应降得太快，一般应先降高出正常血压或平素血压的 1/3，必要时再降高出部分的 1/3。这样逐渐地降比较稳妥，可避免 1 次降得太多，被迫再用升压药。

部分中风患者血压低，应查明原因。常见的有：

（1）脱水过度、补液不足。

（2）大量呕吐或腹泻失水，特别伴有胃肠道应激性溃疡时大量失血。

（3）过度使用降压药、镇静剂或血管扩张剂。

（4）酸中毒。

（5）心力衰竭。

（6）并发感染性休克。

（7）脑疝失代偿期。

应区别情况加以解决，须将血压维持在平素血压水平为宜。

值得注意的是，当血容量不足引起的血压降低，开始即用收缩血管较强的升压药是无益的，应以补充血容量为主，适当选用胶体液；缺血性选用低分子右旋糖酐（需先做过敏试验）或选用 706 代血浆；出血性选用 706 代血浆和生理盐水。若为消化道大出血所致，需配合输血。升压药常用多巴胺，剂量依病情而定。

6. 保持呼吸道通畅及防治肺水肿、肺炎 急性脑血管病不论是出血性或是缺血性，脑部血液供应或部分或广泛地减少，所以保持呼吸道通畅，尽量供给充足的氧是非常重要的。除了前 1、2 两项谈到的注意体位引流和清拭、抽吸口腔与咽腔分泌物外，并应注意抽痰，必要时行气管切开。由于不少家属不容易接受，应早做动员工作，使家属了解气管切开的重要性，虽然是个小手术，如能在需要时及时进行，对于挽救这部分患者的生命是很重要的。

7. 注意水、电解质与酸碱平衡 对于重症患者尤其应注意。在脑水肿阶段，输入的水分应少于排出的。每日补液量依下面公式计算：每日输液量 = 无形失水量 + 尿量 − 代谢水量 =（900 ~ 1 000 mL）+（1 100 ~ 1 500 mL）− 300 mL = 1 600 ~ 2 200 mL。如有大便或呕吐，再加上后两者的量，然后减少 300 ~ 500 mL。若已下胃管，还应减去前一日由胃管灌入的液体量。最好每日记录出入水量，以此计算出来的量比较精确。单靠静脉供给水分和热量者，要随时留意电解质的平衡，其中钾的供应更需注意。注意降颅压药，特别是抢救脑疝用量大时，钾的丢失快而多，有时一次大量的甘露醇即可导致低钾，只要肾功能正常，每日补钾量不能少于 3 g。同时注意对血钾监测，依据具体情况进行增补。下有胃管者，多鼻饲钾盐也很安全。对于伴有肾脏病、糖尿病及中枢性过度换气者，要时刻注意酸碱平衡失调，并及时对失调进行纠正。

8. 控制抽搐 抽搐为急性脑血管病的常见症状之一，其发病率为 4.4% ~

13.8%。它会加重脑缺氧与脑水肿，要注意控制。

9. 注意通便、防止复发 急性脑血管病，尤其是出血性脑血管病，保持大便通畅对于再出血和脑疝形成是很必要的。1 d 以上未解大便者即应使用开塞露排便或番泻叶泡水服，或用葱白蘸蜂蜜放入肛门内促使其排便。若仍不排便，可考虑用肥皂水灌肠通便。中风患者，若有尿潴留，需置保留导尿管，定期放尿，同时应注意防治泌尿系感染。保持大便通畅可减少复发；同时积极进行病因治疗防止复发，此即对脑血管病的四级预防。

10. 早期康复、降低致残率 中风的临床治疗对于病死率的降低有重要作用。而对于致残率的降低，则主要靠康复治疗，尤其是早期康复治疗就更为重要。因此，所有临床医师都应具备中风的早期康复知识。中风的早期康复包括康复位（康复卧位与康复坐位）、被动活动、主动加被动活动。康复卧位的摆放从患者一入院即应开始。患肢的被动活动及主动加被动活动开始时间，则依病情而定：一般缺血性中风，病后 48 h 即应开始；而重的患者和出血性中风待生命指征稳定后也应开始（多数在1 周左右即可开始），最迟不应超过2 周。其具体内容详见有关早期康复章节。

（二）脑血栓形成的分型治疗

脑梗死（包括脑血栓与脑栓塞）的治疗，多数专家都主张个体化原则。一般可将其归纳为3 种类型，每种类型有它的处理重点。

1. 轻型 轻型脑血栓约占脑梗死的35%，包括大量的腔隙脑梗死和分水岭性便死、延髓背外侧梗死等大脑前、中动脉的小分支及椎－基底动脉系的小分支闭塞引起的小梗死。处理重点主要是预防再发脑梗死（四级预防）及减少血管性痴呆的发生。可用血管扩张剂、钙离子拮抗剂、抗血小板聚集剂、改善细胞代谢药等。

（1）倍他司丁：每次8 mg，3 次/d，口服；若饮食不佳，可改为倍他司丁生理盐水 500 mL，静脉滴注，1 次/d。

（2）尼莫地平：每次 40 mg，3 次/d，口服。若血压高，可改为尼群地平 10 mg，3 次/d，口服。

（3）藻酸双酯钠：每次 100 mg，3 次/d，口服。可与尼莫地平合用，或与倍他司丁或尼群地平合用。

（4）胞磷胆碱：辅酶参与体内卵磷脂的生物合成，有改善脑代谢作用。0.25～0.5 g 加入 5% 葡萄糖中静脉滴注，每日 1 次。

（5）脑活素注射液：是一种游离蛋白水解物，含有 85% 的不结合氨基酸（包括某些必需氨基酸）、15% 的结合氨基酸，能促进神经系统内的蛋白合成，改善能量代谢及新陈代谢，加快糖通过血脑屏障，还有抗氧化作用，保护神经系统免受毒性物质破坏。10～30 mg 加入 250 mL 生理盐水中静脉滴注，1 次/d，

8～10 d 为 1 个疗程。

2. 中型 中型脑血栓约占 50%。包括大脑前、后动脉和大脑中动脉较大分支的闭塞。脑梗死的中心已缺血坏死，没法解决。主要是抢救缺血半暗带。应充分利用治疗窗，在 6 h 内的超早期运用溶栓剂，继而可用钙离子拮抗剂、扩容剂、脱水剂、自由基清除剂及抗凝剂等。细胞活化剂虽有争论，适当选用有助于神经细胞功能恢复。

（1）溶栓治疗：在发病 6 h 内选用。超过 6 h 再用是危险的，再灌注引起迟发性神经细胞坏死。实际上，6 h 内能得到治疗的患者为数不多，因此，实用价值不大。有人主张 12 h 内也可。

1）尿激酶：1 万～2 万 u 溶于 20～40 mL 生理盐水中静脉注射；或20 万～50 万 u 溶于生理盐水 500 mL 中静脉滴注，1 次/d，连用 3～5 d；或加入低分子右旋糖酐 500 mL 中静脉滴注。使纤维蛋白溶酶原激活为纤维蛋白溶酶，水解纤维蛋白，使血栓溶解。应用时需重视其注意事项。

2）东菱克栓酶：10－20 BU 用 100～500 mL 生理盐水稀释后静脉滴注，2～4 h 滴完。主要在病后 3～6 h 内用。隔日可用再用 5 BU，共用 5 次。严格掌握其适应证、禁忌证、不良反应及注意事项。

（2）扩容治疗：血压偏低、血液黏度高或血容量不足，需选扩容治疗。最常用者为低分子右旋糖酐 500 mL 静脉滴注，1 次/d，必要时可 2 次/d 或加大用量，使血压维持在正常或稍高水平。用前需做过敏试验。在治疗过程中，有在用药第 15 日发生过敏者，所以，用药不可超过 2 周；以后再用仍需做过敏试验。

另外作为扩容剂还有 706 代血浆和生理盐水等。

（3）钙通道阻滞剂：常用的为尼莫地平 40 mg，日服 3 次，除了大面积梗死并有脑水肿者外，急性期也可使用。因能缓解血管痉挛，对于混合性中风也适用。它虽有轻微降压作用，而临床观察，对于无血管痉挛正常血压患者，服后血压并不下降。

（4）降颅压及抗自由基治疗：病后 24～48 h 加强脱水、减轻脑水肿、保护脑细胞并防止脑疝发生；早用自由基清除剂，可保护半暗区再灌注对神经细胞的损伤。其药种选择及用法详见中风的基础治疗。

（5）细胞活化剂：如胞磷碱、三磷腺苷、脑活素（脑蛋白水解物）、神经节苷酶等药物可以应用。

3. 危重型 危重型脑血栓约占 15%，多为大脑中动脉起始部或其皮质支主干以及基底动脉完全闭塞引起。内科治疗主要是脱水抗脑水肿；若占位效应明显，易形成脑疝或脑疝已经形成，除积极脱水降低颅压外，应及早外科治疗，如行颞肌下去骨瓣减压，清除病灶区的坏死组织，切除颞叶钩回，畅通脑脊液循环，即所谓的“内外减压术”。这不仅是挽救患者生命的主要措施，而且也有利于脑功能恢复。

（三）中药治疗

脑梗死多为气虚型，少数为阴虚型。

1. 气虚型 急性期选用乌药顺气散，5 d 1 剂，待病情开始好转或稳定 1 周以后改用补阳还五汤加减，或开始即用补阳还五汤加防风 3 ~6 g，服 6 剂后去防风，继续服用。神志不清或失语者，加石菖蒲、远志；尿失禁者，加益智仁。

2. 阴虚型 阴虚性患者舌质红或绛，无苔，舌干唇燥，脉细数。选用当归 12 g、玄参 15 g、生首乌 12 g、山药 15 g、牛膝 12 g、地龙 12 g。血压过高者，加钩藤 12 g、白蒺藜 9 g；心中烦热者，加黄芩 9 g、生石膏 30 g。应忌用生地黄，以免虽阴虚纠正，由于生地黄凝血，使血栓发展，而瘫痪加重。

如前所述，西药溶栓剂和抗凝剂治疗都有其缺点和不足之处，祖国医学则有其优势，作为我国的医务工作者须下大工夫，对中医药努力发掘，加以提高。

3. 恢复期 恢复期脑血栓患者以王清任的补阳还五汤加减，或以释麻汤加减服之。

（四）病因治疗

脑血栓形成的病因很多，包括动脉粥样硬化、糖尿病、颈椎病、脑动脉炎（细分约 19 种）、肥胖、高血压、高脂血症、高同型半胱氨酸血症、原发性红细胞增多症、长期酗酒、高胆固醇血症、高甘油三酯血症、高血黏度、低血压、脱水、抗磷脂抗体综合征、外源性雌激素摄入、滥用药物、服避孕药、吸烟和心脏病等 40 余种，在治疗脑血栓形成时，要重视对病因的治疗，并告诉患者出院后还要重视继续治疗的重要性和必要性。

（五）预后及四级预防

1. 预后 若能重视基础治疗，可使病死率大幅度下降；早期开始系统地康复治疗，致残率更会明显降低；如能重视病因的系统治疗，不但住院期间做好，更重要的是出院时要给患者及其家属交代清楚，出院后不要忽视对病因的继续治疗，复发率也会明显下降。

2. 四级预防 即指对患者的病因进行系统治疗。绝大多数脑梗死患者是有病因可查的。四级预防说起来容易，但做起来就难，需要每个接诊医师熟悉脑血栓形成的所有病因，不仅住院期间及时给予病因治疗，而且还要重视宣教，使每位患者都能长期进行抗复发的四级预防，即病因治疗。

第二节 脑栓塞

脑栓塞是各种异常的固体、液体或气体物随血流进入脑动脉使血管腔急性堵塞，导致其供血区的脑组织缺血、坏死及相应的脑功能障碍。栓塞性脑梗死占全部脑梗死的10% ~15% 。

一、病因及病理

（一）病因

脑栓塞依据栓子来源可分为以下几种病因。

1. 心源性栓子 心源性栓子占脑栓塞的60% ~75%。心源性栓子可来源于心瓣膜、心室腔及其隐窝处的附壁血栓（虽然脑血流仅占心脏排血量的20%，但心源性栓子50%可进入脑动脉内）。附壁血栓的主要成因是心房纤颤和心室壁节段性运动所导致的心腔内血流淤滞以及心内膜上皮破坏。

（1）风湿性心脏病：引起脑栓塞的心脏疾病常见者有风湿性心瓣膜病发生栓塞占1.4% ~48%，心房纤颤、病窦综合征等心律失常时发生的机会更多。

（2）亚急性心内膜炎：亚急性心内膜炎发生栓塞占10% ~50%；而非细菌性血栓性心内膜炎占脑栓塞病因的10%。

（3）心肌梗死：心肌梗死后左室附壁血栓脱落可导致脑栓塞，脑栓塞多发生心肌梗死后4 ~20 d。

（4）其他：心脏手术及先天性心脏病引起的脑动脉反常栓塞；二尖瓣脱垂、充血性心肌病等心脏瓣膜病和心内膜病变也可引起脑栓塞。

2. 非心源性栓子 非心源性栓子包括动脉硬化斑块脱落，静脉血栓或凝血块，骨折或手术时的脂肪栓，胸部外伤或手术时的空气栓，肺部感染、败血症、肾病综合征的高凝状态等。反常脑栓塞发生在体循环静脉内循行的栓子，由于心隔缺损，可不经肺循环直接穿过卵圆孔或室间孔到达体循环的动脉内而造成的脑栓塞。

3. 来源不明 约30%的脑栓塞不能查明栓子的来源，此时应特别留意左心房黏液瘤的可能，其中约30%可并发脑栓塞。

（二）病理

脑栓塞常见于前循环，大脑中动脉最多，后循环少见。脑栓塞的病理改变与脑血栓形成基本相同，故在病理及影像学上合称为脑梗死。由于栓子常为多发性、易碎性、移动性或可能带菌（炎性、细菌栓子），栓塞性脑梗死常为多灶性，可伴脑炎、脑脓肿、局限性动脉炎和细菌性动脉瘤等；脂肪栓与空气栓子常导致脑内多灶性小栓塞；寄生虫性栓子在栓塞处可发现虫体或虫卵。

二、临床表现

任何时候骤然出现局灶性神经体征的先兆、瞬间即达高峰、多呈完全性中风表现，是脑栓塞的特征。患者如有心瓣膜病、心内膜炎、心脏肥大、心律失常等病史或多灶性脑梗死体征，可考虑为心源性栓子。

1. 脑栓塞起病年龄不一，其中以青年多见 脑栓塞任何情况下均可发病，而且多在活动中骤然发病。局灶性神经体征在数秒或数分钟内达高峰，多呈完全性中风。有意识障碍者较脑血栓形成者多，但可在短时间内缓解。颈内动脉或大脑中动脉起始部及其皮质支主干栓塞导致大面积脑梗死，常常昏迷，并发生严重脑水肿、颅内压增高，甚至发生脑疝，如不及时正确地抢救，预后不良。常有癫痫发作。有些病例症状、体征稳定后或短时间内缓解后又加重，提示栓塞再发或出现红色脑软化。

2. 前循环 80%的脑栓塞发生于前循环，尤其是大脑中动脉，这与血管的走行有关。栓塞后出现偏瘫、偏身感觉障碍与偏盲等三偏综合征，主侧半球罹患者伴有失语。偏瘫以面、舌和上肢最重。

3. 后循环受累 后循环受累者约占20%，常表现为眩晕、复视、交叉性瘫或四肢瘫或交叉性感觉障碍、共济失调、声音嘶哑及吞咽困难等。栓子进入一侧或两侧大脑后动脉分别导致同向偏盲及皮质盲。基底动脉完全闭塞性栓塞者基底动脉末端出现基底动脉尖综合征，导致骤然昏迷、四肢瘫痪，常合并生命指征改变，单侧或双侧动眼神经部分或完全麻痹。一侧半综合征，眼球上视不能，光反射迟钝而调节反射存在，一过性或持续数日的意识障碍，反复发作，同向偏盲或皮质盲，严重的记忆障碍。中老年人突发意识障碍又较快恢复，并出现瞳孔改变、动眼神经麻痹、垂直注视障碍、无明显运动及感觉障碍，应想到基底动脉尖综合征之可能，若再伴有皮质盲或偏盲、严重记忆障碍则更应考虑。CT或MRI显示双侧丘脑、枕叶、颞叶和中脑病灶即可诊断。

三、辅助检查

1. 神经影像学检查 CT或MRI检查可显示缺血性梗死或出血性梗死改变（应注意有效检查时间）。一些患者梗死后继发性出血，临床症状并未加重，发病3～5 d内复查CT可早日发现继发梗死后出血，便于及时调整治疗方案。MRA可发现颈动脉狭窄或闭塞程度。后循环栓塞CT检查不如MRI效果好。

2. 腰穿脑积液检查 脑脊液检查压力多正常，脑压增高则提示大面积梗死。出血性梗死时脑脊液可呈血性或镜下发现红细胞及蛋白含量增高；亚急性细菌性心内膜炎等感染性脑栓塞的脑脊液的细胞数增高（200×10^6/L或以上)，早期以中性粒细胞为主，晚期以淋巴细胞为主；脂肪栓塞时脑脊液检查可见脂肪球。

3. 心电图检查 心电图检查应作为常规检查，以发现心肌梗死、风心病及心律失常等。

4. 超声心动图检查 超声心动图检查可证实存在的心源性栓子。

5. 颈动脉超声检查 颈动脉超声检查可评价颈动脉管腔狭窄程度和动脉壁斑块，对证实颈动脉源性栓子有意义。

四、诊断

依据急骤起病，出现偏瘫、失语等局灶体征，或伴癫痫发作，数秒至数分钟临床表现达峰期，有心源性等栓子来源，可做出临床诊断。如合并其他脏器梗死更能支持诊断。适时地 CT 或 MRI 检查可进一步确定栓塞的部位、数目和伴发出血等。

五、鉴别诊断

1. 脑出血 脑出血也是急性发病，几分钟至几小时达高峰，起病更急者，尤其是脑动脉硬化引起的出血，易与无明显栓子来源的脑栓塞相混淆。

2. 脑血栓形成 典型者多有高血压、动脉硬化、糖尿病或颈椎病等病史，从起病到极期需数小时至数日，可有短暂性脑缺血发作等发作史，不难与脑栓塞区分。但少数起病急的病例易与无明显栓子来源的脑栓塞相混淆。

3. 烟雾（moyamoya）病 为脑底异常血管网，可为先天性畸形，也可因多种后天性炎症、外伤等引起，我国学者报道半数病例与钩端螺旋体引起的脑动脉炎有关。烟雾病可导致蛛网膜下腔出血（SAH）和脑出血，也可引起缺血性中风（20%），有复发倾向者可与脑栓塞相混淆。

4. 脑转移瘤 起病快，常为多病灶，易与脑栓塞相混淆。但脑转移瘤症状呈进行性加重，只要重视多可找到原发病灶，可与后者鉴别。

5. 脑寄生虫病 特别是猪囊虫病，起病快，多灶性者较多，也可伴发癫痫，可与脑栓塞相混淆。

6. 脑外伤 脂肪栓塞多因外伤或手术引起。外伤后出现意识障碍、抽搐等而误认为是颅脑外伤引起，而忽视了脂肪栓塞的可能。

六、治疗

（1）同脑血栓形成的基础治疗。

（2）由于容易合并出血性梗死或大面积缺血性脑水肿，急性期不用肝素、降纤酶等较强的抗凝剂和溶栓药。

(3) 病因治疗：

1）由心源性所致伴有心功能不全时，用脱水药酌情减量，常可甘露醇与呋塞米交替使用。

2）由亚急性心内膜炎引起者，应用抗生素。

3）空气栓塞者可应用高压氧治疗。

4）脂肪栓塞者加用5%碳酸氢钠250 mL静脉滴注，2次/d。

5）心律失常者控制心律失常，有房颤者应长期口服华法林抗凝治疗。

6）先天性心脏病、风湿性心脏病者需手术治疗。

7）大面积脑梗死，有条件者应行“内外减压术”或颞肌下减压术。

8）可长期口服阿司匹林、双香豆素，以防再发。

(四) 中药治疗

中医治疗时须以中医理论辨证施治，属于气虚者可用释麻汤或补阳还五汤加减；阴虚者以生四物汤加减，但须去生地黄。

七、预后和预防

1. 预后 脑栓塞的病死率为20%，主要死于脑疝、心力衰竭及肺部感染。存活者多有程度不同的功能障碍。及时、不及时与系统、不系统做康复治疗，功能恢复的程度差别很大。做好基础治疗可显著降低病死率。

2. 四级预防 若不注意四级预防以及对原发病的治疗，20%的患者可再复发，甚至有的会多次复发。复发次数越多，发生血管性痴呆的机会越多。可见，四级预防对于脑栓塞来讲，也是很重要的。

第三节 脑出血

脑出血（ICH）是指原发性脑实质内出血，占全部脑中风的10%～30%，是急性脑血管病中的多发病之一。

一、病因与发病机制

1. 高血压 高血压性脑出血是非外伤性颅内出血最常见的病因，多发生在脑内大动脉或二级分支直接分出的豆纹动脉、丘脑穿通动脉、基底动脉的桥支、小脑上动脉的齿状核动脉和小脑前下动脉等100～200 μm的小穿通动脉。这些小动脉不像皮质动脉有分支或有侧支通路可分流血液和分散承受的压力，相反，它们是管壁薄弱的终末支，尤其是豆纹动脉，以90°角从粗大的动脉分出进入脑实质，因此它们承受较多的血流和较大的压力。在高血压长期影响下，这些小穿通动脉壁的结缔组织发生透明变性，管壁内弹力纤维断裂，同时因伴有动脉粥样硬化使管腔狭窄、扭曲，血管阻力增加，血管的舒缩功能减退，甚至局部产生粟粒状微型动脉瘤。此外慢性高血压患者的脑血流自动调节代偿功能丧失，当患者情绪波动或从事较剧烈的体力活动时血压突然升高，引起血管壁破裂导致出血。

2. 动脉粥样硬化 小穿通动脉直接呈直角，由粗大的大脑中动脉、大脑后动脉和基底动脉发出，此大动脉硬化会波及有关小穿通动脉也硬化，血管的舒缩功能减退，也可使管腔狭窄、扭曲，血管阻力增大，以致局部发生粟粒状微型动脉瘤，当血压波动时，容易破裂出血。

3. 血液病 白血病、再生障碍性贫血、血小板减少性紫癜、血友病等由于血黏度降低与血管壁改变，当血压波动时也可出血。

4. 其他血管病 脑淀粉样血管病变、脑动脉瘤、动静脉畸形、烟雾病、脑动脉炎、静脉窦血栓形成、夹层动脉瘤和梭形动脉瘤等当血流动力学改变时，罹患血管破裂出血。

5. 肿瘤 原发性肿瘤可出现肿瘤内出血（瘤中风）；转移瘤可损伤有关血管出血。

二、病理

脑出血 48 h 后脑水肿进入高峰期，临床症状、体征可进一步加重，但缺损症状稳定即开始缓慢恢复。由于缺损症状主要是出血和水肿引起的脑组织受压，一般发病 <6 h 为超急性期，血肿形成；7 h ~ 3 d 为急性期，血肿溶解，脑水肿、巨噬细胞出现；4 ~ 10 d 为亚急性期，血肿周边毛细血管形成；11 d 至 6 周为慢性早期，水肿消退；7 周至 6 个月为慢性中期、静止期，胶质增生；>6 个月为慢性晚期，胶质瘢痕、含铁血黄素沉积。

三、临床表现

脑出血常发生于 50 ~ 70 岁，男性略多，冬、春季易发。常见诱发因素有情绪激动、体力活动、大量饮酒后、性交、用力大便及气候突变等。约半数患者出现头痛、头胀，随之呕吐，出血后血压明显升高，常在数分至数小时内达峰期。临床症状、体征因出血部位和出血量不同而异，基底节出血引起偏瘫是常见的早期症状；约 10% 病例出现痫性发作，多为局灶性发作；重症者迅速出现意识障碍，甚至昏迷。

（一）基底节区出血

基底节区出血也称半球出血或内囊出血。分三个类型。

1. 外侧型 外侧型也称壳核出血，由豆纹动脉破裂引起，约占脑出血的 42%。有小量出血和大量出血之分。

（1）小量出血：出血量在30 mL以下，出血量小且靠外侧，患者可无头部不适，仅在仔细检查时才发现有轻偏瘫；量稍微大时明显表现出轻偏瘫或伴有较轻的偏身感觉障碍。很少有头痛、呕吐，一般无意识障碍。

（2）大量出血：出血量 >30 mL，常因向内囊压迫出现偏瘫、偏身感觉障碍和偏盲等典型的三偏综合征，多有意识障碍、头痛与呕吐。血液可穿破脑组织进入侧脑室，并出现血性脑脊液。双眼向病灶侧凝视，主侧半球出血可出现失语。

2. 内侧型 内侧型也称丘脑出血，由丘脑穿通动脉或丘脑膝状动脉破裂引起，占脑出血的13% ~15%。丘脑出血典型的症状是偏身感觉障碍，可向外压迫内囊（出现三偏综合征），向内破入第三脑室（出现意识障碍或意识障碍加重、颈强直去皮质强直），向下扩展损伤丘脑下部和脑干。

（1）小量出血：突发半身感觉障碍，也有觉头懵者，但无意识障碍。

（2）大量出血：产生明显的偏身感觉障碍，可有短暂的同向偏盲。丘脑出血的特点是：上下肢瘫痪均等，深感觉障碍突出；血肿波及中脑上视中枢，眼球向下偏斜，可凝视鼻尖；意识障碍多较重。出血波及丘脑下部或破入第三脑室，昏迷加深，瞳孔缩小，出现去皮质强直等。血肿累及丘脑底核或纹状体可见偏身舞蹈、投掷样运动。波及脑干，出现周围性动眼神经麻痹与对侧中枢性偏瘫或偏瘫加重。

3. 混合型 混合性又称底节区出血。出血量特别大，虽难以区分出血起始部位，但均是由外侧型向内侧发展或由内侧向外侧发展导致壳核、内囊和丘脑相继受累，随即呕吐大量咖啡色内容物。由于深昏迷，无法查及偏盲和偏身感觉障碍，仅在提起两上肢或两下肢时，可见瘫侧上肢或下肢下落快，着床响声大，从而判断出是哪侧偏瘫。由于有明显的高颅压会很快出现脑疝（小脑幕切迹疝），呼吸停止先于心跳停止。

4. 尾状核头部出血 尾状核头部出少见，表现头痛、呕吐、神志不清及轻度的脑膜刺激征，可有视盘水肿，无明显瘫痪，颇似蛛网膜下腔出血。偶见对侧中枢性面瘫。临床常被忽略，有时因头痛做CT检查被发现。筱崎秀雄等将尾状核头部出血分为三型：Ⅰ型，血肿局限于尾状核头部，无脑部定位体征；Ⅱ型，血肿破入侧脑室并向后发展，有意识障碍及偏瘫；Ⅲ型，血肿由尾状核扩展到内囊并穿破侧脑室，表现为昏迷，四肢肌张力增高。

（二）脑叶出血

脑叶出血也称皮质下出血，老年人常为高血压动脉硬化或淀粉样血管病引起顶、枕叶、颞叶、及额叶白质血管分支破裂所致，青壮年多由先天性脑动静脉畸形或颅内动脉瘤所致。约占脑叶实质出血的10%。

1. 小量出血 小量出血可能有轻度头痛和局灶症（感觉障碍、象限盲）

或癫痫发作。顶叶出血表现为偏身感觉障碍、下象限盲、体象障碍；额叶出血表现为单瘫（中央前回上部受损出现下肢瘫，下部受损出现面、舌或上肢瘫）、摸索动作（额叶后部受损），主侧半球额叶下部受损可伴有运动性或称表达性失语（Broca失语）；颞叶出血表现为感觉性或称听觉性失语（Wernicke失语）（主侧半球颞上回后部受损）、精神症状、上象限盲；枕叶出血表现为象限盲或偏盲。

2. 大量出血 大量出血时，血肿可波及两个或三个脑叶，称为叶间出血。常出现头痛、呕吐、视野缺损与脑膜刺激征（常伴继发性蛛网膜下腔出血），癫痫发作也常见。依血肿占据脑叶状况，可出现额、顶、颞、枕叶的局灶症状，可有不同程度的意识障碍，昏迷较少。若顶、颞叶同时被波及可出现偏盲，若不及时手术治疗，也可发生颞叶钩回疝和（或）中心疝而危及生命。

（三）中脑出血

中脑出血罕见，为基底动脉上部桥支破裂所致。

1. 小量出血 小量出血时表现为一侧或双侧动眼神经不全麻痹或Weber综合征。

2. 大量出血 大量出血时出现深昏迷、四肢弛缓性瘫痪，多迅速死亡。CT及MRI可助确诊。

（四）脑桥出血

脑桥出血由基底动脉桥支破裂所致，占脑出血的8%～16%。

1. 小量出血 小量出血时出血灶位于一侧脑桥基底部与被盖部之间，可破入第四脑室，导致继发性蛛网膜下腔出血，出现头痛、呕吐，而典型的体征是交叉性瘫。可为Millard－Gubler综合征或Forille综合征或共济失调性轻偏瘫，两眼凝视偏瘫肢体或出现核间性眼肌麻痹，一般无昏迷。

2. 大量出血 大量出血时出血量超过5 mL，常累及双侧脑桥，出现四肢中枢性瘫痪和周围性面瘫或展神经麻痹。破入第四脑室或向上扩展至中脑。患者于数秒至数分钟陷入昏迷，常出现针尖样瞳孔固定于正中位、呕吐咖啡样胃内容物、中枢性高热（躯干持续39℃以上甚至达42℃而四肢不热），中枢性呼吸障碍与眼球浮动等症状。若出现双侧瞳孔散大、光反射消失、呼吸不规则、脉搏和血压异常、体温不断上升或突然下降，均提示病危，常在24～48 h死亡。

（五）小脑出血

小脑出血为小脑上动脉的深穿支齿状核动脉破裂所致。

1. 小量出血 小量出血时起病突然，几分钟内出现后枕部剧痛、眩晕及呕吐，表现病灶侧肢体笨拙，步态不稳，共济失调和眼球震颤，意识清楚，无肢体瘫痪。

2. 大量出血 大量出血时出现后枕部剧烈头痛，眩晕，频繁呕吐，平衡障碍。12～24 h 陷入昏迷和出现脑干受压征：周围性面瘫、两眼凝视病灶侧、瞳孔缩小而光反射存在，肢体瘫痪及病理征阳性。晚期瞳孔散大、中枢性呼吸困难，可因小脑扁桃疝而死亡。

暴发型出现头痛、头晕后立即进入昏迷，若当时无人在场，与脑桥出血不易鉴别，只能靠 MRI、CT 加以区分。

（六）延髓出血

延髓出血少见。有时由脑桥出血扩展而来，表现为突然出现昏迷、血压下降、呼吸节律不规则、心律失常，继而死亡。

（七）脑室出血

原发性脑室出血是指脉络丛、室管膜以及室管膜下 1.5 mm 区域内动脉血管破裂出血破入脑室，占脑出血的 3%～5%。另外，脑实质出血破入脑室所致的继发性脑室出血多见，多数是由于壳核、尾状核头部出血破入侧脑室或丘脑出血破入第三脑室或小脑、脑桥出血破入第四脑室。

1. 小量出血 小量出血占多数。可见头痛、呕吐、脑膜刺激征及血性脑脊液、无意识障碍及局灶性神经体征，酷似蛛网膜下腔出血，预后好，可完全恢复。

2. 大量出血 大量出血者起病急骤，迅速进入昏迷，出现四肢抽搐和瘫痪、去脑强直发作、频繁呕吐、针尖样瞳孔、眼球分离、斜视或眼球浮动等症状。双侧病理征阳性，可有脑膜刺激征，多汗，呼吸深沉带鼾声，后转为不规则呼吸。脉搏由缓慢有力转为细数和不规则，血压不稳定。如果血压下降、体温升高，常提示预后不良。出血量更大者血液充满整个脑室，CT 或 MRI 显示脑室呈所谓铸型样。

四、辅助检查

1. CT 检查 临床考虑前循环供血区与后循环的皮质支出血时，应首先考虑 CT 检查，可显示圆形或卵圆形高密度影，血肿边缘清楚，并能确定血肿的部位、形态、大小及是否破入脑室、血肿周围的水肿带与占位效应等。

2. MRI 检查 小脑、脑干等后循环供血区小量出血，CT 不能确定时 MRI 皆能准确辨认，且能分辨 4～5 周后 CT 不能辨认的脑出血，区分陈旧性脑出血与脑梗死，显示血管畸形流空现象。根据血肿的动态变化可判断出血时间。

（1）超急性期：<6 h 的血肿，表现为 T1 低信号，T2 高信号，与脑梗死不易区别（在前循环部位不如 CT 检查）。

（2）急性期：7 h～3 d 的血肿，表现为 T1 等信号，T2 低信号。

（3）亚急性期：4 d 至 10 周，表现为 T1、T2 均为高信号。

（4）慢性期：一至数月，表现为T1低信号，T2高信号。

有关分期各家说法不一，李果珍教授还分出数月至数年的慢性晚期。

3. 数字减影血管造影（DSA）检查 对检出脑动脉瘤、脑动静脉畸形、Moyamoya病与脑动脉炎等有独特的价值，已逐渐替代脑血管造影。

4. 脑脊液检查 在诊断不明确而又无CT等设备检查时，应谨慎地进行腰穿，最好先用甘露醇降颅压后再进行脑脊液检查。放脑脊液要慢，以防发生脑疝。小量脑出血脑脊液不含血，只有大量脑出血破入脑室或蛛网膜下腔6 h后才能在脑脊液中查到血。但2～3 d后查脑脊液，对脑出血与大血管闭塞时的脑梗死的鉴别诊断已无意义。因大血管闭塞2～3 d时有46.7%可发生梗死后出血，同样可见血性脑脊液。

五、诊断

中老年人高血压病和动脉粥样硬化患者在活动、情绪激动、酗酒、性交与大便干结排便时突然起病，迅速出现偏瘫、失语等局灶症状，以及头痛、呕吐或意识障碍，高度提示脑出血的可能，CT或MRI检查可以确诊。无CT检查条件，病后6 h腰穿，对破入脑室或蛛网膜下腔的脑出血患者可见血性脑脊液，有助于脑出血的诊断；但是，脑脊液正常者不能排除小量脑出血的可能，因此无鉴别诊断意义。

六、鉴别诊断

参考国内文献，小量脑出血误诊病种达10余种疾病。

1. 脑梗死 小量脑出血，特别是无头痛、局灶症状又轻、激动时或性交时发病、病史又未询问清楚时，易被误诊为脑梗死。

2. 脑动脉瘤、脑动静脉畸形 先天性脑动脉瘤、动静脉畸形既可引起蛛网膜下腔出血，又可引起脑出血，如果仅停留在脑出血的诊断上，而不进一步追求脑出血的病因诊断，必然延误治疗，甚至影响预后。

3. 脑肿瘤 小量脑出血，因无意识障碍、局灶症状也较轻、可伴癫痫样发作，常被误诊为脑肿瘤。

4. 椎－基底动脉供血不足 小脑出血量小时，以头晕起病，伴恶心、呕吐而易被误诊为椎－基底动脉供血不足。

5. 脑动脉硬化 受凉后出现头晕、视物旋转、恶心及呕吐时，易被误诊为脑动脉硬化。

6. 其他 小量脑出血有被误诊为血管性头痛、神经性头痛、有机磷中毒、食物中毒、精神分裂症、血管性头痛与病毒性脑炎者，故临证时均需与此7种病仔细鉴别。

七、治疗

（一）基础治疗

基础治疗可参阅脑梗死基础治疗的10项内容。

（二）内科治疗

1. 先降颅压后降血压 脑出血者一般颅压都会增高，可反射地引起血压增高。当颅压降低后血压可能随之有所下降。所以，应先降颅压，后再酌情降血压。少数伴有心力衰竭者，应先纠正心力衰竭，后降颅压，或用呋塞米40～100 mg降颅压，每4～6 h 1次。

2. 中枢性高热 药物降温往往效果不好，应重视物理降温。

3. 止血药的应用 止血药物如6－氨基己酸，应止血等对高血压动脉硬化性出血作用不大。由于凝血机制障碍引起的脑出血或脑出血合并有消化道出血等，可针对性给予止血药物治疗。

（三）中药治疗

脑出血多为血虚型，也可表现为闭证和脱证，闭证又可分为阳闭和阴闭。

1. 血虚型 血虚型者平素头痛、头晕、耳鸣与失眠等，突然发生偏瘫或有失语、意识障碍。舌质红、苔黄腻或呈灰黑色，脉弦滑或弦细。治疗以生四物汤与增液汤加减（生地黄30 g、当归12 g、白芍15 g、玄参30 g、寸冬15 g、生首乌9～15 g、怀牛膝12 g）。血压高加钩藤30 g、代赭石15 g，意识障碍加石菖蒲9 g、胆南星9 g，头痛重加石决明30 g、夏枯草9 g。舌苔厚腻者生地黄量酌减；大便干燥者增加生地黄及生首乌用量，大便稀者减少用量。

2. 阳闭 阳闭者常突然昏倒，不省人事，牙关紧闭，口噤不开，两手握固，肢体强痉，面赤身热，气粗口臭，烦躁不安，舌苔黄腻，脉弦滑而数。可选用安宫牛黄丸、至宝丹或羚角钩藤汤加减（羚羊角3 g、菊花9 g、牡丹皮9 g、夏枯草9 g、龟板30 g、白芍9 g、代赭石30 g、石决明30 g、生地黄12 g、钩藤12 g）。

3. 阴闭 阴闭者除了突然昏倒至肢体强痉的基本症状外，面白唇青，四肢不温，静卧不烦，舌苔白腻，脉沉滑而缓。选用苏合香丸或三生饮（生南星7 g、川乌3 g、生附子3 g、木香2 g、生姜10片）或导痰汤（陈皮9 g、半夏9 g、枳实9 g、茯苓9 g、胆南星9 g、甘草6 g、石菖蒲9 g、天麻9 g、钩藤12 g、竹茹6 g）。

4. 脱证 脱证者突然昏倒，不省人事，目合口张，鼾息低微，手撒肢冷，汗出如珠，大小便失禁，肢体瘫痪，舌痿，脉微或弱。选用加味参附汤（人参9 g、附子9 g、龙骨30 g、牡蛎30 g），汗多不止者加黄芪9 g、五味子5 g、麦冬15 g、糯稻根12 g；或附子理中汤（人参9 g、白术6 g、附子6 g、炮姜6 g、甘草3 g)。也可灸脐下。

5. 恢复期 待脑水肿消退后即进入恢复期。张锡纯通经活络法可取（生怀山药30 g、生怀地黄30 g、怀牛膝24 g、生赭石24 g、生杭芍18 g、柏子仁12 g。白术9 g、乳香9 g、土鳖虫4个、生鸡内金5 g、茵陈3 g)。服数剂好转后改为：生黄芪15 g、天花粉24 g、生赭石18 g、怀牛膝15 g、乳香12 g、没药12 g、当归9 g、丝瓜络9 g、土鳖虫4个、地龙6 g。以后还可酌加鹿角胶6 g、三七参6 g、制马钱子1 g，均为末，煎药汤送服。

（四）外科治疗

脑出血手术治疗适应证需从三方面综合考虑：出血部位较表浅，如皮质下、壳核和小脑出血，要优先考虑手术；半球出血量大于30 mL、小脑出血大于10 mL，应手术治疗；患者入院即昏迷或入院后意识障碍加深者，在积极降颅压的同时需行手术治疗。

第四节 蛛网膜下腔出血

蛛网膜下腔出血（SAH）是颅内血管破裂血液直接流入蛛网膜下腔所致，又称自发性蛛网膜下腔出血。而脑实质、脑室出血，外伤性硬膜下或硬膜外出血流入蛛网膜下腔则为继发性蛛网膜下腔出血。原发性蛛网膜下腔出血占急性脑中风的10%，占出血性中风的20%。

一、病因、病理及发病机制

（一）病因

1. 粟粒样动脉瘤 约占75%，年发病率6~35.3/10万。

2. 动静脉畸形 约占10%。多见于青壮年，90%以上位于幕上，常见于大脑中动脉分布区。

3. 梭形动脉瘤 由长期高血压、动脉粥样硬化所致。

4. Moyamoya病 也称颅底异常血管网或烟雾病。占儿童蛛网膜下腔出血的20%，青年人发病也不少见，有人认为与钩端螺旋体引起的脑动脉炎有密切关系。

5. 其他 真菌性脑动脉炎（其中有新型隐球菌、白色念珠菌最多，曲霉菌中有9种会感染中枢神经系统，另外还有球孢子菌等多种）、结核性脑动脉炎、风湿性脑动脉炎、类风湿性脑动脉炎、颞动脉炎、多发性大动脉炎、寄生虫性脑动脉炎（疟疾性脑动脉炎、血吸虫性脑动脉炎、肺吸虫性脑动脉炎、腭口线虫脑动脉炎、弓形虫脑动脉炎、旋毛虫脑动脉炎及阿米巴脑动脉炎）、巨细胞性动脉炎与脑膜炎、单纯疱疹性脑膜炎、细菌性脑膜炎、梅毒性脑膜炎及脑动脉炎、真菌性脑膜炎、系统性红斑狼疮、白塞病、中毒、维生素 K 缺乏、电解质失衡、拟交感类药物应用、颅内肿瘤、垂体中风、血液病、凝血障碍性疾病、颅内静脉窦血栓和抗凝治疗并发症等，另有 10% 原因不明，可能是动脉瘤很小，脑动静脉畸形（AVM）破裂后血块形成而不留痕迹或静脉系统或蛛网膜下腔也会出血所致。

（二）发病机制

（1）粟粒样动脉瘤可能与遗传和先天性发育缺陷有关，尸检发现约 80% 的患者 Willis 环动脉壁弹力层及外膜发育异常或受损。随着年龄增长，由于动脉壁粥样硬化、高血压、糖尿病、高脂血症和血液涡流冲击等因素影响，动脉壁弹性减弱，管壁薄弱处逐渐向外膨隆突出，形成囊状动脉瘤。动脉瘤体积越大越容易破裂，直径 <3 mm 者较少出血，5～7 mm 及以上者较易出血。

（2）脑动静脉畸形：是胚胎期发育异常形成畸形的血管团，血管壁薄弱处于破裂临界状态。常因激动、剧烈活动、性交等诱因导致破裂出血。

（3）烟雾病：多因双侧颈内动脉虹吸部、大脑中动脉及大脑前动脉起始部进行性狭窄或闭塞，或颅底软脑膜动脉、穿通动脉形成细小密集吻合的血管网，其管壁菲薄，偶见动脉瘤形成，在激动或较剧烈的体力活动时容易破裂。

（4）脑动脉炎或颅内炎：引起的血管壁病变，原发性肿瘤或转移瘤或脑寄生虫直接侵蚀血管壁，均可导致出血。

在以上血管病变的基础上，当情绪激动、激烈活动、大便干结或性交等因素的作用下可导致出血。

（三）病理

1. 脑和脑膜反应 由于血染、脑表面呈紫红色。血液在脑池、脑沟内淤积也可形成硬膜下血肿；仰卧位由于重力作用，血液容易沉积在后颅凹；也有返流入脑室系统，红细胞进入蛛网膜颗粒，使后者堵塞，产生交通性脑积水；出血数小时后，多核及淋巴细胞出现在蛛网膜下腔，3 d 后吞噬细胞也参与反应，10 d 后蛛网膜出现纤维化，严重的蛛网膜下腔出血者，下丘脑可出血或缺血。

2. 动脉管壁反应 血管收缩、内皮细胞消失、血小板黏附、平滑肌细胞坏死、空泡变、纤维化、动脉外膜纤维化及炎性反应等可引起管腔狭窄。

3. 其他 除心肌梗死或心内膜出血外，还可有肺水肿、胃肠道出血与眼底出血等。先天性多囊肾、主动脉狭窄常伴粟粒样动脉瘤，心内膜炎播散至脑动脉可引起真菌性动脉瘤。占破裂动脉瘤的 2% ～3%，常发生在脑动脉的远端。

（四）病理生理

1. 颅压增高 蛛网膜下腔出血在出血时颅内压急剧升高，加上流入蛛网膜下腔的血液化学性刺激，引发头痛和颈强直。出血多且颅压高达动脉舒张压水平时，颅内血液循环暂时中断，导致意识障碍。颅压高有利于阻止进一步出血，但其弊端是严重地引起全面缺血与代谢障碍。血小板释放出的致痉挛素引起脑血管痉挛，颅内压可大于 15 mmHg，其预后比颅内压小于 15 mmHg 的患者差。

2. 脑血流、脑代谢和脑自动调节功能 蛛网膜下腔出血后脑血流（CBF）减少30% ~40%；脑代谢（$CMRO_2$）降低 25%，而局部脑血容量（rCBV）因脑血管特别是小血管扩张而增加，脑血管痉挛会加重上述变化。颅压升高致全身血压下降，可引起脑灌注压（CPP）下降。由于脑自动调节功能受损，脑血流随系统血压升降而波动，引起脑水肿、脑梗死或脑出血。

3. 生化改变 乳酸性酸中毒、氧自由基生成、激活细胞凋亡路径、胶质细胞功能改变、离子平衡失调、细胞内能量产生和转运障碍等，都与蛛网膜下腔出血后脑缺血及能量代谢障碍有关：①低血钠见于 35% 的患者；②高血糖，即原有糖尿病或应用类固醇激素可加重高血糖症。

4. 迟发性脑血管痉挛 红细胞降解释放的氧化血红蛋白以及 5 - HF、血栓烷 A_2（TXA_2）与组织胺等血管活性物质刺激血管，引起和加重脑血管痉挛。

5. 其他

（1）血压：可代偿性增高。

（2）心脏：蛛网膜下腔出血者 91% 有心律异常，少数还可引发室性心动过速、室颤等危及生命的心律异常和心功能异常，可加重脑缺血、缺氧。

（3）胃肠道：蛛网膜下腔出血患者 4% 有胃肠道出血。前交通动脉瘤致死病例中，83% 有胃肠道出血和 Cushing 溃疡。

（4）肺水肿：约占蛛网膜下腔出血患者的 2%。患者表现为呼吸不规则、呼吸道内粉红色泡沫样分泌物。

6. 局灶症状 大脑中动脉瘤与动静脉畸形破裂出血，常见脑局灶症状，其原因有：

（1）血液沿血管向脑实质内引流形成血肿而出现局灶症状，比原发脑出血的局灶症状出现得晚，而头痛、脑膜刺激征先出现。

（2）载瘤血管痉挛，远端缺血，甚至梗死。

（3）载瘤血管内凝血，阻塞血管腔引起远端缺血或梗死。载瘤血管痉挛及载瘤血管内凝血引起的局灶症状均晚于头痛及脑膜刺激征。

（4）病损血管分布区的脑肿胀或脑梗死。

二、临床表现

（一）头痛

头痛典型者为全头劈裂样剧痛，伴频繁呕吐。粟粒样动脉瘤破裂多发生于

40~60 岁，两性发病率相近；头痛可持续数日不变，2 周后逐渐减轻。头痛再加重提示再出血或血管痉挛，后者更常见。而动静脉瘤破裂，男性发病率为女性的 2 倍，并常在 10~40 岁发病；头痛常不像粟粒样动脉瘤破裂那样严重。梭形动脉瘤破裂有些可无头痛、呕吐，仅头部不适、思维迟钝或仅感头懵。

（二）脑膜刺激征

脑膜刺激征起病多有激动、剧烈活动或用力排便等诱因，病后很快即出现颈强直、Kernig 征阳性等脑膜刺激征，出血常引起血压急骤上升。由于脑膜刺激，最初 2 周内体温可高达 39℃，短暂的意识丧失是常见的症状，可伴呕吐、畏光、项背痛或下肢痛；严重者突发昏迷，并在短时间内发生脑疝而死亡。后交通动脉瘤可压迫中脑出现动眼神经麻痹；颈内动脉海绵窦段动脉瘤易损害Ⅲ、Ⅳ、Ⅴ、Ⅵ脑神经，破裂引起颈内动脉海绵窦瘘；大脑前动脉瘤破裂及右丘脑、尾状核头部、内囊后肢、颞叶及边缘叶受损均会出现精神症状；椎-基底动脉破裂出现面瘫、展神经麻痹等；动静脉畸形患者常见癫痫发作，可伴轻偏瘫、失语和视野缺失等局灶性症状，具有定位价值。部分患者仅在 MRI 或数字减影血管造影检查时发现。可出现颈强直、Kernig 征与 Brudzinski 征等脑膜刺激征阳性。20% 患者眼底检查可见玻璃体下片块状出血，在发病 1 h 内即可出现，是急性颅内压增高和眼静脉回流受阻所致，对诊断具有提示性。

（三）不典型表现

50~60 岁及以上的老年人蛛网膜下腔出血患者临床表现不典型，起病较缓慢，头痛、脑膜刺激征不明显或缺如，多无意识障碍而脑实质损害症状轻重不一；或以精神症状起病，常伴有心脏受损的心电图改变，肺部感染、消化道出血、泌尿道和肠道感染等并发症也较常见。易造成漏、误诊。

（四）常见并发症

1. 再出血 传统认为再出血是蛛网膜下腔出血主要的急性并发症。病情稳定后突然剧烈头痛、呕吐或痫性发作，又出现精神异常或意识障碍，甚至昏迷，或出现去脑强直发作，颈强直、Kernig 征加重。复查脑脊液为鲜红色或出现大量新鲜红细胞。20% 的动脉瘤患者病后 10~14 d 发生再出血，使死亡率增加 1 倍。急性期的动静脉畸形者再出血较少见。

2. 脑血管痉挛（CVS） 发生于蛛网膜下腔血液循环的血管。血管痉挛的严重程度与蛛网膜下腔的出血量成正相关，导致 1/3 以上的病例脑实质缺血、水肿、颅压增高、头痛与呕吐加重，意识障碍加重，甚至昏迷。病后 3~5 d 血小板破坏释放致血管痉挛素导致脑血管痉挛；病后 7~14 d 红细胞破坏释放出延缓致痉挛素，导致迟发性脑血管痉挛的高峰期，是死亡或致残的重要原因。其临床表现与再出血相仿，甚至比再出血更严重。

3. 扩展至脑实质的出血 大脑前动脉与大脑中动脉瘤破裂的血液沿血管

喷射到脑实质内，导致偏瘫、失语和癫痫发作，有时出现颞叶钩回疝。

4. 急性或亚急性脑积水 分别发生于起病当日或数周后，是由于蛛网膜下腔脑脊液吸收障碍所致，表现为进行性嗜睡、上视受限、展神经麻痹、下肢腱反射亢进等，对诊断有提示意义。

5. 其他并发症 约 91% 出现心律失常，25% 出现胃肠道出血、肺水肿、肺炎，少数患者发生低钠血症和高血压。

（五）辅助检查

1. CT 检查 临床疑蛛网膜下腔出血时应首选 CT 检查。其安全、敏感性高，便于早期诊断，出血当日即可检出 90% 以上的蛛网膜下腔出血，显示出外侧裂、前纵裂池、鞍上池、脑桥小脑角池、环池和后纵裂池出现高密度影像，发病 1 h，90% 可检出；5 d 后，85% 可显示蛛网膜下腔积血；1 周后为 50%，2 周后为 30%。而且还可检查出脑内出血或脑室出血、伴发的脑积水及脑梗死，也可对病情进行动态观察。可是，出血量小时，有时 CT 会漏诊，所以不能完全替代脑脊液检查。颅脑 CT 增强扫描可发现大多数动静脉畸形和大的动脉瘤，CT 还可显示出约 15% 的患者仅中脑环池少量出血，称非动脉瘤性蛛网膜下腔出血（nA－SAH）。

2. MRI 检查 MRI 检查可检出脑干小动静脉畸形。但须注意，在蛛网膜下腔出血急性期的 MRI 检查可诱发再出血。MRI 对直径 3～15 mm 的动脉瘤检出率达 84%～100%，但由于空间分辨率较差，不能清晰地显示动脉瘤颈和载瘤动脉。

3. 脑脊液检查 对 CT 扫描不能确定而临床又高度怀疑的蛛网膜下腔出血可行腰穿做脑脊液检查。若脑脊液为肉眼可见均匀一致的血性、压力明显增高（400～600 mmH_2O）是蛛网膜下腔出血诊断的有力证据。最初脑脊液中的红细胞与白细胞数比例和外周血相同（700∶1），但血液可引起化学性脑膜炎导致脑脊液淋巴细胞增多，48 h 内白细胞可增加；出血后 4～8 d 脑脊液糖含量降低；病后 12 h 离心脑脊液上清液变黄，2～3 周黄变消失。若急性期脑脊液中性粒细胞数明显增高，应考虑结脑、真菌性脑膜炎和脑寄生虫病等引起的蛛网膜下腔出血，需抗酸染色、墨汁染色及免疫学检测进一步查明原因，以便有效治疗。腰穿时针芯不要完全拔出，并缓慢地放出 8～10 mL 的脑脊液，对缓解蛛网膜下腔出血的头痛、意识障碍等症状有益，还可避免腰穿放脑脊液过快而诱发脑疝。

4. 数字减影血管造影（DSA）检查 明确蛛网膜下腔出血诊断后 2 周内需行全脑血管造影，以明确蛛网膜下腔出血的病因，决定内科治疗或外科治疗方案。因为动脉瘤患者约 20% 为多发性，动静脉畸形也常由多支血管供应。数字减影血管造影可确定动脉瘤的位置，显示血管走行、侧支循环及血管痉挛等，还可发现烟雾病和血管性肿瘤，为蛛网膜下腔出血的病因诊断提供可靠证据，是制订外科治疗方案的先决条件。约5%首次数字减影血管造影检查阴性的患者，1～2周后再行检查可发现动脉瘤，仍为阴性者应考虑nA－SAH（血管造影为阴性的蛛网膜下腔出血）、颅内夹层动脉瘤、硬脑膜动静脉畸形、出血性疾病、颈髓出血及结脑、隐脑和脑寄生虫病等感染性疾病。

5. 其他检查

（1）经颅多普勒（TCD）：作为非损伤性检查技术可检测到蛛网膜下腔出血发病后的脑血管痉挛程度。大脑中动脉流速正常范围在33～90 cm/s，平均为60 cm/s。流速高于120 cm/s与血管造影上轻、中度血管痉挛相似；高于200 cm/s为严重血管痉挛，临床上常出现缺血和梗死症状。另外，还可评价脑血管的自动调节功能。

（2）心电图：显示T波高尖或明显的倒置，P－R间期缩短，出现高的U波等。

（3）血常规、凝血功能、肝功能检查：有助于寻找其他的出血原因。

三、诊断

临床上出现突发剧烈头痛、呕吐与颈强等脑膜刺激征，发病初期无明显局灶症状，则蛛网膜下腔出血的可能性最大。眼底检查有玻璃体下片状出血，CT显示脑池和蛛网膜下腔高密度影，腰穿呈均匀一致的血性脑脊液，后三者有其一时，即可确诊。但须排除结脑、隐脑、病脑、系统性红斑狼疮、出血性脑梗死、脑静脉窦血栓、脑寄生虫病及各种脑动脉炎等近30种疾病导致的原发性或继发性蛛网膜下腔出血。

四、鉴别诊断

1. 其他脑血管病 据凡克统计，蛛网膜下腔出血误诊范围较广，误诊疾病达20余种，有的疾病超出了神经科范围。误诊为其他脑血管病者占蛛网膜下腔出血误诊病例的33.8%。高血压脑出血也可出现意识障碍或反应迟钝以及血性脑脊液，但多有偏瘫等明显的局灶症状，若局灶症状不明显时，可误诊为蛛网膜下腔出血。脑室出血、小脑出血与尾状核头部出血等因无明显的肢体瘫痪，也易与蛛网膜下腔出血相混淆。对就诊较晚的蛛网膜下腔出血，脑脊液改变不典型，无脑膜刺激征而有偏瘫体征者，易误诊为脑血栓形成。蛛网膜下腔出血脑膜刺激征一般在发病后数小时或十几小时后才出现，部分病例或发病早期仅有头痛而无脑膜刺激征者，易误诊为血管神经性头痛。

2. 颅内感染 误诊为脑炎及脑膜炎者占误诊病例的23.4%。结脑、真菌性、脑寄生虫病和病毒性脑膜炎等可有头痛、呕吐和脑膜刺激征，脑脊液细胞数升高，且可呈现均匀一致的血性脑脊液，易与蛛网膜下腔出血后发生的化学性脑膜炎相混淆。但颅内感染先有发热，后有头痛、呕吐和脑膜刺激征。必要时查脑脊液抗酸染色、墨汁染色、各种脑寄生虫及病毒 DNA 有助于鉴别。当蛛网膜下腔出血发病在流脑或乙脑流行季节时，或具有传染病接触史者，可误诊为流脑或乙脑等颅内感染性疾病。脑脊液检查有助于鉴别。

3. 脑瘤 约 1.5% 的脑瘤可发生瘤中风，形成瘤内或瘤旁血肿，合并蛛网膜下腔出血；癌肿颅内转移、脑膜癌及白血病等可见血性脑脊液，容易与蛛网膜下腔出血相混淆，详细的病史、脑脊液检测瘤细胞和头颅 CT 检查有助于鉴别。

4. 神经症 原有失眠、记忆力减退等神经障碍症状，蛛网膜下腔出血发病时无头痛、呕吐与脑膜刺激征，仅觉头部不适、理解力下降，而误诊为神经症；若有幼稚等其他精神症状者还可误诊为癔症。

5. 煤气中毒 当患者出现头痛、呕吐，或仅有头昏、头懵、记忆力减退或意识不清，甚至主要表现为时间长短不一的意识障碍，而脑膜刺激征不明显，患者居室中又有煤灶，临床上两者容易混淆。头部 CT 或脑脊液检查有助于鉴别。

6. 消化道疾病 消化道疾病占误诊病例的 10.3%。与头痛相伴随的呕吐是蛛网膜下腔出血的主要症状之一，若遇到蛛网膜下腔出血病前有不洁饮食史，又以呕吐、腹泻就诊的患者，则易将中枢性呕吐误诊为胃炎、肠胃炎、消化不良等消化道疾病。

7. 癫痫 癫痫占误诊病例的 2.9%。当患者以痫样发作为首发症状，或以癫痫持续状态和意识障碍发病而不能诉说病史的患者，易被误诊为原发性癫痫。

8. 精神病 王惠英等报道蛛网膜下腔出血 26 例，其中 12 例以精神异常为首发症状者全部被误诊，误诊率达 46%。其中误诊为精神分裂症 4 例，老年性精神病 3 例，病毒性脑炎 3 例，癔症 2 例。

9. 病毒性脑炎 当蛛网膜下腔出血发病时头痛、呕吐并不剧烈，发病后又常有发热症状，极易误诊为病毒性脑炎。

10. 血性脑脊液的鉴别

（1）首先应排除外伤：腰穿外伤往往流出的血和脑脊液混合不均，而且留的第 2 管的颜色明显比第 1 管浅，稍加注意即可鉴别。

（2）即使均匀一致的血性脑脊液，也需要排除脑室出血及脑出血破入脑室等所致的继发性蛛网膜下腔出血。除了体征外，CT、MRI 等影像学检查均有助于鉴别。

（3）钩端螺旋体脑动脉炎：也可引起蛛网膜下腔出血，病史、钩体抗体的检测及脑血管造影或数字减影血管造影检查有助于诊断。

（4）多发性大动脉炎：多数脑部呈缺血性改变，也有导致出血者，出现血性脑脊液。对链球菌、结核菌及病毒等感染有关的检查有助于诊断。

（5）结节性动脉炎：Brown 报道，结节性动脉炎出现蛛网膜下腔出血者占1%，出现周围神经病损占67%，头痛占30%，视网膜病占29%，弥散性脑病占16%，中风14%，脑神经病占9%，抽搐7%，炎症性病6%，视网膜动脉阻塞3%。依据病史及其他9种类型的体征可加以鉴别，关键是当遇到血性脑脊液时应想到有此可能。

（6）真菌性脑动脉炎：其中有新型隐球菌、白色念珠菌、曲霉菌、球孢子菌、荚膜组织胞浆菌、副球孢子菌、皮炎芽生菌和申克孢子丝球菌，也可出现血性脑脊液。墨汁染色及脑脊液细胞学检查有助于诊断。

（7）巨细胞动脉炎：也称颞动脉炎。多发于50～60岁的中老年人。首发一侧或双侧头痛或为咀嚼无力，休息或服用水杨酸制剂可缓解。颞动脉等头皮动脉往往有红斑、触痛及结节，血沉加快。当发现血性脑脊液时，以病史及体征与原发性蛛网膜下腔出血鉴别。

（8）系统性红斑狼疮（SLE）：Brown 和 Swash 复习387例有关神经、精神损害的系统性红斑狼疮，其中精神症状占53%、头痛占33%、癫痫占30%、脑神经病损占18%、中风占13%、周围神经病占16%、小脑病损占11%、舞蹈症占4%、四肢瘫占3%，SLE 发病1年内有75%出现神经系统的症状。当坏死性血管炎引起神经系统病变时可出现血性脑脊液，故需与原发性蛛网膜下腔出血鉴别。

（9）风湿性动脉炎：风湿性动脉炎可能属于风湿病全身性病损之一，病因很多，有免疫性、感染性、代谢性、退化性、生态环境性、内分泌性、新生物性和遗传性。当遇到血性脑脊液时，应考虑排除之。

（10）寄生虫性脑动脉炎：常见者有以下7种。

1）阿米巴性脑动脉炎：原发性阿米巴脑膜炎（PAM）的脑脊液可呈脓性或血性（皮质多发浅表出血及嗅球明显出血）。故当遇到血性脑脊液时，也需排除原发性阿米巴脑膜炎后才能考虑蛛网膜下腔出血的诊断。

2）弓形虫性脑动脉炎：先天性弓形虫病除具有后天获得性的局部或弥散性脑炎、脑膜炎改变之外，在中脑导水管周围由血管炎和坏死，脑室周围可有钙化点等典型表现。因此，当遇到血性脑脊液时，需排除脑弓形虫病。

3）疟疾性脑动脉炎：感染中枢神经系统的主要是恶性疟原虫。病理可见大脑、小脑白质有散在出血点，毛细血管明显充血，较大血管中含虫红细胞黏附于血管内皮，并可形成血栓，致供血区脑组织坏死、髓鞘消失，坏死组织外周有环状出血。因此，会出现血性脑脊液，需与蛛网膜下腔出血鉴别。

4）血吸虫性脑动脉炎：血吸虫性脑动脉炎可由虫卵引起栓塞，也可导致出血，出现血性脑脊液。故当诊断蛛网膜下腔出血时，也须考虑排除血吸虫病。

5）肺吸虫性脑动脉炎：由于炎症反应和窜行时机械性损伤脑血管造成出血，腰穿时可见血性脑脊液，需与蛛网膜下腔出血鉴别。

6）旋毛虫性脑动脉炎：脑膜严重充血，脑组织水肿与点状出血，小血管有渗出和血栓形成。当出现血性脑脊液时，易与原发性蛛网膜下腔出血相混淆。当腰穿出现血性脑脊液时，易与原发性蛛网膜下腔出血相混。脑脊液中虽无炎症细胞而可发现蚴虫，腓肠肌活检阳性率只有30%～50%，发现旋毛虫即可确诊。间接血凝试验、酶链免疫吸附试验及荧光抗体试验阳性率可达90%，有助于确诊。

7）腭口线虫性脑动脉炎：当虫体移行于中枢神经系统时则可引起神经根炎、脊髓炎、脑炎、脑动脉炎及蛛网膜下腔出血。表现为剧烈头痛、呕吐、神经痛、脑膜刺激征、肢体瘫痪、脑神经麻痹或意识障碍等。所以，当遇到血性脑脊液时，不能简单地诊断为原发性蛛网膜下腔出血，应考虑到腭口线虫性脑动脉炎之可能。因若不及时治疗，病死率可达2.5%～7.7%，且存活者可遗留中枢神经系统后遗症。

（11）病毒性脑炎：

1）单纯疱疹病毒性脑膜炎：少数坏死性出血性脑炎患者的脑脊液可有大量的红细胞，需与蛛网膜下腔出血进行鉴别。

2）带状疱疹病毒性脑炎：脑脊液外观清亮，少数可呈血性，需与蛛网膜下腔出血鉴别。

3）巨细胞病毒性脑炎：脑脊液常规检查可正常，但较突出的特征是可有血性脑脊液。脑脊液细胞学检查可见以淋巴细胞增多为主的细胞计数增高，以及核内包涵体细胞；抗巨细胞抗体检测阳性，并有滴度相继增高。可见，血性脑脊液不一定就是蛛网膜下腔出血。

（12）脑静脉窦：特别是矢状窦血栓形成，在出现血性脑脊液、头痛、呕吐剧烈时，易与蛛网膜下腔出血相混。CT、MRI等影像学检查可帮助诊断。关键是应考虑到该病。

（13）瘤中风：即瘤中风。肿瘤内出血，若血破入蛛网膜下腔，则出现血性脑脊液；另外，肿瘤侵犯血管，也可出现血性脑脊液。因此，遇到血性脑脊液时，还应该想到脑肿瘤之可能。

（14）梗死性出血：大面积脑梗死约半数会出现梗死性出血。若出血量大，或近于脑皮质表面，都会出现血性脑脊液，其和脑出血一样。与蛛网膜下腔出血的区别是先有局灶症状，后有脑膜刺激征；而蛛网膜下腔出血虽然部分患者也可出现局灶症状，但是，均在脑膜刺激症状出现之后才可表现出来。

（15）Moyamoya 病：颅底异常血管网，可表现为缺血改变，也可表现为蛛网膜下腔出血。因此，凡见到血性脑脊液，不能简单地诊断为蛛网膜下腔出血，需进一步查明出血原因。即使是原发蛛网膜下腔出血，也需查明原因，是粟粒动脉瘤，还是梭形动脉瘤，或是血管畸形所致，加上以上列举的和 7 种脑寄生虫性脑动脉炎、类风湿性脑动脉炎、真菌性脑动脉炎（包括有 16 个菌种），有 40 余种原因均可引起血性脑脊液。

第五节　脑动静脉畸形

脑动静脉畸形（AVM）为一种先天性脑血管发育异常性疾病。Fichr 于 1996 年收集了文献报道的 2 339 例脑动静脉畸形，合并脑动脉瘤 219 例，占 9.4%；其中动脉瘤在脑动静脉畸形供血动脉上占 83.7%。脑动静脉畸形合并的动脉瘤往往是多发的；90% 以上的脑动静脉畸形发生在幕上，病变多在脑组织内；病变血管破裂可引起反复性的蛛网膜下腔出血、脑内或脑室内出血，也可形成脑硬膜下血肿。

一、临床表现

1. 出血　约 70% 的患者以出血为首发症状，且可反复多次出血。出血后的临床症状和体征与相应部位的颈内动脉分支破裂出血相似。

2. 脑梗死　脑动静脉畸形也可发生脑缺血、梗死，在脑功能区出现相应的局灶症状，CT 检查可发现低密度病灶。

3. 癫痫　约 30% 的患者以痫样发作为首发症状，可表现为局灶性或全身性发作。

4. 头痛　约 20% 的患者在无出血或出血前可有头痛。常表现为患侧的非典型性偏头痛。

5. 进行性神经功能障碍　由于脑内盗血，病灶对侧肢体可出现进行性肌无力和萎缩。病变广泛者可影响智力。

6. 颅内杂音　少数病灶大而浅表者，可在眼部或邻近病变部位的颅表处听到血管杂音，压迫同侧颈动脉可使杂音消失。

二、辅助检查

1. 腰穿　有脑蛛网膜下腔出血、脑室出血者，皆有均匀一致的血性脑脊液和颅内压增高。

2. 心电图　病变区或患侧常显示慢波，有癫痫者可见癫痫波。

3. CT、MRI、磁共振血管造影（MRA）、数字减影血管造影和脑血管造影 可见异常血管影，后两项检查更准确。

三、诊断

自发性蛛网膜下腔出血，特别是伴有偏瘫、局灶性癫痫发作时，首先考虑本病。最后确诊依靠 CT、MRI、磁共振血管造影、数字减影血管造影和全脑血管造影检查。

四、鉴别诊断

（1）由于动静脉畸形未破裂时可引起偏头痛，常因长期按普通型偏头痛治疗而忽视病因检查，直至破裂时进一步检查始被发现。破裂后多表现为蛛网膜下腔出血、癫痫发作（甚至癫痫持续状态），也可表现为脑出血、脑室出血或硬膜下血肿。

（2）脑肿瘤：当血管未破裂出现偏瘫等局灶症状或痫样发作时，易误诊为脑肿瘤，只有做相应的辅助检查始可区分。

五、治疗

1. 内科治疗

（1）安静休息，避免情绪激动，防止大便秘结，忌烟、酒。

（2）控制癫痫。

（3）已有出血按蛛网膜下腔出血治疗。

（4）防止再出血。及时做 MRI 或数字减影血管造影检查，发现病灶及时请神经外科会诊，争取手术治疗。

2. 手术治疗 是防止再出血与四级预防的最佳有效措施。

第七章　脑静脉性疾病

第一节　脑静脉窦血栓形成概述

脑静脉窦血栓形成是1825年由Ribes首先报道。过去常常靠尸检诊断，认为发病率低、病死率高。近些年来，由于影像学的发展，活体已能检出，发病率有增高趋势，但误诊仍较高，有报道达50%～62.5%，甚至更高。如何有效的识别及早期明确诊断脑静脉窦血栓是临床医师棘手的问题，也是关系到患者预后的问题。

一、病因

脑静脉窦血栓是临床较少见的缺血性或混合性脑血管疾病，常见的病因有：

（1）妊娠期和产褥期。

（2）全身及局部性感染，如败血症、鼻窦炎及中耳炎等。

（3）血液系统疾病，如红细胞增多症、原发性血小板增多症及白血病等。

（4）全身性疾病，如恶性肿瘤、肾病综合征、系统性红斑狼疮、抗磷脂抗体阳性及血栓闭塞性脉管炎等。

（5）炎症性肠病，如Crohn病和溃疡性结肠炎等。

（6）遗传性抗凝和纤溶系统异常疾病。

（7）口服避孕药。

（8）其他：头外伤、手术、脱水等。近年来的研究认为，有15%～20%的脑静脉窦血栓原因不明，可能与遗传倾向（如蛋白C、蛋白S、抗凝血酶Ⅲ缺乏，凝血酶原基因突变等）有关。

二、临床表现

依脑静脉窦血栓形成部位、血管闭塞程度、闭塞速度及侧支循环建立快慢不同，本病临床表现多样，为诊断带来了很大的困难。主要表现有：

1. 高颅压症状 进行性头痛、呕吐、视盘水肿、意识障碍或精神行为异常等。

2. 局灶症状 偏瘫、四肢瘫或截瘫（下肢重于上肢或下肢瘫）、抽搐及脑膜刺激征阳性等，脑神经损伤也多见。由于解剖关系和静脉回流分布的差异，乙状窦和横窦血栓，多有头痛、呕吐、视盘水肿及后组脑神经受损突出；上矢状窦血栓易出现抽搐和肢体瘫痪；直窦及大脑大静脉血栓，多出现昏迷、动眼神经损伤及肢体瘫痪；海绵窦血栓多有眼球突出、眼运动神经与三叉神经眼支麻痹。

三、影像学表现

1. 头颅 CT 表现可分为直接征象和间接征象。直接征象包括高密度三角征、束带征、Delta 征，特异性强，出现率低（30%）；间接征象包括大脑镰小脑幕异常强化、脑水肿、脑梗死及梗死后出血。后者临床常见但缺乏特异性。

2. MRI、磁共振静脉血管造影成像（MRV） 阳性率高，可直接显示血栓部位、血管闭塞程度、侧支循环情况及引流区域脑水肿、积水及出血性梗死等异常表现；磁共振静脉血管造影成像和 MRI 又有一定互补性。

MRI 由于脑静脉血栓形成，流空效应消失，代之以不同时期的血栓信号，对亚急性期最易确诊，对急性期和慢性期血栓诊断尚有一定局限性。一般表现为超早期（3 d 内），流空信号消失，红细胞内为脱氧血红蛋白，T1WI 等信号，T2WI 低信号；急性期（4 d 至 1 周）时，红细胞为正铁血红蛋白，T1WI 高信号，T2WI 明显低信号；亚急性期（1 ~4 周）时，红细胞溶解后释放正铁血红蛋白，T1WI 更高信号，T2WI 明显高信号；慢性期（4 周后）血管再通、重新出现流空效应。

磁共振静脉血管造影成像可直接显示发育正常的静脉结构，不受血栓信号随时间变化的影响，并可经不同方向、角度旋转来观察静脉窦病变，对早期诊断有一定优势，对直窦、大脑大静脉和大脑内静脉等及一些细小静脉的显示提供更多诊断信息。

3. 数字减影血管造影（DSA） 可直接显示静脉窦的血流情况，但有创伤、费用高。临床上高度怀疑脑静脉窦血栓，MRI、磁共振静脉血管造影成像不能确诊时，可做数字减影血管造影检查明确诊断。

4. 脑脊液检查 可为静脉窦血栓诊断及治疗提供重要信息。其中颅内高压是重要特征，多数患者颅内压大于300 mmH_2O；脑脊液呈典型非化脓性改变，蛋白及白细胞大多正常，也可轻度升高，明显升高者应除外感染性（如已形成细菌性脑膜炎）或其他类型的静脉窦血栓。白细胞升高时，在急性期3 d内以中性粒细胞为主，5 d内转为以单核细胞增多为主，7 d内则见有吞噬含铁血黄素的吞噬细胞。

四、诊断

本病依据病史、体征和影像学检查，不难做出诊断。若无CT或MRI检查设备，疑为乙状窦血栓形成者，可做腰穿检查，分别压一侧颈静脉，脑压不升的一侧为血栓形成侧。

五、鉴别诊断

1. 上矢状窦血栓 易与动脉系统血栓相混。若合并出血呈现血性脑脊液，需和蛛网膜下隙出血鉴别。

2. 海绵窦血栓 需与眶内肿瘤等鉴别。

六、治疗

脑静脉窦血栓一旦确诊，要积极进行抗凝、降颅压治疗，即使有梗死后出血，肝素类同样可以应用，不会对患者最终转归产生不良影响。由于发病机制的不同，静脉性脑梗死与动脉性脑梗死不同，前者尽管临床症状严重、病灶明显，一旦静脉回流恢复，病灶会很快缩小，临床症状好转。另外，还要注意支持治疗及病因治疗，感染性应早期足量足疗程静脉应用抗生素。

第二节 乙状窦血栓形成

一、病因

乙状窦血栓主要由中耳炎或乳突炎的炎症扩延或血行播散引起，常见于中耳炎或乳突炎的急性期，但也可发生于慢性期。化脓性中耳炎发生败血症时，即应考虑到乙状窦（侧窦）血栓形成。半数患者有败血症，常见致病菌为溶血性链球菌。

二、临床表现

乙状窦血栓多见于婴儿和儿童。典型临床表现为寒战、发热与头痛、呕吐（颅内压增高），以右侧乙状窦闭塞更为明显。多数患者缺乏局灶体征，偶尔可见患侧乳突区肿胀、浅表静脉怒张及同侧颈部静脉压痛；约半数患者有视盘水肿，常为双侧，偶尔为一侧，可能和炎症扩散到海绵窦内时的左、右范围不一致有关。嗜睡、昏迷多见，抽搐偶有发生。出现 Jacksonian 癫痫伴 Todd 麻痹或半身抽搐及偏瘫，提示感染已扩散引起大脑半球的皮质静脉。长时间出现偏瘫体征，很可能已有脑脓肿形成。

部分患者出现复视，是因为岩骨感染累及展神经所致（展神经麻痹一般无定位意义，此时一侧麻痹有助于判断该侧乙状窦血栓形成的价值）；也可能为颅压升高而压迫展神经所造成。展神经麻痹合并同侧面部疼痛形成岩尖综合征。偶尔出现Ⅸ、Ⅹ、Ⅺ对脑神经麻痹（扩张静脉穿过颈静脉孔时压迫神经或炎症扩散到其周围的骨髓引起骨髓炎所致）。

三、辅助检查

1. 外周血检查 白细胞增多，半数病例血中可查到致病菌。

2. 脑脊液检查 显示典型的非化脓性改变，压力增高，外观呈轻度混浊，脑脊液白细胞增多，蛋白升高，糖及氯化物含量正常，除非已形成细菌性脑膜炎，通常脑脊液培养无细菌生长。

所有颅内病变，不适合做压颈试验，尤其肿瘤、炎症引起的颅压增高者为绝对禁忌证，因压颈试验不但无积极作用，反而有引发脑疝的危险，唯独乙状窦血栓形成是做压颈试验的适应证，但不是压双侧，而是用手压一侧。压颈试验时压力不升高的一侧为血栓形成侧，而健侧压力迅速升高。患者若有视盘水肿，为了防止形成脑疝，可先用20%的甘露醇降颅压后再做压颈试验。

3. MRI 检查 可显示血栓部位的异常信号。

四、诊断

对患有急、慢性中耳炎或乳突炎的患者或因中耳炎、乳突炎术后发生败血症的患者，出现颅高压症，即应考虑本病的可能，应做相应的辅助检查，以助诊断。若出现偏瘫、偏盲、失语和偏身感觉障碍，提示存在脑脓肿，应立即做头部 CT 或 MRI 检查，以明确诊断。鉴别时需排除脑肿瘤、颅内血肿与脑蛛网膜炎等疾病。

五、鉴别诊断

1. 脑瘤 若忽视了有慢性中耳炎或乳突炎的病史，当出现颅压增高综合征时，很易误诊为脑肿瘤。而脑肿瘤起病多缓慢，呈进行性加重，除了哑区（静区）肿瘤外，多有相应的局灶体征，一般不伴有发热，与乙状窦血栓形成有别。

视神经增粗，前至眼球，后至视神经管，终至颅内向鞍上区发展。此类肿瘤早期即引起视盘水肿而影响视力，继而视神经萎缩。肿瘤可突破硬膜向眶内侵犯，导致眼球突出、眼运动障碍。

(4) 横纹肌肉瘤：为儿童最常见的原发性眶内恶性肿瘤，75%在10岁前发病，平均发病年龄为7~8岁。肿瘤好发于眶上部，尤其鼻侧上象限眼睑处，也可发生在球后或眶任何部位。典型表现为急性发病，很快发展为眼球突出、皮肤充血、质硬、发热，可误诊为眼蜂窝织炎。若肿瘤侵及视神经和眼外肌，则视力丧失，眼球运动障碍。

3. 蝶骨区肿瘤 蝶骨嵴脑膜瘤发生率较高，突出的表现是单侧突眼（主要是骨质增生，眶壁增厚，眼静脉回流受阻所致），不觉疼痛，也无波动，但有同侧嗅觉丧失、幻嗅、幻味或钩回发作，病侧视力减退，垂体功能低下，对侧肢体瘫痪等。颅内压增高症状相对少见。若为眼运动神经瘤，症状表现为一侧眼运动受限或完全瘫痪为主。

4. 海绵窦内动脉瘤或动静脉瘘 当蝶窦或海绵窦发生炎症继而引起栓塞时，静脉回流受阻，窦内压力增高，可促使网状交通动脉开放而形成硬脑膜动脉瘘；外伤也可引起颈动脉海绵窦瘘。自发性海绵窦内动脉瘤或动静脉瘘以中老年人和妊娠妇女为主，发病缓慢病程一般较长，临床表现为头痛、突眼、视力减退、颅内杂音等。CT和MRI可发现突眼、脑水肿、脑出血等继发性病变，可显示增粗的眼静脉和皮质静脉引流，若MRI发现紧邻硬脑膜的“流空”现象更有诊断意义；但CT和MRI检查阴性并不能排除海绵窦内动脉瘤或动静脉瘘。确诊需要全脑的血管造影或DSA。

5. 甲状腺功能亢进的恶性突眼 甲状腺相关性眼病，又称Graves眼病、浸润性突眼、甲状腺相关性免疫眼眶病等，是引起成人单眼或双眼突出的最常见的病因，主要损害上睑提肌和眼外肌。

常见的临床表现：①因眼睑退缩，眼裂开大，角膜上缘和上部巩膜暴露；②眼球突出、复视和眼球运动受限。CT检查可见眼外肌肥大，但肌腱不受累，有助于诊断。

甲状腺功能检查对诊断帮助不大，因为大多数患者甲状腺病变与眼眶病变的病程呈明显分离现象。

五、治疗

1. 治疗前准备 开始治疗前先抽血及对原感染灶分泌物培养致病菌及药敏试验，以利于选择有效抗生素。

2. 抗生素治疗 在培养结果未出来前，首先应用大剂量青霉素配合小剂量链霉素治疗，待培养结果出来后，或继续治疗，或改用可通过血脑屏障的对该细菌敏感的抗生素。

3. 外科治疗 个别被肿瘤、血管瘤及外伤压迫所致者需考虑手术治疗。

4. 抗凝治疗 在抗生素治疗过程中，突出的眼球回复慢者，可考虑加用抗凝药物。

第四节 上矢状窦血栓形成

上矢状窦是最常见的非化脓性静脉窦血栓形成的部位。上矢状窦血栓形成（SSST）多由于婴幼儿腹泻、营养不良、衰竭和其他原因引起的严重脱水；慢性消耗性疾病如肿瘤、结核、血液病等的后期和年老体弱的患者，由于严重脱水、凝血纤溶功能紊乱；口服避孕药、妊娠和分娩后 1～3 周内因凝血纤溶功能紊乱；外伤或颅内脑膜瘤阻塞了上矢状窦；溶血性贫血、镰状细胞性血小板减少症、糖尿病、溃疡性结肠炎及贝赫切特病等也可引发本病。

化脓性上矢状窦血栓形成少见，感染可来自侧窦、海绵窦，或因骨髓炎、硬脑膜下感染扩散所致。

一、临床症状

患者一般状态差，全身衰竭，脱水、发热、头痛和视盘水肿的颅高压症。局部体征有前额及前部头皮水肿，婴幼儿前、后囟静脉怒张，伴水母头形成。非化脓性上矢状窦血栓形成，颅高压症常为仅有的临床表现，可无局灶性神经症状、体征。当血块扩散到皮质静脉，即合并有脑静脉血栓形成，因大脑半球白质和灰质内出血，可导致明显的局灶体征，如偏瘫、失语、偏盲、偏身感觉障碍和癫痫发作。

二、诊断

有严重营养不良和恶病质的婴幼儿出现颅高压症、颅缝分离，应考虑非化脓性上矢状窦血栓形成之可能；老年患者症状轻微，仅有头痛、头晕等；部分恶病质患者早期出现局灶或全面性癫痫发作、偏瘫、偏身感觉障碍、偏盲或黑蒙、膀胱功能障碍及双下肢远端较重的瘫痪。

三、辅助检查

1. 脑脊液检查 压力增高，蛋白增高，而白细胞增高为感染性。感染性上矢状窦血栓形成的脑脊液改变同乙状窦血栓形成，偶可见血性或黄变的脑脊液。

2. 磁共振静脉造影（MRV） 可助确诊。

3. MRI 可显示多发性、出血性病灶及梗死灶。

四、鉴别诊断

1. 癫痫 上矢状窦血栓形成患者以部分或全面性癫痫发作为首发症状者，易误诊为癫痫；妊娠伴高血压或产后高血压又会误诊为子痫或产后子痫。

2. 脑瘤 若上矢状窦血栓形成患者颅高压三主征突出，易误诊为脑瘤。

3. 脑炎、脑膜炎 部分上矢状窦血栓形成患者若发热、头痛明显，且有颈项强直，可误诊为脑膜炎；伴脑局灶体征者又会误诊为脑炎。

4. 蛛网膜下腔出血 若上矢状窦血栓形成患者头痛、呕吐明显，又有脑膜刺激征，检查脑脊液呈血性，则易与蛛网膜下腔出血混淆。

5. 出血性脑梗死 不注意发病诱因及发病年龄，仅依据影像学检查发现的脑部混杂信号，会误诊为出血性脑梗死。

五、治疗

1. 抗凝治疗 SSST 多数患者的上矢状窦血栓形成是因严重脱水或凝血纤溶功能紊乱引起的，所以，抗凝治疗是关键。北京协和医院主张：

（1）低分子肝素：每次 4 000 u，间隔 12 h 1 次，皮下注射，连用 7 ~ 10 d。因对凝血及纤溶系统影响很小，故出血并发症发生率较低。

（2）华法林：起始量成人口服 5 mg/d，按照标准化比值（INR）调节剂量。目标值为 INR≈2. 5。儿童起始量 0. 2 mg/（kg · d），最大剂量 10 mg，维持量 0. 1 mg/（kg · d），监测 INR 值，调整剂量。

2. 降颅压 非化脓性上矢状窦血栓形成，颅压高征常为仅有的临床表现。降颅压治疗也很必要。由于多数患者有严重脱水，与降颅压值治疗存在矛盾，故 20% 甘露醇 125 ~ 250 mL、4 h 静脉滴注 1 次，尽量鼓励患者多饮水，以免静脉补液量大，进一步增高颅压，加重头痛、呕吐。

3. 抗生素 一般患者不需用。少数有炎症征象、脑脊液白细胞数增高或为感染性者，需加用抗生素。

4. 抗结核治疗 极少数患者可能是由结核引起，一旦确诊，需加用抗结核药。

5. 抗癫痫治疗 不少患者发生抽搐，需加用抗癫痫药，及时控制抽搐，还能减轻脑水肿。

6. 外科治疗 内科治疗效果不佳时，可行外科治疗，直接进行静脉窦血栓摘除术。

7. 四级预防 查明原因，对病因彻底治疗，防止复发，即是四级预防。

第八章　痴呆的防治

痴呆是由于脑部疾病所致的综合征，表现为慢性、进行性、多种脑功能障碍，包括记忆、计算、思维、定向、理解和判断的功能紊乱。痴呆导致智力衰退，常影响洗漱、衣着、饮食、个人卫生、排便和梳妆等日常生活。痴呆有多种认知功能的损害，可表现为失语症、失用症、失认症或执行功能障碍，并足以造成职业的和社会功能活动的损害。对痴呆的判断，首要条件是意识清醒，若认知缺陷出现在谵妄之前，则痴呆与谵妄并存；如发生在谵妄过程中，就不能做出痴呆的诊断。

一、痴呆的症状

随着病程的进展，痴呆的症状逐渐表现为以下几个方面：

1. 记忆障碍　突出的是近记忆力损害，到后期远记忆力也减退，严重的记忆障碍造成定向紊乱。

2. 思维与判断力障碍　开始时患者不能掌握技术上或一般学识上新发展的要点，其后对原有的认识也模糊不清，谈话时可暴露出对抽象名词的概念含糊不清，后期对一般常识也呈现衰退，思维障碍时会出现捏造和虚构。

3. 计算力衰退　如减法 100 -7，93 -7……不能继续减下去。

4. 性格改变　多数患者呈现原有性格特点的病态演变：性格开朗者趋向浮夸，谨慎者变得退缩，勤俭者变得吝啬，少数可呈现与原有性格相反的现象。一般讲，兴趣和社会活动范围逐渐缩小。

5. 情感障碍　抑郁比较多见，常表现为呆滞、退缩、不胜任感，也可有一些模糊的躯体不适的感觉；相反，情绪高涨，表现为盲目的欣快，有的易激惹，呈现发作性的暴怒或冲动行为。

6. 判断力与定向力障碍　有的患者长期仅呈现判断力失常并伴有近记忆力障碍。定向力障碍可表现为人物、地点或时间的定向障碍，重者均出现障碍，如不认识过去熟悉的人，不知身在何处，不知年、月、日及上午、下午，常常外出时不能返回。

7. 局灶症状 脑血管病、脑瘤、弥散性脑变性的患者，常出现脑局灶症状，除偏瘫、感觉障碍、视野缺损外，还可有不同程度的失语、失认、失用、体象障碍等，少数患者呈现性亢进，后期生活不能自理，甚至呈昏睡状，终日卧床不起。

8. 多种认知障碍 除记忆力障碍外，还可出现失语症、失用症、失认症或执行功能的障碍。

二、痴呆的原因

产生痴呆的原因很多，可分为三类：

（1）单独以痴呆作为突出症状的疾病。

（2）伴有神经系统局灶症状的痴呆。

（3）伴有全身性疾病的痴呆。

（一）以痴呆作为突出症状的疾病

1. 阿尔茨海默病（Alzheimer disease，AD） 原称早老性痴呆。多在50岁以后发病，女性高于男性，多为散发，偶有家族性，呈慢性进行性，病程5～10年，至少在6个月以上。突出表现为智能衰退，后期可有偏瘫、癫痫发作和锥体外系症状，影像学上可见脑沟、脑裂增宽，脑室扩大。

2. 额颞叶脑萎缩（即pick disease） 较少见，中年发病，女性较多。病理有明显的特征，即双侧额、顶、颞叶均有萎缩，而脑的后半部正常，形成“刀切”样萎缩的特征，CT可见此特征性脑萎缩。通常脑电图（EEG）正常。所有患者都有智能减退、内省力丧失，可有失语、失用和失认等，而癫痫很少发生。

（二）伴有神经系统局灶症状的痴呆综合征

1. 脑血管性痴呆 常见的有如下5种形式。

（1）脑腔隙状态痴呆：比较常见。基底节、丘脑、脑室周围白质与小脑深部以及脑桥内有许多腔隙性梗死灶，除痴呆外常伴有神经系统局灶症状。

（2）多发性脑梗死痴呆：为一次多发性灶性脑梗死或反复发生的灶性脑梗死，继而发生痴呆。神经系统局灶症状明显，动脉硬化明显，常伴有脑萎缩。传统认为此类脑萎缩为颗粒状皮质萎缩，系由大脑皮质内有无数小的梗死引起，最显著的在脑动脉支配区域的交界地带，而把有弥漫性脑萎缩者看作脑梗死与阿尔茨海默病混合型痴呆。由于CT在临床上的广泛应用，多次观察到患者初病时影像学上仅见一个或数个梗死灶，过半年，至少3个月病情又恶化，再复查CT或MRI则有明显的弥散性脑萎缩（脑沟、脑裂增宽，脑室对称或不对称性扩大），这用合并阿尔茨海默病是不能解释的，因为后者起病缓慢，不能少于6个月，所以应考虑缺血性脑血管病也能引起弥散性脑萎缩。

（3）慢性皮质下脑病（binswanger disease）：大都在50岁以后发病，隐袭性进展。大脑半球白质有弥散性、斑块状脱髓鞘改变，而大脑皮质相对完整。除进行性智能减退外，可以发生一侧或双侧的局灶性神经障碍，如单瘫、偏瘫、失语、偏盲及癫痫发作等。过去认为此型痴呆少见，但是，临床上见到弥漫性斑块状白质脱髓鞘改变的CT或MRI影像者有相当数量，若不认真治疗，将来此类疾病肯定会增多。

（4）颈内动脉闭塞性痴呆：虽具有颈内动脉严重狭窄或双侧闭塞，临床上无脑中风发作而表现为进行性痴呆。

（5）基底动脉硬化性痴呆：硬化的基底动脉延长、扩张与弯曲，压迫中脑，使导水管扭曲或后移，从而造成导水管狭窄或闭塞，导致脑积水与进行性痴呆。

2. 变性疾病

（1）慢性进行性舞蹈病：智能衰退出现在舞蹈动作发生后数年，也可在之前或同时发生。

（2）肝豆状核变性：未控制者在晚期皆出现进行性痴呆。

（3）皮质－纹状体－脊髓变性：病程1～3年。

（4）海登汗病：是少见的皮质变性病，有进行性的皮质盲、痴呆和锥体外系征象。

（5）其他：如肌阵挛性癫痫、震颤麻痹、脊髓小脑变性及各种脂肪沉积等，也伴有痴呆。

3. 脑瘤 额、颞、胼胝体与第三脑室肿瘤常引起精神障碍及行为异常。

4. 脑损伤 包括脑损伤性痴呆和慢性硬膜下血肿引起的进行性痴呆。

5. 颅内炎症 化脓性、结核性及真菌性脑膜炎可致轻至中度智能减退，神经梅毒可致麻痹性痴呆，单纯疱疹性脑炎、亚急性硬化性全脑炎也可引起痴呆。

6. 脱髓鞘疾病 如弥散性硬化、脑白质营养不良、家族性黑蒙痴呆、多发性硬化症。

7. 营养性疾病 维生素B_1缺乏所致的出血性脑灰质炎及维生素B_{12}缺乏症都可表现为痴呆。

8. 中毒 药物中毒如去羟肌苷（ddI）、扎西他滨（ddC）、司坦夫定（d4T）与慢性酒精中毒可引起可逆性痴呆。

9. 其他 脑缺氧、正常颅压性脑积水（表现为痴呆和神经症状）、交通性脑积水，颅压均正常，但可出现痴呆症状，脑室－腹腔分流术常可缓解症状，有时几小时至数天即可开始好转。

（三）伴有全身性疾病的痴呆

1. 代谢性疾病 如慢性肝脏疾病、尿毒症、黏液性水肿、糖尿病等。

2. 中毒性疾病 铅、汞、锰、苯衍生物与三硫化碳中毒可观察到痴呆表现，长期服用巴比妥、溴化物、副醛及其他镇静剂可见痴呆的征象。

3. 梅毒性痴呆 即麻痹性痴呆。多在梅毒感染后未经治疗或治疗不彻底于10~20年间发病，除少数可急性发病外，多数隐袭起病。由于慢性梅毒性脑膜脑炎导致脑实质受损，出现人格改变、行为不检点、自私自利、夸大妄想、激动、忧郁和痴呆。

4. 艾滋病（AIDS）痴呆 成人艾滋病患者中60%发生痴呆。由于它是1981年以来新发现的一种凶险传染病，估计今后痴呆的发病率会明显上升。因此，积极控制其传播且及时发现和治疗，对减少痴呆发病率有重要意义。

5. 其他 进行性多灶性脑白质病可有痴呆征象，Behcet病和播散性红斑狼疮也可见进行性痴呆。

三、痴呆的诊断

（一）痴呆的诊断首先是确定是否为真性痴呆

确定是否为真性痴呆就是排除假痴呆，如谵妄状态、抑郁状态、癔症发作、药物引起的帕金森综合征和帕金森病早期的面具脸与反应迟钝，都有别于真性痴呆。诊断真性痴呆常用长谷川式智力检查表（表8-1）。

表8-1 长谷川式智力检查表

姓名 性别 年龄 病案号		
诊断		
顺序	问 题	得 分
Q1	你叫什么名字？	0或3
Q2	今天是几月几日？星期几？	0或3
Q3	这里是什么地方？	0或2.5
Q4	你多大年龄？（3~4年内误差为正确）	0或2
Q5	最近发生了什么事情？	0或2.5
Q6	你在哪里出生？	0或2
Q7	中华人民共和国何时成立？	0或3.5
Q8	1年有多少天？（或1小时有多少分钟？）	0或2.5
Q9	中国的总理是谁？	0或3

续表

姓名 性别 年龄 病案号			
诊断			
顺序	问题	得分	
Q10	计算从100依次减7，100－7＝93，93－7＝86……	0或2或4	
Q11	逆读数字三位数（6.8.2）或四位数（4.6.3.8）	0或2或4	
Q12	逐一示出5件物品（硬币、钥匙、勺、牙刷、梳子）让患者看后，将物品隐藏，问他刚才看到些什么物品？	0 0.5 1.5 2.5 3.5	
得分总评		总计得分	
32.5～31.0 正常		月 日	分
30.5～22.0 临界		月 日	分
21.5～10.5 痴呆前期		月 日	分
10.0～0 痴呆		月 日	分

注：有人以文化程度行痴呆划界限：文盲≤15分，小学≤19分，中学以上≤23分。

（二）痴呆的病因诊断

引起痴呆的原因很多，有的目前尚无有效疗法，有的疗效尚好，所以，病因诊断不可忽视，免得有可治者丧失治疗机会。

国内和日本报道，血管性痴呆占首位，为60%～70%，另有20%与阿尔茨海默病并存。可以看出，80%～90%的患者有治疗好转的可能，影像学和实验室检查有助于诊断。

阿尔茨海默病占痴呆的第二位，目前尚停留在临床表现方面，病理组织学改变也不仅是阿尔茨海默病所独有，所以脑组织的病理检查仅有助于阿尔茨海默病的诊断，影像学显示广泛性脑萎缩。

额颞叶脑萎缩（Pick病）过去在生前很难做出诊断，现用CT或MRI可发现大脑前部的局灶性脑萎缩能区别阿尔茨海默病所显示的广泛性脑萎缩。

人类免疫缺陷病毒（HIV）脑病（艾滋病痴呆综合征），脑脊液常规检查无确诊价值，带特征性的脑脊液化验有人类免疫缺陷病毒的P24抗原、β_2微球蛋白、Neoprin、喹啉酸与肿瘤坏死因子。但是，从脑脊液中分离到人类免疫缺陷病毒并非中枢神经系统有病变的标志，影像学检查显示脑萎缩等弥漫性异常外，也无特异性改变。另外，对疑为感染、中毒、代谢、内分泌等疾病导致的痴呆，美国国立老年病研究所（NIA）推荐的对痴呆患者的诊断试验包括血常规、血沉、性病调查实验（VDRL）、血清叶酸、维生素B_{12}定量、电解质、葡萄糖、白蛋白、总蛋白、甲状腺功能（T3、T4）筛检、尿液分析等检查，以及 ECG 和 CT 等影像学检查。

麻痹性痴呆主要靠不洁性交史、梅毒感染史、梅毒螺旋体抗原及其抗体检测阳性来确诊。

四、鉴别诊断

1. 假性痴呆

（1）谵妄状态及谵妄：谵妄是一种精神行为障碍，其特点是急性发病，病程中波动的注意力异常、思维解体、意识、认知和行为障碍。住院患者中发生率为2% ~3%，65 岁以上老年住院患者中 14% ~15% 有谵妄。代谢障碍是谵妄的最常见病因，其次是药物中毒或不良反应以及戒断；感染与发热常引起谵妄；脑梗死凡累及右大脑额部、后顶区、双侧或左侧梭状回以及累及扣带回前部与膈区后也可发生谵妄。系统性红斑狼疮、颞动脉炎与 Bencet 病也可出现谵妄，另有癫痫发作后及精神运动发作持续状态出现谵妄、手术期出现谵妄等。不熟悉谵妄者易误诊为真性痴呆。

（2）抑郁症：表现为反应迟钝、淡漠、思维缓慢、记忆力下降，容易误诊为痴呆。

（3）癔症发作：可表现为假性痴呆，详细了解病史、发病诱因和仔细地精神检查能明确诊断，防止误诊。

（4）帕金森病：晚期可合并真性痴呆，而其早期，尤其无震颤者，由于肌强直、面具脸、运动迟缓会误诊为痴呆，实乃假性痴呆。

2. 病因鉴别

（1）阿尔茨海默病：患病率在西方国家占老年期痴呆的第一位，而在日本占第二位。遇到痴呆患者容易往多发病阿尔茨海默病考虑，而不重视亚洲和国内资料者，易忽视梗死性痴呆。即使 CT 或 MRI 影像学有脑梗死改变，则可能误诊为阿尔茨海默病或和梗死性痴呆并存。

（2）脑叶萎缩症：较少见，中年发病，与早老性痴呆相仿，而影像学有明显区别。脑叶萎缩症显示额、顶、颞叶局限性脑萎缩，而脑的后半部正常，形成“刀切”样萎缩的特征。若不做影像学检查，很难与阿尔茨海默病区分。

（3）变性疾病：慢性进行性舞蹈病、肝豆状核变性、皮质 - 纹状体 - 脊髓变性、海登汗病、脊髓小脑变性、各种脂肪沉积症、震颤麻痹，都可表现为痴呆，但注意了解详细病史和必要的辅助检查，即可鉴别。如肝豆状核变性的铜蓝蛋白与角膜色素环检查，可以区分。

（4）可治疗的痴呆：颅内各种炎症（化脓性、结核性、真菌性、神经梅毒）和慢性酒精中毒、硬膜下血肿、脑积水与癫痫等引起的痴呆，积极治疗原发病，痴呆是可以治疗的。在诊断时只要思路放宽，注意到此类疾病均可引起痴呆，进行相应的辅助检查，仔细鉴别，以免误诊或遗漏引起痴呆的原发病。有人将脑瘤所致脑病引起的痴呆也列为可治疗性痴呆，而各种脑瘤在痴呆发生前多有颅高压症状，恰当地选择影像学检查种类和检查部位，不难区分。

（5）可逆性痴呆：药物中毒、代谢性疾病、肝病、低血钠症、高血钙、低血钙、维生素 B_1 缺乏、维生素 B_{12} 缺乏、甲状腺病及内分泌疾病等均可引起痴呆，从病史中了解到原发病的线索，选择有关辅助检查，可以区分。值得注意的是维生素 B_{12} 缺乏，国外报道，其导致红细胞改变较多，所以，他们认为全血常规检查正常时，应做血维生素 B_{12} 测定，但只有 1.2% 浓度降低。言外之意，当血常规检查无异常时，维生素 B_{12} 血浓度测定意义又不大。而我们遇到国内维生素 B_{12} 缺乏者，红细胞异常改变者较少，而胃酸缺乏者较多，可是，近年来不少医院不做胃液分析，显然，维生素 B_{12} 血浓度测定就显得重要了。

五、治疗

除脑叶萎缩症病目前尚无有效治疗外，其他病因引起者，早发现、早治疗均有不同程度的效果。如缺乏维生素 B_1、维生素 B_{12} 及叶酸引起者，及时治疗可获痊愈。血管性痴呆往往被家人或一些医务人员笼统地说成老年痴呆，因“没法治疗”而放弃了治疗时机。但是，经临床治疗观察，实际上均有一定疗效，只是治疗时间长一些。所谓外伤痴呆，除了脑部受伤之外，常常合并有颈椎异常改变，若能考虑到和重视对颈椎外伤后异常的治疗，可有惊人的疗效。糖尿病痴呆患者必须加用胰岛素。合并颈椎病者，还需正规地治疗颈椎病。总之，重视对病因的治疗，既能使病情缓解，又可延缓病程进展，还可防止复发。因此，四级预防对每一种病因，均不能忽视。

（一）脑代谢激活剂

1. 双氯麦角碱 3～6mg/d，分次饭前服，服用 3～4 周后才显疗效，需用 3 个月；也可用 0.3mg 加入 5% 葡萄糖或生理盐水中静脉注射，1～2 次/d。

2. 都可喜 每次 30mg，每日早、晚 2 次口服。不宜与单胺氧化酶抑制剂合用。

3. 尼麦角（脑通） 每次 1～2 片，3 次/d 口服；或 2～4mg，肌内注射，1～2 次/d。

4. 脑活素 10～25mL 溶于 250mL 生理盐水中静脉滴注，1 次/d，20～30d 为 1 个疗程；停药 2 周后可用第 2 个疗程。

5. 双氢麦角碱 每次 1mg，3 次/d，饭前口服。重症可增至 4～6mg。

6. 胞磷胆碱 250～500mg 溶于 5% 葡萄糖 500mL 静脉滴注，1～2 次/d。

7. 金纳多（银杏叶制剂） 35～70mg 加入生理盐水或 5% 葡萄糖 500mL 静脉滴注，1 次/d，10～15d 为 1 个疗程。

8. 细胞活化剂 ATP 40 mg + 辅酶 A 100 u + 细胞色素 C 30mg 溶于 5% 葡萄糖 500mL 中静脉滴注，2 周为 1 个疗程。

（二）胆碱酯酶抑制剂

胆碱酯酶抑制剂的作用是提高 Ach 突触的浓度，是目前治疗早老性痴呆的主要措施。

1. 他克林（Tacrine，商品名为 Cognex） 10mg，4 次/d，以后每 6 周增加 10mg。患者若能耐受增至 40mg，4 次/d，对轻中度患者有效率为 30% ~ 40%。对肝脏有毒性，需每 4 周查一次转氨酶，32% 患者可升高 2 倍。

2. 艾斯能（exelon） 1.5mg，2 次/d；渐增至 4.5 ~ 6mg，2 次/d，早、晚进餐时口服。可明显改善早老性痴呆患者的认知和日常生活能力。主要不良反应有恶心、呕吐、腹泻、头晕和头痛。

3. 多奈哌齐（donepezil；商品名安理申，aricept） 5 ~ 10mg，睡前服用。若引起失眠，可改为白天服。有严重肝、肾疾患者需加强监测。

4. 石杉碱甲（huperzine，哈伯因） 100 ~ 200μg，2 次/d，总量不超过 450μg/d。剂量过大可引起头晕、恶心、胃肠道不适及乏力等。

（三）中药

1. 有抗氧化作用者 有首乌、人参、灵芝、枸杞子、菟丝子、黄精、山萸肉、泽泻、肉桂、当归、丹参、补骨脂、酸枣仁与五味子等。

2. 改善内分泌者 有人参、黄芪、刺五加、首乌、杜仲、苁蓉、补骨脂、淫羊藿、当归、阿魏酸钠、冬虫夏草与杜仲等。

3. 增强免疫功能者 有人参茎叶皂苷、人参根多糖、黄芪、山药、黄精、灵芝、银耳、枸杞子、刺五加、淫羊藿、当归、阿魏酸钠、冬虫夏草与杜仲等。

4. 影响脂质代谢者 有人参、人参皂苷 Rh2、泽泻、冬虫夏草、制首乌及蒲黄等有升高高密度脂蛋白的作用。

（四）中药制剂

1. 龟龄集 由鹿茸、补骨脂、枸杞子、雀脑、锁阳、人参等 30 余种中药组成。有固肾填精补血的功效，可增强记忆力。

2. 至宝三鞭丸 由海狗肾、广狗鞭、鹿茸、人参等 40 余味中药组成。治疗 50d 后，对大脑功能障碍和适应性行为有明显改善。

3. 清宫寿桃仁 由益智仁、胡桃肉、大生地黄、枸杞子等组成。对提高老年人的记忆广度和复杂动作的反应能力有明显效果，能调节老年人性激素水平和微量元素的失衡，增强体内抗氧化能力。

4. 清宫长寿丹 由杜仲、泽泻、远志、寸冬、天冬、人参等 24 味中药组成。有补肾健脾、益心开窍的功效。能提高记忆力、注意力、学习能力和心智敏捷度。

5. 维尔康 由灵芝、黄芪、人参、维生素A、维生素B、维生素C、维生素E组成。能提高记忆力和平衡力，有效率分别为76.1%和82%。

6. 春回胶囊 由人参、鹿茸、补骨脂、仙灵脾、玉竹、山楂等11味中药组成。能提高记忆力、调节神经内分泌与抗氧化能力。对老年性痴呆有改善作用。

第九章　帕金森病与帕金森综合征

第一节　概　述

帕金森病又叫震颤性麻痹，是中老年人慢性神经系统退行性疾病，主要因脑部黑质等释放的神经介质多巴胺减少所致。若由脑炎、锰中毒、一氧化碳中毒、药物中毒、脑血管病和脑外伤引起时，称为帕金森综合征。颈椎病引起者，也属帕金森综合征。但是，往往将其误归于帕金森病。临床症状包括：

（1）静止性震颤。

（2）僵直。

（3）少动。

（4）姿势反射障碍。

（5）小步态。

（6）上肢协同运动障碍。

（7）面具脸。

（8）语言障碍。

（9）唾液分泌增多。

（10）抑郁状态。

（11）对周围事物缺乏关心。

（12）思维迟钝。

（13）记忆力减退。

（14）小字症。

帕金森病的临床治疗虽曾倡议分出一线药、二线药和三线药。但是，不少临床工作者或因知识欠缺或为追求一时疗效，过早或大量运用三线药左旋多巴或左旋多巴加脱羧酶抑制剂卡比多巴、美多巴和信麦尼等，胃肠系统不良反应，多为近期的表现为恶心、呕吐及食欲缺乏；心血管系统的不良反应表现为位置性低血压、高血压或心律失常。中枢性不良反应多因长期治疗，尤其是大剂量左旋多巴治疗中常出现不良反应，表现为多动和运动功能被动，如剂后少动、剂末少动、反常性少动、“开关”现象及精神症状。由于左旋多巴的疗效2~4年后多减弱，所以，一般主张尽量推迟其治疗的时间。因而康复治疗的重要性十分突出。

第二节 康复评定

根据帕金森病的日常生活功能分类，日本厚生省特定疾病研究班将其分为三度。

Ⅰ度：日常生活不需要协助。

Ⅱ度：日常生活需要部分协助。

Ⅲ度：日常生活全面需要他人照顾，不能独立起立和步行。

国际上检查帕金森病的记分方法很多，改良后的Webster记分法如下。

1. 手部动作缓慢 ①不受影响；②拿东西、扣纽扣和书写开始感到困难；③恢复动作中度缓慢，单侧或双侧手部各项活动中度障碍，书写大受妨碍，有小字症；④恢复动作严重减慢，不能书写或扣纽扣，拿东西有严重障碍。

2. 僵直 ①未出现；②颈部与肩部出现僵直，激发现象阳性（即令患者以对侧肢体做活动时，受损侧肢体僵直症状加重），一侧或双侧腿部出现轻度静止性僵直；③颈部与肩部中度僵直，不服药时静止性僵直阳性；④颈部与肩部严重僵直，静止性僵直不能为药物所改善。

3. 姿势 ①正常，头部前倾不到10 cm；②脊柱僵直开始，头部前倾达12 cm；③臂部开始屈曲，头部前倾达15 cm，一侧或双侧手上抬，但仍低于腰部水平；④头部前倾超过15 cm，一侧或双侧手上抬过腰水平，手腕显著屈曲，指关节开始伸直，膝部也开始屈曲。

4. 上肢协同动作 ①上臂摆动动作良好；②一侧上肢摆动动作减少；③一侧上肢不摆动；④双侧上肢不摆动。

5. 步态 ①跨步良好；②一步跨44~75 cm，转弯很慢，可能需几步才能完成，一侧足跟开始重踏；③步距15~30 cm，两侧足跟开始重踏；④步距小于7.5cm，偶尔出现顿挫步态，靠足尖走路，转弯很缓慢。

6. 震颤 ①未见震颤；②震颤的幅度不到2.5 cm，见于肢体或头部静止时，或见于手部，出现在行走时或做指鼻动作时；③震颤幅度不超过10 cm，震颤明显，但不固定，患者对手部保持一些控制力；④震颤幅度超过10 cm，且经常存在，醒时既有震颤，不能自己进食或书写。

7. 面容 ①正常，表情丰富，无瞪眼；②可有刻板，口常闭，开始有焦虑或抑郁表现；③中度刻板，口唇有时分开，中度焦虑或抑郁，有流涎；④面具脸，口唇张开0.6 cm或更多，严重流涎。

8. 坐位起立能力 ①能自如地从椅子坐位起立；②从椅子坐位起立较缓慢；③从椅子坐位起立时需用手帮助；④不能从椅子坐位起立。

9. 语言 ①清晰、易懂及响亮；②开始有嘶哑、平淡、音量适度，仍易懂；③中度嘶哑及无力，经常音调单调，开始有呐吃、踌躇、口吃及不易懂；④严重嘶哑与无力，很难听懂。

10. 生活自理 ①无妨碍；②能自己照顾，但穿衣速度明显减慢，可独立生活，仍能工作；③有些活动很慢，但可完成；④经常需人照顾，不能单独穿衣、进食或单独行走。

以上10项：正常（①项）0分，轻度障碍（②项）1分，中度障碍（③项）2分，严重障碍（④项）3分。病情按评分总值决定：1～10分为轻度，11～20分为中度，21～30分为重度。疗效可按下面公式计算：

（治疗前分数－治疗后分数）/治疗前分数×100%＝进步（%）

100%为痊愈，50%～99%明显进步，20%～49%为进步，1%～19%稍有进步，0为无效。

第三节　康复治疗

帕金森病的康复治疗也应个体化，即根据病情轻重，采用不同的康复措施。

（一）Ⅰ度或Ⅱ度患者经药物治疗评估分值在14分以下者

1. 自我按摩 包括梳头皮、抚头颈、转颈项、揉肩、摩耳轮、鸣天鼓、拔耳孔、叩门齿、搅舌头、摩太阳穴、擦眼皮、转眼球、捏鼻梁、揉迎香穴、干洗脸、搓腰部、搓腰眼、擦丹田、兜阴囊（男）、捻委中穴、擦涌泉穴、推舟式与和带脉等，可依病情选择重点反复锻炼。如擦眼皮、转眼球及干洗脸，既能减缓患臂的僵直，又能对面具脸有较好的康复效果；搅舌头，又称舌刷牙，对语言不清、吞咽困难有康复效果；摩耳轮、鸣天鼓和拔耳孔对伴有耳鸣、耳聋、头晕的患者和调整平衡有益。

2. 气功 其中八段锦比较合适，老年太极拳也适宜。

3. 药物 可选用一线药：苯海索、东莨菪浸膏及吡贝地尔等。若为综合征，可选用病因治疗的药物，如患糖尿病，应系统地使用胰岛素；高血压患者应系统地服用降压药；缺血性中风患者应选用相应的中成药。

（二）Ⅱ度患者及Ⅲ度患者经治疗好转评估值在21分以下者

1. 按摩 伸屈法、拍振法及捏法等可以选用；自我按摩中力所能及者也可选练。

2. 气功 以松静功和内养功为主。也可依具体情况选练八段锦中某些段，如两手托天理三焦、调理脾胃举单手、五劳七伤往后瞧及抱项七颤百病消。如经治疗好转，能将八段锦全练时，也可长期全套锻炼。

3. 医疗体育 包括深呼吸、姿势训练、坐站训练、平衡训练、步行训练、精细动作训练和语言训练等。

4. 药物 首先选择一线药物，若疗效不满意，可与二线药金刚烷胺或溴隐亭等合用。能达生活自理者，就不必加用三线药物，但针对帕金森综合征的病因用药治疗仍不可忽视。

（三）Ⅲ度患者

1. 按摩 凡能保持关节活动度和降低肌张力的按摩手法均可选用，自我按摩的手法可由康复护士或家属帮助练习。

2. 气功 除松静功外，其他可选力所能及的练习。

3. 理疗 依具体情况选用电疗、光疗和水浴疗。

4. 药物 可选用一线药加三线药美多巴、信麦尼或息宁等之一种联合运用。个别患者需一、二、三线药联用，针对病因治疗的药物仍需重视。特别是由脑血管病与颈椎病等引起的帕金森综合征，病因的系统治疗，属于四级预防的范畴，应给予足够重视。尤其像颈椎病引起者，早期及时地系统地治疗，有些完全可以治愈。再者，脑外伤，除了脑部受损之外，有些患者合并有颈外伤即寰枢椎半脱位、下颈椎螺旋式移位与颈椎前后、左右滑脱时，如能及时发现，系统治疗，也可获得不服药而症状完全缓解的奇效。

第三篇

中风的康复治疗

第十章 康复简介

第一节 康复概述

急性脑血管病，祖国医学称之为“中风”或“扑倒”。“人百病，首中风”，说明古代中医学家对中风早就有深刻的认识。其发病率、病死率之高，与心肌梗死、癌肿共居前三位，而致残率却独居首位。目前，一般医院和医务工作者都忙于急性期的抢救，在降低病死率方面做了大量工作，并且积累了丰富的经验。但是，对于恢复期的治疗，如何降低致残率，使更多的患者恢复工作或能独立生活，重视不够，或无暇问津。近年来，虽然县级及其以上医院相继成立了康复科，但由于不正规或将针灸、理疗科改头换面而称之为“康复科”，质量不高，仍不能解决致残问题，这给康复治疗的开展、发展和提高，设下了重要障碍，这一障碍使多少人难以摆脱致残的痛苦。脑血栓形成的发病率最高，占急性脑血管病的40%，致残率也高。仅脑血栓形成就有124.8万致残急待康复治疗；脑出血、脑栓塞、球网膜下腔出血和脑静脉窦血栓致残人数粗算也有200余万，且每年又有70余万新增致残者，都等待康复。正规的康复包括康复评定、康复治疗技术、中国传统康复技术及康复工程。

一、康复医学定义

康复医学（rehabilitation medicine）从广义上说是应用医学科学及其有关技术，使功能障碍者的潜在能力和残存功能得到充分发挥的医学科学。各种临床疾病经过治疗都有一个康复的过程，从这一意义来说，整个临床医学在后期都必将成为康复医学。如此大范围的康复在实际工作中要完成常常是不现实的。因此，目前国际上通常所指的康复医学都是狭义的概念，即康复医学是以功能为导向，为了达到康复的目的，主要应用医学和工程的技术，研究有关功能障碍的预防、评定和处理（治疗、训练）的一门医学学科，其服务对象主要是躯体残疾者以及各种有功能障碍的慢性患者和老年患者。

二、康复医学与临床医学的关系

（一）康复医学与临床医学相互渗透

在近代康复医学早期，康复医学是单纯临床医学的延续，被称之为后续医学。随着康复医学的进一步发展，尤其是20世纪80年代以来，世界各国医学专家都纷纷指出康复医学与临床医学相互结合，相互渗透，相辅相成。康复医学介入越早，往往临床治疗效果越好，并能减少后遗症，缩短治疗时间，节约医疗费用。

（二）康复医学与临床医学的区别

康复医学与临床医学又存在着明显区别，虽然都是医学的重要组成部分，但侧重点不同。一般来说，临床医学的治疗对象是疾病，而康复医学的治疗对象是疾病所引起的功能障碍。二者的另一个区别是临床医学的主要目的在于逆转疾病的病理过程，并创造机体康复的必要条件；康复医学则强调机体的整体性和主动性，重点放在疾病的功能障碍改善上，训练患者利用潜在能力、残余功能或应用各种辅助设备以达到最有利的状态。训练在康复医学实践中是一项非常重要的治疗手段，这是临床医学所不具备的。

三、康复医学的分支

近20年来，康复医学有了很大的发展，除了本身向纵深发展外，还与临床医学密切结合，在开展各个临床领域专科康复的工作中，康复医学发展了新的知识和技术，逐步形成了康复医学的一个分支，在国内主要有以下几个分支：

（1）骨科康复学。

（2）神经康复学。

（3）心脏病康复学。

（4）儿科康复学。

（5）老年病康复学。

（6）肿瘤康复学。

（7）精神病康复学。

（8）呼吸系统疾病康复学与痴呆康复学等。

四、康复评定

康复评定是对患者的功能状况和潜在能力的判断，也是对患者各方面情况的资料收集、量化、分析，并与正常标准进行比较的过程，在康复过程中往往需要多次的评定，不断地了解治疗的效果，修改治疗计划，以达到预期的目标。康复评定贯穿于整个康复医疗的始终，也就是说，以康复评定开始，又以康复评定结束。常做的评定项目如下。

1. 人体形态和发育的评定 包括对人体的身高、体重、肢体长度和围度的测量，神经反射和脊柱形态的评定，为其他功能评定提供基本标准。

2. 运动功能评定 如关节活动度、肌肉力量、步态、平衡和协调能力的评定等。

3. 日常生活活动能力评定 一般人的日常生活活动能力评定，包括床上活动、衣着、起坐、个人卫生、餐饮、步行、使用厕所、大小便控制、转移和轮椅使用等几项主要内容。

4. 语言功能评定 包括声音语言的理解和表达能力（听、说），也包括文字语言的理解和表达能力（读、写）的评定。

5. 心理评定 包括性格、智能、意欲、认知和心理适应能力等项的评定。

6. 神经肌肉的电生理学检查 如肌电图检查、神经传导速度测定、强度－时间曲线诊断等。

五、康复治疗手段

康复治疗是康复医学工作的基本内容，其常用的治疗手段有以下几种。

1. 物理疗法（physical therapy） 广义的物理治疗也包括运动疗法。一般是指以各种电、声、热、磁、水、蜡及压力等物理因子作为治疗手段的一种疗法。

2. 运动疗法（kinesi therapy） 分为被动运动和主动运动两个方面。主动运动是指患者主动参加的各种运动，如关节的运动、肌肉力量的训练、日常生活活动训练等。被动运动是利用机械力或徒手的方法进行治疗，如牵引、推拿与关节松动等手法治疗。主动运动是康复医学中应用最广的治疗方法。

3. 作业疗法（occupational therapy） 针对患者的功能障碍，从日常生活活动、手工操作劳动或文体活动中，选出一些针对性强、能恢复患者功能和技巧的作业，让患者按要求进行训练，以逐步恢复其功能的方法。包括：①日常生活活动训练；②职业训练；③认知训练；④通过辅助器具帮助活动困难的患者提高功能。

4. 语言疗法（speech therapy） 对脑血管病、颅脑外伤后或婴儿脑瘫等引起的语言障碍进行矫治的方法，重点是失语症的矫治。

5. 心理疗法（psychological therapy） 通过观察、交谈和心理测验，有条件的还可进行有针对性的实验，对患者的智力、人格和心理等方面进行评定，然后进行治疗，如精神支持疗法、暗示疗法、催眠疗法、行为疗法、松弛疗法、音乐疗法及心理咨询等。

6. 康复工程（rehabilitation engineering） 应用医学工程学的原理和方法，对某些残疾或瘫痪的患者借助假肢或支具来补偿功能的不足。感官、肢体的缺陷需要用电子、机械等工艺和材料为残疾者设计和制作假肢、矫形器或助听器等特殊设备，并进行专门的训练和应用。

7. 中国传统治疗（TCM） 应用推拿、针灸、拔罐及导引等康复治疗手段，在康复体位的前提下，对残疾的治疗具有良好的效果。

8. 其他 康复治疗手段还包括康复营养、康复护理和社会服务等。

第二节 康复治疗与功能恢复的理论基础

一、功能恢复的理论基础

现已明确，脑损伤后病灶周围的水肿多数在发病后 3 ~ 4 周消失，即出现正常情况下的侧支循环开放现象，病灶周围痉挛或闭锁的血管也可在急性发病后几小时或数日重新沟通。但对于中枢神经系统损伤后是否能恢复的问题，争论仍很激烈。随着研究工作的进展和一些客观事实的证明，目前公认中枢神经系统有可塑性，神经损害不是固定不变的，可能有一定程度的恢复。中枢神经系统受损后的功能恢复理论上可由功能改组和（或）功能再现获得。功能改组学说认为，功能恢复是通过未受损害的神经系统的解剖学生理学改造，使其功能发生永久性改变所致。功能再现学说认为，功能恢复是由于承担特定反应的神经机制而实际上未受损害所致。本节从形态学和生理学两个方面对其可能的机制概述如下。

（一）形态学变化

1. 发芽（sprouting） 是指从一个神经细胞的胞体、树突及轴突长出树突芽或轴突芽。研究表明，中枢损伤神经纤维不能越过损伤区而再生，但能形成新的末端以使邻近的失神经支配的组织重新获得支配。

2. 神经发生（neurogenesis） 实验研究证明，啮齿类和灵长类动物出生后，神经细胞分裂持续到成年，甚至在衰老的动物体内，不同的皮层区域仍有相当程度的形成新神经元的能力。

此外，近年来实验研究表明，合理地使用药物也可以促进神经再生。例如，有报道大剂量使用合成糖皮质激素及甲基泼尼松龙琥珀酸钠（MPSS）可延缓神经组织缺血作用及伴随的过氧化脂质的生成，输入外源性神经节苷脂（gangliosides）可促进中枢及周围神经系统的再生及功能恢复，也有可能利用甲状腺素、神经生长因子、胰岛素、顺－羟脯胺酸及雌激素等促进轴突生长的报道。

3. 脑的可塑性 国外学者 Lashley 认为中枢神经系统的一些不同部分具有共同的功能，发生损伤后可互相进行功能补偿，从而显示脑的可塑性。

（二）生理学机制

1. 休克的消失 神经休克或神经功能联系不能（diaschisis），是神经系统受到急性损伤后的一种功能性休克，但神经本身未受损，表现为损害后早期传入丧失，一群神经元兴奋性消失，处于无功能状态，休克消退后功能逐步恢复。

2. 新神经通路的形成 Kabat 和 Bobath 等认为，中枢神经系统在发育过程中留下很多闲置不用的通路（多为锥体外通路）。当高级中枢或当前功能通路受损时，在适当条件下这些闲置不用的通路可起代偿作用，从而促进功能恢复。通过使用促通技术（facilitation technique）即可创造这种适当条件。

3. 运动协调的恢复 当需要的运动的激活与不需要的运动的抑制互相结合起来，并多次重复，可刺激锥体外系形成协调运动定型。

二、康复治疗的力学基础

康复医学是以功能康复为主要目的，以功能训练为主要方法。运动的方式、方法必须符合功能解剖和力学原则，才能合理运用人体的内力与外力，获得满意的康复治疗效果。

三、康复治疗的生理学基础

康复治疗中所进行的各种功能训练对人体的各个系统和器官可产生相应的影响和变化，可使原来失调的功能状态重新获得平衡。

（一）运动对骨、关节和肌肉功能的影响

运动对维持骨的结构起着重要的促进作用。运动对维持软骨组织的营养也有重要作用。

运动对骨骼肌的影响相当明显，肢体固定一段时间后，可引起骨骼肌力量和耐力的下降，肌肉萎缩；而肌肉在相对低强度下反复收缩，可增加肌耐力，抗阻训练可增强肌力，增强维持肌肉张力的能力。

（二）运动对心血管功能的影响

当持续运动数秒钟后，人的心血管系统就会出现复杂的功能调节。例如，

在运动状态下，由于自主神经的主导作用，血管中的平滑肌张力减弱，引起血管舒张，机体可从血液中摄取较多的氧来满足运动的需要；运动中心率加快、心输出量增加，保证了肌肉、呼吸和全身脏器的需要；另外，运动可使交感神经对容量血管起作用，使静脉系统中血流量减少，从而保证心脏的回心血量。

（三）运动对呼吸功能的影响

运动可提高吸氧能力 10% ~20%。当运动在一定的负荷量下进行时，则运动开始时吸氧量增高，到达稳定状态时，吸氧量就维持在一个相当的水平；运动停止后，吸氧量缓慢下降并恢复到安静水平。若逐渐增大运动量时，随着需氧量的增加而使通气量增高。

（四）运动对代谢的影响

运动时除能量代谢发生变化外，物质代谢也发生变化。肌糖是运动中的主要燃料，随着运动方式、强度、时间和饮食条件，以及训练水平和周围环境不同而变化；在一定强度的运动中，运动开始时肌糖的降解较快，以后随着时间的延长呈曲线相关；在任何时间内，运动强度越大，肌糖利用越多。

（五）运动对内分泌功能的影响

内分泌系统与神经系统协同控制和调节全身的运动和物质代谢，完成运动和维持身体内环境的稳定。应急运动时，下丘脑生长激素释放因子分泌增多，促使生长激素分泌增多。

（六）运动对消化功能的影响

运动强度的增加，胃酸分泌明显减少，延缓胃的排空，运动可增加脂肪代谢及胆汁的合成和排出，并减少胆石症的发生。

（七）运动对泌尿功能的影响

运动可使肾血流量减少，剧烈运动时肾血流量可下降到安静时的 50%。

（八）运动对心理的影响

通过对长期运动与心理关系的研究，人们已经普遍认识到不论是有氧运动还是无氧运动，都是提高和维持良好心态的手段。运动可以预防压抑症状，其效果与有时限的心理治疗作用相同。

此外，运动还可调节神经系统功能，增强机体免疫力，产生或加强对功能障碍的代偿能力。

第十一章　康复评定

第一节　康复评定总论

康复评定是康复医学的特征之一，是康复医学工作程序中一项重要的内容，并且贯穿于全过程。各专业人员应根据本专业的需要，通过评定，详细、正确地掌握患者的障碍现状、残存功能和潜在能力，准确地设计患者的康复目标，制订行之有效的康复计划，从而指导康复工作的顺利进行。

一、定义

康复评定也称康复评价或评估（rehabilitation evaluation or rehabilitation assessment）即对残疾状况（包括残疾的性质、程度及其影响等）及潜在能力做出评估和分析，也是对患者各方面情况的收集、量化、分析及与正常标准进行比较的全过程。康复评定贯穿在整个康复医疗的始终，也就是说，以康复评定开始，又以康复评定结束。

二、目的

（1）确定患者的问题所在。对于康复患者，首先对患者身体功能、家庭状况、社会环境等材料进行收集，掌握患者障碍的内容。

（2）对患者身体功能及残存能力进行量化。

（3）分析患者障碍程度与正常标准的差别。对于康复患者，不但要确定有哪些功能障碍，而且要确定其障碍的程度。同时，还要与正常标准相比较，找出差别。

（4）为制订康复治疗方案提供依据，从而拟订治疗目标。通过评价，确定了患者的功能障碍及其程度，就可以制订出适当的治疗方案，并说明应达到何种目标。如一位双下肢截瘫患者，其目标是室内生活自理或就业谋生，为达此目标，应得到何种帮助。

（5）确定康复治疗效果并拟订进一步的治疗方案。康复患者的损害大多数是不可逆的，其功能只能部分改善或大部分改善而不能完全恢复正常。经过一段时间的治疗、训练，应对其效果给以客观定量的评定，以确定继续原治疗方案或对原方案予以修改，重新制订新的治疗方案。

（6）比较治疗方案的优劣。患者的情况千差万别，而不同医院的同一时期或同一医院的不同时期治疗方案也不同。通过统一的衡量标准，则可比较出不同治疗方案的疗效差异。

（7）进行预后的评估。通过对患者病情的预测，可给患者及其家属以心理准备，也可为患者制订社区康复治疗计划提供依据。另外，当患者回到社区后，可为患者的残疾评定等级提供依据，为患者重返社会提供标准。

三、内容

康复评定的内容很多，总体上可分为三个方面的评定。

1. 单项评定 如对某患者的感觉、步态、运动、手功能、心理或语言等功能评定。这些内容在其他章节都有论述，在康复评定中应用甚广。

2. 个体评定 主要是对患者的日常生活活动能力评定。如临床上较常用的 Barthel（巴氏）指数和 Kenny 量表等。

3. 全面评定 包括个体和社会功能状态评定，如 PULSES ADL（日常生活能力）功能评定量表和 LRES 长期评定系统等。

四、评定的过程

康复评定的过程可分为收集资料，分析研究，拟定目标和制订治疗方案三个阶段。

（一）收集资料

收集资料是了解和掌握患者障碍水平的过程。每一位残疾人与正常人一样，在社会生活中都具备日常生活动作、贡献性活动及消遣活动三方面的内容。为了使残疾人真正回归社会，就必须以这三项活动为核心进行评估。

（二）分析研究

分析研究是将以上几个方面的资料进行分析整理，找出患者存在的主要问题及产生的原因，并逐项分析、研究其改善的可能性。

（三）拟订目标，制订治疗方案

1. 拟订目标 通过对患者存在的问题的分析，提出康复实施的有利条件

（残存力）、不利条件（功能障碍情况），从而对今后可能发生的变化和康复程度进行预测。

康复目标分为短期和长期两种。短期目标是根据患者的情况制订的，一般情况下拟定在治疗1~3个月可能解决的问题，它可以根据康复治疗的不同阶段进行调整。长期目标是指康复治疗结束时所达到的效果或者患者重返社会所要达到的目标。

2. 制订治疗方案 各专业人员根据评估的结果拟订出治疗计划并在初期评估会讨论确定后方可实施。此方案可根据康复治疗的不同阶段做进一步的调整。

第二节 生物电诊断

生物电诊断是指用电学手段诊断疾病，包括诊断神经肌肉疾病的肌电图、神经传导和诱发电位，分别属于记录式电诊断和刺激-记录式电诊断。

一、肌电图

肌电图（EMG）是鉴别神经与肌肉疾病最灵敏的方法。一块肌肉中有5%的纤维，失神经支配就可以查出。肌电图本身的最重要的价值在于早期检查出神经或肌肉器质性疾病的存在，但不能直接判别伤病的轻重程度。肌电图还可预告神经外伤的恢复情况，因运动单位活动电位的出现早于临床运动恢复数月。

二、神经传导

神经传导检查是研究周围神经的感觉或运动兴奋传导功能。传导研究一般用表面电极刺激和记录，其优点是方便、无痛，易为受试者接受。有时也用针电极，其优点是定位准确，近神经记录的电位振幅较高。

神经传导测定在康复评定中的意义如下：

（1）确认反射弧损害的存在，而且能够区别感觉径和运动径的损害，以及中枢性损害。

（2）能够区分脱髓鞘性病变与轴索变性病变，前者以传导减慢为主，后者以失神经电位和动作单位动作电位（MUAP）振幅下降为特征。

（3）能确定损害的节段，包括近心段和远心段，其精确度可达10 cm。

（4）能确定神经损害的程度，可以精确地定量测量，是康复疗效评定的客观、可靠、灵敏的指标。

（5）能够确定神经支配异常。

三、诱发电位

广义的诱发电位（EP）是指一切刺激激发的电位，因此，前面提到的传导研究中记录的都是诱发电位。但常讲的诱发电位仅指在中枢记录到的神经电位，包括在头颅记录到的皮质电位和脊髓记录到的脊髓电位。

诱发电位在康复医学中的应用：

1. 作为诊断手段 诊断相应神经通道的功能是否正常，尤其是中枢部分是否正常。也可大致分辨出是以髓鞘病变为主还是以轴索病变为主。前者主要表现为传导时间延长而后者主要表现为振幅下降。

2. 作为预后的依据 昏迷而有脑干听觉诱发电位者表示脑干损害，预后不良。

3. 作为监测的手段 在手术治疗和临床用药中经常测定相应的诱发电位。当其有轻度改变时立即停止或改变手术和药物治疗，以免造成其他损害。

4. 作为疗效评定的手段 诱发电位的指标都是定量的，而且比较恒定，尤其是潜伏期。它是康复治疗效果评定的可靠定量指标。

第三节 语言功能评定

一、概述

语言是思想的直接体现。语言障碍是指组成语言的听、看、说、写四个主要方面的各功能环节单独受损或两个以上环节共同受损。目前，国内对语言障碍的分类尚无统一标准，本节将语言障碍分为失语症、构音障碍和语言失用症三类。

语言功能评定是通过与患者进行交谈和对其检查、评分，对语言障碍的性质、类型、原因做出诊断，对其程度及恢复的可能性做出评价，以确定是否需要进行语言训练或语言矫治等。

二、失语症

（一）概述

失语症是指患者神志清醒，无精神衰退、无感觉缺失和发音肌肉瘫痪，却丧失了对语言信号意义的理解或表达能力。失语症包括对口语的理解和表达困难；对文字的阅读和书写困难；高级信号活动的障碍（如计算困难，乐谱阅读、音乐欣赏和乐器演奏困难等）。

（二）失语症的分类

关于失语症的分类，目前尚无统一标准，在此推荐较常用的一种。

1. 运动性失语（Broca 失语） 自发语言不流利、费力，语言理解部分障碍，口语复述能力差，物品或人物命名部分或完全障碍，阅读困难、理解好，书写能力中等程度障碍。

2. 感觉性失语（Wernicke 失语） 语言流利有错乱，语言理解完全障碍，口语复述能力差，物品或人物命名部分或完全障碍，阅读困难、理解差，书写能力差。

3. 传导性失语 语言流利有错乱，语言理解基本正常，口语复述很差，物品（人物）命名有严重障碍，阅读困难、理解好，书写能力中等程度障碍。

4. 命名性失语 自发语言流利而空洞，语言理解口语复述均正常，物品或人物命名完全或明显障碍，阅读理解能力基本正常，书写能力轻度障碍。

5. 经皮质运动性失语 自发语言不流利，费力，语言理解和口语复述均正常，物品或人物命名部分障碍，阅读理解能力部分障碍，书写能力中度障碍。

6. 经皮质感觉性失语 自发语言流利、语言错乱、病理性模仿语言，语言理解严重障碍。口语复述能力正常，物品或人物命名部分障碍，阅读理解能力严重障碍，书写能力较差。

7. 完全性（球性）失语 自发语言不流利、费力，语言理解、口语复述能力、物品或人物命名和阅读理解能力完全障碍，书写能力较差。

（三）失语症的检测

检测的目的包括：①对各型失语症进行鉴别诊断；②衡量疾病的严重程度；③确定语言技能恢复的预后；④确定现实的治疗目标和恰当的治疗方法。

目前，国外对成人常用的失语症检查较多，现仅介绍一种较常用的标准失语症检查。

1. 标准失语症检查（SLTA） 是日本1965年由神经生理学、心理学、语言学等专家组成的失语症研究会，在失语症简易检查法的基础上，进一步研究，于1975年正式完成的一项评价方法。

SLTA评价法由Ⅰ听、Ⅱ说、Ⅲ阅读、Ⅳ写、Ⅴ计算五部分组成，并且下设26个分项作为具体评价内容，项目1～4（听）和15～18（阅读）是对理解能力的评价，5～14和19～25（写）是对表现能力的评价。

2. SLTA的评分方法 它是根据检查时患者的反应而分为1～6分六个分数段，6分、5分为正确回答，4分以下为错答，见表11－1。

表11－1 SLTA评分方法

分数	评分标准
6分	完成得正确、完整、迅速（≤3s）
5分	完成得虽然正确但速度较慢（>3s，<15s）
4分	能在15 s内完成但有错误或不完成
3分	15s后经提示可以正确回答
2分	提示后回答的内容仍有错误或对提示不能充分理解，但自己回答的内容有正确的部分
1分	经提示仍然不能正确回答

四、构音障碍

（一）概述

语言表达阶段中各结构的损害或生理过程的失调所造成的语言表达困难称构音障碍，患者通常听觉理解正常并能正确选择词汇和按语法排列，然而，要精确地控制重音、音量、音调则感到困难。

常分为下列类型。

1. 弛缓型 此型语言特征多伴有呼吸音，鼻音过重，辅音不准确，单音调音量降低，空气由鼻孔逸出而语句短促。

2. 痉挛型 辅音不准确、单音调、刺耳音、紧张窒息样声音、鼻音过重，偶尔音调中断、语言缓慢无力、音调低、语句短。

3. 共济失调型 不规则地语言中断，音调与响度辅音不规则、不准确，发元音变调，刺耳音，所有音节发同样的重音，音节与字之间的间隔延长。

4. 运动减少型 单音调，重音减弱，辅音不准确，不恰当地沉默，刺耳音，呼吸音，语音短促，速度缓慢。

5. 运动过多型（运动快速、运动缓慢） 语音不准确，异常拖长，说话时快时慢，刺耳音；辅音不准确，元音延长、变调，刺耳音，语音不规则中断，音量变化过度和声音终止。

（二）构音障碍的评定

对构音障碍的评定是通过对所存在的客观症状与体征的识别和器械检查，了解语言产生过程中某一语言组成部分（呼吸、喉部声带、腭咽机制、口腔发音动作）受损的情况，以便根据评定结果来识别治疗对象，确定治疗目标，评定治疗效果。

（1）倾听患者说话时所发出的声音特征。

（2）观察患者的颜面、双唇、舌、颌、腭、咽、喉部、呼吸等在静态下的情况。

（3）请患者做各种语言肌随意运动以确定其异常情况。

五、语言失用症

（一）概述

语言失用症是一种语言运动性疾患，但是没有与发音器官有关的肌肉麻痹，肌张力降低、失调及不随意运动等症状。其特征是损害了把语言肌肉系统处于适当的位置并按顺序进行活动以便随意说话的能力。

语言失用症的构音错误包括语音的省略、替代、变音、增加和重复，这些错误中有许多似乎是患者费力说话而造成不正确的近似音，患者常认识自己的错误并试图加以纠正。

由于病灶位于左半球的前部语言中枢 Broca 中枢的近旁，因此常伴随 Broca 失语。也可能和构音障碍同时存在。

(二) 评定

对语言失用症的评定包括三项内容：①语言可懂度；②说话速率；③说话的自然程度。

第四节　步态分析

一、概述

步态分析是康复评定的重要组成部分。对于患有神经系统、运动系统等疾病而可能影响到行走能力的患者，步态分析尤显重要。其目的在于：判定有无异常步态，确定步态异常的性质和程度，为进行行走功能评定和矫治异常步态提供必要的依据，同时，有助于观察康复医疗措施实施的效果，以便及时调整治疗和训练的方案。

二、正常行走的步行周期

步行周期（gait cycle）指正常行走时，从一腿迈步足跟着地起到该侧足跟再次着地为止，被称为一个步行周期。为了对步态进行详细分析，通常又把一个步行周期分为不同的步相、时期和转折点。

一个步行周期可分为支撑相和摆动相，如表 11－2 所示。

表 11－2　步行周期划分表

步行周期									
支撑相（60%）						摆动相（40%）			
足跟着地	全足跟着地	重心转移到同侧	足跟离地	膝关节屈曲增大	足尖离地	足上提	膝关节最大屈曲	髋关节最大屈曲	足跟着地

(一) 支撑相

支撑相（support phase）也称站立相，是从一侧下肢足跟着地到同侧足尖离地的阶段，一般占一个周期的 60%。此时，该侧以足的一部分或全足与地面接触来支撑体重。

为了进行步态矫正训练的方便，可提出以下动作要点。

1. 足跟着地　下肢伸肌张力增高，伴有足下垂、足内翻的患者难以完成。

2. 全足底着地 自步行周期的7.6%开始，全足底在地面放平。伴有足内翻、足下垂的患者难以完成。

3. 重心转移到同侧 由于单侧下肢支撑身体重量，偏瘫、关节疼痛、平衡能力低下的患者往往时间过短。

4. 足跟离地 自步行周期的41.5%开始，是向下蹬踏的起始动作，偏瘫患者往往完成不充分。

5. 膝关节屈曲增大 自步行周期的54.1%开始，偏瘫患者由于下肢伸肌占优势，膝关节屈曲活动受限，完成困难。

6. 足尖离地 自步行周期的60%开始，身体的重心线移到踝关节前方，足趾用力着地，通过下肢的蹬踏动作，产生向前的推进力。偏瘫患者由于下肢痉挛，足下垂、足内翻，下肢分离运动不充分，所以不能较好地完成此动作，是步态异常的重要原因之一。

（二）摆动相

摆动相（swing phase）是从一侧下肢的足尖离地，到同侧足跟着地的阶段，一般占一个步行周期的40%。此阶段的动作要点如下。

1. 足上提 从一个步行周期的63.6%开始，是足尖离开地面、下肢向前摆动的加速期。

2. 膝关节最大屈曲 是从一个步行周期的67.9%开始的，摆出的下肢刚刚通过身体的正下方。

3. 髋关节最大屈曲 自步行周期的84.6%开始，此阶段已完成下肢向前摆出的动作，开始减速，直至足跟着地。

4. 足跟着地 完成步行周期的100%。

（三）双支撑相

由于行走时一侧足趾离地之前，另一侧足跟已着地，因此产生了双足同时着地的阶段，称为双支撑相（phase of double support）。一般占一个步行周期的22%左右。此阶段的长短与步行速度有关，速度越快，双支撑相就越短，当由走变跑时，双支撑相则变为零。双支撑相是行走有别于跑的重要标志。

三、步行时身体部位的运动及重心移动

人的行走能力是从幼儿时期开始获得，并通过不断实践而逐步完善。一般不再需要专门意识控制每个动作细节，使行走可以自动地、有节奏地、协调地完成周期性运动。人在行走时，为了减少能量的消耗，身体各部位要尽量维持正常活动范围的运动，减少身体的重心移动。

（一）身体各部位的活动解析

1. 骨盆旋转 步行中，骨盆在水平面上进行左右旋转运动，两侧旋转可

达 8°。这种旋转可以减少骨盆的上下移动。

2. 骨盆的倾斜 步行中，骨盆在髂状面上进行左右的倾斜，倾斜的角度为 5°。这种倾斜是摆动相引起的，可以减少重心的上下移动。

3. 支撑相的膝关节屈曲 膝关节在足跟着地时呈现伸展位，从足底着地的支撑中期、蹬踏、身体前进的不同时期，膝关节出现屈曲，其角度为 15°。膝关节的这种变化可以减少重心的上下移动。

4. 踝关节和膝关节的活动 支撑相对踝关节与膝关节的活动轨迹相反，这种情况可以减少重心的上下移动。

5. 骨盆侧方向移动 步行中骨盆向负重足侧移动，髋关节出现内收运动，移动的幅度约 4. 5cm。通过骨盆的侧方移动，可以减少重心的侧向移动。

6. 骨盆、股骨、胫骨的旋转 步行中下肢进行旋转运动。从摆动相开始到支撑相的初期，骨盆、股骨、胫骨出现内旋。其最大内旋是支撑相初期的足跟着地，接着迅速出现外旋直至摆动相开始。

步行时骨盆旋转 8°，骨盆与股骨之间也有 8°的旋转，股骨与胫骨之间的旋转是 9°，这三个部位的旋转是 25°。

（二）步行时的重心移动

正常成人在步行时身体重心的位置在正中线上，高度为身高的 55%。重心随着身体上下、左右的摆动和向前移动而变化。

1. 垂直方向的移动 在一个步行周期内出现两次，其振幅约 4. 5 cm。最高点是支撑中期，最低点是足跟着地。

2. 侧向移动 在一个步行周期内左、右各出现一次。其振幅约 3 cm，移动度最大是在左、右足处于支撑中期时出现的。

四、异常步态

（一）引起异常步态的原因

造成步态偏离正常模式的原因很多，主要包括以下几种：

（1）关节活动受限（包括挛缩）。

（2）活动或承重时疼痛。

（3）肌肉软弱。

（4）感觉障碍。

（5）协调运动丧失。

（6）截肢后。

（二）几种常见的异常步态

1. 坠落性步态 如一侧下肢缩短 3 cm 以内，则可以通过代偿动作来弥补，外观无明显异常。当超过 3 cm 以上时就会出现骨盆摇摆、患侧支撑相时同侧肩下沉、用足尖支撑等异常步态。

2. 关节挛缩或强直步态 主要表现如下：

（1）髋关节屈曲挛缩时，躯干前后摆动加大。

（2）膝关节屈曲挛缩在30°以内时，一般外观无明显异常，快速行走时表现出坠落性步态。屈曲超过30°时，表现出明显的坠落性步态。伸展位挛缩或强直时，患肢摆动出现外展，骨盆向健侧倾斜。

（3）踝关节跖屈挛缩时足跟不能着地，摆动相时以增加髋膝关节的屈曲代偿而出现跨阈步态，以防足趾拖地。支撑相时出现膝反张。

3. 蹒跚步态 步行时左右摇摆如鸭步，常见于佝偻病、大骨节病、进行性肌营养不良、先天性髋关节脱位。

4. 逃避性步态（疼痛步态、短促步） 其特点是尽量缩短站立相，而促使对侧摆动腿前进速度增加，使患肢尽快不负重，出现短促步。随疼痛部位不同，表现可有些变异。

（1）髋关节疼痛者：患肢承重时，同侧肩下沉，躯干稍倾斜；患肢摆动时，采用稍屈曲与外旋位，且避免足跟着地。

（2）膝关节疼痛者：膝稍屈曲，以足尖着地行走，至少要避免足跟用力着地。

（3）脊柱结核或其他脊柱疾患患者：由于避免行走时脊柱振动引起疼痛，常迈小步，慢速行走，步态对称，背部板硬。

（4）椎间盘突出：会引起单侧神经根性疼痛，导致脊柱侧弯，从而出现躯体倾斜。患侧腿站立相短促，且足跟轻轻触地。

5. 偏瘫步态

（1）髋伸直外旋，膝伸直，足内翻下垂：脑中风所致的偏瘫患者，在整个步行周期中，由于膝关节不能放松屈曲，在摆动时，患肢沿弧线经外侧回旋向前，呈现回旋步；由于足跟不能着地与蹬离地面时，以足外缘着地。严重者患侧上肢也不能前后摆动，且肩内收，肘、腕、指间关节屈曲，前臂旋前，表现为典型的偏瘫步态。

（2）足下垂、足内翻步态：足下垂是由于小腿三头肌痉挛、踝关节跖屈造成的，足尖先着地，然后全足底着地。内翻下垂足是足尖和足的外侧先着地，然后才是全足底着地。此步态均会呈现稳定性差、推进期力量弱、摆动期足尖拖地易跌倒等现象。

（3）膝反张步态：患侧支撑相时膝关节过度伸展的步态，其原因是膝伸肌弱，为了防止屈膝，而保持膝关节过度伸展位。

（4）膝屈曲步态：膝关节有屈曲挛缩或有屈肌痉挛时，出现膝屈曲步态。

6. 剪刀步态

（1）脑瘫患者：由于髋内收肌痉挛，而导致行走中双膝内侧常互相摩擦碰撞，步态不稳呈剪刀步。

（2）脊髓损伤所致截瘫患者：如损伤部位稍高，但能拄双拐行走时，双下肢可因肌张力较高而始终保持伸直，行走时可出现剪刀步。如损伤部位较低，且能不用双拐行走时，可呈现臀大肌步态、垂足步态等。

7. 慌张步态（前冲步态） 帕金森病或其他基底节病变时，步幅短而快，有阵发性加速，脚不能抬高。拖步，躯干前屈，各关节运动范围缩小，第一步踏出困难，步行中不能随意停止和转向。

8. 共济失调步态 小脑疾病患者，由于共济失调，不能走直线；两足分开间距加大，两上肢外展保持平衡，步幅长短不一，呈现醉汉步态或蹒跚步态。

9. 肌无力步态 由于下运动神经元损害，特定的肌群失去神经支配，出现相应的肌无力步态。

（1）胫前肌步态：如胫前肌软弱无力，则该侧站立相初期缺乏足跟着地动作，而以前足掌着地。在摆动时，患足始终下垂，且髋、膝过分屈曲，为防止足拖地而出现跨阈步态或垂足步态。

（2）小腿三头肌无力步态：站立相后期不能提起足跟而蹬离地面，同侧髋下沉，且身体向前推进速度慢于对侧。上坡或快步行走时表现更明显。

（3）股四头肌无力步态：同膝反张步态。如同时有伸髋肌无力时，则患者须俯身用手按压大腿，使膝伸直。

（4）臀大肌步态：当臀大肌软弱无力时，无力伸髋，躯干用力后仰，使重力线落在髋后以维持被动伸髋；同时，伸直膝部，表现为仰胸、挺腰、凸腹的步态。

（5）臀中肌步态：当臀中肌无力时，髋关节无力外展，支撑相对躯干向患侧侧弯；当两侧髋外展肌损伤时，行走过程中左右摇摆成鸭步。

（三）异常步态的矫治原则

（1）短腿步态患者须用矫形手术或矫形鞋来平衡两下肢长度。

（2）关节挛缩畸形时，须通过关节锻炼或手术来改善关节活动度（ROM）。

（3）因疼痛引起者，须用物理治疗、药物和按摩等方法消除疼痛，因关节不稳或骨关节炎引起疼痛时，须用免负荷支架减轻负荷。

（4）肌肉软弱无力时，可通过肌肉锻炼得到加强。当锻炼无效时，则考虑肌肉重建手术或用支架进行功能替代。

（5）肌肉痉挛时，则用放松肌肉练习，如按摩、被动牵伸、热敷、解痉药物或手术等方法以缓解痉挛。

五、步态分析方法

（一）目测分析法

目测是指让患者行走时，观察患者的步态情况。观察时要让患者沿直线往返多次行走，医者从前面、后面、侧面同一高度进行观察并详细记录。观察要点如下：运动的对称性，步幅的大小，肢体的摆动，骨盆的位置，关节的稳定性，足跟着地与足尖离地时的情况，疼痛、疲劳等情况。

进行检查时，应告诉患者以自然和习惯的姿势、速度步行。然后根据需要，让患者做快速和慢速行走，上下坡或上下楼梯行走，并在行走过程中要求患者拐弯、转身、立定等。

（二）定量分析法

定量分析法是借助器械或专门设备来观察分析行走步态，以得到可记录并能量化的资料的方法。

定量分析法所用的分析参数大致分为：时间参数、距离参数、运动学参数、力学参数、步行周期参数、肌电活动参数和能量代谢参数。其中时间参数与距离参数因测定法较简单，在一般医疗机构中能够进行，因而较易推广。

测定时间参数时，一般是令患者在规定距离的走道上行走，用秒表计时，实测行走距离通常不少于 10 m，两端至少再延长 2～3 m，以便受试者起步加速和减速停下。

测定距离参数可采用足印法，用滑石粉或墨水使患者行走时能在规定走道上留下足印；测定距离至少 6m，每侧足不少于 3 个连续足印，以便分析左右两侧各项参数的数值。

时间参数和距离参数的分析通常包括下列项目。

1. 跨距（stride length） 也称跨步长或复步长，即同一腿足跟着地处到再次足跟着地处之间的距离。

2. 步幅（step length） 也称步长，即从一侧足跟着地处向后量到对侧足跟着地处之间的垂直距离。

3. 步宽（stride width） 即双足足中线之间的宽度，也就是支撑面的宽度。

4. 足角（foot angle）或趾偏外角度 即足跟中点到第 2 趾的连线与前进方向之间的夹角。

5. 步速（velocity） 通常以每秒平均行走距离来表示。

6. 步频（cadence） 即每分钟走的步数。

第十二章　康复治疗技术

第一节　运动疗法

一、概述

（一）基本概念

1. 运动疗法的作用

（1）提高中枢神经系统和自主神经系统的调节能力。

（2）提高代谢能力，改善心肺功能。

（3）维持和恢复运动器官的形态和功能。

（4）促进代偿机制的形成和发展。

2. 运动疗法的种类　运动疗法按治疗部位可以分为全身运动疗法和局部运动疗法；按治疗方式可分为徒手运动疗法、器械运动疗法和水中运动疗法；按运动性质可分为主动运动、被动运动、助力运动、抗阻运动和放松运动；按肌肉收缩类型可分为等长运动、等张运动和等速运动；按治疗的顺序和内容可分为局部功能恢复训练、综合功能提高训练、日常生活活动训练及特殊训练（如对截肢、腰痛患者的训练等）。在对患者进行训练时往往几种方法交叉贯穿于治疗的全过程。

3. 常用设备　为进行运动治疗工作，须在治疗室内配置一些必需的和实用的设备，具体见表 12－1。

表 12－1　常用运动治疗设备

	必备设备	常备设备
固定设备	肋木	踏车

续表

必备设备		常备设备
固定设备	滑车等使用重锤的运动装置	全套运动水池和水中附件
	悬吊装置	增强关节活动度器具
	练习用梯子	呼吸训练装置及功能测定器具
	姿势矫正镜	踝关节矫正踏板
移动设备	治疗台	固定自行车
	运动用垫子和附件	练习用凳子
	倾斜台	健身棒、体操球
	平行杠和附件	
	杠铃、哑铃或沙袋	
	各种测定器具	
	手杖、拐杖、步行器、轮椅等	
	上肢、手指活动度和肌力增强器具	
	日常生活活动器具	

（二）运动处方

运动处方包括的内容有运动项目、运动强度、运动持续时间和运动频度。

1. 运动项目 应根据实施的目的来确定。

（1）耐力性项目：可改善心肺及代谢功能，如行走、健身跑、骑自行车、游泳、登山、球类运动等。

（2）力量性项目：可训练肌肉力量、关节功能和消除局部脂肪积聚，如用实心球、沙袋或哑铃及各种肌力练习器等锻炼。

（3）放松性项目：可消除身心疲劳，防治高血压、神经衰弱等，如散步、打太极拳、做放松体操、练气功等。

（4）治疗矫正项目：可治疗某些疾病和伤残，如治疗哮喘、肺气肿等疾病的呼吸体操，内脏下垂时腹肌练习的体操，脊柱畸形、扁平足的矫正体操等。

2. 运动强度 运动强度对效果和安全有直接影响，掌握合适的运动强度是制订和执行运动处方的重要内容之一。对以骨关节或神经肌肉疾患为主的患者，常以要求达到最大的活动范围、最强的肌力程度为目标，故运动强度一般偏大，往往通过运动后肢体有无疼痛、酸胀、关节活动度是否有改善、局部反应等情况来调整强度，方法较简单，容易掌握。而对内脏或代谢系统疾病为主的患者，调整强度比较复杂，常用的方法有活动控制法和心率控制法。

（1）活动控制法（activity - oriented method）：根据已知运动项目的能量消

耗大小，规定患者在要求的能量消耗范围内进行活动。

（2）心率控制法（heart-rate-oriented method）：适用于心脏病患者。常用靶心率（targetheart rate，THR）作为指标，即通过运动试验获得的个人最高安全心率的70%～85%作为每次运动的靶心率，仅相当于最大吸氧量的60%～80%，这是一个极为合适的运动强度。在日常工作时为了方便，常采用按年龄预计的适宜心率，结合病情及功能情况来规定适宜的运动强度。一般采用中等强度，体质过弱或运动初期可用较小强度，也可以更简单地用170或180减年龄的余数作为运动中的适宜心率（每分钟次数）。

3. 运动持续时间 运动持续时间在很大程度上取决于运动强度，强度愈低，时间越长，才会产生相同的效应。

4. 频度 包括每周运动的次数和每次运动的重复次数。一次运动治疗后的效应通常可持续2～3 d，故每周治疗不应少于3～4次。每次治疗的重复次数因人因病而定。开始时持续的时间宜短，间歇时间长。

5. 一次运动治疗的安排 在一次运动中通常分准备阶段（warm－up）、训练阶段（traingcourse）和结束阶段（cool－down）三部分。在不同的运动训练中，这三部分的时间划分各不相同。在治疗早期，准备阶段时间要长一些（为10～15 min），训练阶段为20～25 min，结束阶段为5～10 min。在中期和后期，准备阶段可适当缩短（如10 min），训练阶段约30 min，结束阶段为5～10 min。训练阶段从生理角度讲，至少要维持15 min以上。

（三）运动疗法的适应证和禁忌证

1. 适应证

（1）内脏器官疾病：高血压、动脉硬化、冠心病、肺结核、慢性支气管炎、肺气肿、哮喘、溃疡病、内脏下垂及习惯性便秘等。

（2）代谢障碍：糖尿病、肥胖及高脂血症等。

（3）神经系统疾病：偏瘫、截瘫、周围神经损伤、脊髓灰质炎与神经衰弱等。

（4）运动系统疾病：四肢骨折、脊柱骨折、腰腿痛、颈椎病、肩周炎、脊柱畸形、平足、类风湿性关节炎、关节肢体术后与截肢后等。

（5）妇科疾病：子宫位置异常、盆腔炎和痛经等。

2. 禁忌证

（1）体温在38 ℃以上者。

（2）平静时脉搏超过100次/min。

（3）舒张压＞120 mmHg，有自觉症状；或收缩压≤100 mmHg，有自觉症状。

（4）心力衰竭非代偿状态、有心源性哮喘症状、呼吸困难、全身水肿与胸、腹水。

（5）心肌疾病发作10 d以内。

（6）重度心律不齐。

（7）安静时有心绞痛发作。

（8）外伤后症状明显。

（9）术后未拆线。

（10）有剧烈疼痛。

（11）骨折愈合不充分。

（12）显著衰弱，无治疗欲望者。

（13）恶性肿瘤未经妥善处理者。

二、运动疗法的方法及应用

（一）关节松动技术

1. 基本概念 关节松动技术（joint mobilization，JM）是治疗人员利用生理运动和附属运动操作的缓慢的被动运动，可以随时被患者所阻止，主要是通过摆动、滚动及滑动等手法减轻疼痛或增加关节活动度。它已成为西方现代康复治疗技术中的基本技能之一。

2. 基本手法 最常见手法可以分为以下几类。

（1）摆动（swing）：关节做摆动时要固定关节近端，关节远端做往返运动，如关节的屈、伸、收、展与旋转，为关节的生理运动。摆动必须在关节活动度达到正常的60%时才可应用，如果未达到这一范围，应先用附属运动的手法来改善。

（2）滚动（roll）：当构成关节的两块骨表面形状不一致时，其中一块骨在另一块骨上所发生的运动即为滚动。关节功能正常时，滚动一般都伴关节的滑动和旋转。不论关节表面凹凸程度如何，滚动的方向总是朝向成角骨运动的方向（图12－1）。

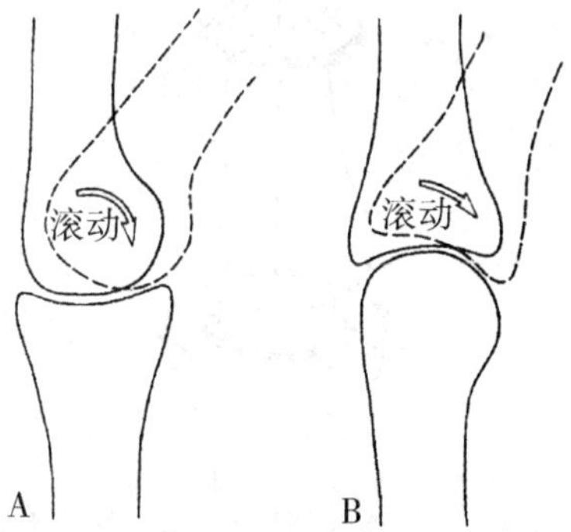

图12－1 滚动

（3）滑动（slide）：构成关节的两骨表面形状一致，为平面或曲面，此时若两骨发生侧方移动，即出现滑动（图 12－2）。滑动方向取决于运动骨关节面的凹凸形状，若运动骨关节面凸出，则滑动方向与成角骨运动方向相反；若运动骨关节面凹陷，滑动方向与成角骨的运动方向相同（图 12－3）。

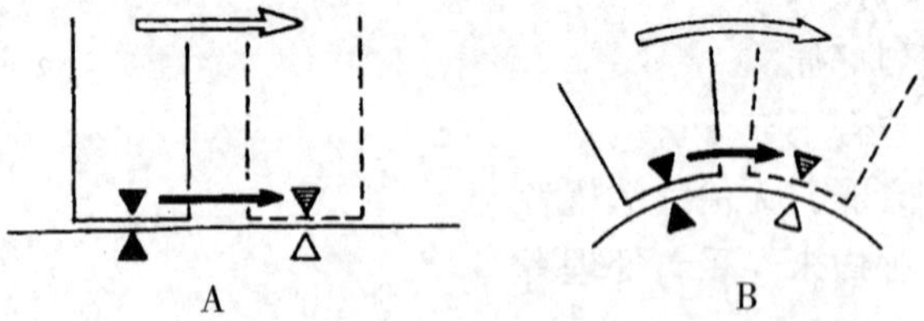

图 12－2　滑动

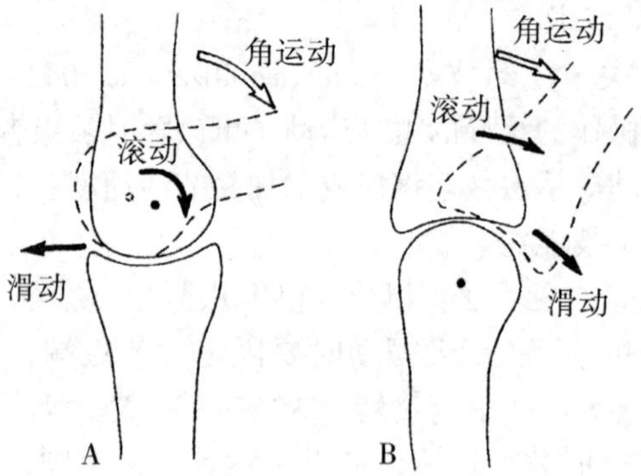

图 12－3　凹、凸骨面发生滑动

（4）旋转（spin）：移动骨围绕旋转轴在静止骨表面转动即为旋转。旋转时，移动骨表面的同一点做圆周运动。旋转常和滚动、滑动同时发生（图 12－4）。

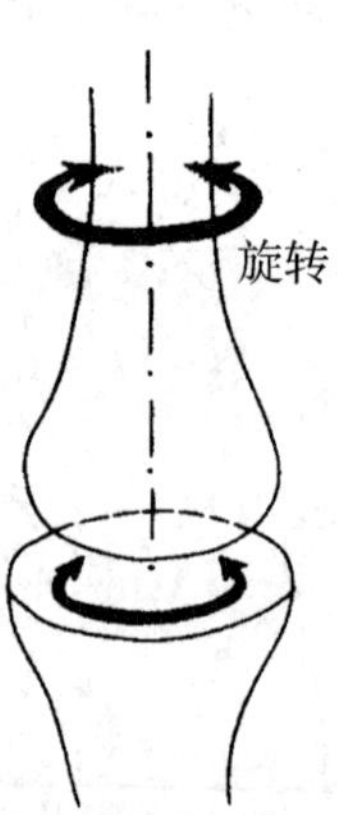

图 12－4　旋转

（5）分离与牵引（distraction and traction）：分离是指外力作用使构成关节

两骨表面呈垂直分开，牵引是指外力作用使构成关节两骨表面呈水平移动（图12－5）。

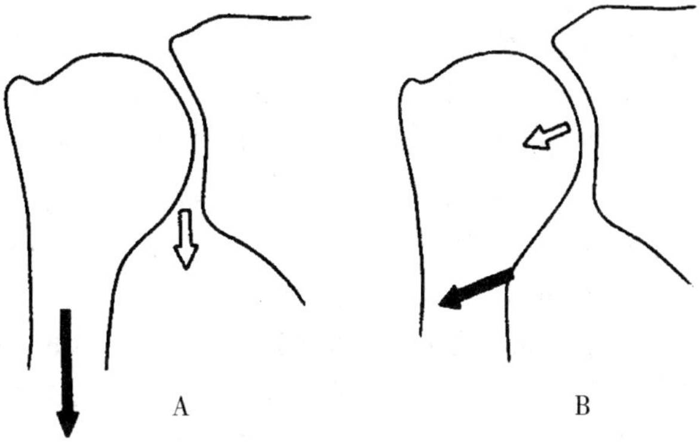

图 12－5 牵引（A）和分离（B）

（6）压缩（compression）：压缩是指外力作用使构成关节两骨的关节面之间间隙减少，如负重时下肢和脊柱关节所发生的运动。压缩可帮助关节液流动，维持软骨的营养，但异常的高强度的压缩可导致关节软骨退变。

3. 手法分级及应用选择

（1）手法分级：根据关节活动范围和操作时康复治疗师应用手法的幅度大小，将其分为5级。

Ⅰ级：康复治疗师在患者关节活动的起始端，小范围、节律性地来回振动关节。

Ⅱ级：康复治疗师大范围、节律性地来回振动关节，但不接触关节活动的起始端和终末端。

Ⅲ级：康复治疗师大范围、节律性地来回振动关节，每次均接触关节活动的终末端，而不接触起始端。

Ⅳ级：康复治疗师在患者关节活动的终末端，小范围、节律性地来回振动关节，每次均接触关节活动的终末端。

Ⅴ级：康复治疗师在患者关节活动的终末端，小幅度、快速地推、挤、按。

（2）应用选择：Ⅰ、Ⅱ级手法用于治疗因疼痛引起的关节活动受限；Ⅲ级手法用于治疗关节疼痛并伴有僵硬；Ⅳ级手法用于治疗关节因粘连、挛缩而引起的关节活动受限；Ⅴ级手法主要用于撕开粘连。

4. 适应证和禁忌证

（1）适应证：①疼痛、肌紧张和痉挛；②可逆性关节功能受限；③关节功能进行性受限；④功能性关节功能受限，如长期卧床引起的失用性关节功能受限。

（2）禁忌证：①关节活动度过度、有关节渗出液、关节炎症；②肿瘤、未治愈的骨折、过度疼痛及关节置换术后。

（二）神经肌肉促进技术

神经肌肉促进技术（neuromuscular facilitation techniques）也称促通技术，是神经学、神经生理学方法应用于运动治疗中的各种理论和治疗技术的总称。它主要适用于各种类型的神经性瘫痪，如偏瘫、脑瘫、精神发育迟滞等疾患的治疗，也适用于骨关节肌肉疾患的功能恢复，如神经肌肉本体促进（proprioceptive neuromuscular facilitation，PNF）技术。

促进技术常用的有 Brunnstrom 的神经生理学技术、Bobath 的神经发育学技术（NDT）和 Kabat 的神经肌肉本体促进技术。各技术相互之间虽然存在一定的差异，但具有很多的共同点，具体包括：①把神经发育学、神经生理学的基本原理和法则应用到脑损伤后运动障碍的康复治疗中；②以中枢神经系统作为治疗的重点对象，按照个体发育的正常顺序，通过对外周（躯干和肢体）的良性刺激，抑制异常的病理反射和病理运动模式，引出并促进正常的反射和建立正常的运动模式；③强调各种感觉刺激（躯体的、语言的、视觉的等）对运动反应的重要性，并认为重复训练对动作的掌握、运动的控制及协调，都具有十分重要的意义；④主张把治疗与功能活动结合起来，在治疗环境中学习动作，在实际环境中使用已经掌握的动作并进一步发展技巧性动作；⑤强调早期治疗、综合治疗以及各相关专业人员（作业治疗、语言治疗、心理治疗治疗师及社会工作者等）的全力配合，并重视患者及其家属的主动参与。

1. Brunnstrom 技术 Brunnstrom 技术的治疗原则如下：①在疾病恢复早期，随意运动尚未出现时，利用对侧的联合运动与其他的反射活动，诱导产生某种动作。当这种动作出现后，充分利用这种动作并进行有意义的组合，使之最终达到随意完成这一动作的目的。②一旦某种程度的共同性运动确立后，再通过各种方法去训练完成这一共同动作的分离和独立动作。③应用某些经验性手法，如抑制手指屈肌紧张伸肌的促进手法等。

2. Bobath 技术 Bobath 将偏瘫的恢复阶段划分为弛缓期、痉挛期、恢复期三个不同时期。各期治疗技术都不相同，其主要的观点有：①脑损伤所致的肌肉痉挛、共同运动、姿势反射等常妨碍正常运动模式的形成；②患者应置于抑制异常反应发生的姿势与条件之下；③尽可能诱发与促进平衡反应以及属于正常运动形式的姿势反应。

抑制异常运动模式促进正常反应是 Bobath 理论的核心。其具体方法除了用肢位、姿势及控制关键点（肩、胸骨、髋）来抑制痉挛外，还通过利用指导性技术、挤压、牵引、拍打、放置并维持某一位置来促进正常运动。但是，忽视对健侧失用性肌力弱的促进是 Bobath 技术的不足。

3. PNF 技术 PNF 技术是一种通过以对角线和螺旋形的方式，运动肢体和脊柱，并利用各种不同技术组合这些运动，来刺激本体感觉器和其他感觉器以达到改善运动控制、肌力、协调性和关节活动度，最终改善功能的方法。PNF 技术的创始人 Herman Kahat 是美国的神经生理学专家，他根据 Sherrington 在神经生理学方面的工作，依靠连续诱导、交互支配和抑制、扩散过程的原理创立了最大阻力、节律性稳定、快速逆转、收缩－放松、维持、牵伸、缓慢逆转、缓慢逆转－维持和维持－放松－主动运动等 9 种技术，并将其应用到具体的治疗模式。

4. Hirschberg 技术 Hirschberg 强调早期开始站立训练、阶梯训练，继而早期持杖行走，不仅防止了上、下肢的废用萎缩，也防止了心功能的废用，受到美国医学界的重视。但是，它不重视对偏瘫步态的防、治，导致难以康复为正常步态，是其一大缺点。

（三）加强肌力练习

肌力训练常用于训练肌肉萎缩无力的患者，如因伤病肢体被固定或长期卧床少活动引起的肌肉废用性萎缩和骨、关节及周围神经病变引起的肌肉软弱或无力，以发展肌肉力量，从而恢复运动功能。具体的训练方法很多，应根据肌肉现有肌力水平，分别采用助力运动、主动运动或抗阻运动的方式，按照超量负荷原则（即所给负荷应略高于现有能力水平），对患者进行训练，使患者通过一定努力才能完成训练目标，并且至少要持续 6 周时间。

1. 训练方法

（1）助力运动：能主动收缩使关节运动，评定中肌力为 2 级，训练有徒手助力运动和悬吊助力运动两种。

1）徒手助力运动：康复治疗师帮助患者进行主动运动。随着主动活动能力的改善，应逐渐减少给予的帮助。

2）悬吊助力运动：利用绳索、挂钩和滑轮等装置悬吊即将训练的肢体，以减轻肢体的自身重量，然后在水平面上进行主动运动。助力可以来自通过滑轮的重物或治疗者徒手施加的力量，其大小根据患者肢体的肌力而定。

（2）主动运动：当肌力为 3 级或以上时，让患者将需训练的肢体放在抗重力的位置上，进行主动运动。

（3）抗阻运动：当肌力为 3 级以上时，应通过施加阻力进行肌力训练。根据肌肉收缩类型分为等张抗阻运动、等长抗阻运动和等速抗阻运动。

1）等张抗阻训练：肌肉在抵抗阻力收缩时，长度缩短或伸长，关节发生运动，是一种动力性练习。

渐进抗阻训练（propressive resistance exercise）是利用逐渐增加阻力来对

肌肉进行等张练习的方法。采用此法训练前，先测某一肌群对抗最大阻力完成10次动作的量，这个量称为10 RM（repetition maximum，最大重复量）。以此极限量为基准，分3级训练：①取10 RM的1/2量，重复练习10次；②取10 RM的3/4量，重复练习10次；③取10 RM的全量，重复练习10次。每组之间休息1 min，每日训练1次，每周重新测定1次10 RM量，作为下周训练的基准。也可将每日训练程序改为负荷由大到小，即用10 RM的全量3/4量和1/2量各做10次动作，但练习前要做准备运动。

2）等长抗阻训练：是一种利用抗阻等长收缩来增强肌力的训练方法，又称静力训练。具体做法是受训练的肌群在承受能耐的最大负荷下做等长收缩，持续6~10 s，重复20次，每次间隔20 s，每日训练一遍。

3）等速抗阻训练：是一种利用专门设备限定肌肉收缩时肢体的运动速度，做到在运动全过程任何时刻肌张力都有较大的增加，从而使肌肉得到较有效的训练的方法。

2. 注意事项

（1）选择适当的训练方法：训练前，应先评定训练部位的关节活动度和肌力，然后根据肌力等级选择训练方法，见表12-2。

表12-2　肌力与训练方法的关系

肌力等级	训练方法
1	主动静力性运动
2	助力运动，抗部分重力运动
3	抗轻微阻力运动
4	抗较大微阻力运动

（2）调整阻力：所加阻力是否得当是肌力训练的关键因素之一。阻力通常加在训练的肌肉远端附着部位，但在肌力较强时，也可靠近肌肉附着的近端；阻力的方向总是与肌肉收缩使关节发生运动的方向相反；每次施加的阻力应平稳、持续一定时间，而非跳动性，不应感到顿挫。

（3）防止出现疲劳和疼痛：肌力训练后出现很短时间内的疼痛和肌肉疲劳是正常的，若超过24 h，则说明运动强度过大，应适当减少运动时间，同时应注意准备活动和放松活动。

（4）防止出现心血管反应：等长抗阻运动可明显升高血压，造成心血管的额外负担，故对有高血压、冠心病或其他的血管疾病者应慎用等长抗阻运动，特别是对抗较大阻力时过分用力或闭气。

（四）改善关节活动度练习

关节活动度（ROM）关节训练通常是在关节可达到的无疼痛的范围内进

行的活动，主要用以防止挛缩和粘连形成，恢复或改善关节功能，广泛用于骨折固定后、关节脱位复位后、关节炎和肢体瘫痪等。

1. 训练方法 当关节活动度发生障碍时，训练方法有多种，其选择要视关节的具体情况而定。

（1）被动活动：当患者主动活动有困难时，可利用人力或器械进行被动活动。

1）关节可动范围的活动：指由经过专门培训的治疗人员或护理人员完成的被动运动。操作要在关节活动的各个方向进行，范围要尽可能大，动作应缓慢，忌暴力，同时可维持关节现有的活动范围。每日必须坚持锻炼数遍，训练效应才能得以积累，逐步恢复关节活动度。

2）关节松动术：指利用关节的生理运动和附属运动活动患者的关节，常用手法有牵引、挤压、旋转、滚动、滑动和快速的推压，可缓解痉挛、减轻疼痛与消除软组织粘连。

3）推拿：常利用推、揉及滚等手法使肌肉放松，也可用拨、刮等手法缓解肌肉的痉挛和松解粘连。但忌用暴力被动折曲关节，以免引起新的损伤。

4）关节牵引：指应用力学原理及通过机械装置，使关节和软组织得到持续的牵伸，从而解除肌肉痉挛和改善关节挛缩。

5）持续性被动活动（continuous passive motion，CPM）：1970 年 Salter Robert 提出的该方法是利用一个简单的机械或电动活动装置，使术后肢体能进行早期、持续性、无痛范围内的被动运动。

（2）助动活动：当患者肌力或疼痛好转时，可进行主动助力运动，以帮助关节活动度进一步改善。

1）人力导引：需由有经验的康复治疗师根据患者的具体情况，沿着关节活动的方向帮助患者活动，如康复治疗师在偏瘫患者的早期利用神经肌肉本体促进技术中导引手法的作用帮助患侧肢体进行对角线运动，维持和改善关节活动度。

2）器械训练：指根据杠杆原理，利用器械为助力，带动活动受限的关节进行活动，如体操棒、肋木、关节练习器、肘关节练习器和踝关节练习器等。

3）悬吊训练：指利用挂钩、绳索和吊带等网架装置将拟活动的肢体悬吊起来，使其在去重力的前提下进行主动活动，与钟摆样活动相似。

4）滑轮训练：指利用滑轮装置和绳索，通过健侧肢体帮助患侧肢体运动。其优点是活动幅度易掌握，患者很愿意接受。

5）水中运动：水中运动是助力活动中增加关节活动度的较好的练习方法，利用水的浮力，使严重无力的肌群无需使用多大的力即可进行活动，而这种活动在一般情况下，若无支持和帮助是很难完成的。

（3）主动活动：主动活动最常用的是各种徒手体操，可根据患者关节活动受限的方向和程度，编制一些有针对性的动作，内容由简单到复杂，形式多样。主动活动可改善血液循环、牵拉挛缩组织和松解粘连，有利于保持和增加关节活动度。

（4）抗阻运动：利用神经肌肉本体促进技术中的维持－放松技术和收缩－放松技术可有效地使关节活动度增大。使患侧肢体至运动范围的极限端点，然后进行拮抗肌的等长抗阻收缩，维持 6～10 s，收缩已缩短的肌肉以防进一步的运动，然后逐渐地放松。这时再进行主动肌收缩，移动肢体达到比运动前更大的活动范围。

2. 注意事项 训练时患者应处于舒适的体位，如果允许的话，应脱去紧身（影响活动的）衣服。操作要缓慢有节律地在关节活动度内进行，并注意患者的疼痛反应，避免牵拉已经过度活动的关节。如果出现关节疼痛或肌肉肿胀，并持续 24 h，则说明用力过度。遇到下列情况时，应避免牵拉：

（1）近期有骨折。

（2）牵拉中有骨性阻挡。

（3）急性炎症。

（4）血肿。

（5）肌肉的紧张可增加关节的稳定性或增加了关节功能性（如四肢瘫痪时的屈指肌紧张）。

（五）增强耐力练习

增强耐力的训练又称有氧训练，是全身大肌群参加的以发展体力为主的一种持续性的周期性运动。

1. 常用方法

（1）散步：宜在优美的环境内进行。一般速度缓慢，全身放松，每次持续时间 10～30 min，运动强度小，目的在于精神和躯体的放松以及对心脏进行温和的锻炼。常用于高血压、溃疡病、神经衰弱和体力较弱的其他慢性病患者。

（2）医疗步行：在平地或适当的坡道上做定距离、定速度的步行，中途做必要的休息。运动强度一般属中等，适用于冠心病、慢性心功能不全、糖尿病、肥胖、慢性支气管炎与肺气肿等疾病。

（3）竞走：竞走时要求放松肌肉，先足跟着地继而全脚掌着地，掌握走速使心率增快至需要的高度，然后维持一定时间。主观上以有轻度气急，尚能交谈为宜。竞走的运动强度较大，适用于任何年龄的心血管功能较好者，有一定锻炼基础的患者，初练者或年龄大者可缓慢行走。

（4）自行车：主要指蹬固定自行车。可根据需要调节蹬车速度、阻力及时间，使用方便。

（5）其他：跳绳、上下楼梯、活动平板、划船器等也可使用。

2. 注意事项

（1）体格检查：耐力训练对心血管等内脏系统影响较大，有些训练项目如快速竞走、骑自行车、跳绳等运动强度比较大，因此，训练前应认真进行体格检查，特别是心血管系统和运动器官的检查，以免在训练中发生意外或运动损伤。

（2）循序渐进：按患者病情及体质情况制订训练计划，并严格按照进度中规定的运动量（速度、距离和运动频度）训练，切忌急于求成，超量训练。

（3）准备与整理活动：在每次训练前要做 5 ~ 10 min 的准备活动，训练后要做 5 min 的整理活动，避免突然开始训练或突然停止。

（六）平衡和协调训练

1. 平衡训练 平衡障碍主要是指由于缺少视觉信息输入、前庭功能紊乱、缺乏本体感觉、肢体缺失、瘫痪（如截瘫）或小脑功能失调等引起机体平衡障碍。平衡训练前应首先要求患者学会放松，减少紧张或恐惧心理，如果有肌肉痉挛，要设法缓解。其次，要决定是否需要一面镜子以及以何种体位开始训练为最好。其基本原则是从最稳定的体位开始训练逐步进展到最不稳定的体位，从静态平衡进展到动态平衡，以逐步加大平衡难度。其方法要领是逐渐缩减人体支撑面积和提高身体重心；在保持稳定的前提下逐步增加头颈、躯干和四肢运动；从睁眼活动逐步过渡到闭眼活动。具体可参照下列方法：

（1）应在一个稳定的支撑点上进行训练。要求选择功能位（如坐在床边），确保患者安全，必要时康复治疗师可给予支持或患者自己利用上肢支持。在训练过程中，应鼓励患者头部运动，帮助机体重心在小范围内转移（如重心从左臀部转移到右臀部）；重心从一侧上肢转移到另一侧，旋转躯干，逐渐减少支撑；先活动单侧上肢，然后活动双侧上肢，逐步增加躯干运动的范围、速度和难度。上述训练可让患者采用舒适的不同体位，如站立位、四点跪位或二点跪位等。

（2）当患者能保持支撑点稳定时，施加一定的外力。在保证患者安全的前提下，可从不同的方向轻轻拍打肩胛骨。也可把患者放在一种不平衡的体位，然后让其自己纠正。

（3）在活动的支撑点上训练平衡，如平衡板、抛接球等。

（4）在安全的环境里训练前进性活动，如从左向右走“8”字形、走上阶梯或在平行杠内跳动等。

（5）在多种功能活动中应用已学会的平衡，如掌握了坐位平衡后，可以在坐位进行穿衣、进食及娱乐等。

2. 协调训练 协调训练主要是为了改善对主动运动的控制能力，恢复动作的协调性和精确性，提高动作质量。

（1）训练的种类：大体上分为对上肢的训练和对躯干和下肢的训练，包括卧位的训练、坐位的训练、立位的训练、步行时的训练和附加重量的步行训练。

（2）训练的顺序：协调训练要考虑患者的现有功能水平，从个别原动肌或肌群的控制训练开始，逐步发展到多组肌群的协调训练，要掌握以下原则。

1）系统地有顺序地进行：如卧位训练熟练后再到坐位训练。

2）从容易做的动作开始：如从单纯的动作到复杂的动作。

3）运动的范围和速度：广范围的运动比狭范围的运动容易，快速运动比缓慢运动容易。

4）先睁眼后闭眼：最初睁眼做动作，熟练之后交替睁眼和闭眼，最后闭眼做动作。

5）从残疾轻的一侧开始：先从残疾轻的一侧开始，以重的一侧收尾。若两侧残疾程度相似，则先从右侧开始。

6）次数：一个运动连续做3～4次。

7）休息：一个运动完成后，休息的时间应不短于完成运动所花费的时间。

3. 注意事项 平衡和协调训练是通过正确动作的反复练习进行的，如患者能力达不到，无法正确完成动作，宁可暂时不做，以免形成错误的动作模式。训练过程中最重要的注意事项是切忌用力过度，避免兴奋扩散。其次要确保运动在正常活动范围内进行。对下肢失调的患者要注意防止跌倒，负重训练时要尽量应用关节紧缚带，以减轻运动失调。

（七）步态训练

1. 训练方法

（1）平行杆内训练：训练从坐到站，从站到坐的活动；训练站立平衡及体重转移的各种活动。具体包括：

1）体重转移（侧方、前后方向）。

2）改变手的位置，如前后变化、左右手交替（如右手握住左侧平行杆）、两手离开平行杆、肩前屈外展及上肢摆过中线等（偏瘫的上肢例外）。

3）如果需要的话，可练习高抬腿（屈髋）活动。

4）站立位，上肢用力支撑体重。

5）向前迈步、向后迈步、向前行走与转身等。

（2）平行杆内动态活动：具体包括：

1）侧方行走、后退。

2）从地上拾起物体。

3）交叉步，一条腿跨过另一条腿前方，侧向行走。

4）抗阻力行走。

5）上、下楼梯。

（3）室内活动：使用助行器在平地行走、上下楼梯、走斜坡、开门等。此外，还应训练摔倒后如何自己爬起来（如截瘫患者用腋杖，一旦摔倒，如何才能爬起来）。

（4）室外活动：训练在平地行走，在不平整的地面及斜坡上行走，上下台阶，横穿马路及乘坐公共汽车等交通工具。

2. 注意事项

（1）了解患者一般情况，如骨折或手术后，患者可以一条腿不负重、部分负重或完全负重；是否负重将决定于手术过程、骨折、韧带或肌腱的愈合情况。

（2）关节活动度和肌力及其控制能力。$T_{12}\sim L_1$ 损伤的截瘫患者能够屈髋，因此，行走时，一次可以抬一侧腿，但若能训练学会使用两个腋杖，将双下肢同时摆动，行走较快，也更能发挥功能。

（3）转移身体重心的能力。那些不能将身体重心落在偏瘫侧的中风患者，始终会依赖于四脚手杖、手杖或其亲属的帮助。对这些患者，在中风康复过程中，过早地给予手杖是一种不明智的做法，如果经1年训练后，患者仍不能恢复独立行走的功能，方可考虑给予手杖。一种不良习惯一旦形成，很难纠正，最好的方法是以预防为主。

（八）呼吸训练

呼吸训练是以呼吸运动为基本内容的操练，常用于呼吸系统疾病和心肺手术后，以改善呼吸功能，防止胸膜粘连，促进血流回流，减轻心脏负担。呼吸训练可分为静态的呼吸运动和配合有躯体功能的呼吸运动，通常着重训练腹式呼吸。

恢复腹式呼吸要点：

（1）首先应放松所有紧张的辅助呼吸肌群，进行安静的腹式呼吸。

（2）由于腹式呼吸的外在表现是腹部的隆起和下陷，故应教会患者在呼吸中注意腹部的活动。

（3）吸气2~3 s，呼气4~6 s，呼气时间是吸气时间的两倍。

（4）训练时应采用不同的体位，如仰卧位、侧卧位、头低卧位等，效果更佳。

（5）每次以练5~7次为宜，休息一会再练，最后要求做到任何时候都进行腹式呼吸。

第二节　物理疗法

一、概述

（一）基本概念

1. 定义　物理疗法（physical therapy）从广义上说应包括运动疗法，在中国常指物理因子治疗，简称理疗，是应用自然界中及人工制造的各种物理因子作用于人体，以治疗与预防疾病的一门学科。理疗不仅可消炎镇痛、镇静安眠、兴奋神经和肌肉、改善血液循环、调节自主神经及内脏功能、松解粘连和软化瘢痕，还可以防病健身，因此，在康复领域中有着广泛的用途

2. 种类　物理因子种类很多，用于康复治疗中的大致分为两大类。

（1）自然物理因素：在自然界中的日光、空气、矿泉水、海水、海沙、沙砾及黏土等。

（2）人工物理因素：

1）电疗法：如直流电疗法、低频电疗法、中频电疗法、高频电疗法、超高频和特高频电疗法等。

2）光疗法：如红外线疗法、可见光疗法、紫外线疗法及激光等。

3）超声波疗法：如一般超声波治疗、超声波药物透入疗法及超声雾化治疗。

4）磁疗法：如静磁场疗法、动磁场疗法和磁针疗法等。

5）传导热疗法：如蜡疗、泥疗、沙疗、蒸汽疗及热敷袋疗法等。

6）冷冻疗法。如冷敷法、冰袋法与冰水浸泡法等。

7）水疗法，如淋浴、盆浴、药浴及泡浴等。

3. 特点　物理疗法主要有以下特点：

（1）收效迅速。如热水浴发汗、冷水浴降温、某些电疗治疗急性扭挫伤和温热疗法治疗关节酸痛等，常能立刻见到效果。

（2）无痛苦。凡接受理疗的患者，不仅感觉不到有什么痛苦，相反常因奏效迅速、病痛减轻，而有一种舒适、轻快的感觉。

（3）不良反应少。理疗与药疗比较不像某些药物那样，引起过敏和毒性反应，因此不必担忧像药物治疗的不良反应和毒性反应。

（4）疗效持久。理疗效果持久的原因一方面是通过电疗等手段送入体内的药物离子能在体内存留好几天，另一方面是经过逐日治疗，可产生一种叠加和积累作用，比单纯的一次治疗效果好。

（5）简便廉易。不需复杂的医疗设备，不论是在工地、工矿、农村或是

在山区，都可因地制宜、就地取材地开展一些简易物理疗法，这些疗法易学易用。

（二）适应证和禁忌证

1. 适应证

（1）各种炎症：包括急性、亚急性、慢性、化脓性或非化脓性炎症，体表和深部炎症。如用紫外线、微波、超短波治疗急性炎症，用短波、红外线治疗亚急性或慢性炎症。对体表炎症可用红外线、抗生素离子导入，对深部炎症可用高频电疗。

（2）损伤、粘连、溃疡：包括软组织损伤、神经损伤、术后粘连、皮肤溃疡、胃溃疡及伤口未愈合等，如音频、超声波或离子导入疗法对松解粘连、软化瘢痕均有明显的疗效。

（3）疼痛症候群：包括因肢体缺血、肌肉痉挛等原因所致的疼痛与各种神经痛等。

（4）血液循环不良：如脉管炎、雷诺病及外伤后遗症等。

（5）各种功能障碍性疾病：如神经官能症、内脏疾病、代谢及内分泌障碍等。

2. 禁忌证 严重心脏病、严重动脉硬化、动脉瘤、出血倾向、高热、恶病质、活动性肺结核及癌肿均属于理疗禁忌证。对下列情况应慎用：

（1）年老体弱者、婴儿、孕妇、感觉障碍者及肝肾功能严重障碍者等。

（2）慎用部位有脑、心、肾、眼睛及睾丸等。此外，在治疗过程中应注意患者正确的姿势和肢位（防挛缩位）。

（三）应用物理疗法的原则

1. 应用原则

（1）理疗前要明确疾病的诊断、病情、患者的功能状态和治疗目的，根据不同情况选择合适的理疗种类、方法、剂量和作用部位。

（2）理疗疗程视病情而定，短者3～5次，长者20～30次不等。

（3）为加强疗效，几种理疗可协同应用，或理疗与其他治疗综合进行，但治疗刺激不能太多。

（4）理疗的使用一般宜早，过晚效果往往较差。

2. 理疗方法的选择 理疗既可以用作对症处理，也可以作为某些疾病的病因治疗。在具体应用时，正确地选择适当的物理因子，才能提高疗效，缩短疗程，减少并发症及后遗症。

（1）疼痛：

1）肌痉挛性疼痛：理疗通过改善局部组织的血液循环，缓解肌痉挛，降低感觉神经兴奋性，达到止痛的目的。①深部肌痉挛：可选用微波或短波电疗；②浅层肌痉挛：可选用超短波电疗法或红外线疗法，如面部肌肉、指、趾关节肌肉等；③上运动神经损伤引起的肌痉挛：可用电刺激疗法，重点刺激痉挛肌的拮抗肌或肌群；④缺血性肌痉挛：可选用使循环明显增加的微波或短波电疗法；⑤由缺钙所致的肌痉挛：可应用全身紫外线照射或钙离子导入疗法。

2）炎性疼痛：针对消炎治疗，具体见炎症部分。

3）肢体缺血性疼痛：加强血液循环，见血液循环障碍部分。

4）神经痛：浅神经痛可选用乌头碱、普鲁卡因药物做离子导入，深神经痛可选用脉冲电疗或中频电疗法。

（2）肿胀：

1）血肿：理疗能改善局部血液循环、增强血管壁通透性，对血肿的吸收有较好的疗效。可选用短波、超短波、音频电疗、磁疗及红外线疗法等，但必须在出血停止后方可做理疗。

2）水肿：理疗可促进血液循环、加强静脉回流，有利于水肿的吸收。可选用微波、超短波、电光浴和透明质酸酶离子导入等。

（3）血液循环障碍：理疗通过热作用及血管直接或间接反射等机制，解除血管痉挛，使血管扩张，加速循环回流，对改善血液循环障碍有较好的疗效。

1）皮肤血液循环障碍：可选用干扰电疗、阴极直流电、血管性药物电离子导入与红外线疗法等。

2）皮下组织血液循环障碍：可选用短波疗法等。

3）肌肉组织血液循环障碍：可选用微波、短波及干扰电疗法等。

4）整个肢体血液循环障碍：可在相应交感神经节部位做干扰电疗或间动电疗，以及微波、短波和超短波疗法等。

（4）炎症：理疗能改善局部组织的血液循环、增强网状内皮系统和吞噬细胞的功能、增强补体和抗体。不仅如此，理疗又可将敏感的抗生素直接导入患部，故有杀菌作用，对化脓性及非化脓性急、慢性炎症，均有一定的治疗作用。可选用抗生素离子导入及紫外线、微波、激光、超短波或短波治疗。

（5）骨折：在骨折的愈合期应用理疗可以加速局部炎症吸收，促进骨痂生长，常用超短波、紫外线、钙离子导入、磁疗等。近年来应用静电薄膜治疗骨折、骨折延迟愈合及骨不连等疾病有较好的疗效。

（6）关节功能障碍：理疗通过改善关节血液循环、软化瘢痕、松解粘连、增强肌肉和韧带功能，结合运动疗法，常能有效地改善、恢复术后或外伤后关节功能障碍。

（7）粘连、瘢痕：超声波可使结缔组织胶原纤维束分散，使与透明质酸分离，故能使结缔组织延长、变软和消散，因而超声波对松解粘连、软化瘢痕有较好的治疗作用。此外，音频电疗、直流电碘离子导入、蜡疗及红外线疗法等对粘连、瘢痕增生同样有较好的治疗作用，可按病情选用。

（8）瘫痪：

1）单瘫：指周围神经损伤。损伤早期，为了加速炎症与水肿消退，减轻疼痛，可选用超短波、直流电碘离子导入；为防止肌肉萎缩，应尽可能早地应用低频电疗法。

2）偏瘫：常由脑血管病、脑肿瘤与脑外伤等引起，理疗多在病情稳定后进行，脑部眼枕法直流电碘离子导入、颌区溴离子导入有助于改善脑血液循环，促进侧支循环的建立。无论是痉挛性或是弛缓性（后期）偏瘫，功能性电刺激疗法均是行之有效的重要治疗手段。此外，还可选用超声波、正弦调制中频或肌电生物反馈疗法等。

3）截瘫：常由脊髓损伤引起，可选用超声波、紫外线、功能性电刺激、激光或调制中频电疗等，具体使用要视瘫痪时间长短、程度及性质而定。

二、电疗法

（一）直流电疗法

1. 概念 利用低电压（50～80 V）平稳的直流电流作用于人体以治疗疾病的方法称为直流电疗法（direct current electrocherapy）。成人治疗时常用的电流密度为0.03～0.1mA/cm^2，儿童为0.02～0.08 mA/cm^2，老年人可酌减；每次治疗时间15～20 min，每日1次或隔日1次，10～15次为1个疗程。

2. 治疗作用

（1）促进局部小血管扩张，改善局部营养和代谢。

（2）直流电阳极降低组织兴奋、阴极提高组织兴奋性，故可镇痛、镇静及缓解痉挛。

（3）促进骨质愈合。

（4）可使静脉内形成的血栓退缩，血管重新开放。

（5）微弱直流电可改善心肌缺血、促进心肌兴奋性和传导正常化，消除心律不齐和恢复心室收缩功能。

（6）可造成不利肿瘤生存的条件，导致肿瘤组织变性、坏死。

3. 临床应用

（1）适应证：深浅静脉血栓、营养不良性溃疡、冠心病、癌症、骨折不连接和骨延迟连接等。

（2）禁忌证：对直流电过敏、湿疹、心力衰竭及有出血倾向等的患者。

（二）直流电离子导入疗法

1. 概念 借助直流电将药物离子经皮肤、黏膜或伤口导入组织内以治疗疾病的方法称为直流电药物离子导入疗法（iontophoresis）。虽然导入的药量少、进入浅（1～2 cm），但药物离子在皮内可停留数小时至十余天。

2. 治疗作用 具有直流电和导入药物离子的复合治疗作用。药物离子导入体内后，堆积在局部，形成高浓度的离子堆，作用时间长，部分药物离子可立即随电流分布全身，或选择性地停留在某些脏器内，缓慢发挥作用。

3. 临床应用

（1）适应证：周围神经病、面神经麻痹、神经痛、神经症、自主神经功能紊乱、肌无力、高血压病、溃疡病、慢性关节炎、皮肤化脓性感染、术后粘连、慢性前列腺炎、慢性盆腔炎、过敏性鼻窦炎、结膜炎、角膜炎、玻璃体混浊、眼底出血、骨折和血栓性静脉炎。

（2）禁忌证：同直流电疗法。此外，不能用过敏性药物做离子导入。

（三）低频脉冲电疗法

1. 概念 应用频率1 000 Hz以下的脉冲电流治疗疾病的方法称为低频脉冲电疗法（low frequency pulse electrotherapy）。常用的低频电流波形有三角波、方波、梯形波、正弦波、双向脉冲波及阶梯波等。

2. 治疗作用

（1）兴奋运动神经和肌肉组织，促进神经再生，增强肌肉功能，松解软组织粘连。

（2）促进肢体血液循环和淋巴回流，消除水肿，增强组织营养和代谢。

（3）解除肌肉痉挛，对肌源性疼痛有明显止痛作用。

（4）方波脉冲电疗有镇痛、催眠作用。

（5）有暗示治疗作用。

3. 临床应用

（1）适应证：失用性肌萎缩、肌张力低下、肌痉挛、周围神经损伤、周围神经病、扭挫伤、肌劳损、长期卧床患者预防下肢血栓形成、肠胀气、肛门或膀胱括约肌松弛等。

（2）禁忌证：治疗部位有出血、急性炎症或化脓性感染。

（四）中频电疗法

1. 概念 应用频率为1～100 kHz的电流治疗疾病的方法称中频电疗法（medium frequency electrotherapy）。常用的有干扰电疗法、正弦调制中频电疗法和音频电疗法。

2. 治疗作用

（1）改善局部组织血液循环、消炎及消肿。

（2）增强骨骼肌和平滑肌的肌张力。

（3）抑制感觉神经，提高痛阈，用于止痛。

（4）松解粘连，软化瘢痕。

3. 临床应用

（1）适应证：缺血性肌痉挛、雷诺病、劳损、扭伤、挫伤、颈椎病、关节炎、周围神经病、神经痛、瘢痕粘连、硬结、胃张力低下及膀胱功能紊乱。

（2）禁忌证：急性炎症、出血倾向、恶性肿瘤以及局部有金属固定物和体内植入心脏起搏器者。

（五）高频电疗法

1. 概念 应用频率高于 100 kHz 的电磁振荡电流治疗疾病的方法称高频电疗法（high frequency electrotherapy）。常用的有火花疗法、中波电疗法、短波电疗法、超短波电疗法、微波电疗法和射频电疗法。

2. 治疗作用

（1）温热效应的治疗作用：

1）改善血液循环。

2）减轻疼痛。

3）促使炎症消散。

4）降低肌肉张力。

5）加速组织生长修复。

6）提高免疫力。

7）治癌作用。

（2）非热效应的治疗作用：

1）加强吞噬细胞活动能力，增强免疫力。

2）使神经组织和肉芽组织再生加速。

3）使神经系统兴奋性增高。

3. 临床应用

（1）方法选择：

1）对急性炎症，尽量用无热量治疗，剂量宜小。

2）对慢性炎症，宜用温热治疗。

3）对于化脓性炎症，脓肿成熟前应予以小剂量治疗；脓肿不可避免时，用温热量促使脓肿成熟。

4）炎症后期有硬结者，应停用高频电疗，以防结缔组织过度增生。

5）对急性扭挫伤，应在伤后 24 ~48 h 开始治疗，防止引起再出血。

6）骨折急性期尽量用无热量治疗，避免局部充血，使钙质不易沉着。

（2）适应证：溃疡、伤口未愈、雷诺病、静脉炎、关节炎、淋巴管炎、腱鞘炎、肌痉挛、冻伤、神经外伤、扭挫伤、疖痛、丹毒、脓肿、前列腺炎、急性肾衰竭与胆囊炎。

（3）禁忌证：活动性肺结核、高热、出血倾向、严重心肌炎、体内植入心脏起搏器、治疗局部有金属异物、无排脓通路的脓肿、恶性肿瘤、妊娠期及经期妇女的下腹或腰骶部。微波治疗时尽量不使睾丸和眼置于辐射场中。

三、光疗法

应用人工光源或日光辐射能量防治疾病的方法称为光疗法（light therapy）。光疗法因所用的光线波长不同分为红外线疗法、可见光疗法和紫外线疗法，物理疗法中主要用红外线、紫外线与激光。

（一）红外线疗法

1. 概念 应用红外线治疗疾病的方法称为红外线疗法（infrared therapy），其波长为760 nm～15μm，根据其生物学作用又分为短波红外线（波长为760 nm～1.5μm）和长波红外线（波长1.6～15μm）。

2. 治疗作用 红外线疗法主要运用其热发挥作用。

（1）热可以加速化学反应，使血管扩张，血流加速，有明显改善局部血液循环的作用。

（2）热可以加快代谢产物和病理产物的消除，促进局部渗出物的吸收，有消肿及炎症消退作用。

（3）红外线热作用能改善免疫功能，增强吞噬细胞功能，加强免疫力。

（4）热可以降低感觉神经的兴奋性，肌张力下降，肌肉松弛，故有镇痛作用；热可使内脏平滑肌松弛、胃肠蠕动减弱。

3. 临床应用

（1）适应证：扭挫伤、劳损、周围神经损伤、冻伤、伤口不愈、骨折后功能障碍、肌痉挛、慢性溃疡、静脉炎、肌炎、腱鞘炎、术后粘连与瘢痕挛缩。

（2）禁忌证：有出血倾向者、高热、活动性肺结核、恶性肿瘤及重症心血管疾病。

（二）紫外线疗法

1. 概念 利用紫外线防治疾病的方法称为紫外线疗法（ultraviolet therapy），其波长为180～400 nm，可分为长波紫外线（波长为320～400 nm）、中波紫外线（波长为280～320 nm）、短波紫外线（波长为180～280 nm），其中短波紫外线只能从人工电光源中获得。

2. 治疗作用

（1）促进局部血液循环。

（2）止痛效应。

（3）杀菌作用。

（4）消炎作用。

（5）促进伤口愈合。

（6）抗佝偻病、骨软化症。

（7）分解组胺产生脱敏效应。

3. 临床应用

（1）预防保健作用：在流感、百日咳、猩红热、白喉及风湿病等流行期，可减轻症状；健康人尤其是小儿照射可预防如佝偻病等疾病；对婴儿、孕妇、哺乳的母亲和体弱病后照射，可增强抵抗力，防止压疮。

（2）适应证：淋巴结核、骨关节结核、软组织创伤、溃疡、压疮、冻伤、腰腿痛、肌炎、神经痛、丹毒、蜂窝织炎、疖、痈与乳腺炎。

（3）禁忌证：活动性肺结核、恶性肿瘤、重症心血管病变、甲状腺功能亢进、光过敏病患、有出血倾向者、糖尿病、恶病质、急性广泛性湿疹、着色性干皮病及严重肝肾功能不全。此外，放疗后1～3d内不宜再做紫外线治疗，服用系统性光敏剂或外用光敏药时慎用，用药后须做生物剂量测定，然后再进行治疗。

（三）激光疗法

1. 概念 应用受激辐射发出的光，作用于人体进行治疗的方法称为激光疗法（laser therapy）。激光是相干光，是波长、相位、振幅一致的单色光，目前激光治疗仪分低能量激光仪、中能量激光仪和高能量激光仪三种。

2. 治疗作用

（1）低能量激光：主要呈现刺激作用。

1）改善血液循环、提高免疫功能而有消炎作用。

2）提高痛阈、抑制致痛物质的合成而有镇痛作用。

3）加速伤口、溃疡的修复愈合、毛发生长、促进断离神经再生。

4）刺激穴位，向穴位转入能量，有“光针”作用。

5）调节神经功能和免疫功能。

（2）中能量激光：可产生温热效应，如同一般红外线等辐射热疗法，可起止痒、镇痛、消炎、消肿和促进伤口愈合的作用。

（3）高能量激光：对机体组织有损伤作用，瞬间可产生高热效应，可以切割或分离组织，也可用于组织凝固、烧灼、止血或黏着与焊接。

3. 临床应用

（1）低能量激光：治疗局部炎症、皮肤黏膜溃疡、窦道、瘘管、脱发、变态反应性鼻炎、面肌痉挛、高血压与婴儿腹泻等。

（2）中能量激光：治疗扭挫伤、关节炎、喉炎、支气管炎、神经痛、压疮、神经性皮炎及皮肤瘙痒症等。

（3）高能量激光：治疗皮肤赘生物、宫颈糜烂，或用于手术切割、烧灼、止血、切除皮肤焦痂和瘘管等。此外，还可用于治疗某些部位的肿瘤，如胃、直肠、支气管、肺和膀胱癌等。

四、超声波疗法

（一）概念

利用超声波治疗疾病的方法称为超声波疗法（ultrasound therapy），所用频率为 100～10 000 kHz，一般常用频率为 800～1 000 kHz。超声波具有光波特性，是一种机械弹性振荡波。可在介质中传播，并具反射、折射和聚焦等特点。

（二）治疗作用

（1）使神经兴奋性下降，传导速度减慢，有较好的镇痛、缓解痉挛效果。

（2）软化和消除瘢痕，松解组织粘连。

（3）加速局部血液循环，促进再生，消除炎症，减轻或消除水肿和血肿。

（4）促进骨痂生长，加速骨折修复过程。

（5）中小剂量可刺激胃肠蠕动和分泌功能；扩张冠状动脉，改善心肌供血。

（6）大剂量多声头聚焦可使组织产生高温，可杀伤肿瘤组织。

（三）临床应用

1. 适应证 软组织损伤、血肿、腱鞘炎、关节挛缩、滑囊炎、网球肘、粘连、乳汁瘀积、周围神经病、神经痛、脑血管疾病、注射后硬结、血栓性静脉炎及冠心病等。

2. 禁忌证 有恶性肿瘤或出血倾向的患者，孕妇下腹部疾患等。此外，头、眼和睾丸等处慎用。

五、磁疗法

（一）概念

利用磁场治疗疾病的方法称为磁疗法（magneto therapy）。磁感应强度分为大（0.15 T以上）、中（0.05～0.15 T）、小（0.05 T以下）3 级。年老体弱者多用小磁场，年轻力壮者多用大、中磁场；急性病用小磁感应强度，慢性病可用大磁感应强度；头胸浅表部位用小磁感应强度，腰、腹、四肢及深处用大磁感应强度。磁疗常用器械有磁片、磁性降压带、旋转磁疗机、电磁按摩器、交变磁疗机、脉动磁疗机、脉冲磁疗机与磁椅等。磁疗常用的类型有静磁疗法、动磁疗法和磁化水疗法等。磁疗常常 20 次为 1 个疗程，每次 20～30 min，每日 1 次。

（二）治疗作用

（1）调节和改善心功能状态，可使隐性冠心病患者不正常的心电图好转或恢复正常；对不同状态的小血管有双向调节作用，可改善局部营养代谢、消除水肿；对海绵状血管瘤有较好的疗效。

（2）可降低末梢神经反应能力、提高痛阈，从而起到止痛效应。抑制中枢神经兴奋性，改善睡眠，降低血压，解除痉挛。可改善肌肉的血液循环和营养，有利于疲劳的恢复和损伤肌肉的修复。

（3）可促进脂肪代谢，降低血脂。

（4）可提高人体细胞免疫和非特异性免疫功能。

（5）提高胃生物电活动，影响胃肠蠕动，还能促进消化道的分泌和吸收功能。

（三）临床应用

1. 适应证 急慢性扭挫伤、腱鞘炎、滑囊炎、肩周炎、网球肘、肋软骨炎、创伤性关节炎、乳房小叶增生及纤维瘤、肾结石、胆结石、冠心病和支气管炎等。

2. 禁忌证 心力衰竭、出血倾向、孕妇下腹部、白细胞计数在 $4 \times 10^9/L$ 以下、高热、极度虚弱及皮肤破溃。

3. 磁疗的不良反应 个别患者在大剂量治疗后出现恶心、头痛、嗜睡、心慌和局部过敏性反应，停止治疗后即消失。

六、传导热疗法

（一）概念

利用各种热源作为介体，接触体表将热直接传输给机体以治疗疾病的方法，称为传导热疗法（conductive heat therapy）。传导热的热源有热的水、泥、地蜡、沙、蒸汽、坎离沙、酒以及化学热袋等。常用的治疗方法有热水袋治疗、石蜡疗法、地蜡疗法、沙浴疗法、坎离沙疗法、湿热敷法、桑拿浴及热袋疗法。

（二）治疗作用

（1）热作用于皮肤，使局部皮肤的血管扩张、充血，血液循环增加，营养得到改善，代谢增强，分泌和排泄功能提高，修复与生长能力增强，免疫功能提高。

（2）受热时皮肤血管收缩而内脏血管扩张，对心脏的作用表现为心率增加而收缩力降低。

（3）短时间作用可使神经感应性提高，作用长时间可使神经感应性减低而热量又高，则神经感应性被阻抑。

(4) 适量的温热可松弛肌肉，改善血液循环，促进代谢产物的排泄，对肌肉有解痉作用。

(5) 能很快增加血液中的抗毒素、溶菌酶及其他抗体。若出汗较多可影响血液浓度。

(6) 短时间弱热刺激后，开始呼吸加深，继之呼吸加快。若热刺激量大而且作用时间又长，则呼吸变浅。

(7) 短时间作用可使组织细胞生命活动活跃，代谢加强，若高温时间过长，使血液循环的调节功能丧失，局部组织发生代谢障碍甚至引起组织破坏。

(8) 出汗增多，代谢产物的排泄量增加，适量的温热可使排尿量增加。

(三) 临床应用

1. 适应证 各种类型的关节炎、各种扭挫伤、周围神经病、神经痛、肩周炎、颈椎病、肢体功能障碍、术后粘连、瘢痕挛缩、慢性炎症和溃疡等。

2. 禁忌证 严重动脉硬化、局部化脓性炎症、出血倾向、高热、传染性疾病和恶性肿瘤患者。

3. 注意事项 应用热疗要注意预防烫伤，尤其是对皮肤感觉低下者；在夏季和体质虚弱患者应避免出汗过多，防止患者虚脱。

第三节 作业疗法

一、概述

(一) 基本概念

1. 定义 作业疗法（occupational therapy）是为复原患者功能，有目的、有针对性地从日常生活活动、职业劳动、认知活动中选择一些作业，对患者进行训练，以改善躯体和心理功能，帮助患者重返社会的一门学科。

2. 分类 过去主要采用木工、编织、黏土三大类作业活动，由于科技的进步和发展，有些项目不断列入作业疗法中，目前采用的有下列分类。

(1) 按作业名称：

1) 治疗性娱乐活动。

2) 手工艺品制作，如编织、剪纸和泥塑。

3) 木工作业。

4) 金工作业。

5) 文书类，如绘画、书法及打字。

6) 日常生活活动训练，如穿衣、吃饭与如厕等。

7) 计算机操作。

（2）按治疗目的：

1）用于减轻疼痛的作业。

2）用于增强肌力的作业。

3）用于改善关节活动度的作业。

4）用于增强协调性的作业。

5）用于增加耐力的作业。

6）用于改善整体功能的作业。

7）用于调节精神和转移注意力的作业。

（3）现代作业疗法流派：现代作业疗法按其应用范围、治疗目标和主要作用途径分为以下几类。

1）功能性作业疗法（finctional occupational therapy）：主要治疗躯体功能障碍，改善肢体，尤其是上肢的活动能力。

2）心理性作业疗法（psychological occupational therapy）：主要治疗由于疾病或损伤继发的心理障碍，如沮丧、抑郁、焦虑及失望等，改善患者的精神状态和情绪。

3）精神疾患作业疗法（psychiatric occupational therapy）：治疗精神分裂症等精神疾病患者，在生活技能上、心理和行为上、社交和职业上进行训练，使其能适应出院后在家庭和社会的生活、学习、劳动和社交环境。

4）儿童患者作业疗法（pediatric occupational therapy）：治疗有发育障碍或其他残疾的儿童患者，通过专门训练、游戏、文娱活动、集体活动等促进感觉运动技巧的发展，掌握日常生活活动技能，提高社会生活能力。

5）老年病作业疗法（geriatric occupational therapy）：治疗老年病患者，进行日常生活活动训练、使用辅助器具训练和认知训练，改善其社会生活能力。

3. 常用设备

（1）作业疗法功能评定用器械：

1）手指精细活动能力测试器具：如插板和插针等。

2）感知测试器：如两点辨别觉测量器、实体觉测验器具和综合感觉测验器材。

3）认知功能测量器具：包括测量记忆力用的图片、实物及问卷，测量注意力用的数字表，测量解决问题能力用的积木、拼图材料及故事图画片等。

4）职业能力测试器具：如 Valpar 综合职业技能要素测试器材及职业能力偏性测量仪器等。

（2）作业疗法治疗所用器械：

1）日常生活活动训练用器械：如食具、厨具、模拟厕所及浴室设备等。

2）日常生活自助器具：如长柄和（或）粗柄的梳子、匙子、牙刷，以及穿袜器、长圈扣器具等。

3）手精细活动及上肢活动训练器械：如插板、结扣解扣练习器、手指抓握练习器及沙磨板等。

4）工艺治疗用器材：包括黏土及陶器制作用具、竹编或藤编工艺用具、绘图、画用笔和颜料。

5）职业技能练用器材：如打字、缝纫机、简易织机、木工基本工具和纸盒加工器材。

6）支具：如手腕及手指训练用支具。

（二）作业疗法的方法选择原则

作为治疗方法的作业活动，应具备一些条件，不是任何活动都可以作为治疗性作业的，选择时应遵循以下原则。

（1）通过作业治疗能完成一个有实用价值的产品或达到某种目的，而不是盲目地进行。

（2）要求患者主动参与作业活动，不是被动地机械重复。

（3）作业活动旨在预防或消除功能障碍，不能背道而驰，反而加重功能障碍，要对患者现实生活有一定的意义。

（4）选择作业活动时要按照年龄、性别、兴趣、认知程度和运动能力，选择适当工具、材料及作业种类。

（5）对于不能站立或平衡差的患者需要准备站立桌；对于肩、肘与髋关节需要帮助的患者，应使用支具协助完成动作。

（6）选择那些易改良、可循序渐进的活动，并有利于作业小组的指导。

（7）作业治疗量大小的选择可参考表 12 - 3 的相近代谢当量（METS）值。

表 12 -3　作业活动相近代谢当且值

MET 值	作业活动项目
1.5 ~2	桌上工作、电动打字、操作电子计算机和缝纫机、玩扑克牌
2 ~3	手动打字、修理无线电或电视机、轻的木工作业、推盘游戏
3 ~4	装配机械、推独轮车、焊接、清洁玻璃窗、打羽毛球
4 ~5	油漆、石工、木工、打乒乓球、跳舞、健美操
5 ~6	园艺挖掘、铲土（轻的）、溪流钓鱼、溜冰或溜旱冰
6 ~7	劈木头、用手剪草、打网球、羽毛球竞赛
7 ~8	锯硬木、打篮球

（三）适应证及注意事项

1. 适应证　作业疗法的适应证非常广泛，凡需要改善手的功能、躯体感知功能、认知功能、心理状态及适应能力者，都适用于作业疗法。

（1）神经科疾病：如中风、脊髓损伤、脑外伤、神经肌肉疾病、帕金森病和痴呆等。

（2）骨科疾病：如骨关节损伤、腰腿痛、截肢、手外伤和股骨头置换术后。

（3）普通外科及烧伤科疾病：外科术后瘢痕、烧伤后瘢痕及关节挛缩、变形与功能受限。

（4）儿科疾病：脑瘫、发育迟缓、小儿麻痹后遗症、先天畸形与肌营养不良。

（5）内科疾病：类风湿性关节炎、冠心病、心肌梗死、慢性阻塞性肺气肿与糖尿病等。

（6）精神科疾病：精神分裂症康复期、焦虑症、抑郁症与情绪障碍。

2. 注意事项 作业疗法无绝对的禁忌证，但作业疗法必须严格掌握其强度，并一定要运用正确的方法，否则将适得其反，造成不良后果。

（1）在疾病的急性期和早期：作业活动的强度、幅度一定不能过大，此时作业疗法的目的是减轻疼痛、肿胀，防止患者肢体失用性萎缩。

（2）在疾病的稳定期和后期：作业活动的强度和幅度可加大，但不能开始就给患者做强度、幅度很大的活动，要循序渐进，逐步增加，使患者有一个适应的过程。

（3）治疗过程中要密切观察病情变化：若出现并发症，应随时调整作业活动。

（4）治疗过程中治疗人员要随时纠正患者的错误动作："放羊式"的工作方式是作业疗法之大忌。

（5）作业疗法要保证患者安全，尤其是老年人、行动不便者及感觉障碍者，要防止发生危险。

二、作业疗法的工作内容

作业治疗的工作内容包括对患者的生活环境及作业活动能力进行评定和应用作业疗法进行治疗两个方面。

（一）生活环境及作业活动能力评定

1. 居住条件的评定 包括住宅周围环境、楼层、房屋、人口条件、厨房、浴室、厕所特点和居室情况，评定后列举发现的建筑障碍并提出改进意见。

2. 上肢情况评定 包括关节运动范围，肌力、动作协调性、感觉、肌张力、耐力及有无异常运动。按左上肢、右上肢、两侧上肢共用的次序分别进行评定，列出存在的缺陷。

3. 躯干及下肢情况评定 评定内容包括平衡协调能力、有无异常形态、坐立耐力、感觉、肌张力、行走及步态情况。

4. 智能评定 评定内容包括注意力、觉醒程度、记忆力、判断力、抽象推理能力、解决问题能力、学习接受程度与行为等。

5. 感知能力评定 评定内容包括听觉、视觉、本体感觉及综合感觉等。

6. 日常生活活动能力评定 评定在完成下列作业时的姿势、平衡力、体位转移、行走情况、有无使用辅助器、知觉缺陷及积极性不高等情况。

（1）个人卫生、洗浴与整容。

（2）穿脱衣物。

（3）自己进食情况。

（4）书写、阅读、签名、习字、抄写、自发书写及阅读。

7. 家务活动能力评定 包括备餐、清洁、家具布置、安全管理及财务管理等，评定时注意是否需要辅助器械、责任感如何，是否懂得简化操作及省力。

8. 个人兴趣 评定内容包括职业的、业余的、社交的兴趣及能力。

9. 使用矫形器及辅助器具情况 类型、何时开始使用器械给以评定和建议。

（二）应用作业疗法进行治疗

作业疗法的特点在于强调在完成作业方面，要对患者进行教育、指导和训练，并强调应用器具作为帮助。作业疗法的范围包括下列各项治疗和训练或处理。

1. 日常生活活动训练 包括穿脱衣物、使用餐具进食、个人卫生、洗浴整容及如厕等。训练患者用新的活动方式、方法或应用辅助器具的帮助和使用合适的家用设施，以完成日常生活活动。

2. 职业技巧训练 包括基本劳动和工作的技巧，如木工作业、缝纫作业、机械装配、纺织作业与办公室作业（打字、资料分类归档）等，是为恢复工作或就业做的训练。

3. 家务活动训练 如烹调、备餐、洗熨衣服、家具布置、居室清洁与装饰、家用电器使用和幼儿抚育等作用的训练，并指导患者如何省力、减少家务活动的能量消耗，如何改装家用设备以适应患者的功能水平。

4. 工艺疗法 应用手工技艺进行治疗，如泥塑、陶器、工艺编制（藤器、竹器与绳器等），具有身心治疗价值，既能改善手的精细功能活动，训练创造技巧，又可转移对疾病的注意力，改善情绪。

5. 工作疗法 简称工疗，组织患者在专人指导下参加适当的工作和生产劳动，以转移患者注意力，调整精神和心理状态及进行社交能力的训练，多用于精神病患者的康复。

6. 书画疗法 中国传统的作业疗法。通过书法练习和绘画改善精神和心理状态，抒发情感，多用于一般慢性病、抑郁与焦虑等患者。

7. 文娱疗法 组织患者参加适当的文娱活动，改善身心功能，促进健康恢复。常用的文娱项目有旅行、跳舞、戏剧表演或欣赏、划船、钓鱼、下棋、音乐表演或欣赏。

8. 游戏疗法 通过适当的游戏，对残疾儿童进行教育和训练，促进运动智能和社会心理能力的发展，常用于智能低下、脑性瘫痪、自闭症和其他肢体残疾的儿童。

9. 感知训练 对周围神经系统和中枢神经系统损害者进行触觉、实体觉、运动觉和其他复合感觉的训练。

10. 认知训练 包括注意力、记忆力、理解力、复杂操作能力和解题能力等方面的训练。

11. 园艺疗法 通过种植花草、栽培盆景、园艺设计等作业治疗活动，对身体和精神的训练极有好处。

12. 日常生活自助器具订购和使用指导 对有运动障碍的患者提供订制或购买自助器具的咨询，并指导患者使用这些器具，以方便患者借器具的帮助能完成日常生活的一些动作，如梳洗、穿着鞋袜、备餐、进食或步行等。

13. 轮椅处方 为需要轮椅代步的患者写出订购处方，以选择适当类型的轮椅及必要的附件，并进行轮椅使用的训练。

14. 手矫形器和夹板的制作和使用指导 为手功能障碍患者提供简单的矫形器（如矫正腕下垂和手指挛缩）或夹板，经过训练，使手保持在功能位并进行一些简单的活动。

15. 家居环境咨询 根据瘫痪或其他严重功能障碍的情况，为患者提供有关出院后住宅条件的咨询，提出必需的装修意见。

16. 就业咨询 根据患者的技能、生长、身体功能状况、兴趣和就业的可能性，向患者提供有关就业的意见和建议。

17. 职业前训练 在正式从事职业工作前，先进行技能、心理等方面的训练。

第四节 心理疗法

一、概述

（一）定义

心理疗法（psychological therapy）又称精神疗法，是医务人员应用心理治疗的理论和技术，通过语言、表情、举止并结合其他特殊的手段（如音乐、生物反馈仪等）来改变患者不正确的认识活动、情绪障碍和反常行为的一种治疗方法。

在康复工作中，心理工作十分重要。健康人由于外伤、疾病和车祸等原因突然变成残疾人，心理上蒙受巨大的打击和创伤。他们往往陷于抑郁、悲观、愤怒、无望和自卑中不能自拔，甚至产生自杀的想法和行为。他们的社会地位下降，经济收入减少，形象受到损害，有的家庭濒于破裂，因此，他们不仅需要医疗上的救治、社会和家庭的支持，同时也非常需要心理工作者的帮助和治疗。

二、残疾人的心理特点

残疾人除具有人类共同的心理特点外，还有其特殊的心理表现，且随残疾类别、程度、发生时间及残疾年龄的不同而有所不同。

（一）认知特点

具有不同残疾、缺陷的人，有着不同的认知能力和认知方式，如严重视力障碍，特别是先天性视力残疾者，由于缺乏或丧失空间概念，没有视觉形象与对周围事物的完整图像，致使盲人的形象思维不发达；然而，由于他们听觉、触觉较为灵敏，其抽象思维和逻辑思维相对发达。此外，盲人由于语言、听觉、记忆能力较发达，故常有健谈、说话有条不紊等特点。而聋残者则由于听觉或语言障碍，与他人交往靠手势或靠直观获得信息，因此，其逻辑思维与抽象思维相对不发达，而形象思维较为发达，并且由于其视觉十分敏捷，对事物形象的想象力非常丰富。

（二）情感特点

1. 孤独感 残疾人普遍存在不同程度的孤独感，且随其年龄的增长而日益增长。其原因主要是残疾人本身由于生理上的某种缺陷不能或不愿主动接触社会，加之受到周围有的人，甚至家属的冷漠，以及社会帮助不够等。残疾人常感到不被人所理解。

2. 自卑感 残疾人在恋爱、婚姻、家庭、职业等问题的解决上，由于比健全人困难得多，使得他们感到不为人们所了解，比健全人低一等，自尊心受到打击，滋长了自卑感。此种情感在残疾人十分普遍。

3. 敏感、自尊心强 由于残疾的缘故，残疾人常过多地注意自己，对别人的态度和评论特别地敏感，如果别人做出有损于残疾人自尊心的事情，他们常难以忍受，甚至会立即产生愤怒情绪，以至于采用自卫的手段或加以报复。

4. 情绪不稳定、反应强 如聋残者情绪反应强烈、频率高、持续时间短，容易“上火”和发怒。盲人情绪反应则多隐藏于内，虽然情感体验可以很激烈，但情绪表现却并不十分明显，而且爆发性的情感较少。行为和人格偏离的人，情绪反应强而不稳定更是其突出的特点。

5. 富有同情心 共同的缺陷，使得残疾人在一起更愿意倾吐自己的心里话，交流生活、学习和工作的感受，并从中得到益处，对自己的同类有特别深厚的同情心。

（三）性格特点

盲人一般性格都比较内向，聋残者性格比较外向。肢体残疾人的性格特点主要表现为倔强和自我克制。智残人的整个心理水平都是低下的，因而不能形成一个完整的特点。形成上述特殊的性格特征的原因除了残疾者自身残疾特点外，还与他们各自交往的圈子、周围的社会环境等因素有关。

三、治疗方法

（一）心理治疗的基本原则

（1）从治疗对象的具体病情出发，引导患者回顾疾病的全过程，在认清症状、诱发因素和因果转化的基础上，把疾病的基本知识教给患者，帮助他们对自身疾病有一个比较完整、正确的认识，让患者在思想感情上真正参加到治疗过程中来，这对疾病的治疗和康复有重要的作用，也是治疗成功与否的关键。

（2）病伤残疾人饱受病痛，使他们的生活上蒙上了抑郁的色彩难以自拔。医务人员应该使患者解脱出来，转而与医生配合。这一精神面貌的转变需医务人员和患者之间取得信任才能实现。

（3）根据不同的个体，不同的疾病和病程，运用适当的疗法和综合几种疗法以取得理想疗效，不可墨守成规，千篇一律。

（4）首先应最大限度地为患者解除病痛，尤其在开始阶段，必须尽快收到效果，一旦病情缓解，患者就有了信心和希望，并增强了对医务人员的信任；否则，患者和医务人员之间的合作关系就难以持久，也不可能收到预期的疗效。

（二）心理治疗的常用方法

心理治疗的方法多达200余种，比较常用的可以归纳为一般性心理治疗和特殊的心理治疗两大类。

1. 一般性心理治疗 患者到医院就诊，所接触到的就是医生、护士和其他工作人员。在医疗过程中，医务人员文明礼貌的语言，和蔼可亲、富有同情心的态度，权威性的解释和暗示等，都无时无刻影响着患者的感受、认知、情绪和行为。医务人员利用自己的言行对患者所起到的治疗作用，其影响之大有时超过药物。虽然医务人员的言行不是心理治疗的唯一形式，但它确实是构成心理治疗的核心内容之一。这就是一般性的心理治疗，称为支持性心理疗法，也称精神支持疗法。它是采取对患者疏导、解释、劝说、保证、训练、培养兴趣和调整环境等方式来帮助患者认识他所面临的问题。它要求医务人员与患者接触的过程中永远不能忘记自己的言行能对患者产生的巨大影响。实际上在处方开出之前，那种耐心倾听患者诉说病情和认真进行体格检查的态度，在实施各种治疗时详细地说明治疗的目的和作用、可能产生的反应和何种感受最为适宜等指导语，就已经起着治疗作用了。换句话说，每当你一接触到患者，心理治疗就随之开始。

2. 特殊的心理治疗 它常是针对消除某种心理症状或行为障碍而提供的专门心理治疗技术。这种技术往往根据一定的理论设计，有一定的程序和适应证。

（1）个别心理疗法：应用广泛，是各种心理治疗的基础，起源于精神分析法。其治疗方式是心理工作者运用心理学治疗原理，通过与患者面对面地交谈，治疗患者的各种心理障碍和行为障碍。一般是一个心理工作者对一个患者，其治疗观察和治疗对象是以个人为主。个别心理疗法的方式多种多样，如采取劝慰和疏泄疗法、支持疗法、分析疗法、行为疗法和合理情绪疗法。

（2）集体疗法：是以集体形式进行集体的心理治疗，着眼点乃是群体，以此区别于个别治疗法。

（3）行为疗法：又称行为矫治，是指运用心理学的原理与技巧改变患者的不良行为或异常行为，以适应于社会。

（4）家庭疗法：是人们日益关心的一种治疗方法，其特点是把治疗观察放在整个家庭范围中。

（5）其他疗法：除以上叙述的治疗方法外，还有音乐疗法、舞蹈疗法、暗示疗法、婚姻辅导等，均可根据情况选用。为了取得良好的疗效，可以适当地配以药物治疗、生物反馈疗法等。

（三）生物反馈疗法

1. 定义 生物反馈（biofeedback，BF）是利用仪器反映人体通常觉察不到的心理生理活动过程，并以视觉、听觉的形式将它显示，人借助于反馈信息了解自身的生理变化，并依据这些变化逐渐学会对其加以控制。它归属于心理治疗中的认知行为治疗，所用生物反馈仪主要有皮温反馈治疗仪和肌电反馈治疗仪。

2. 治疗原理 人体内的许多生理活动，如皮肤温度、肌电活动、皮肤电反应、血压、心率、胃肠蠕动、脑电活动等，一般都比较微弱且多受自主神经系统的控制，人们难于感知也就无法控制。反馈仪可使人认识到自身的生理状况以及外界环境如何通过心理活动对它产生影响。在仪器的帮助下，患者通过塑造、强化与条件反射等学习原则，对过强或过弱的生理病理状态进行矫正从而达到治疗目的。

生物反馈的治疗效果来自于学习，因而患者主动参与和勤奋学习是治疗获得成功的关键。开始，医生是教练，仪器是助练的工具，熟练后则不再需仪器指导也不必刻意练习，在生活习惯中塑造新的行为模式而达到长久维持健康的目的。

3. 临床应用

（1）适应证：

1）因躯体疾病而引起的应激状态。

2）心身疾病。

3）以焦虑为主的精神紊乱。

4）仍残存部分功能的血管、神经和器官损伤。

（2）禁忌证：

1）急性重症精神病，重度抑郁。

2）严重智力缺陷。

3）5 岁以下儿童。

4）诊断不明确。

5）不愿接受此疗法者。

第五节 语言疗法

一、概 述

（一）定义

语言（speech）是人们借以沟通的工具。语言是共同理解信息的基础，是口语交流的机械部分。为使口语表达时发音清晰，需要相应的神经肌肉活动。单纯的言语障碍为构音障碍（dysarthria）。语言是一种交流工具，是词汇和规则的表达方式。除了口语交流外，还包括用书面、手势和表情表达信息的交流形式。失语症（aphasia）和儿童语言发育迟缓均属语言障碍。有人认为，单纯使用言语障碍或语言障碍不能完全概括这一领域发生的所有异常。言语和语言相互依赖，常常难以分割。实际上语言包括言语。

语言障碍是指组成语言的听、看、说、写四个主要方面的各功能环节单独受损或两个以上环节共同受损。至于造成语言障碍的原因，可以是先天性的，也可以是后天性的；既可以是器质性的，也可以是功能性的。儿童的语言障碍可由腭裂、弱听和弱智等疾病引起，但也在许多的不明情况下，语言却发展迟缓、困难或偏差。成人语言障碍则通常与下列因素有关。

(1) 颌面部疾病，如唇裂、腭裂等。

(2) 听力障碍，如中耳炎、耳硬化病等。

(3) 中风引起的构音障碍和运用障碍。

(4) 神经系统进行性疾病，如变性病、脑肿瘤、脑炎及脑膜炎等。

(5) 老化。

语言疗法（Language therapy）是指为语言障碍者提供各种治疗，帮助患者恢复正常听、说、读与写能力的一门学科。

二、语言障碍种类与性质判断

（一）语言障碍的种类

按语言组成的四大要素来划分，可将语言障碍分为发声障碍、构音障碍、语言（词汇、语法、逻辑组织）障碍和流畅度障碍。

1. 声音异常 与喉炎、声带增厚或麻痹等有关，其表现又分：

(1) 音质异常（嘶嘎声、气息声或鼻音过重等）。

(2) 音量异常（过大或过小）。

(3) 音调异常（过高、过低或突变）。

2. 构音异常 常见于构音障碍或构音器官结构异常。

3. 语言异常 常见于脑血管病后失语症。

4. 流畅度异常 如口吃、重言症等。

（二）语言障碍的性质断定

根据语言行为的解剖生理学基础，以及语言行为的心理学结构来判定语言障碍的性质，大致可归纳为以下三类。

1. 失语症 是指神经系统的高级部位——大脑半球发生了器质性损伤，从而引起语言交流过程中，语言的感知辨识、理解接收和组织运用语言以进行表达等功能的某一或某几方面的失调现象。

2. 某些主要心理过程 意识、记忆、思维等的失调和心理异常造成的语言障碍和精神病的语言障碍，包括大脑器质性疾病时的意识、思维、记忆失调的继发后果。

3. 非大脑半球的中枢和外周神经 听器官、视器官、发音器官、手部肌肉等语言功能单元受损伤，引起语言障碍；声带、共鸣器官，口部语言运动肌肉及外周和脑干中枢支配语言运动肌肉的运动神经损伤，都会引起语言失常而影响口语交流。尤其是听觉有障碍对口语交流影响极大，手部运动肌肉和神经的病变则因影响书写而造成书面语言的表达障碍。

以上三类语言障碍中，大脑损伤引起的失语和语言障碍是性质最复杂的语言障碍。它是语言康复的主要对象，也是神经疾患康复的主要内容。

三、语言障碍的治疗

（一）治疗目的

（1）提高患者的语言理解和表达能力（包括提高听觉、阅读理解力和语言表达、手势表达以及语言书写力），最终目的是恢复患者的语言交际能力。

（2）维持在定期的、连续的治疗中已获得的疗效，维持疗法是在患者达到最大恢复后所采用的治疗方案。

（3）促进患者对语言交流障碍的心理和感情的调整，例如，应消除患者对治疗预期的不切实际想法和愿望。

（二）治疗原则

（1）治疗前要进行全面的细致的语言功能评测，要搞清患者的说、读、听和写的障碍程度及病变范围，以便使治疗有针对性，并制订难度不同的治疗程序。

（2）如果听、说、读与写等口语和书面语言有多个方面同时受损，治疗的重点和目标应首先放在口语的康复训练上。这是因为：

1）口语是人类都具有的最起码和主要的交际方式，口语的恢复决定患者能否参加正常的社会生活和交往。

2）口语的发展先于书面语，书面语是在口语的基础上学习得来的。

3）口语对书面语有支持作用，口语的先恢复有助于书面语的康复训练。

（3）在口语训练的同时，配合相同内容的朗读和书写，以此强化训练。

（4）语言矫治的内容要适合患者的文化水平及生活情趣，所选用的题材要使患者感到有兴趣，先易后难，循序渐进。

（5）掌握患者的情趣变化，当患者情绪低落时应缩短治疗时间或选择患者爱好的文娱活动，如下棋、打扑克及听歌曲等；或间断治疗，即在患者精神情绪饱满时，可延长治疗时间和增加治疗的项目与难度。当取得一定治疗进展时应给予鼓励，坚定信心。训练中缺点的提示有助于自我纠偏和自我训练。

（6）为激发患者语言交流的欲望和积极性，要注意设置适宜的语言环境。

（三）治疗方法

对语言障碍的治疗目前仍无特效疗法，但对此类患者进行有目的、有程序的语言功能训练，已收到了明显的效果，其积极作用是肯定的。

语言治疗的模式很多，医生和康复治疗师应按病情需要和不同类型适当引用。不论采用何种模式，治疗过程都应包括四个主要成分：①对错误和正确表现的认识；②有系统的发音练习；③按进度确定新目标；④稳定新建立的行为。

语言障碍的治疗应按照发育的模式系统地进行，以交流的全面性作为依据，以社区性模式执行，其内容包括辨音训练、发音的感觉运动训练、自发调节、心理学方法和语言清晰度的训练五种指定途径。

1. 训练途径

(1) 辨音训练：①将患者放置在指定的语言环境中辨别正、误音。②让患者区别两个类似的声音及其发音过程以及同一声音在不同难度层面（音节、单词或短语）上的特征差异。

(2) 发音的感觉运动：可围绕声音的产生过程给患者有关资料，示范和练习发声。发音的感觉运动有助于改善发声的运动困难。

(3) 自发调节：自发调节有助于克服不良语言习惯和维持动力。此方法也可顾及康复治疗师给予的鼓励。鼓励的原则是各类治疗的关键要素。

(4) 心理学方法：它可帮助患者理解适宜的交往需要，并维持其动力，促进患者与康复治疗师之间的接触。

(5) 语言清晰度的训练：模仿康复治疗师发音，由易到难，先练辅音，后练与元音的拼读。对话时发音不清，应强调控制语言速度。

2. 语言训练的适应证和训练时间的安排 原则上讲，所有的语言障碍都是语言训练的适应证，但有时对严重的意识障碍、情感障碍和行为障碍的患者或有精神障碍疾病的患者是不适应的，有智力障碍的患者虽然也要训练，但严重智力障碍的患者的训练效果较差。

所有语言障碍的患者都应从早期开始训练，所以婴幼儿语言障碍的早期发现很重要，对所有语言障碍的患者早期发现同样重要，只有早期发现，才能早期治疗，取得较好的疗效。

总体来讲，语言训练次数越多，时间越长，效果越好；一名语言康复治疗师一天中一直与患者在一起，肯定会有效果。但实际上，这是不可能的。对患者的个别训练、对家属的家庭训练指导、对患者自我训练的指导、日常交流的有关事项、语言环境的调整等诸项工作都必须在语言治疗室这段有限的时间内进行。这样，每日的训练时间就由训练者及诊治患者的人数决定，但至少应保证0.5～1 h，幼儿可以是20 min，而要求患者本人及其家属协助训练的时间至少在5～6 h。

3. 其他自助具 包括供阅读用的翻书器、折光镜，供个人卫生用的剃须刀、夹持器、磁性持皂器及手套式擦洗布等。

第十三章　偏瘫的康复

偏瘫见于各种脑部病变，其中最常见于脑梗死、脑出血等中风患者，也见于脑炎、脑膜炎、脑挫伤、颅内血肿、中毒、营养障碍、变性病及脱髓鞘疾患，还见于脑脓肿、脑寄生虫与脑肿瘤术后等。不论哪种病因导致的偏瘫，康复原则都基本相同。本章重点叙述中风偏瘫的康复。关于其他诸多病因引起的偏瘫，可依据评估，采用中风偏瘫相应阶段的康复措施。

第一节　概　述

各种脑血管病引起的偏瘫，在康复治疗中形成了运动促进技术。运动促进技术是神经学、神经发育学、神经生理学诸法则运用于运动治疗学的各种理论与治疗技术的总称。运动促进技术包括 Temple – Fey 创立的神经肌肉反射疗法，Kabt – Knott 首创的神经肌肉本体促进技术，Brunntrom 的神经生理法和 Bobath 的神经发育治疗学。详见第十二章第一节。

洋为中用，根据康复实践的体会，神经肌肉本体促进技术适用于康复的全过程。Bobath 预防偏瘫侧肢体挛缩畸形的技术适于偏瘫的早期和恢复期。Bobath 认为，应重视患侧，并以为强化健侧会加重肌痉挛，增加不稳定性，易导致患测出现错误的运动模式，最终妨碍恢复。对偏瘫 2 年以上并确实无完全康复可能的后遗症期的患者，可采用 Hirschberg 强化健侧的技术，使部分患者达到扶杖行走的程度。

第二节　康复评定

康复医疗的服务和使用的手段、方法要取得公众的认可与支持，必须有可靠的科学数据和资料证实其疗效。同时，医学界本身为了准确的评估其服务对象的功能状态，以便制订或修订出恰当的康复治疗计划，也需有一可靠的、标准的评定工具。因此，不断改进功能评估的方法学，努力开拓功能评估的新工具，是今后一个时期重要的任务之一。目前，国际上公认的评估方法有以下几种。

1. Barthl index（BI） 康复患者功能恢复的定量研究，Barthl 指数是较简便的评定日常生活活动（ADL），有 10 项内容，各分 3 级。

而 M. Dam. 改良了 BI（MBI），由 BI 的 3 级增加到 4 级（表 13－1）。

表 13－1 MBI 内容及评分标准

项 目	独立	较少依赖	中等依赖	完全依赖
1. 进餐	10	5.0	2.5	0
2. 如厕	10	5.0	2.5	0
3. 修饰	5.0	2.5	1.25	0
4. 洗澡	5.0	2.5	1.25	0
5. 更衣	10	5.0	2.5	0
6. 体位转移	15	7.5	3.75	0
7. 行走*				
步行	15	7.5	3.75	0
轮椅	5.0	2.5	1.25	0
8. 上下楼	10		5.0（依赖）	0（不能）
9. 小便失禁**	10（无失禁）		5（失禁 1～2 次/d）	0（失禁≥3/d）
10. 大便失控	10（无失控）		5（部分失控）	0（完全失控）

*：根据主要的行走方式选择 1 项。

**：用插管者，能独自完成操作过程也记 10 分。

2. 独立生活功能测定指标 FIM 近年来常用的 FIM（functional independence measure）原由著名功能测评专家 Grenger 于 1987 年正式发表，适用于独立生活上有功能缺陷的住院患者，共有 18 项。其中 13 项主要是运动功能，包括进餐、梳洗、洗浴、穿上衣、穿裤裙、排便控制与自理、排尿控制与自理、转换坐乘物（床、椅、轮椅）、上厕、盆浴、淋浴、步行和上楼梯；其余 5 项主要为认知功能，包括理解、表达、社会交流、解决问题能力、记忆力等。

在此，取其义而不拘其形式，按国人习惯用语，部分词语稍加修改列于表 13－2。

表 13－2 FIM 内容及评分标准

	完全依赖	基本依赖	靠别人参加扶助	靠别人少加扶助	靠别人从旁指导	基本独立	独立
1. 饮食	1	2	3	4	5	6	7
2. 修饰	1	2	3	4	5	6	7
3. 洗漱	1	2	3	4	5	6	7
4. 穿上衣	1	2	3	4	5	6	7
5. 穿裤裙	1	2	3	4	5	6	7
6. 用厕	1	2	3	4	5	6	7
括约肌控制							
7. 排便	1	2	3	4	5	6	7
8. 排尿	1	2	3	4	5	6	7
转移							
9. 床、椅、轮椅	1	2	3	4	5	6	7
10. 盆浴	1	2	3	4	5	6	7
11. 淋浴	1	2	3	4	5	6	7
12. 步行/轮椅	1	2	3	4	5	6	7
13. 上下楼梯	1	2	3	4	5	6	7
认知功能							
14. 理解	1	2	3	4	5	6	7
15. 表达	1	2	3	4	5	6	7
16. 社会交流	1	2	3	4	5	6	7
17. 解决问题能力	1	2	3	4	5	6	7
18. 记忆力	1	2	3	4	5	6	7

FIM 与 BI 有高度相关性，但比 BI 更全面，因为它包括有认知功能的测定，且对治疗期间功能程度的改变能较敏感地反映出来。

第三节 偏瘫急性期的康复治疗

脑部病变常导致偏瘫。严重的偏瘫，虽然患侧上、下肢无随意运动，但是，由于胸大肌、背阔肌与斜方肌等的优势肌群的作用使肩关节处于内收内旋，前臂屈肌群及内旋肌的优势作用使前臂屈曲内旋，手指屈曲，臀大肌与梨状肌等优势肌群的作用，使髋关节处于外展外旋，形成图 13－1 所示的痉挛姿势。要想让患肢获得最大幅度的恢复，自始至终必须时刻保持肩关节的外展外旋，前臂伸直、外旋、手指伸开及髋关节的内收内旋，如图 13－2 所示的抗痉挛姿势即康复姿势。

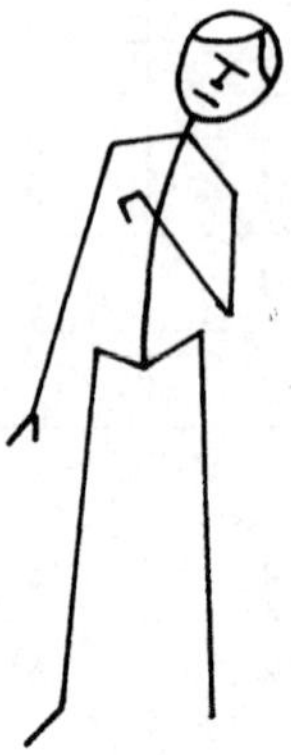

图 13－1　痉挛姿势

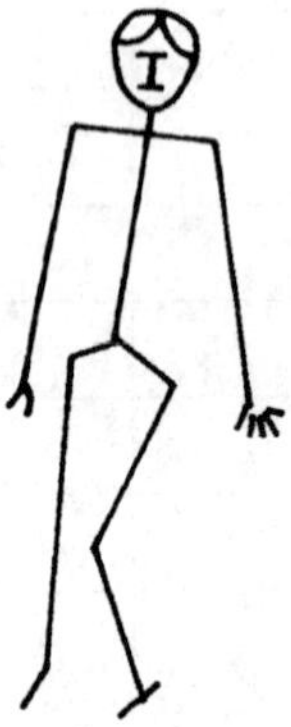

图 13－2　抗痉挛姿势

中风等偏瘫 3 周内的急性期的康复主要是康复卧位和患肢的被动活动。康复卧位的置放，从入院即应开始，将自然卧位改为康复卧位，为患肢完全恢复奠定了良好的基础。被动运动对保持关节的活动度，防止关节挛缩、失用性肌萎缩和促进主动运动的出现均有重要作用。一般缺血性中风患者入院 24 h 即可开始被动活动。病情重的缺血性中风或出血性中风，待生命指征稳定后也应开始，最迟不能超过 2 周。若主动运动已出现，哪怕是肌力仅有 1 级（患肢有肌肉收缩或能在床上平行移动）或 1～2 级即可改为主动加被动运动。意识清楚、病情稳定的缺血性中风者，1 周后可在床上练习坐位平衡。

常用的肌力评定有手法肌力检查（manual muscle testing，MMT）（表 13－3），它是在临床实践中应用有效的方法。

表 13－3　MMT 的分级

级别	特征
5	能对抗的阻力与正常相应肌肉的相同，且能做全范围的活动
4	能对抗阻力，但其大小达不到 5 级的水平
3	能做抗重力运动，且能完成 100% 的范围，但不能对抗任何阻力
2	不能抗重力，但在消除重力影响后能做全范围的活动
1	触诊能发现有肌肉收缩，但不能引起任何关节运动
0	无任何肌肉收缩迹象

一、康复卧位

康复卧位分为康复仰卧位、患侧卧位、健侧卧位与拱桥位4种。康复卧位的关键是置患侧肩关节于外展外旋位，置患侧髋关节于内收内旋位，即抗挛缩位。

（一）康复仰卧位

仰卧位是偏瘫患者常采用的卧位。但是，呕吐、昏迷患者应忌用，以防误咽、舌下垂、口腔分泌物堵塞呼吸道及呼吸道感染。自然仰卧位时，由于肩、髋关节的优势肌群的作用，使肩关节处于内收内旋、髋关节处于外展外旋位，若长期下去会导致瘫肢关节挛缩，严重妨碍患肢正常功能的恢复。所以，自然卧位即为挛缩卧位。要想让患者有完全康复的可能，早期就应避免挛缩位，而应时刻注意将患肢放置于抗挛缩位，即康复仰卧位。图 13 －3 所示有两个要点：一是肩关节置于外展外旋位，其标志是前臂伸直外旋，五指分开，掌心向上，拇指远离躯干，为防肩下垂，可在患肩与上臂处垫个枕头；二是髋关节应置于内收内旅位，其标志是足尖与足跟垂直于床面，保持髋关节微屈内旋，最简单的方法是在髋关节下置放个小枕头。

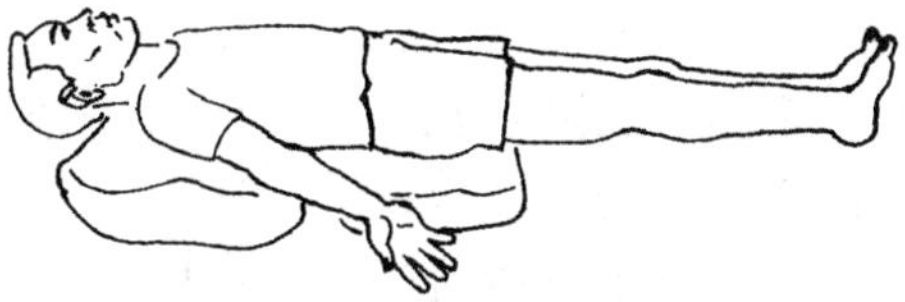

图 13 －3　仰卧位姿势

（二）康复患侧卧位

如图 13 －4 所示，上肢仍保持肩关节的外展外旋，前臂伸直外旋，五指分开，掌心向上，所变更的仅仅是令拇指与头平行。下肢置于康复位的要点是将上侧腿的膝部屈曲放在下侧腿膝前的床上，此可保持双侧髋关节均处于内收内旋位。对于昏迷和呕吐患者，最好是采用将此卧位与康复健侧卧位交替置放，既能减免舌下垂与口腔分泌物在咽喉部积聚，保持呼吸道通畅，又能防止呼吸道感染与呕吐物误咽窒息。

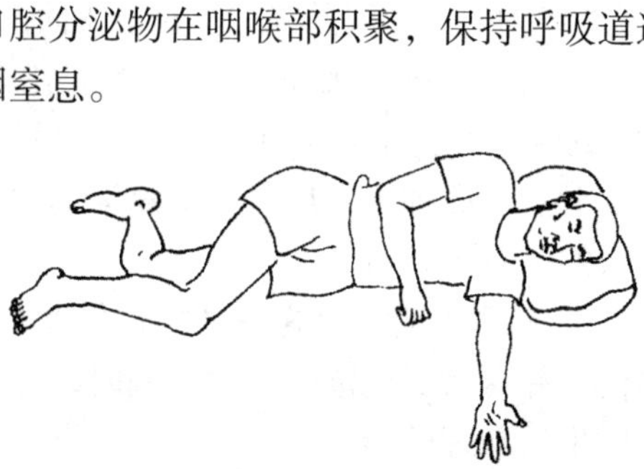

图 13 －4　康复患侧卧位

（三）康复健侧卧位

如图 13－5 所示，康复健侧卧位时，下肢的放置与康复患侧卧位相同，所不同的是患手五指分开，掌心向下，手掌按于胸前的床上。为防肩关节内收，可在上臂与胸之间垫个小枕头，对于身宽体胖者，相对上肢较短，为防胸前倾而影响呼吸，可在胸前床上放个 10～15 cm 高的小枕头，让患手按于枕头上。

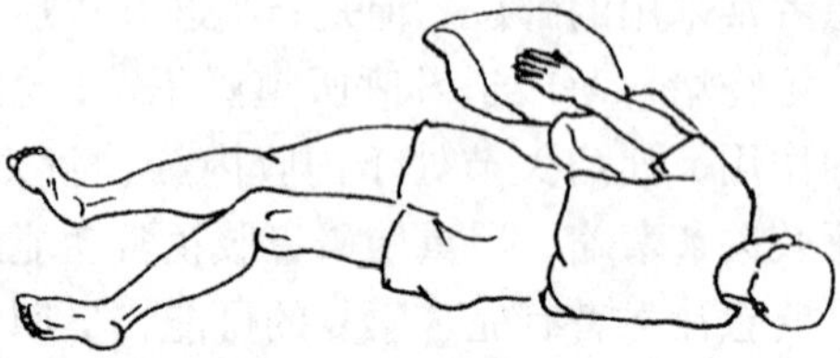

图 13－5　康复健侧卧位

（四）拱桥位

拱桥位只适于瘫痪较轻或瘫肢肌力已恢复至 3 级以上的患者。它既是一种卧姿，也可作为向生活自理迈进的一项练习。如图 13－6 所示，先让患者仰卧，继而屈曲双腿，两膝并拢，两足平放在床上。在两膝之间夹一本书或小枕头，帮助这种卧姿的建立。当下肢能稳定地放好后，让患者利用腰背肌和手臂的支撑，使臀部抬高床面。做时应注意前臂内旋、掌心向下，防止肩内旋。当患者抬起臀部时，前臂和手就必须向下压。这种承受重力的练习可促进上肢功能的恢复，而且腰背肌的锻炼也能增加上肢的活动能力，起到稳定脊柱、平衡身体的作用。与腹部肌肉协调，又有稳定骨盆的作用，从而为进一步开展离床活动打下基础。

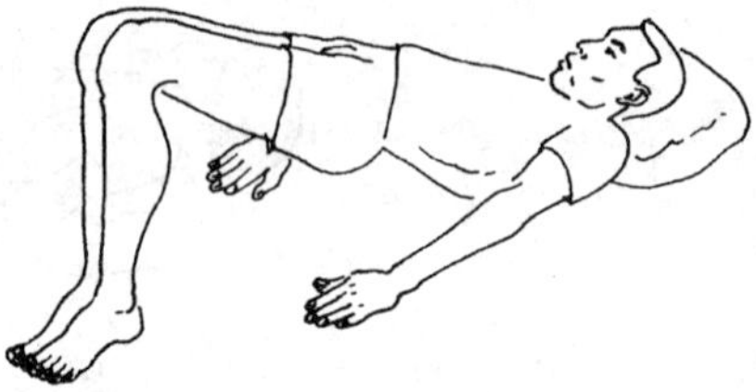

图 13－6　拱桥位

（1）膝部弯曲的仰卧可以防止患侧下肢关节发生挛缩。而屈曲仰卧可防止下肢强直性伸直。做这一练习时，双膝并拢并垂直于床面，可防止髋关节外旋。

（2）当患者学会保持膝部屈曲的卧位时，患者应在无人帮助的情况下继续练习。早期承受重力练习对促进康复是十分必要的。承受重力既可以加强肌力，又可以激发姿势反射。而此种姿势反射在随意运动的恢复上有着积极的作用。这是患肢承受重力的第一个练习动作。

（3）一旦患者能自由、熟练地掌握这一动作，他就可以随意地抬起臀部，使其处于较舒适的体位，并可减少压疮的发生。同时，患者在大小便时自己可放置便盆，这也是走向生活自理的第一步。

如果这种姿势不能很好地掌握，对以后的坐、站、走都将带来不利的影响。因此，一定要重视这一姿势的训练。

二、卧位早期的肢体活动

为了促进瘫肢早日恢复，预防肌肉广泛性萎缩和关节强直，就必须早期进行患肢的活动。而瘫痪肢体的恢复是按照一定的顺序进行的，下肢是从躯干到髋关节，再到膝关节直至足部；上肢是从躯干到肩关节，再到肘关节、腕关节直至手指。了解这种顺序才能正确地指导康复锻炼。早期把皮球放在患者瘫痪的手中，让其练习抓握动作是不可取的。而非常必要的是在早期进行承受重力的锻炼。我们可以看到婴儿随意运动发育的早期，首先承受重力的是从肩到肘。在瘫痪上肢康复的过程中，同样需经过这个程序，首先锻炼肩部承受重力，继而通过肩至肘，要反复进行这方面的锻炼。

重度瘫痪肢体的关节，早期常常肿胀、疼痛，并伴有活动受限，可先进行按摩。按摩时应从近端关节开始，由近及远。瘫痪初期，关节周围肌肉松弛，很容易导致关节损伤及半脱位，因此早期被动活动时应小心进行，以免加重损伤。

肩关节是上肢进行正常活动时不可缺少的重要部分。康复的顺序又是由肩到肘至腕。所以，肩关节的被动活动是应首先进行的。若对肩关节护理的不够，将会遗留下来严重的疼痛和功能障碍。当肩关节处于错误的位置时，骨组织与骨组织互相接触，关节囊及关节周围韧带处于一种非常疼痛的损伤状态。同时，错误的位置导致环绕关节周围的肌肉的收缩，逐渐引起关节强直和疼痛。这种情况一旦发生，将很难予以纠正。

图 13－7～图 13－9 表明了上肢最初的几种必要的练习姿势。在做这些练习时，仍不要忘记瘫肢应始终保持在正确的位置，防止挛缩的发生。图 13－7 表示使上肢抬高的姿势，在做这个动作时，首先使患者的肩关节处于外旋位，然后康复治疗师或护理者用一手扶住瘫肢的肘部，另一手牵住患者的手指，使其缓慢地、充分地抬高。为了确保上肢在运动时始终维持在防止痉挛姿势，记住在运动时始终保持拇指指向身体外侧就行了。因为，只要拇指指向外侧，肩关节就一定处于外旋位。

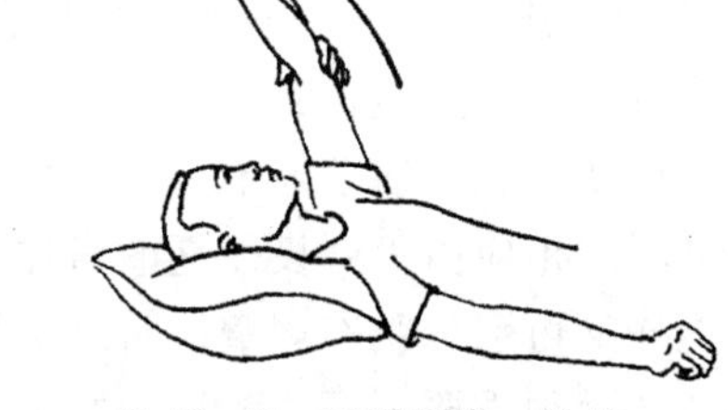

图 13－7 手臂抬高、外旋

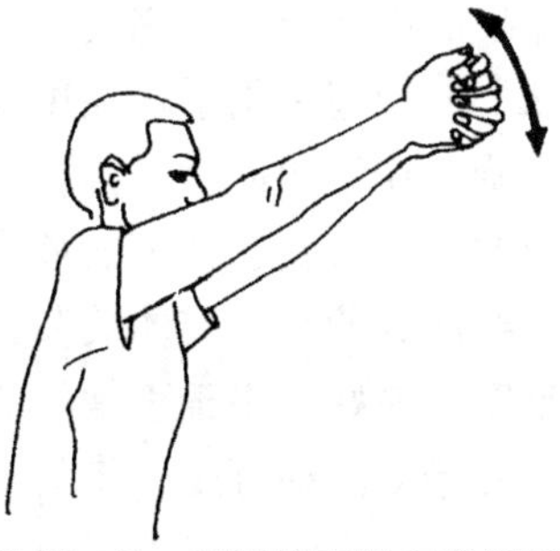

图 13－8 手臂抬高的自我锻炼

图 13－8 表示患者如何利用健侧手臂的活动来独立完成瘫痪上肢抬起的动作。先让患者双手十指交叉，这在早期常需康复治疗师或护理者帮助才能做到。然后得用健侧的手臂带动患臂举高。这样既能使肩关节活动，又可使肩关节的内旋保持在允许的范围内。双上肢抬起后，还可按照图中箭头所示方向，做前后活动与外旋活动。由于它能使肩、肘、腕多个关节活动，因此这是一个十分重要的自我锻炼方式。

图 13－9 表示是肩关节活动的另一种方式，这是个被动活动。康复治疗师或护理者用右手和前臂托着患者的患臂，左手放在患者的患肩上，按照图 13－9 箭头所示的方向做前、后的运动。

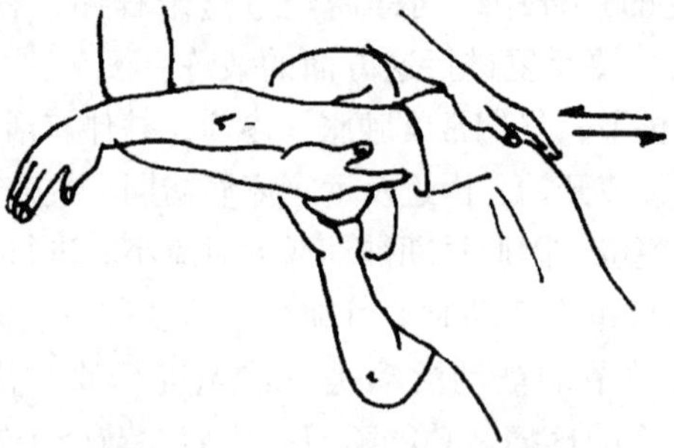

图 13－9　必要的肩部运动

下肢康复的第一步是髋关节的活动，它是下肢进行活动的基础，同样应该重视。早期卧床阶段即应开始锻炼。一般的应使髋关节处在内旋、屈曲的状态。前面叙述过的拱桥式是最适合做髋关节早期运动的一种方式。要多次反复练习，直到患者能站立为止。

图 13－10 是让患者髋关节做被动活动的一种方式。先把患者移至床边，瘫肢向外，下肢垂于床边，康复治疗师或护理者一手托住患肢的膝部，另一手托住患脚，进行上、下被动活动。这样既能使髋关节伸直，又能使膝关节屈曲，可防止髋关节挛缩。

图 13－11 表示的是一个主动加被动的、非常有价值的早期活动方式，不完全瘫痪的患者很容易完成这一动作。起初护理者可协助患腿屈曲，使患足平放在床上，护理者用手扶住患肢膝部，使患肢小腿与床面保持垂直位，避免髋关节外旋。让健腿伸直上抬，同时令患足用力蹬床面。使双侧髋部向上抬起。患侧能抬起一点就起到了锻炼作用。这种锻炼法能使患足长时承受重力。

需要注意的是，肢体关节初始活动时动作要缓和，活动度不能超过关节正常活动度，最好要小于正常的活动度。活动时间也应由短到长，逐渐增加。否则，一开始就活动过度，将会引起疼痛；疼痛又可引起肌肉痉挛，而痉挛的发生是我们一直主张要尽力避免的。可见注意活动很重要，而注意活动的时间和

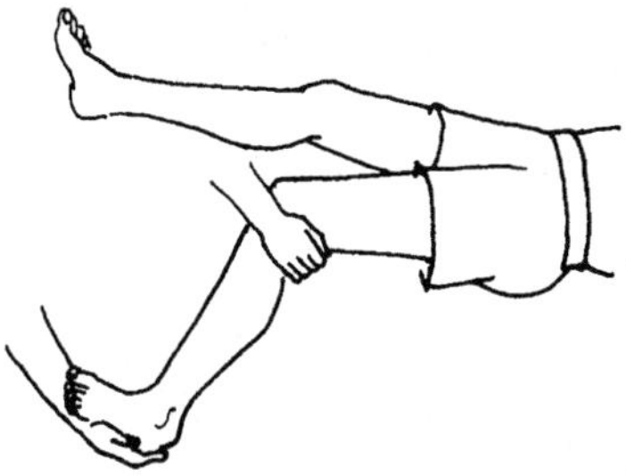

图 13－10 髋关节伸直伴膝部屈曲

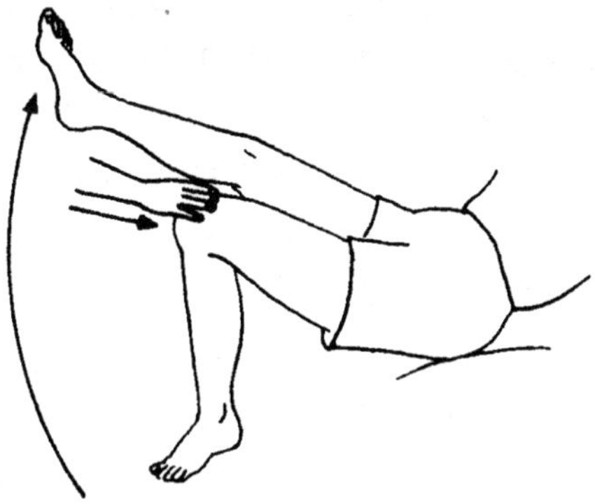

图 13－11 患足早期负重

幅度更重要。另外应注意：所有的活动，特别是被动活动时，动作应缓慢而柔和，绝对避免冲击性的粗暴动作。

有一些姿势反射和病理反射在早期的床上活动中是可以利用的，如非对称性颈反射。即如头向一侧转动时，促使转向侧上、下肢的伸展与对侧上、下肢的屈曲。Beevor 提出：大脑熟知的是动作，而不是肌肉的收缩。所以，除进行关节的活动外，还应采取更多肌群和更多关节同时参与的对角斜线运动或螺旋形运动。

卧床期，除了注意患肢的活动外，还应注意健肢的活动。适当的健肢活动可保持肌力，防止失用性肌萎缩，更重要的是健肢的活动有助于患肢的康复。但是，它绝对不能代替患肢的运动。

瘫痪肢体每日至少应做 2～3 次被动活动。由于脑部的损害，患者后天所获得的技巧已经丧失，因而忘记了正常运动姿势。为了使正常的运动姿势得以重新建立，对许多患者来讲，就必须重新学习如何运动，并且反复地进行练习。肢体运动恢复的练习，可分三个治疗阶段。

（1）首先是被动运动。

（2）当肢体肌力部分恢复时，可进行助力运动，也就是经常提到的主动加被动运动。

（3）待肌力恢复至 3～4 级时，可让患者进行主动活动。康复治疗师或护理者的作用在于纠正错误的姿势并鼓励患者做主动运动。

三、坐位训练

脑出血 3 周以后脑梗死患者若神智清楚，自第 2 日即可进行坐位锻炼。初开始可先将床头摇起，从 30°逐渐升高，如无头晕、恶心、面色苍白及出汗等症状，1 周内即可坐直。

1. 坐位训练姿势 在家庭中，可用被子与枕头支撑，若能做一个可进行0°～90°角调节的木板支架就更为理想。当患者可以坐直时，应尽量坐直，使头与躯干处于一条直线上，以便使他的重量能均等地通过双侧臀部。患肩应保持外旋位，手心向上。有人喜欢在患侧手臂下垫上较多的东西，使其抬得高一些。实际上只要肩关节保持外旋位就行，手臂的高低则关系不大。图13－12除了表示肩部正确姿势外，还显示了如何用枕头垫在患侧髋关节处，防止髋关节外旋，并使膝关节微屈。这个在床上坐位的姿势主要用于对患者进行坐位锻炼。

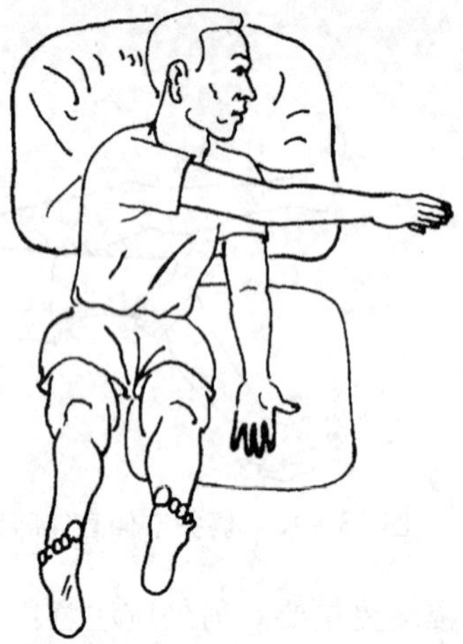

图13－12 坐位训练姿势

怎样才能使患者从卧位到坐位呢？这也需要经过一定的训练才行。中风患者同样遵循婴儿先学会翻身然后才学会坐的程序。因此，为了学坐，就应首先练习翻身，这个翻身是指主动的翻身。开始可先练习向患侧翻，因为这比向健侧翻动更容易些。练习时康复治疗师或护理者一定要守在床边，一则可增强患者的信心；二则患者刚练习往往需要帮助；更重要的是防止患者跌下床。翻身活动不仅仅是通向坐位的桥梁，而且它可松弛痉挛，刺激肩、髋关节的主动活动，可使患者注意到双侧肢体，使其主动地应用患肢进行力所能及的活动，对肢体的康复有良好的促进作用。

2. 从卧位到坐位 图13－13～图13－15显示的是一个连续的动作过程。图13－13表示患者向患侧翻转动作已经完成，准备再做些努力，以便开始下一个练习。图13－14是中风患者在早期应学会的动作，他掌握这个动作越早，越有利于康复。它是患者准备进行下一步下床训练所必需的，而且也是个肩关节的康复锻炼。在这个动作中，我们每次都模仿婴儿早期屈肘支撑体重的姿势。一般情况下，学会此姿势并不困难。康复治疗师或护理者用一手扶住患肢前臂，使患侧上肢保持正确的位置，用另一手握着患者的健手，通过交叉的拉力，使他的上身抬起。此时肘部将承受来自肩部的重力，但注意此时肘关节不能位于肩关节之后。应鼓励患者反复进行这个动作的练习，以便患者获得运动的感觉，直到不需护理者的帮助，能独立地完成此动作为止。为了让患者能更多地练习，需要注意家具摆放的位置，如床头柜放置的正确位置应在患侧床边。不论患者想从桌子上拿任何东西，诸如报纸、茶杯、书本和钢笔等都必须重复图13－12～图13－14所示的动作，也就是重复婴儿运动发育程序中肘部屈曲支持体重的过程，使肘、肩关节早期开始承受重力的活动，而每一次的活动都是一次锻炼。这无形中大大增加了锻炼的机会，如果错误地把床头柜放在健侧床边，患者将比较方便地、简单地运用健侧肢体，而忽视了瘫痪肢体的活动。

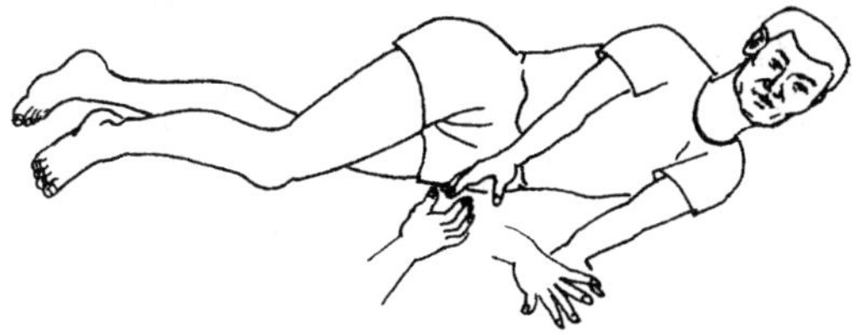

图 13－13 向患侧翻身（从卧位到坐位 1）

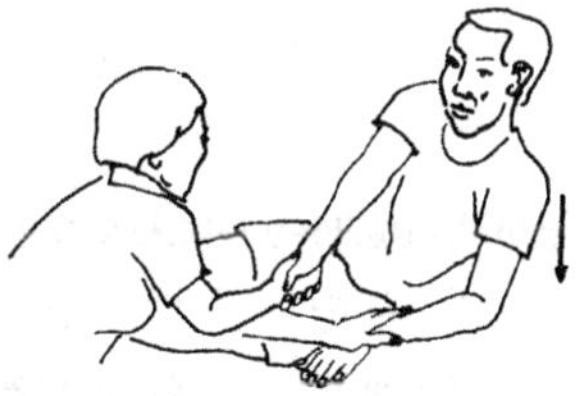

图 13－14 向患侧翻身（从卧位到坐位 2）

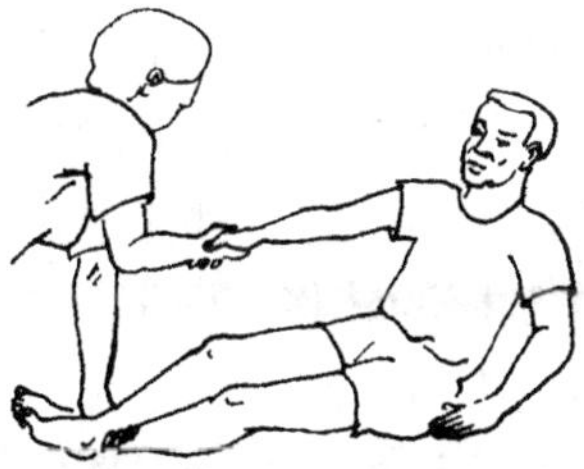

图 13－15 向患侧翻转（从卧位到坐位 3）

图 13－15 是图 13－14 所示动作的进一步延续。患者在完成上述动作后可在床沿练习坐位。当继续图 13－14 的动作时，患者身体向患侧翻动，此时健腿常常压在患腿上，护理者可一手扶着健腿踝部使其从患腿上移开，同时使下肢低于床沿。另一手握住健侧手腕，使患者变成直立坐位。初练习时必须注意防止患者跌下床。

3. 坐位平衡的训练 图 13－16 表明，当只有一个康复治疗师或护理者且不用镜子时，如何保持患者直立坐位和坐位平衡。该图的姿势是从图 13－13～图 13－15 延续而来的。康复治疗师或护理者在患者对面站立，双手扶住患者的双肩。双膝夹住患者的膝部，帮助患者维持正确的坐位姿势。在患者能够坐稳时，康复治疗师或护理者可继续用双膝支持着患者的双膝，而扶肩的双手可逐渐离开。如果患者此时不能保持坐位平衡，康复治疗师或护理者应及时地再次用手扶持其肩部，随后非常缓慢地使扶持患肩的手松开，同时用另一手缓慢地在健侧肩上施加柔和的逐渐增加的压力，保持患者的直身坐位。切不可使用暴力；压力应缓慢增加，以便于上述的反应能够有时间发生。经过反复地练习，一般都能较快地获得成功。

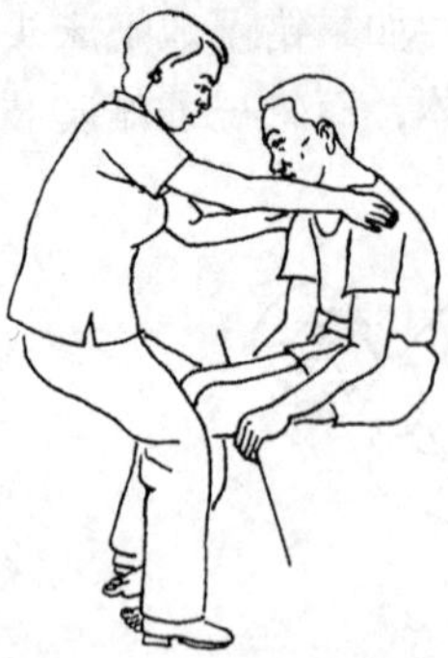

图 13－16　训练坐位平衡

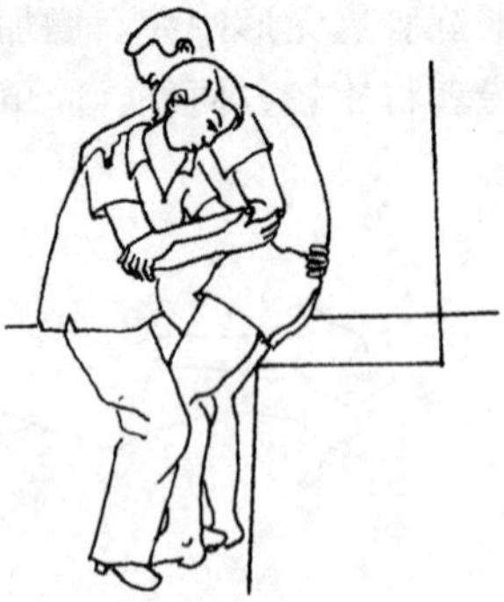

图 13－17　从床到椅的转移（起、坐）

床的高度要适当，这对于训练坐位平衡很重要。合适的高度能使患者在坐位时膝关节保持90°，双足可平放在地面上，如果床较高，脚下可放踏板，力求双足平放。大多数患者都能很快掌握坐位平衡。

4. 从床到椅的转移　图 13－17 显示患者未完成坐位练习前，康复治疗师或护理者帮助患者从床上转移到椅子上的方法。移动前先把椅子紧靠瘫痪侧的床头放好，然后让患者充分发挥健侧的功能，康复治疗师或护理者尽力给予帮助，用膝部支持着患者的膝部，一手扶着患侧上肢，另一手托着其后腰部，患者健测手臂环绕在康复治疗师或护理者的肩部，使健侧下肢承受重力。同时让患侧下肢尽可能协助分担部分重力，患侧上肢被托扶的肘部也可承受部分重力。患者整个上身前倾，然后利用健腿旋转90°缓慢而平稳地坐到椅子上。

对于那些已能很好地维持坐位平衡，并能随意运用健侧力量，在很少的帮助下就可以起床的患者，护理者应鼓励他主要靠自己完成从床上到椅子上的动作。康复治疗师或护理者主要作用是给以保护。也可从旁边稍加协助，用一手扶住患肢肘部，使其肘部伸直。另一手握住患手，用力向上托，患者健手扶住床，转身90°即可坐到椅子上。

坐位平衡是立位平衡的基础。患者坐到椅子上之后，仍需进行坐位平衡的训练，因为坐位平衡未熟练掌握之前就急于进行站立训练是不明智的，同时也是不可能的。椅子前放一块大镜子同样是有帮助的，患者用双侧前臂支撑着坐在椅子上时，可要求患者脊背离开椅子的靠背，要他注视镜子，尽量自己保持平衡。若起初不能自己保持平衡，康复治疗师或护理者可加以协助。经过一段练习，当患者可以自己维持平衡时，再做进一步训练。

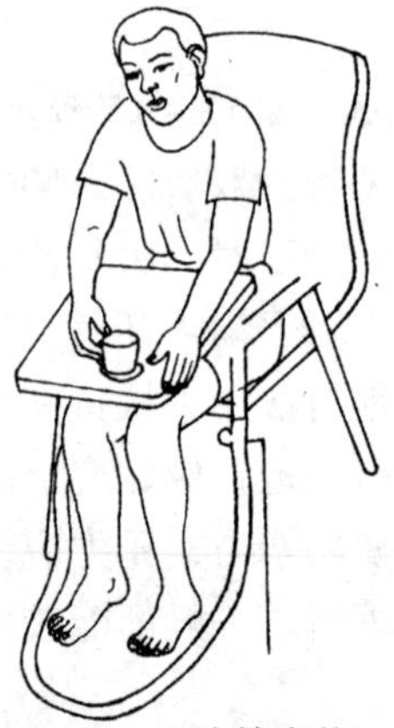

图 13－18　正确的坐位

5. 正确的坐姿　图 13－18 表示患者如何应用悬

臂桌保持正确的坐位。患者的双前臂平行放在桌面上，手心向上或手心相对，这样可防止肩内旋。上身可稍前倾，重力可通过肘至肩。这也是锻炼上肢负重的一项练习。同时，患者可仿照图 13－8 所示进行练习，以促使瘫痪上肢肌力的恢复。为了防止肩关节内旋，可在桌子的中间画一条醒目的直线，借以提醒患者，其患肢不能越过此线。因为一旦他的手伸到该线的另一侧，他的肩就会处于内旋位，对上肢的康复有害。注意到这一点，自然会明白了为什么不应该用悬带支持患臂的原因所在。下肢双膝要靠拢，避免患侧髋关节外旋。踝部与地面呈 90°角，整个脚底平放在地面或踏板上。置一悬挂的镜子同样是有用的，患者可随时纠正姿势，维持直立坐位。患者坐的时间不能过长，以免过于疲劳而不能保持直立坐位。在瘫痪侧可放一高度适宜的桌子，上面放一些日常生活用品。像前面已经说过的那样，借以锻炼患肢的重力承受能力。在此需要强调的是：患者日常生活所需的动作，要时刻想到让患者学着做。早期可协助，当患者已经胜任的事如取桌子上的物品等时，应尽量让患者自己去做，不可过多地去代做。其目的是逐步锻炼其独立生活的能力。

四、正确姿势时重力承受

早已强调，早期承受重力对于康复是很必要的。但必须有一个前提，那就是姿势必须正确。在坐位时，不能只用身体的一侧承受重力，而应使双侧臀部同时承受重力，强调坐位平衡的目的之一就在于此。再者还应强调的是前臂承受重力与腿部承受重力同样重要。许多人不知道在康复治疗程序中，应该包括有上肢承受重力的锻炼。从婴儿运动发育的自然过程我们知道，婴儿上肢的承受重力早于下肢。中风患者上肢功能一般都没有下肢恢复得早与好，有时差别很大，即瘫痪的下肢多数可恢复走动而上肢却不能恢复到日常生活所需要的程度，甚至连抬起也不能。这种可悲的后果，其原因之一就是忽视了前臂承受重力的锻炼。

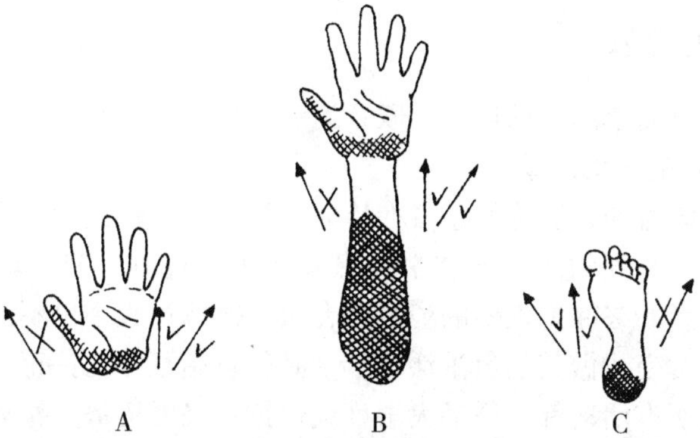

图 13－19 正确姿势时重力承受

图 13－19 显示的是依靠手和脚承受重力的正确位置。图中的网纹部分表示承受重力的部位。箭头中带有“√”号的表示可接受的变动，而带有“×”号的表示不能允许的变动。指尖仅承受很小的重量，手掌的后部和脚跟部是主要的重力承受部位。要想使瘫痪肢体康复得好，必须让这两个部位承受重力，这点是应该再三强调的。

总括起来，如果想让患者获得最大的康复机会，必须注意以下四点。

（1）自发病到随意运动出现的全部时间里，患肢始终都应处于防痉挛模式。

（2）应及早注意患肢的被动活动。

（3）康复训练计划应遵循婴儿运动发育的程序进行。

（4）应尽可能多地做承受重力的训练，尤其要重视手臂承受重力的训练。

五、早期康复的综合治疗

早期除了运动治疗外，还可以采用综合治疗技术，如针疗、灸疗、电疗和按摩等治疗技术。无论采用哪种疗法，时刻不要忘记前面反复强调过抗痉挛模式，即在康复卧位或康复坐位的前提下进行治疗。若针疗能选择促使患肢非优势肌群率先恢复的穴位是最理想的，这有待进一步探讨。按摩可选用伸屈法、摩法、推法和拍法。后者对肌张力已增高者更适用，反复拍或捶还能降低肌张力。气功中可选择松静功、静功和新气功疗法。

第四节　恢复期康复治疗

偏瘫患者急性期过后进入恢复期，从时间上讲病后 1 个月至 1 年为恢复期，甚至 2 年内都有恢复的希望，不过 1 年以后恢复得慢且幅度小。恢复期除少数瘫痪重的患者外，多已出现随意运动。因此，此期重点是进行主动的肌力锻炼、下地锻炼、重心向患侧转移锻炼、坐和站锻炼及练习行走等。

一、肌力锻炼

肌力锻炼分简单的主动运动、联合运动和抗阻力运动。

（一）简单的主动运动

恢复，意味着通过锻炼使患者在体力上和心理上达到最大程度的进步。自本节起将通过一系列的图示强调中风患者在康复过程中应采取的主要锻炼姿势。必须使患者始终保持正确的姿势，在康复锻炼过程中也不能例外。无论患者睡眠、翻身、坐或做其他负重活动，都必须自始至终保持正确的姿势。也就是说，患者的所有活动都必须最大限度地保持正确的姿势。譬如看电视是恢复期患者非常喜欢的活动，但在早期由于患者易疲劳，此项活动不易太多。患者必须有正确的坐位姿势，即下肢髋关节、膝关节必须保持90°屈曲，脚平放在地面上，防止患髋过度外旋。同时必须把患臂恰当地支撑起来，如图13－18所示，患手不能越过中线。电视机的摆放要有利于患者看节目时能轻度地向患侧旋转，以便用肘、肩二关节正确地支持体重。

由于个体差异，不是每个患者都要按同一模式练习。康复治疗师必须充分了解每个患者对锻炼的耐受力，进而制订相应的方案。制订方案时要考虑患者的年龄和躯体功能缺失情况。正确的负重姿势和保持抗痉挛位置也应该因人而异，但总的原则必须遵循。

康复治疗师的责任在于帮助患者使他能够达到最大限度的独立性。要做到这一点，必须教会患者使用自己的两侧肢体，患者身旁的亲朋均应给以帮助。对于在家中进行康复的患者，其家庭成员必须起到很好的作用。因此，应尽快掌握以下五项要点。

（1）必须帮助患者保持正确的姿势，各种运动都应以恢复模式为标准。

（2）正确的姿势必须配合家具的正确摆放，以便患者的健肢跨过中线到患侧的活动来带动患侧参与活动。护理者也应多从患侧接近患者。

（3）肩、臂多做最大限度的旋转活动。

（4）下肢也应多做最大限度的旋转活动。

（5）在维持正确姿势的前提下，应尽可能多做负重锻炼。

下面主要介绍较简单的主动锻炼。在做每个新的练习之前，必须先复习已做过的练习。

1. 翻身锻炼 这项练习可在床上或地板上进行。不过在床上翻动时要防止跌下床。

（1）向患侧翻动：如图13－20所示，教患者使用手抓的姿势，双手上举抬至肩以上的水平，双手接触，双肘伸直，这可使肩膀保持在需要的位置。继而让患者用眼指导运动。头转向躯干要翻转的那一侧，肩随着手一起转动。躯干的转动常带动着腿的转动。这是个很好的休息姿势。假如忽略这点，患者髋关节将来有可能不会伸直，导致不能正常地行走。躯干肌的肌力虽然首先恢

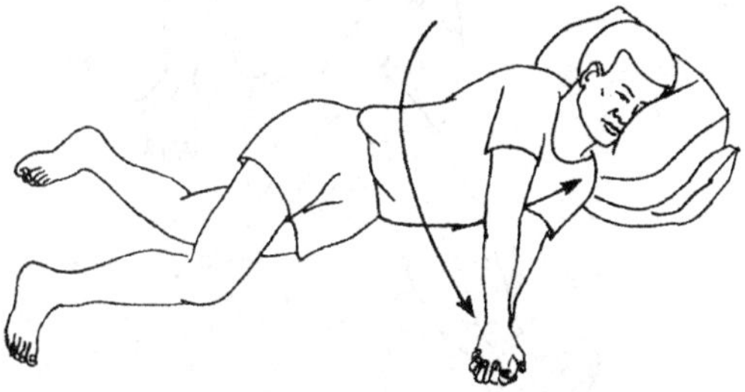

图13－20 向患侧翻动

复，但是，患者要学会稳固地使躯体向患侧卧时保持平衡，必须反复地练习向患侧翻转及患侧卧位。

（2）向健侧翻动：最初是会有困难的，但要坚持。翻动时，患膝应在健膝的前面（若不是这样，应协助其放成这样，图 13－21）。同样需要患者的眼睛注视着躯干要翻向的那一侧，护理者最好事先站在患者健侧，当患者的头、眼转向你时，可大声地、清楚地命令他："把手伸给我！"你伸出一手握住他的双手，用另一手帮助他翻动，可反复进行。这也是个很好的休息姿势。以良好的姿势休息也是个非常好的治疗。

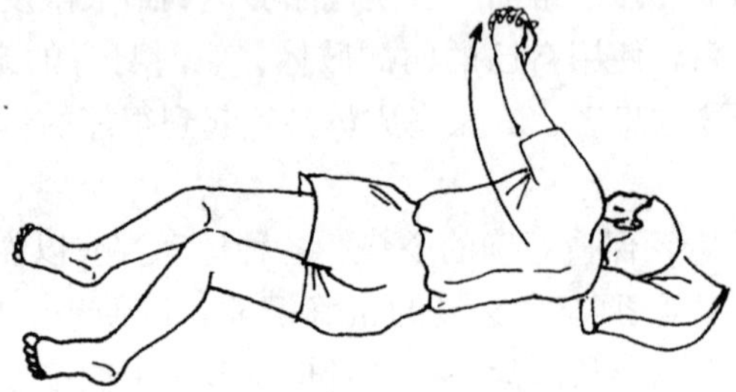

图 13－21　向健侧翻动

2. 肘支撑向患侧翻动　如图 13－22 所示，用患肘支撑着翻动，这也是个必须掌握的姿势。可在床上练习，也可在放着垫子的地板上练习。越是早期进行正确的翻动与肘部的支撑练习，上肢功能的恢复就越有希望。恢复的过程是由躯干到肩，这个规律必须牢记。为了帮助患者达到需要的姿势，可把他的患肘放在身体一侧，用一手抓着它，另一手握着他的健手，通过交叉牵引帮助他达到这个姿势。当他学会肘关节放在正确的姿势上保持平衡，并能稳定于这个姿势时，他就可以在这个姿势坚持一定的时间，以利喝水、看报或玩扑克。

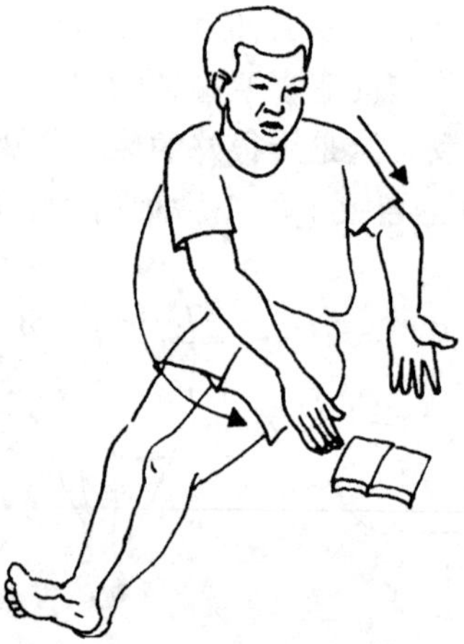

图 13－22　肘支撑向患侧翻动

3. 仰卧位髋关节翻动 恢复的顺序是由躯干到髋。为了使髋关节早期随意活动，这个练习是很重要的。如图 13－23 所示，先协助患者使膝部有节奏地从一侧向另一侧摆动。逐步让其能独立进行，进而再给其一点阻力。这样做的目的在于教会患者逐渐地伸直健腿，使患腿屈曲。如此重复练习，最后达到可以用一条腿慢慢地做随意的运动。

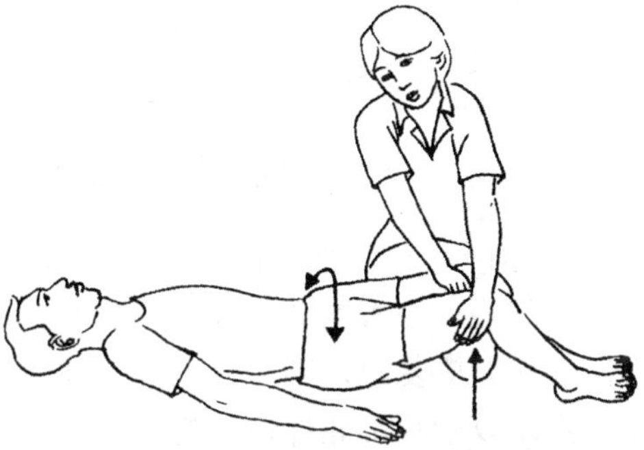

图 13－23 仰卧位髋关节翻动

4. 拱桥位练习 这个姿势如图 13－24 所示。所强调的是必须在床上进行练习。如果患者保持这个姿势有困难，可让他在双膝中间夹一本书。开始可能夹不住，需要帮助，或者仅能夹几秒，患膝下落，又变成髋关节外旋位。但是，只要坚持练习，患者很快可以学会把书夹很长时间，以后不要书也可以保持这个位置。

这时还可以进行转动练习。患者还可向他的头侧运动，并且双手握在一起上举平肩或向上超过肩部，以使肩关节保持在正确的姿势。

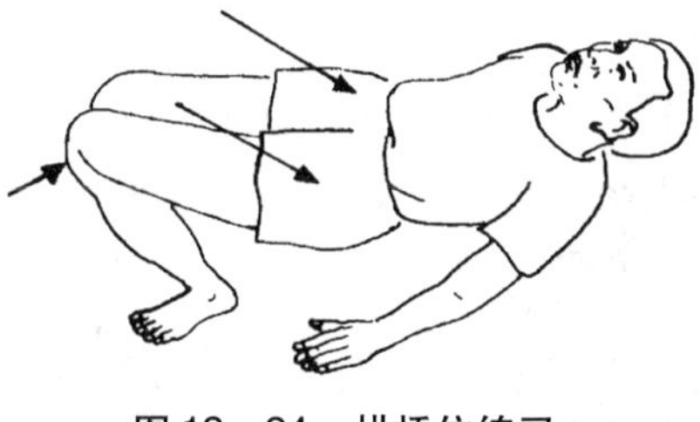

图 13－24 拱桥位练习

5. 双肘支撑及下肢伸屈练习 早期，当康复治疗师或护理者集中注意力帮助患者正确地支撑他的前臂时，应在他的双膝下方放置个枕头，以防双腿完全伸直。让患者抬头向镜子里注视，可以使颈部做到必要的伸直。为了稳定这个姿势，康复治疗师或护理者可用双手在患者两侧给双肩以支持。若患者向一侧倾斜，可以在对侧肩部增加压力，以使他保持正确的姿势。一旦臂支撑完全稳定了，就应开始腿的练习。先是被动活动，即康复治疗师或护理者托着患者的腿做伸屈活动，同时让患者注视镜子（图 13－25），以便能看到自己腿的活动。继而在帮助下让他自己进行活动。最后让他独立活动。

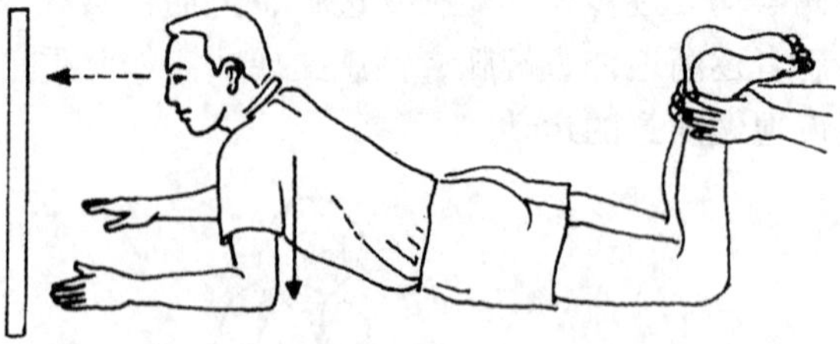

图 13－25　双手支撑及下肢伸曲练习

6. 髋与膝的活动　如图 13－26 所示，让患者健膝弯曲，双手抱着膝关节，屈曲健髋以帮助带动患髋。患者能够积极地配合治疗时，他可把患臂放在合适的位置去完成屈髋动作。康复治疗师分开他的脚趾呈抗挛缩状态，支持他无力的膝关节。开始时由康复治疗师屈伸他的髋、膝，但不能完全伸直呈痉挛状态。以后可要求他配合康复治疗师做运动。当患者能控制自己的髋与膝时，可不再帮助他，要求他独立地保持膝部呈图 13－26 所示的姿势。能把患肢保持在空中比运动更为困难。如能做到，说明肢体的控制是很好的。

7. 髋关节转动　如图 13－27 所示，要求患者膝关节向内对抗康复治疗师的阻力，借以转动髋关节。但是不能过分，因为过分地用力将使他的肩关节呈痉挛位。广义地讲，康复治疗师做任何对抗运动都不应过分。中风康复的基本原则是保持牵制位置，锻炼下肢时上肢保持牵制位，锻炼上肢时下肢保持牵制位。

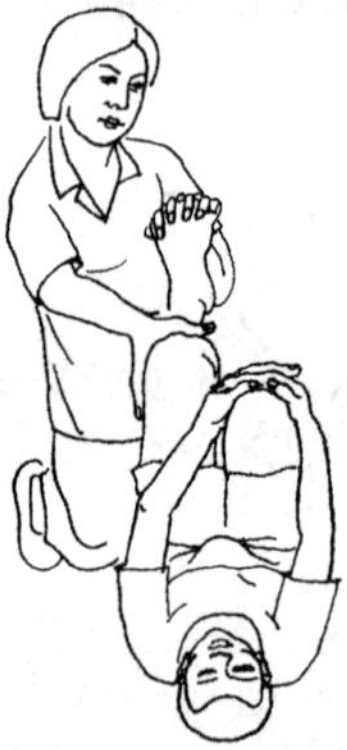

图 13－26　髋与膝的活动

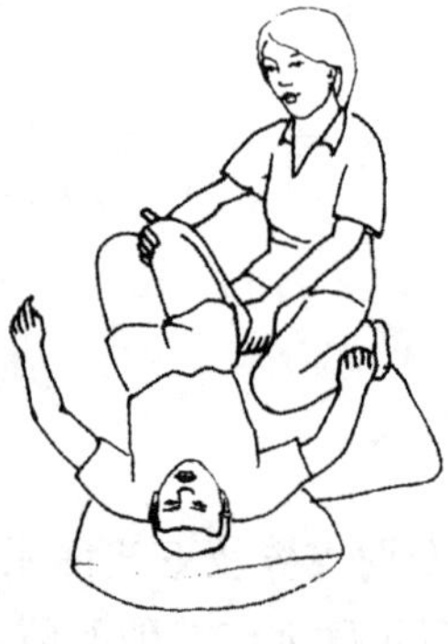

图 13－27　髋关节转动

8. 扣手姿势　婴儿还没有出现随意运动时就可以交叉扣手，那么为何要求中风患者保持长时间的双手交叉呢？简单地说有两个原因。

（1）为了帮助患者保持康复模式的生活，他应该一直保持正确的姿势。双手交叉，手指分开，使瘫侧拇指在最上面（图 13－28），可预防患肩向内旋转。同时教会他使用健手帮助伸开患侧肘关节，把肩向外推，以使患手掌面向上。

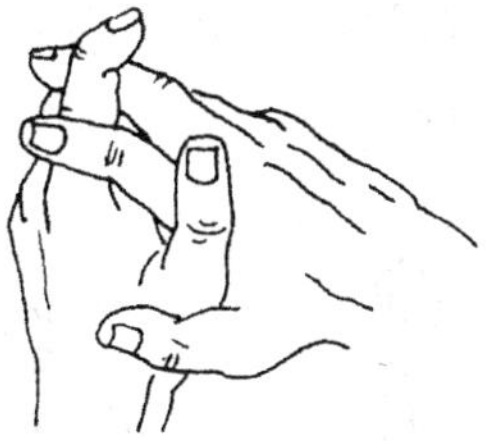

图 13－28 扣手姿势

（2）一般患者常忽视患手的活动，如果这样下去他将永远不会再使用患手。用健手抓着患手可以使患者心理上保持整个躯体形象的存在，借以增强患者锻炼与使用患肢的决心。

9. 康复型休息姿势 年龄较大的患者在每个锻炼阶段往往需要多次休息，休息姿势如图 13－29 所示。患者感到舒适的任何姿势都可以保持较长时间，但必须符合康复模式的要求，即不能使患髋外展、外旋，患肩不能呈内收、内旋位。中风患者早期常常睡眠较多，而任何长期康复计划必须把睡眠考虑在内。图 13－20、图 13－21、图 13－29 完成后的姿势都可以作为正确的睡眠姿势。

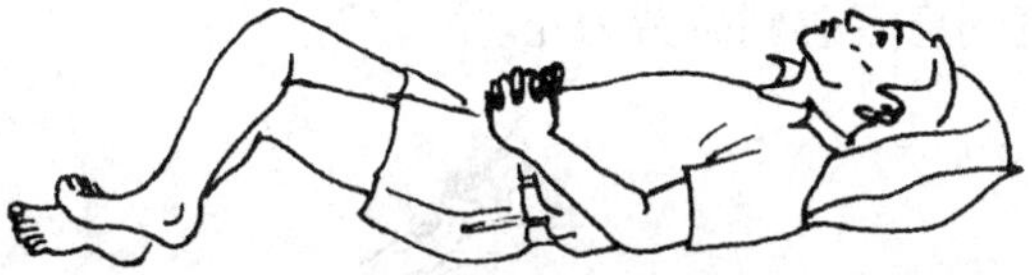

图 13－29 康复型休息姿势

（二）联合运动

在前段训练取得稳步前进的基础上，即可开始较复杂的训练。本段主要介绍联合动作的训练。

1. 膝、臂、手联合锻炼 如图 13－30 所示，这个练习是在以前各个训练基础上的进展。它是把已经学到的拱桥姿势和肩的练习动作结合起来。当患者活动臂的时候，还必须记住双膝要牢固地夹住书本。

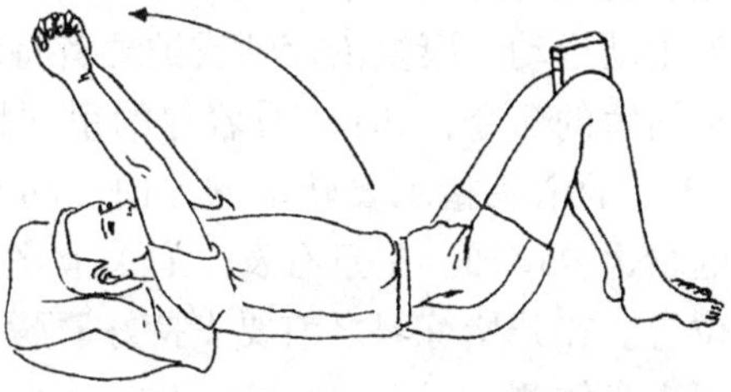

图 13－30 仰卧位膝、臂、手联合锻炼

2. 臂、腿反向旋转 如图 13－31 所示，双臂向一侧旋转，两腿向对侧旋转。当患者已经很好地掌握了臂旋转和髋旋转之后，这项练习比较容易。躯干的各种旋转运动可减轻痉挛，可促进由躯干到肩及髋的功能恢复。练习中仍需特别注意肩关节的位置不能内旋。

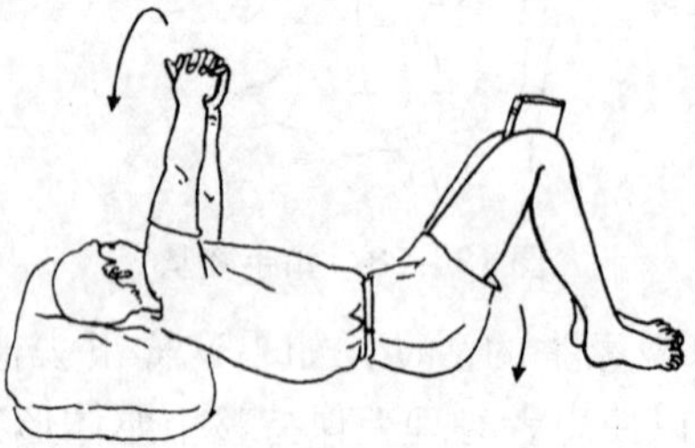

图 13－31 臂、腿反向旋转

3. 手掌后部负重 通过手掌后部负重的练习，可以使臂力达到最大限度的恢复。如图 13－32 所示，康复治疗师用一手的手指与患者手指交叉，两者的手掌后部靠紧。另一手扶着他同一上肢的肘部，同时保持肩部向前的正确位置。二人同时缓慢地准确地手掌对手掌地用力，然后慢慢地停止。此项练习可反复多次进行，直到患者感到疲劳为止。

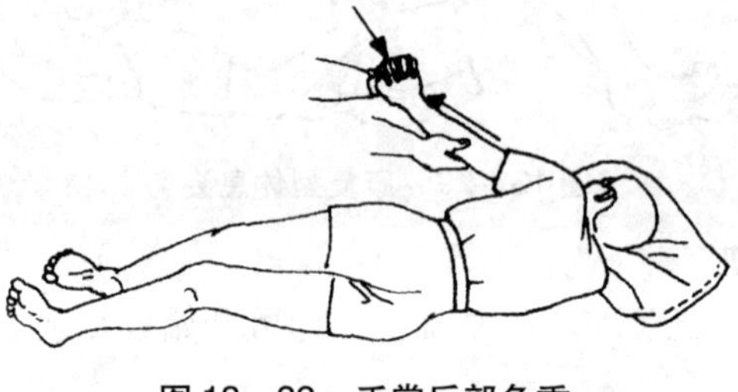

图 13－32 手掌后部负重

4. 肩部的康复（臂旋转） 为了帮助患者肩关节充分外旋，康复治疗师应将患者伸直的手臂如图 13－33 所示的姿势轻轻地旋动：拇指向外，掌心向头，用力要适度，不能引起患者疼痛。早期运动完全是被动的，然后到主动加被动，最终逐渐地转为主动运动。康复治疗师或护理者将练习要点向患者详细解释之后，可给他发出简短的命令，如："看着你的手，将你的手掌转向头！"以配合治疗。图 13－33 上的箭头指示要转动的方向。随着患者肩关节功能的恢复，主动配合运动的量也要增加。一旦有发生肩关节痉挛的危险时，就应要求他回到图示的开始位置。在开始练习之前要支持好肩膀。患者一定要通过主动练习使其拇指指向远离身体侧。

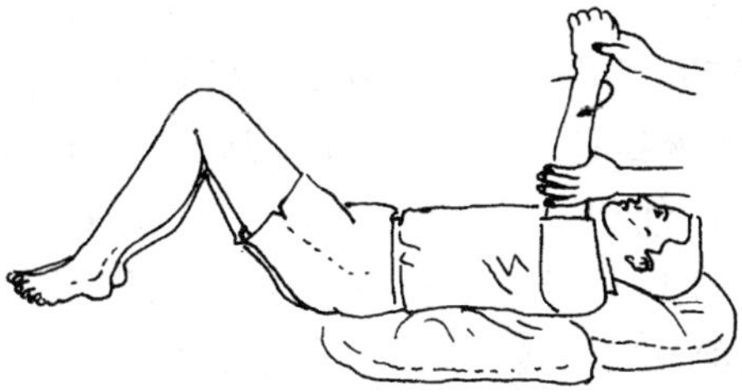

图 13－33 臂旋转

5. 侧卧位伸髋、膝屈伸活动 这项练习有两个目的，通过这个姿势既可防止髋关节挛缩，又不使它完全伸直。患者躺在这个位置，可以很好地让康复治疗师弯曲和伸展他的患膝。然后要求他想想正在进行的被动运动。随后命令他："帮我把你的膝屈起来，伸直你的膝部！"在这个恢复过程中患者逐渐增加活动，康复治疗师的帮助相应地逐渐减少，直至完全变成主动活动。在锻炼腿时，要注意把患臂放在正确位置上（图 13－34）。

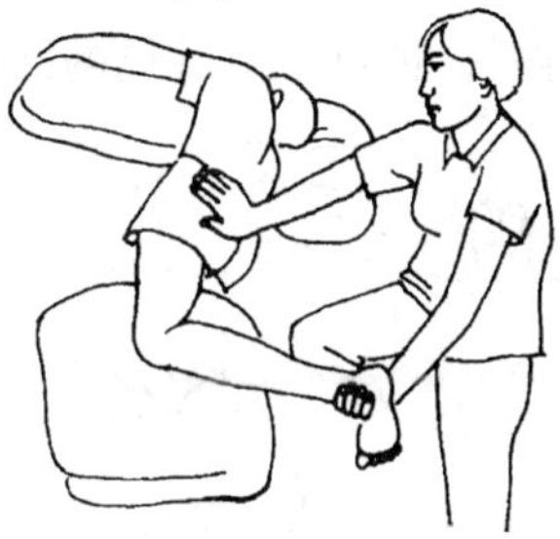

图 13－34 仰卧位伸髋、膝屈伸活动

6. 侧卧位屈伸肘活动 当早期进行被动运动时，可帮助患者在脑子里回想肘关节的屈曲和伸展运动。此时只能让他向患侧转动，以使患肩达到很好的外旋位，且保证不让患肩变成很坏的内旋位。另外，每一次向患侧的转动都会对该侧产生压力，这对该侧感觉障碍的恢复产生有益的帮助。

如图 13－35 所示，患者的注意力必须集中，眼睛要跟随着手的运动而转动。康复治疗师一手紧紧地抓着患侧上臂，另一手握着患腕，让肩关节展开，继而将肘伸直，手掌向上。当屈肘、手掌向面部运动时，让患者始终注视着自己的手。自主的肘关节运动必须在肩关节能很好地随意运动的基础上才能进行。

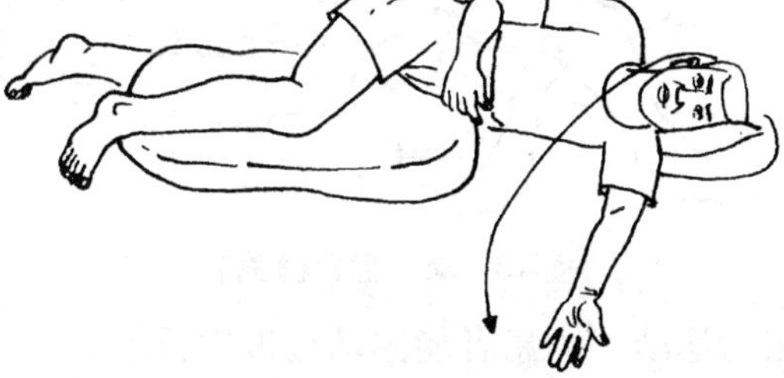

图 13－35 侧卧位屈伸肘活动

（三）抗阻力运动

1. 由腕向肩部推动 如图 13－36 所示，康复治疗师正对患者施加一定的对抗力，这种压力由手腕到肩关节。康复治疗师另一手托着他肩部向前后运动。

2. 髋关节向前或后翻动 所有患者都应进行这项练习，而老年患者往往需要更多的帮助。如图 13－37，康复治疗师一手把他侧卧位的肩部固定，另一手帮助其髋关节向前及向后转动。应尽可能快地在前、后两个方向做对抗运动。向前运动时，康复治疗师将手放在髋前并命令患者："向前，顶我的手！"向后转动时，治疗者将手放在髋后并让患者："向后，抗我的手。"做这项转动前，必须将患臂的位置放好，并抓稳患肩以防髋部用力活动时使臂变成痉挛位置。再者，也可把侧卧位的髋部固定起来，前、后转动患肩。

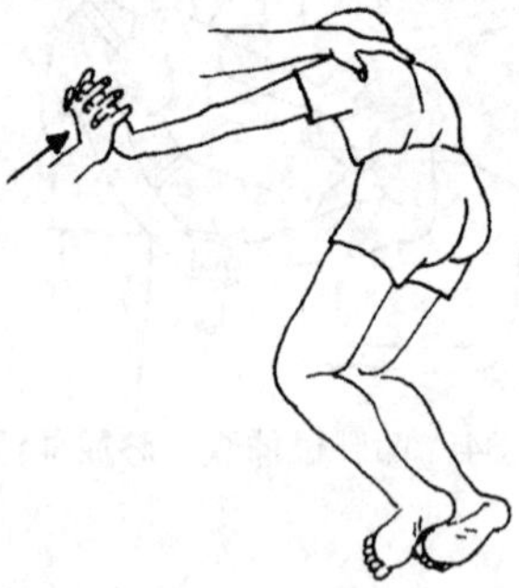

图 13－36　由手腕向肩部推动

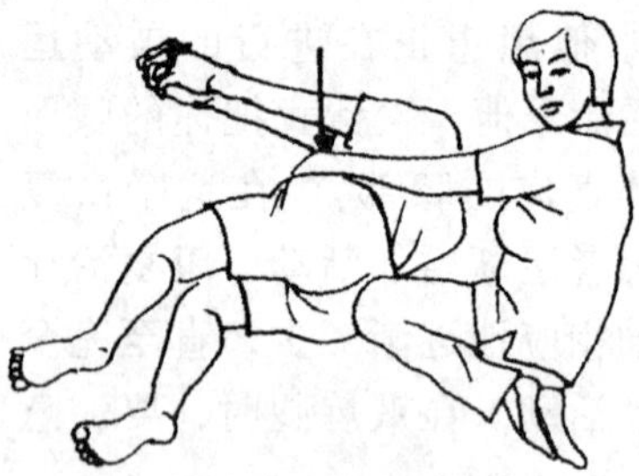

图 13－37　髋关节向前或后翻动

3. 屈曲髋关节 如图 13－38 所示，患者取仰卧位。健腿屈曲，并用双手抱住。健腿的弯曲使骨盆倾斜，有利于患腿屈曲，以便帮助患腿运动。康复治疗师用手帮助和控制患腿的运动。以后，当髋关节的运动改善时，康复治疗师可小心地给予一定的阻力，并帮助患膝保持在如图 13－38 所示的位置，同时撤去治疗者支持的手。休息一段时间后，腿可恢复原弯曲位。髋、膝和踝关节不要伸直。

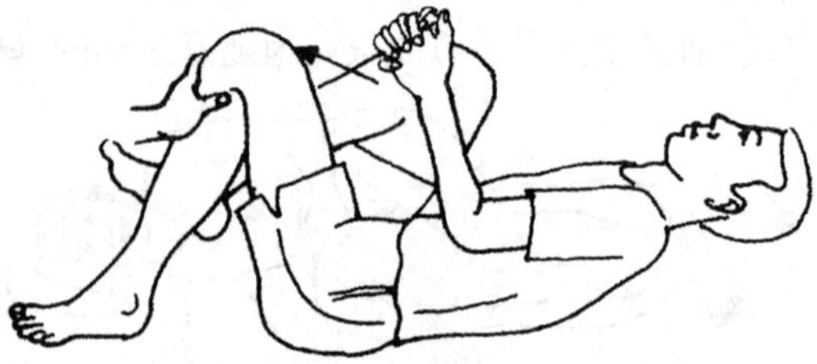

图 13－38　屈曲髋关节

4. 拱桥式抗阻力运动 当患者能主动地做拱桥形运动后，应及时给予小量的向下压力，如图 13－39 箭头所示方向，以增强锻炼量。一般是压双侧，因如果压一侧会引起骨盆的旋转运动。这是个更高级的练习，比较难以达到。

拱桥形运动是项重要的练习，它包括三个分解动作。如果不能完成这项锻炼，就不可能恢复正常的步态。

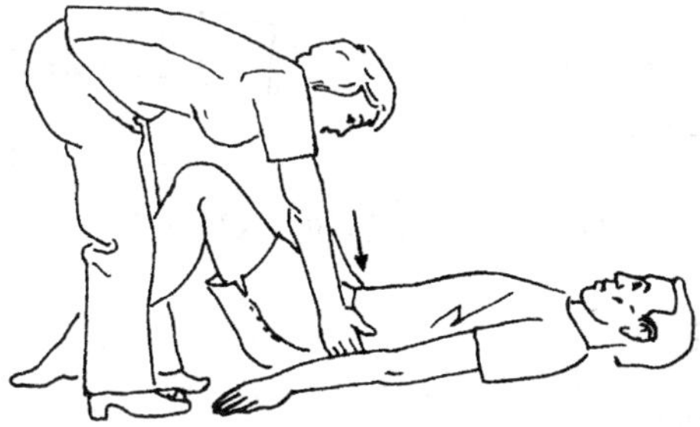

图 13－39 拱桥式对抗活动

5. 肘支撑抗阻力运动 图 13－40 所示的此项锻炼应包括转动、翻身及肘关节撑地。在保持图示姿势的同时，要使体重分布适当，以利于治疗。要求患者姿势稳定，并能对抗外力。当其保持姿势稳定后，可由各个方向，如后枕部、肩部向下给予压力或者由双肩的每个侧方给予推力。开始给的外力要小，逐渐加大，最后再由大变小，逐渐撤去。进行中间要求他："不要让我把你推动。"患侧下肢的膝关节应维持在轻度的屈曲位，两前臂应保持平行，当肘关节的支撑非常稳定时，方可进行下项练习。

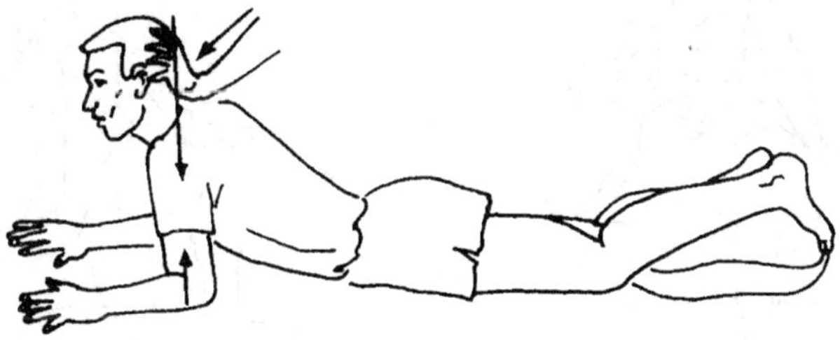

图 13－40 肘支撑抗阻力运动

6. 膝、肘支撑抗阻力运动 在肘支撑能够很稳定地对抗外力之后，进而让他两侧的前臂交替地支撑体重。当其能顺利地进行由一侧向另一侧转移体重的活动时，再让他的双膝跪着，两肘支撑体重。初开始可帮助他把两脚分开，治疗者的双手放在他的股骨下方，用力协助他进入双膝跪着的姿势。待其跪好后，再将他的前臂尽量向后拉，力求肘、髋、膝三关节都能保持 90°的屈曲。待其稳定在这个姿势后，按照图 13－41 所示的各个箭头所指的方向，分别给予压力，同时要求他仍稳固地保持这个姿势。最后再给患侧一定的压力，让其向患侧肢体转移重心。

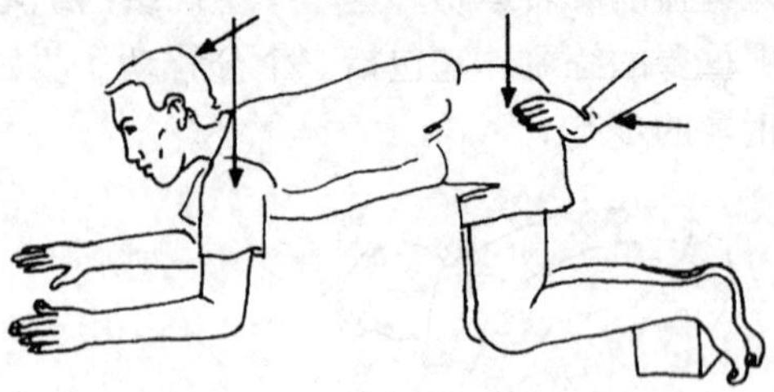

图 13 -41　膝肘支撑抗阻力运动

二、下地锻炼

（一）由床上下地

这个动作必须在患者有一定的独立活动能力时方可进行。康复治疗师站在患者的身后，一手握着他的患手，另一手托着他的患臂，然后让其站到地上。或采用图 13 -42 所示的方法，即康复治疗师握患手、托患臂。除了对患者起支撑作用外，更重要的是要保证患侧的肩关节充分外旋。一旦患者能安全地站立在地面，护理者要切记不能忽略患侧肩部的运动。

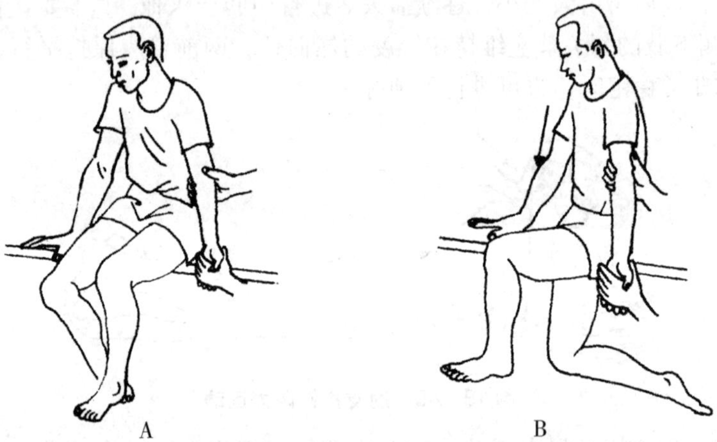

A　　B

图 13 -42　下地锻炼

（二）在地上锻炼

1. 拇指与其他四指分开的爬行　拇指的位置是很重要的。正确的位置可使臂得到使用的机会，还可能使手的功能完全恢复。爬行是恢复进程的第二个阶段（图 13 -43）。患者必须通过这一阶段才能较好地恢复。爬行时，康复治疗师需给予无力的肘和肩部以支持。经过几周治疗，还应帮助他保持稳定的平衡，并能由一侧向另一侧摇动。此时也应给他以必要的支撑使其姿势保持平衡。当教会患者将重心向患侧移动，可给他正在摇晃的患侧以适度的压力；但不能在健侧施力将患者向患侧推，以免发生不良后果。教会患者向前、向双手方向摇动也很必要。康复治疗师用手支持患者的肘部，另一手在他头后部稍加压力让他的头向后仰，眼向前注视。这样做可加强肘关节的力量，有助于稳定患侧前臂的姿势。患者在爬行时可以从各个方向给他以适当压力，让其保持平衡，必要时继续支撑其患侧肘关节。对患腿的姿势也应注意。

对那些上肢肌力恢复得较慢者，在未能达到爬行之前，还可增加几项为爬行做准备的锻炼内容。如先教他学会双膝跪地躯干直立、跪立肘支撑、重心向患侧前臂转移等。

2. 对镜跪地直立　图 13－44 表明了镜子的用途和用法。患者跪地离镜子的距离，最好大于从膝至头顶的高度，以免万一跌倒时头触着镜子而碰伤。患者应首先学会维持这个姿势的平衡。康复治疗师用双手和双膝帮助他保持跪立姿势。患者的眼睛向前注视镜子对姿势的平衡能起到额外的帮助，做这个动作时肘部应伸直。

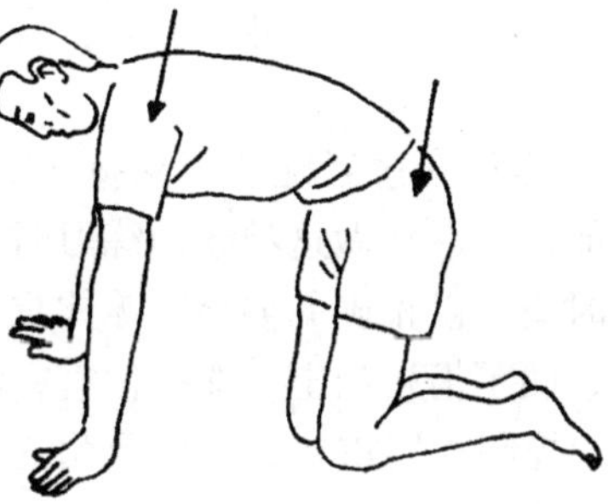

图 13－43　拇指与其他四指分开的爬行

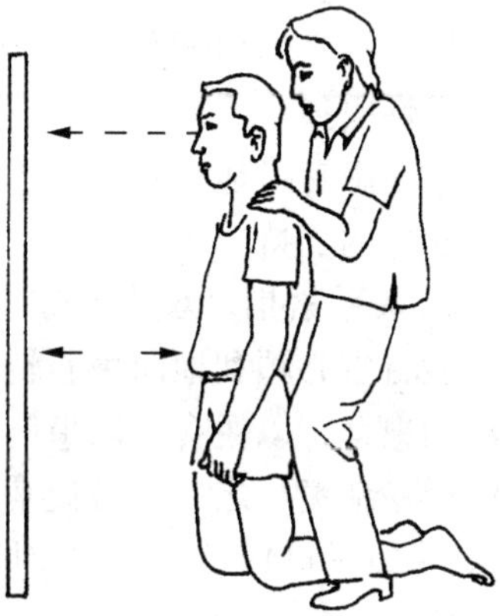

图 13－44　对镜跪地直立

3. 跪立肘支撑　图 13－45 所示的练习也是中风康复的必要步骤。对年老体弱者更适合。镜子前面放一小桌作为患者的依托，让他很好地练习前臂支撑，以保持跪立姿势的平衡。

4. 重心向患侧前臂转移　图 13－46 介绍的是年龄较大的患者的练习方式，即重心向患侧前臂转移。桌子中间画条红线，患臂不能超过此中线。康复治疗师从侧方给患肩稍加压力，能帮其将重心向前臂转移。必须记住，患臂应始终保持在桌子上。在这个姿势完成后，还可进一步练习图 13－47 所示的跪地直立姿势。

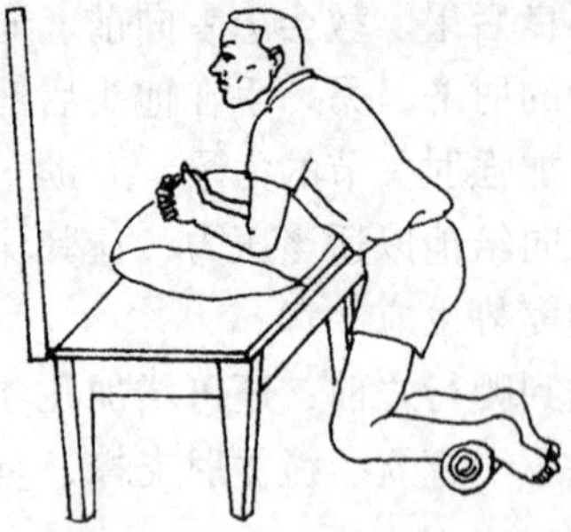

图 13－45　跪立肘支撑

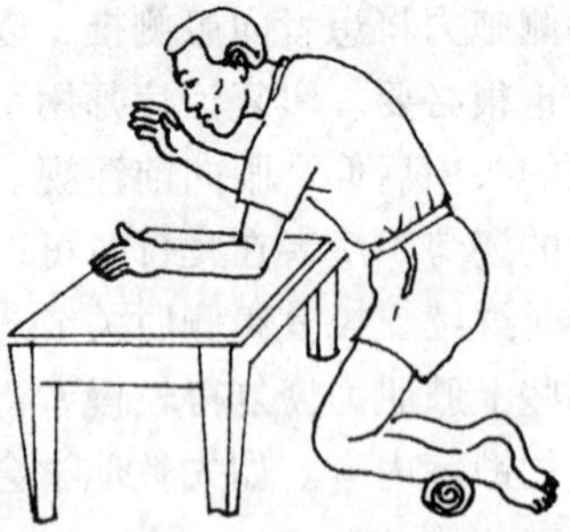

图 13－46　重心向患侧前臂转移

5. 重心向患侧髋、膝转移　教会老年患者将重心向患侧髋、膝转移需要的时间更长，并需给予额外的支持。可是，无论患者年龄多大，身体状况如何，要想能够平稳地走路，必须进行这项练习。图 13－47 表示康复治疗师正在用双手轻推患者的髋和肩部帮助他向患髋和膝部转移重心。边做边命令患者："不要让我推动你。"以要求患者能用力跪稳，使重心保持在双膝上。同时，用力将身体由健侧向患侧推。康复治疗师或护理者用力要适当，逐渐增加，慢慢去掉。

即使患者跪地直立已相当稳定，而在练习患侧髋、膝平衡时，常常还需要给予额外的支持。

6. 双手紧扣，双膝跪行　用膝跪行，必须在患者跪姿能保持很好的平衡，并且能将重心顺利地向患髋转移以后才能进行。在做这项新的练习时，可抓着患者的患臂，以便在其向患侧转移重心时肩膀以正确的姿势支撑体重。待患者能够很稳地跪行之后，可让其双手紧扣，两手拇指向上，双手伸直，独立地跪行（图 13－48）。这项练习对整个身体的控制特别重要，因此要耐心练习，准确掌握。

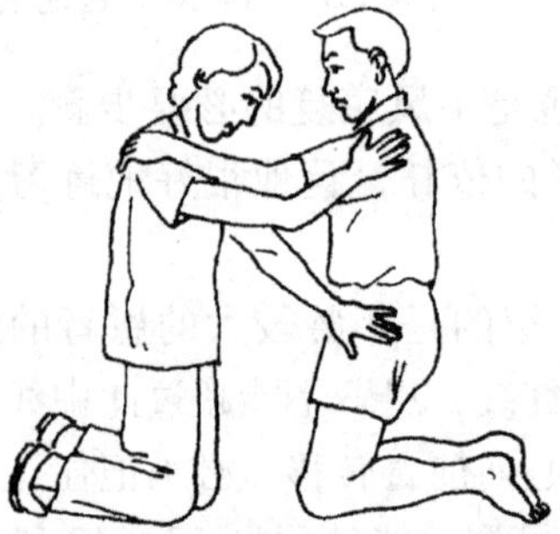

图 13－47　重心向患侧髋、膝转移

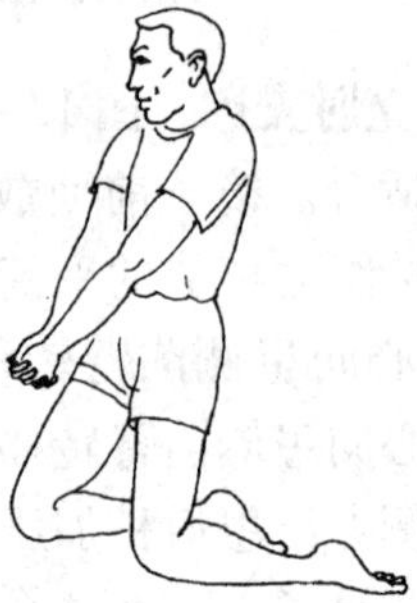

图 13－48　双手紧扣，双膝跪行

7. 患手撑地爬行　这是恢复患臂随意运动和正常的平衡必不可少的一项练习。当患者完全按照图 13－49 所示保持稳定之后，可让他健侧上肢向前或向侧方抬起，进一步锻炼患臂稳定的负重能力。

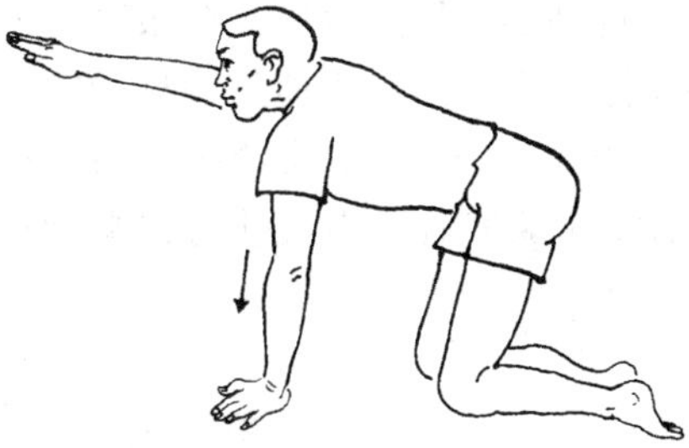

图 13－49 患手撑地爬行

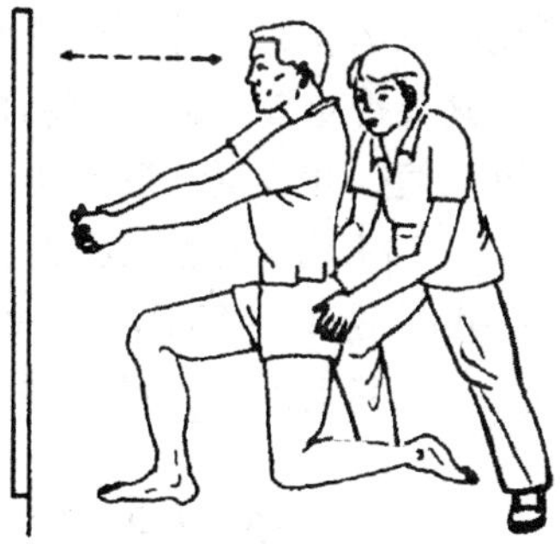

图 13－50 双膝交替跪地平衡

8. 双膝交替跪地平衡 这是高一级的难度较大的动作，是图 13－48 所示练习的发展。因此不能过早地要求患者进行此项练习。过早必将失败，更重要是由失败导致患者丧失信心。只有当患者很好地掌握了前面各项平衡之后，再进行此项练习，才能获得成功。一定要循序渐进，欲速则不达。如图 13－50 所示，患者双手紧扣、双肘伸直，练习向侧方移动重心。康复治疗师可在其身后，双手紧紧地扶住他的双髋部。当患者抬起一脚向前时，康复治疗师可帮助他移动重心，让他学习在这个位置保持平衡，然后换腿保持平衡。经过反复练习，患者可以逐步学会正常的直立姿势，此为正常行走的前奏。对于年老体弱者，双手可借助两个凳子支持，进行两膝交替跪地的平衡练习（图 13－51）。

9. 肩关节外旋，双手支撑 这对于患者练习用于手臂支持身体是一种有效的锻炼方法。如图 13－52 所示的患者正在保持正确的姿势。血压不高的患者应尽可能早地开始这个练习。起初康复治疗师可扶持他患侧的肘与手，以使其保持正确的姿势。一旦能稳定地保持这个姿势，即可开始下一步的锻炼。每次练习中，只要患者能很好地用肘支撑肩外旋和用手支撑，他就可以顺利地恢复体能与功能。

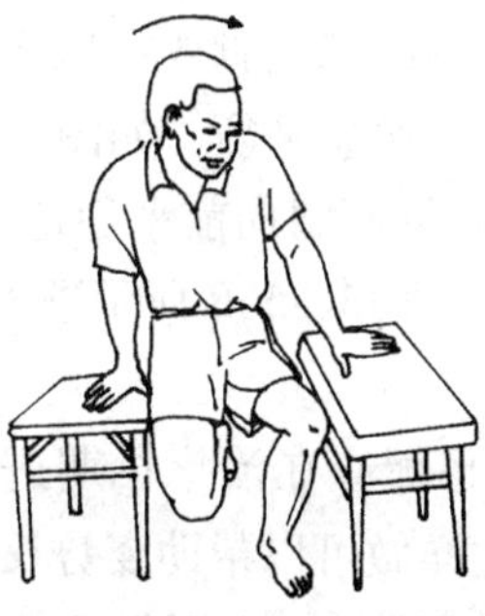

图 13－51 双手扶凳两膝交替跪地平衡

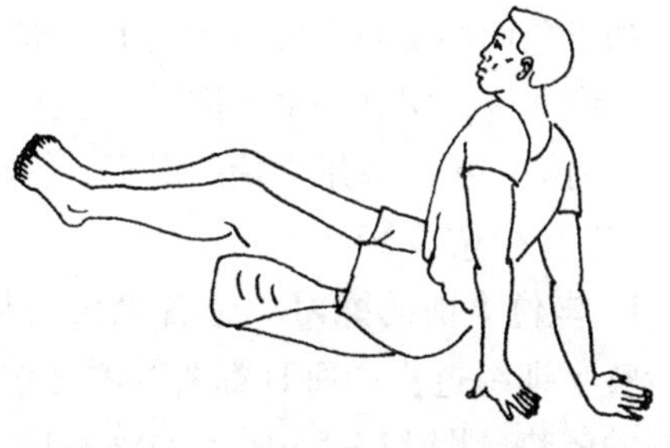

图 13－52 肩关节外旋，双手支撑

10. 双手支撑身体向前晃动 这是一项更高一级的练习。只有当患者的手进步到能随意运动时，才可以开始用手撑地，身体前、后晃动。这项练习对手指伸直尤其显得重要。此种运动在婴儿随意运动的发展过程中是个很简单的现象，它可以使婴儿逐渐摆脱出生时手指的屈曲状态，所以不能忽视这种练习。

图 13－53 所示的爬行运动应每日不间断地进行。持续锻炼会逐日进步。待图 13－43～图 13－53 所示的动作都能牢固地掌握时，患者就可以顺利地由一侧向另一侧移动重心，进而平稳地向前行进。

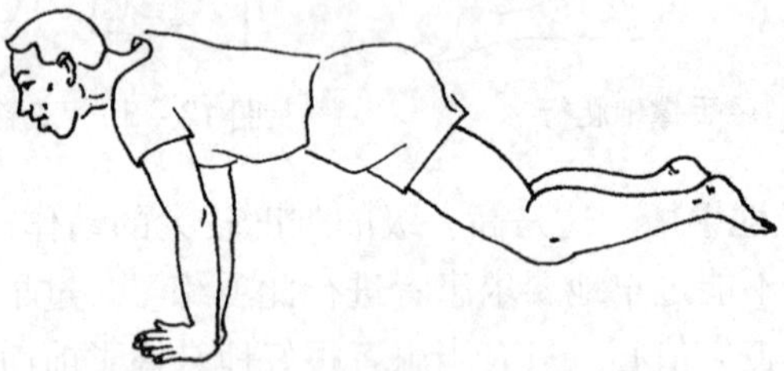

图 13－53 双手支撑身体向前晃动

三、坐、站的锻炼

经过以前的各项练习，患者的上、下肢都能够稳固地支撑体重，并能平稳地前、后、左、右转移重心。具备了进一步锻炼的条件，即可进行坐、站的练习。

（一）离地坐凳

为了便于患者使用，凳子可以做得宽一点、长一点，高度以患者坐上后双脚平放地面为合适。为了使患者从地上站起来，早期必须有两个人给予帮助。患者先由仰卧位起来，两个人分站其两侧，各用一手分别用力握着患者的两只手，每人的另一手放在臂下托着他的肘部，先帮其坐起，然后再站立转身坐凳。这时应注意，用力方法要适当，肩关节在起来时可能向前、向外旋转，但不能使患者感到肩和手疼痛。在康复治疗中，可以教患者练习翻身用肘支撑进而跪起。这个位置，有两个人帮助，患者比较容易练习用脚放在地上。

如果前面的练习都能顺利完成，他已经掌握了跪立平衡。如图 13－54A 所示，在跪立位，用健侧手支撑在凳子上，然后抬起健侧腿向前平稳地放在地上，身子向前倾，手、脚用力抬起臀部，转动身子，如图 13－56B 所示进入坐位。

（二）坐位平衡

1. 坐位平衡的练习 患者坐位时保持躯体平衡应在治疗早期进行。而在以后整个训练过程中每日都要练习坐位平衡。这样做可以帮助姿势反射和随意控制的姿势。图 13－55 所示的练习应扎扎实实地进行。它不仅能刺激姿势反射，而且是向用手正确支撑的必要过渡。在所有掌握平衡的练习中应牢记以下

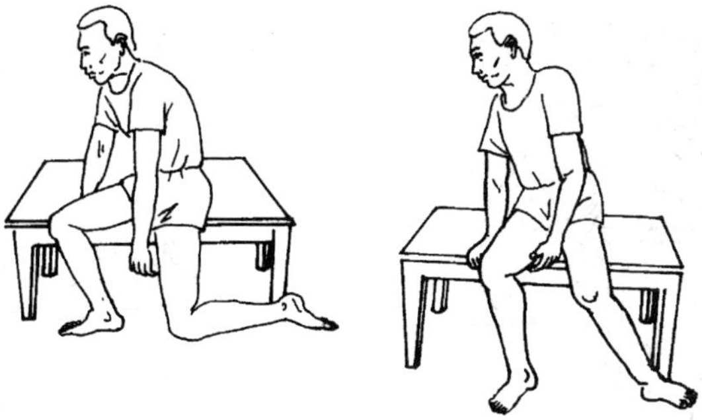

A　　B

图 13－54　离地坐凳

各个要点。

（1）前面应尽可能放一面大镜子，至少得让患者能看到自己的头部和肩部。

（2）患侧腿和臂不能任其自然摆放，更不能由康复位变成痉挛位；应时刻注意维持在康复模式，因为它太重要了。

（3）康复治疗师给予的任何外力必须适当，不能把患侧上、下肢推到痉挛位。加力时要缓慢增加，撤去时也应逐渐减小。

（4）不论做何种练习，康复治疗师必须给患侧肢体以支持。在这段练习中主要是对患臂的支持。

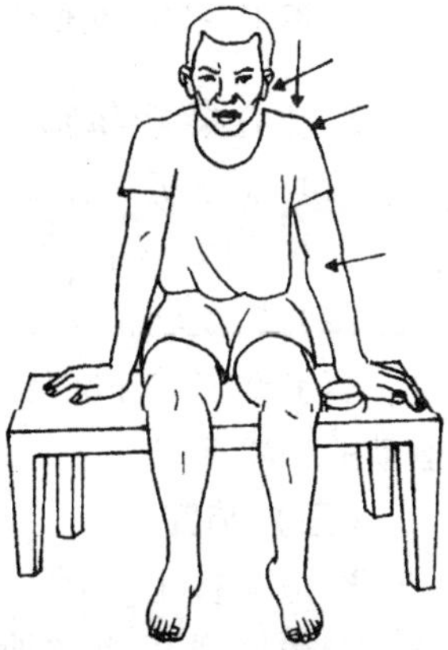

图 13－55　坐位平衡的练习

（5）当康复治疗师的手与患者接触时，会感到来自他的压力。因此，如果患者想向患侧倾斜时，康复治疗师应把手放到他的患肩上并下压，绝不能放在他的健侧向患侧用力，否则会产生向健侧倾斜的力量。

（6）家庭护理者在帮助患者做平衡练习时，如有不清楚的地方，一定要向康复治疗师请教，不可随心所欲地帮助，以免造成有害的后果。

2. 坐位的休息姿势　图 13－56 既是个良好的坐姿，又是个很好的休息姿势。用这个坐位姿势休息，患者的头、肩、髋、膝都处于康复型位置。患者的肢体支持重心向前移，正确地通过髋、膝和肩移向双足与双肘。当患者休息完了，可以从这个位置开始做些其他练习。如将一个物体放在桌子上，让患者向前伸手去推它。在他推后伸出的手撤回时，康复治疗师或护理者可将物体放回原处。为了增加患者的兴趣，康复治疗师可数着患者伸手推物的次数，每回练习应增加次数，而且也可改变练习的方式。

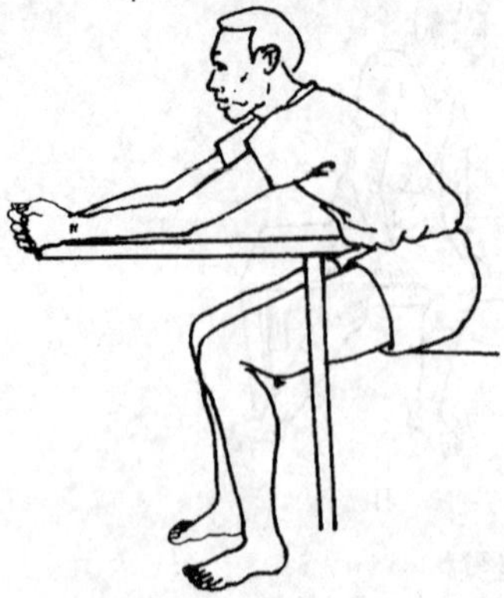

图 13－56　坐位休息姿势

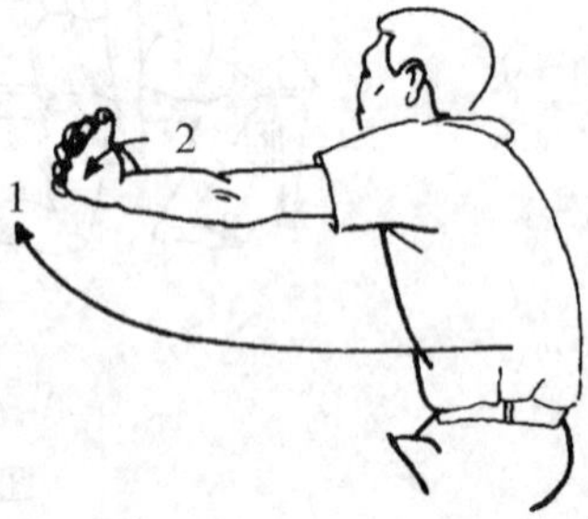

图 13－57　躯干旋转、臂旋转

3. 坐在桌旁的练习

（1）躯干旋转：如图 13－57 的坐姿，双手交叉握拳，拇指向上，肘关节伸直，双手由一侧向另一侧沿着图示箭头 1 的方向做弧形移动。

（2）臂旋转：交叉握拳的双手沿箭头 2 所示方向旋转，使患臂变成外旋位。当患臂完成外旋时，患手的掌心向上。这是健手带动患手进行正确的旋转运动的一项练习。

（三）站立

这是紧接上一动作的练习。患者要想成功地站立，必须能用双足负重。当他坐在桌旁时，已能将重心放到足跟部。先用伸直的手去接近地面时，如图 13－58A 所示，可进一步向前移动重心。当其对向前移动重心已充满信心时，可鼓励他逐渐地将重心进一步向前移至双足，直到他发现自己可以用足站立，并能将臀部抬离坐位数厘米高。经过连续不断地练习，患者可以学会如图13－58B 所示，将臀部越抬越高，直至达到直立位。应该注意的是：他的身体向前倾斜才能达到站立位，若向后倾斜绝对不能达到独立地站立。这时就应反复练习重心前移的动作。

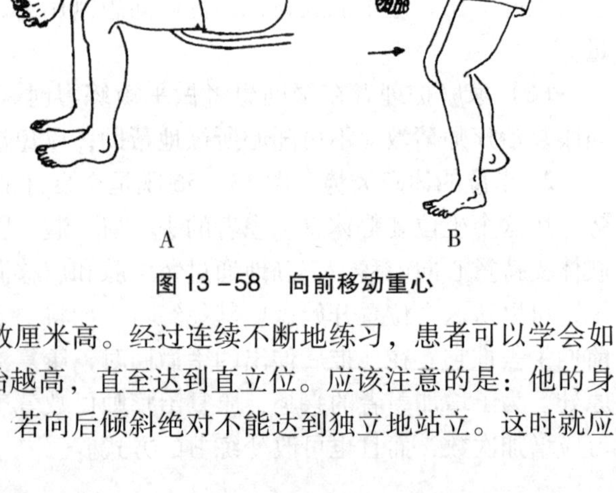

图 13－58　向前移动重心

四、练习行走

（一）扶髋行走

对于早期重新学习走路时比较紧张的患者，由康复治疗师扶着双髋行走，是很有用的方法。如图 13－59 所示，让患者手指伸开，拇指向上，分别扶着康复治疗师的躯干两侧，以利患臂保持正确的姿势。同时康复治疗师两上臂夹着他的双前臂，用手扶着他的双髋部，帮其向前跨步。要注意，当其向前移动重心时，一定要让他把脚的位置放好，自始至终要留意患脚的正确位置。

如果在跪立时，患者的髋、膝就能很快地保持平衡，则可以顺利地进行这种行走练习。经过多次训练，最后达到髋部在直立时能保持正确的姿势。脚能以很准确的前后位平放于地面，是髋关节姿势正确的标志。

（二）握手行走

图 13－60 表示的是个非常有用的正确的扶持方法。康复治疗师的手与患者的患侧手呈握手位，让其拇指在上，保持肩关节外旋。重心由外旋的肩向下通过伸直的肘关节到手腕而向前移动。

康复治疗师的另一手扶持其胸和臂，伸直手腕，分开五指，尽量扩大手背与其胸侧壁和上臂的接触面，并让其伸直的肘部靠近康复治疗师的上臂。这样，当患者迈步向前时，康复治疗师处于有利于协助他运动的姿势，便于帮他将重心通过髋部向患侧转移。只要患者的姿势正确，重心的转移就会顺利，能很快达到正确的行走。

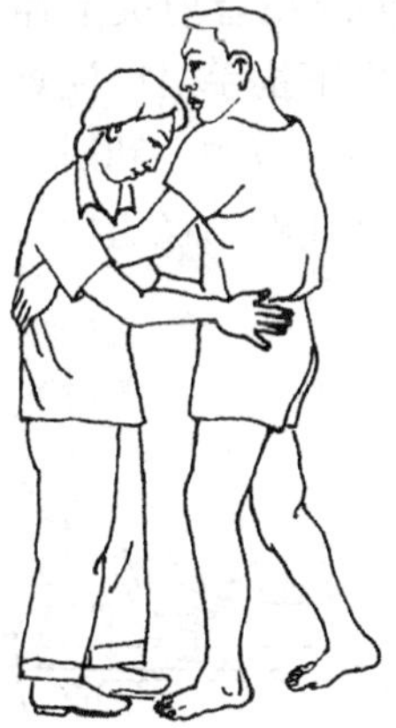

图 13－59 扶髋行走

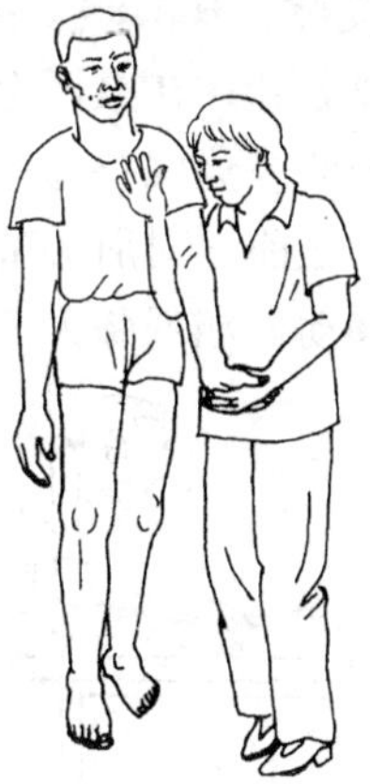

图 13－60 握手行走

（三）托掌行走

图 13－61 所示的是帮助患者行走的另一种有效方法。患者的患肢屈腕，并拢的四指向外，分开的拇指向前，掌心向下。康复治疗师用一伸开的手掌托

着患者的手掌，另一手扶着他伸直的肘部。这样既可以帮他控制重心向患侧转移，又可使其患臂以正确的姿势承受重力。练习的房间要宽敞，转弯时要向患侧转。如患者条件允许，一天可练习几小时。但在能完全稳定地站立以前，不可到户外行走。

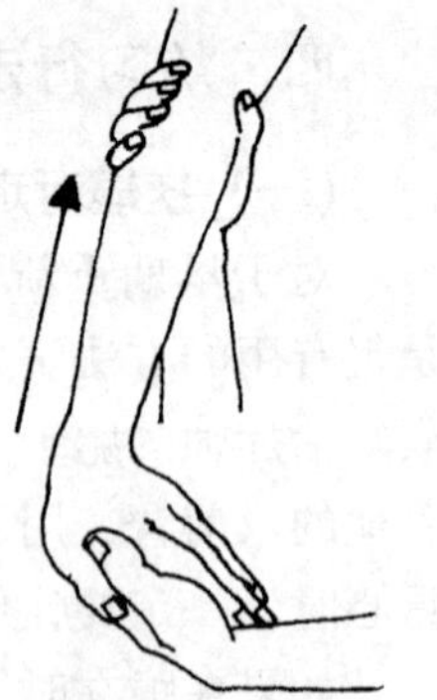
图 13－61　托掌行走

这里需要再三强调的是：不能由健侧帮助患者行走。如果那样做，他的身体就向健侧倾斜，倒向康复治疗师，很少使用患腿，他就不能适当地通过患腿转移重心，导致他用脚的前部支撑体重，而不是正确地用全足支持重量。这将很快形成一个不理想的反射活动，患髋进入外旋位，也就是痉挛模式，以致以后不能形成正确的步态。那将使以前防止髋关节外旋的所有努力都付之东流。

（四）练习行走期的辅助锻炼

在练习行走期，还可做些辅助锻炼，如肘支撑，膝屈、伸；手支撑、身前倾等。

1. 肘支撑，膝屈、伸　如图 13－62 所示，患者两前臂支撑在桌面上，头向后上仰，康复治疗师以箭头方向施加一定压力将有助于恢复。一旦这个姿势能保持非常稳定之后，患者可以完全独立地保持患侧前臂放置这一姿势，肩部不会下垂。由这个位置开始，还可教他向前、后运动及侧向转动。也可再次练习向患侧转移重心。继而练习膝关节屈曲、伸直。这项练习能同时恢复患侧上、下肢的力量。

2. 手支撑，身前倾　图 13－63 所示的练习要求患者肘关节伸直，手指尤其是拇指要分开；在桌面上用力向前下方推，在向下推手时应注意保持肘关节伸直，手腕的姿势保持稳定不变。开始时要支持一下他的手和肘。在其能独立地做此运动之前，对肘关节的支持不要撤掉。当其能够站稳之后，可让他双手用力前后移动，加强膝关节的活动。

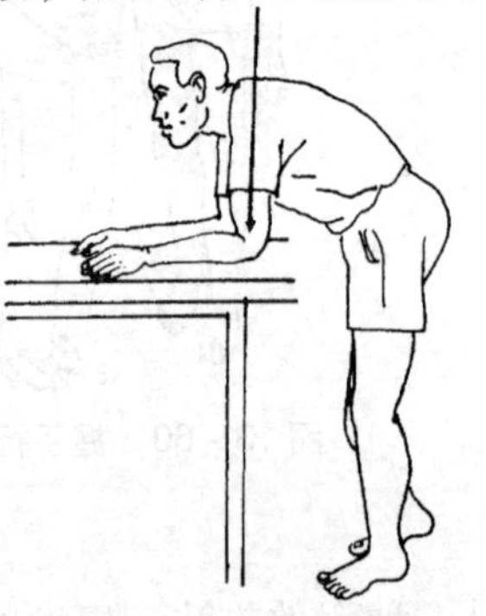
图 13－62　肘支撑、膝屈、伸

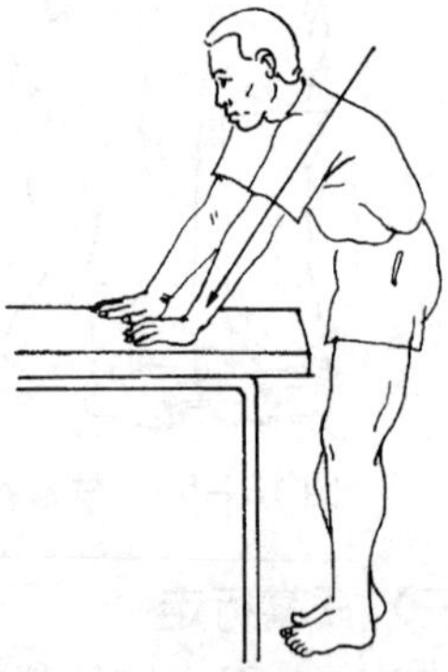
图 13－63　手支撑，身前倾

3. 患腿悬空保持稳定 如图 13－64 所示，做髋、膝关节屈曲时，使患腿悬空，并能保持稳定。这时他应具备三个条件。

（1）认识自己的肢体所在空间的位置。

（2）能在空间运动肢体。

（3）肢体能在空间保持一定的时间。

若不能完成这三条中的任一项，康复治疗师应在锻炼中给予指导，帮助克服困难，如用手掌托着他的脚掌达到悬在空中的目的。从开始治疗起，每个训练动作必须熟练以后才可考虑下一个动作的训练。

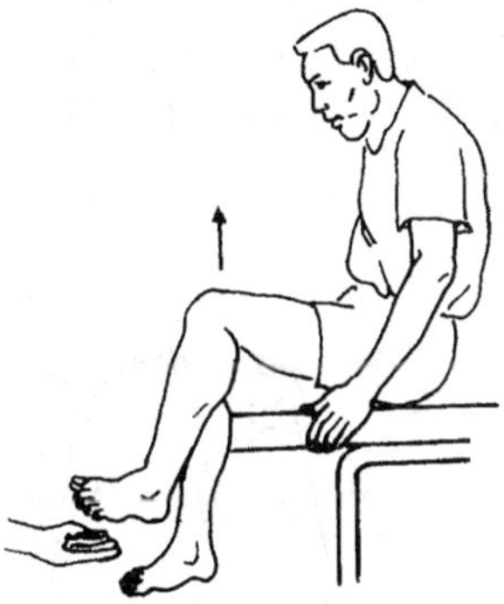

图 13－64 患腿悬空保持稳定

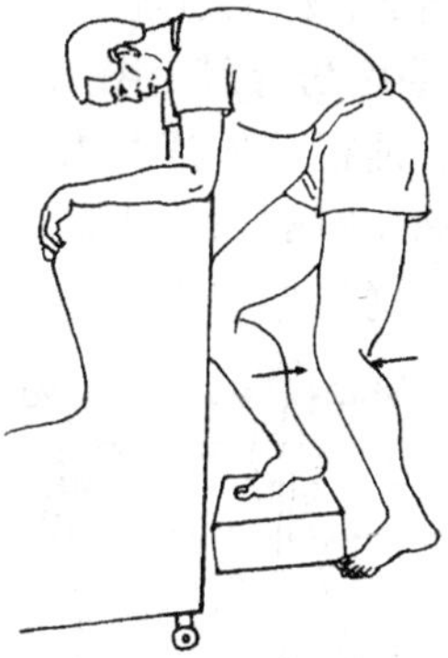

图 13－65 练习爬梯动作

4. 练习爬梯动作 如图 13－65 所示，患者以沙发背支撑前臂，用小木盒作为台阶，健侧脚在做上、下台阶运动的同时也在练习健侧向患侧移动重心。正确的动作应是抬健侧脚时由患侧脚和前臂支撑重心。康复治疗师要时刻观察他的动作，看是否正确地向患侧移动重心。当他用健侧脚踏台阶时，可用双手扶着他的双髋，以助其患髋做向前、向侧方的运动，因能确实做好这一动作是十分必要的。下一步，在他的健足踏在台阶上时，可用手在其膝关节前、后方向给以支撑，让他的患侧膝关节做屈、伸运动。继而可要求他直接将患侧脚也踏上台阶。随着进步，患者可以自己抬患脚。以后当他继续做屈、伸膝关节练习时，康复治疗师可由前、后给膝部以压力。最后，当患者用患足站立，膝关节伸直，而健足往台阶上抬时，可在膝关节前方稍给压力。

（五）助行器

在整个恢复阶段，患者必然需要使用助行器。在决定是否使用助行器之前，首先应搞清楚有关中风和助行器使用的一些问题，然后再具体地决定每个患者是否需要助行器。

本书所介绍的康复方法是力求有个较为完全的功能恢复。在患者的整个恢复活动中，应特别注意躯体是一整体。应由健侧的活动经过中线到达患侧引起双侧的活动，不能让患者用健侧肢体代偿患侧肢体的功能而忽视患侧肢体的运用。简单地说，用单手助行器的患者不会把重心移到患侧，他将永远学不会正确的步态。由此可见，假如患者需要使用助行器的话，一定要用双手扶的助行器。

1. 双把柄助行器 如图 13－66 所示的助行器名叫 Rouator 助行器，又称双把柄助行器，在训练正常步态的行走上很有用。康复治疗师抓稳助行器让患者保持双肩关节外旋，肘、腕关节伸直的姿势。将助行器的把柄放低，患者双手扶把柄时，身体轻度前倾，很容易保持正确的姿势。康复治疗师可抓着其手，教他双腕部用力，并向患臂和腿移动重心。反复地由一侧向另一侧移动重心，记住次数，日渐增加，做的过程中须注意两腿保持平衡，手指可不停地做伸、握活动。

2. 双手用助行器 图 13－67 所示的助行器为 Zimmer 助行器，又称双手用助行器，能很好地帮助练习臂的随意运动。用它有个先决条件，那就是患手必须摆脱病初时的屈曲状态，手指伸屈自如之后才能使用。否则，过早使用双手助行器将增加痉挛倾向。

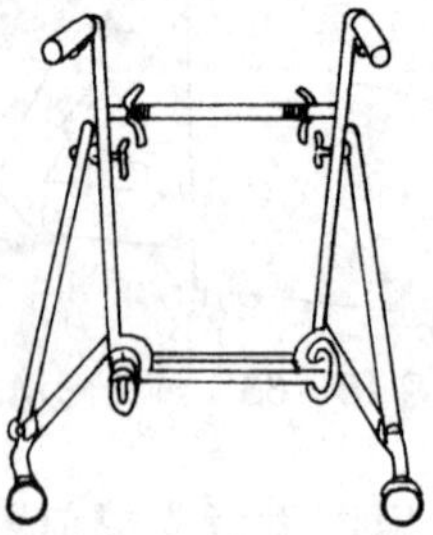

图 13－66 双把柄助行器

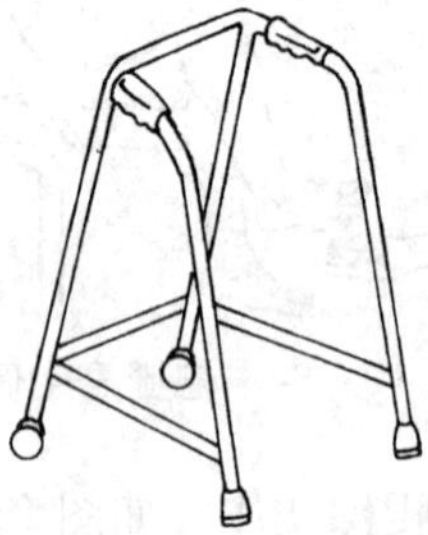

图 13－67 双手用助行器

3. 单手用助行器 图 13－68 所示的单手用助行器俗称拐杖。我国中风患者刚会行走时采用者非常普遍。其不利之处却鲜为人知——妨碍向患侧转移重心，促使患肢痉挛，其是个致残的工具。

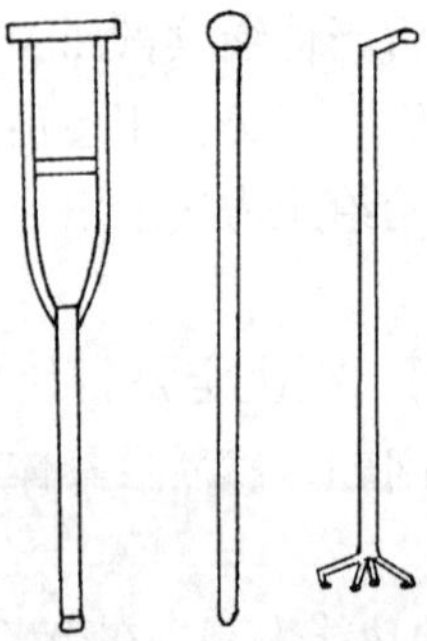

图 13－68 单手用助行器

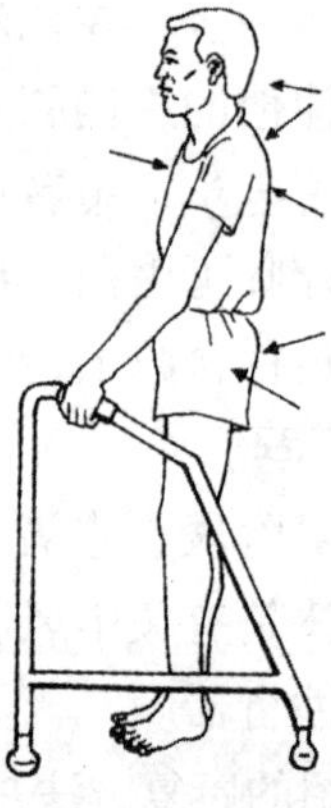

图 13－69 用助行器帮助站立

4. 稳定的站立姿势 图 13－69 显示使用双手助行器的患者能够很稳定地站立。最好在能足以照到患者全身的镜子前面练习站立。一旦能成功地达到这个姿势，患者就能平稳地保持。接着再让患者从健侧向患侧移动重心，使体重平分于两足上。当患者将体重平分于两足之后，医生可进一步刺激必要的姿势反射，要求他必须学会承受从各个方向给予的压力。在医生沿箭头方向用适当力量推其歪斜时，命令他："不要让我推动你！"让他尽力保持原来的姿势不被推动。应注意：给的外力不能过强，以免患者为对抗外力而过分用力，导致反射性痉挛状态。早期，医生协助把患手放在正确的位置，以便重心移动时能准确地通过正确的手腕位置。待患者达到稳定的站立位，手指又能从最初的屈曲性抓握状态缓解以后，他就可以使用双手用助行器，而且很快地学会独立行走。

（六）帮助臂功能恢复

尽管一直强调正确的姿势，尤其是臂，有时还有可能发生痉挛。另外，某些患者也可能有较长时间的肌张力降低。患者由于这两种原因，在锻炼上肢时因肩关节疼痛，使其肩、肘的转动和支撑练习被迫中断，推迟了臂功能的恢复，以至于造成上一节提到的行走练习的失败。

为恢复患者臂功能，主要应给予患臂一些额外的帮助。在中风的自然转归中，幸存者上肢的恢复绝大多数都远远落后于下肢。对其上肢的特殊帮助在恢复的早期就非常重要。额外地帮助概括起来有三点：必须 24 h 一直保持在康复位；支持体重必须有正确的基本姿势；促进知觉恢复来激发随意运动。

可借助于上肢简易夹板进行帮助，它是由一种硬质塑料或有机玻璃做成的。当这个夹板被固定在上肢后，上肢被支持，如果小心地把上肢摆放成康复位，即手指伸直，肘、腕、指诸关节均处于防挛缩位。因此，它是个很好的治疗工具。具体的用法和练法，以后再详述。

1. 上肢夹板的应用 安放夹板时，肩关节放在外旋位，肘、腕及手指伸直，五指分开，患臂完全处于抗痉挛位。但手腕的位置不是绝对的，如手腕向后弯是有用的抗痉挛位，可避免妨碍功能恢复的手腕僵硬。上肢呈弛缓性瘫痪、无明显的痉挛体征者，也可使用这种夹板，而且用得越早越好。每日可将上肢放进夹板 2～3 次或更多，臂的位置要正确，手指伸直尽量向后，每次使用 2 h，患者会感到很舒适。开始使用夹板时，必须请有经验的医生在场指导。使用时，应尽量将患肢肘、腕、指诸关节置于伸直位。马奎云教授设计的简易夹板较国外带气囊的压力夹板轻便，一次戴的时间可以延长，医患均感到方便实用。图 13－70A 为简易臂夹板，B 为前臂夹板。

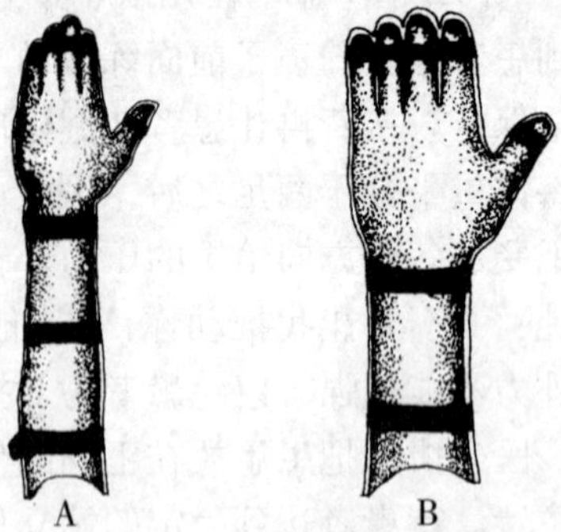

图 13－70　上臂夹板的应用

（1）戴夹板的臂上举：图 13－71 所示的是戴夹板的患臂上举后，下面给予支持，这是个理想的休息位置。开始锻炼前至少要在这个位置休息 10 min。然后再进行患臂的锻炼。

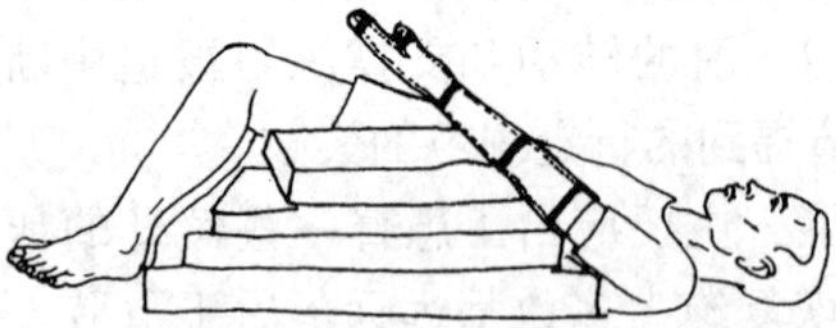

图 13－71　戴夹板的臂上举

（2）腕后伸：患者如图 13－72 躺下，康复治疗师一手扶着他的肩部，使其外旋，另一手推其手掌，应尽量让他的手腕后伸。若带简易夹板，最好把夹板去掉活动，或夹板内侧于腕背部垫几层纱布。

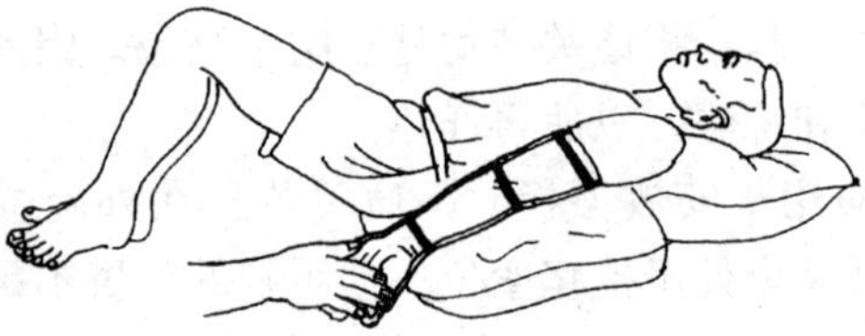

图 13－72　腕后伸

（3）肩关节康复：如图 13－73 所示，当患臂上抬时简易臂夹板使肩关节外旋，整个患臂很容易保持正确的姿势。这是肩关节最重要的锻炼之一。当患者不能做主动运动时，可先进行被动活动，由康复治疗师活动患肢，然后再做主动活动。患者的拇指伸开远离躯干，不应引起疼痛。如果发生疼痛，说明开始使用的方法不正确，可以带着夹板，帮他做无痛的环形运动。

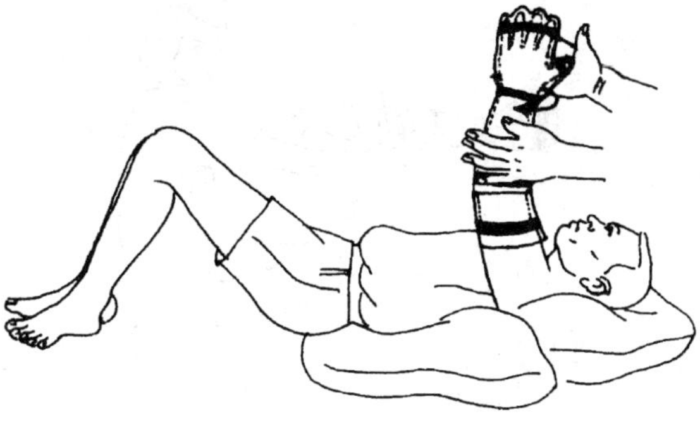

图 13 –73 肩关节康复

图 13 –73 表示康复治疗师手的位置和操作方法。不要忘记，操作时仍应从患侧接触患者。这个治疗由被动运动、在外力帮助下主动运动、完全的主动运动三个阶段组成，大概需要 1 周才能完成。

（4）保持髋关节稳定的肩关节活动：图 13 – 74 所示为另一种重要手法。训练患者在肩关节前、后活动时，还能于侧卧位保持髋关节的稳定。康复治疗师按箭头指的方向，给予一定的压力。患肢放在 3 个枕头上，患者可带着夹板按图上的位置休息。

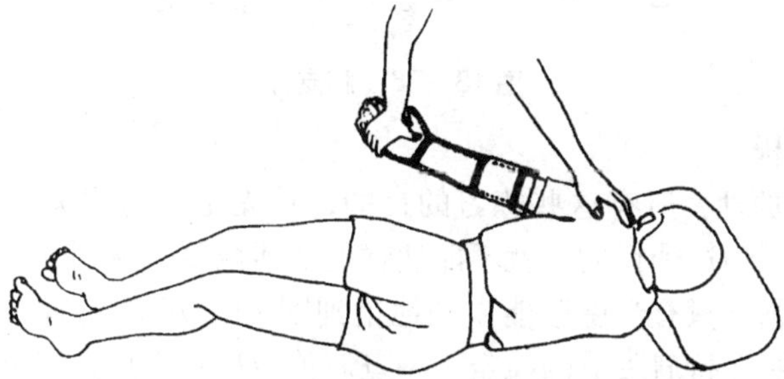

图 13 –74 保持髋关节稳定的肩关节活动

（5）保持肩关节稳定的髋转动：如图 13 – 75 所示取侧卧位，夹板支持上肢于正确的位置。先由康复治疗师帮助做髋关节的前、后转动，继而教他自己转动，最后让他在对抗较强的外力下做转动。在后一种情况下，患肢夹板有着重要的作用。它可预防因身体任何部位的活动过度所引起的上肢不理想的反射活动而进入痉挛状态。另一方面，上肢被完全控制在康复位，任何过强的力量只会作用于手指末端，这对控制挛缩有好处。由于夹板的应用，强的运动不但无害，而且还有益。因此强的锻炼可以更早地开始，这为恢复功能锻炼提供了更多的机会。

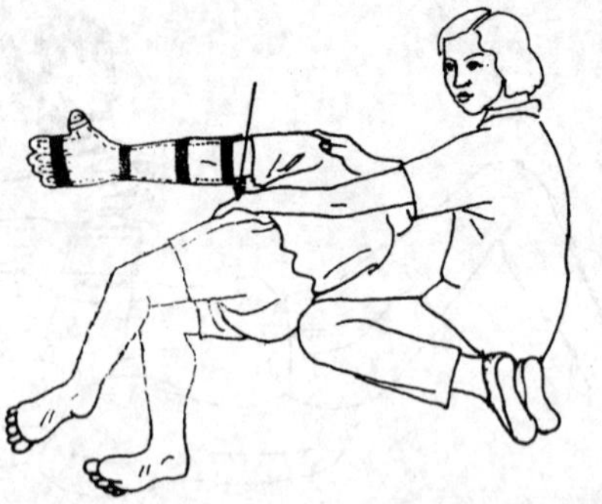

图 13－75　保持肩关节稳定的髋关节转动

（6）腕支撑：实际上是图 13－32 的重复练习。重复的原因有二：一是它的重要性，它满足了支撑体重所需要的非常重要的基本姿势；二是如图 13－76 所示的，一旦去除夹板，在再次练习运动中会有很大的进步。

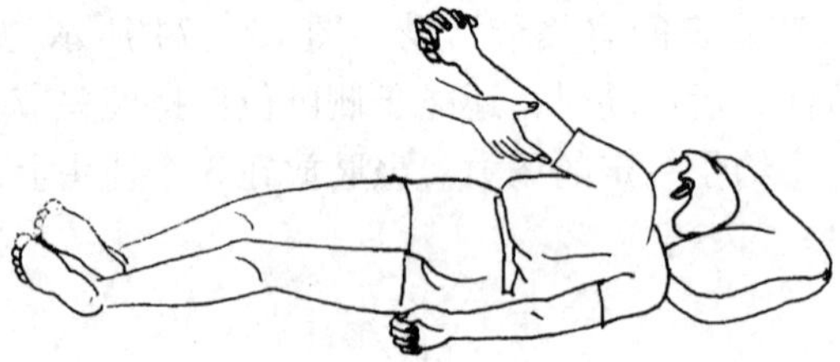

图 13－76　腕支撑

2. 前臂夹板

（1）肩的护理：所有这些练习的目的，首先是保持肩关节的稳定和引起随意运动。达不到这个目的，就不能使臂的功能恢复。从刚开始活动，就应该注意到臂的问题。只有当患肢能主动地抬到图 13－74 的位置，且能在空中保持稳定时，才能保持肩关节的稳定。一旦肩关节稳定以后，就可以使用一个肘关节或腕、指关节的简易夹板（比上肢夹板短些而已）。如图 13－77，康复治疗师将患肘固定在弯曲位，肩关节抬起进行练习。另外，康复治疗师也可以继续保持这个位置，帮助其肘关节屈伸。

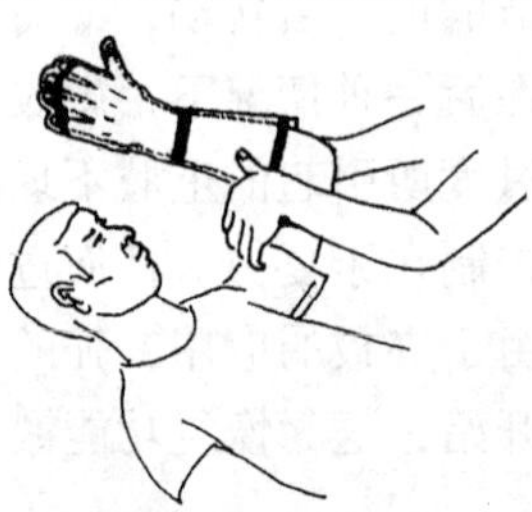

图 13－77　肩的护理

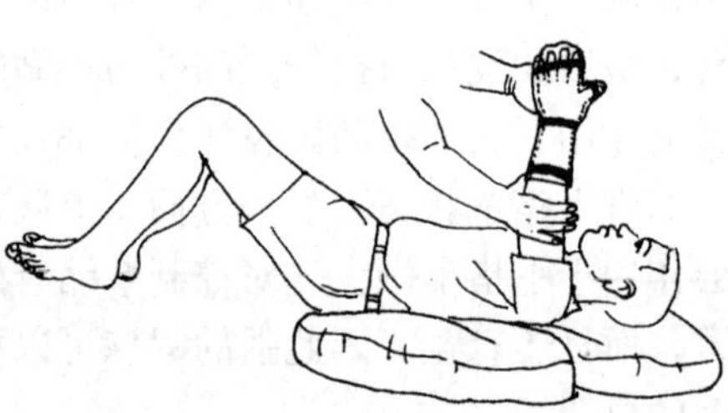

图 13－78　肘关节屈曲

（2）肘关节屈伸：当肩关节稳定以后，肘关节的稳定就简单多了。这是由于恢复是从肩到肘再到手，而且肩和肘的功能恢复有重叠。因此，肩关节稳定了，肘关节也部分地稳定。图 13－78 所示腕、指关节放入夹板，恢复肘关节功能的有用方式。当康复治疗师帮助患者做被动练习时要求其看着自己的手。这时，康复治疗师抓着患者的手屈、伸肘关节，向前下达面部，向后上回到原来的位置。以后，随着肘关节功能的恢复，要求患者由被动运动转为在康复治疗师协助下的主动运动，最后能完全独立地运动。要注意的是夹板将手固定为功能恢复位，而不是痉挛位。同时，还应注意肘关节的主动运动不能过早开始，虽然夹板有预防作用，但过早的用力过度会使手变成痉挛状态；去掉夹板后，还可进行图 13－52 所示的手支撑练习。

（3）肘关节支撑：不要忘记肘关节支撑在保持和改善肩关节功能方面有着重要的作用。现在可以尽量让患者独立练习。当肩关节的稳定继续改善，康复主要集中到肘关节时，腕和手的功能同时也会有恢复。因此，涉及手和腕的夹板练习，每一次结束后都要去掉夹板，留一段时间恢复手的功能。这可通过帮助患者把重心移到前臂，继而抬起前臂改用手支撑。为了达到这个新的姿势，要求患者按图 13－79 的位置，把患侧手掌翻转向上，帮助他坐起或向患侧倾斜，用患侧手掌支撑。开始时患者需要帮助才能保持患臂稳定，此时，患者还可以练习爬姿和爬行。

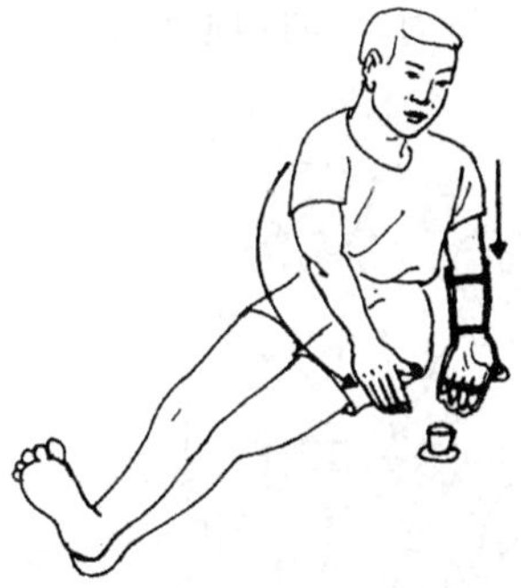

图 13－79 肘关节支撑

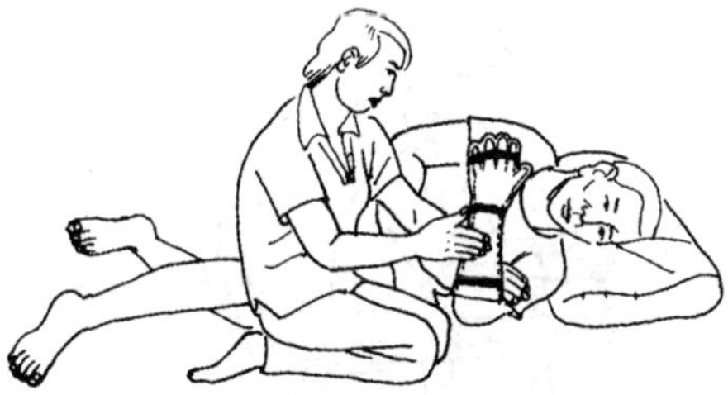

图 13－80 患侧卧位时肘、髋关节的康复

（4）患侧卧位肘、髋关节的康复：患者长期保持坐位使其髋关节屈曲，有可能会永远丧失伸直的能力。患者每一次向患侧卧或者翻动，通过给肌肉和关节的压力，会促使感觉的恢复。图 13－80 显示患侧卧位时髋关节伸直，膝关节屈曲。康复治疗师或护理者要记着不能让患者的肩部活动，以免向后下滑。患者还可以练习肘关节伸直，同时用健手扶着夹板，用眼睛看着患手，并随着手转动。待患者能顺利地伸屈肘关节时，康复治疗师可用右手给予适当的阻力以加强锻炼，新给的阻力应逐步增强。更好的办法是将患肢固定在图 13

－80 的位置，然后用双手将他的手腕向前、后弯曲。当向后弯曲得很好时，康复治疗师可以让手腕处向外倾斜，适当地从腕到肘增加压力，但不要引起疼痛，然后再逐渐地撤去。

（5）臂旋转：如图 13－81 所示教会患者沿箭头方向练习臂旋转。无论何处，不进行旋转就有可能发生痉挛。相反地，哪里肌张力丧失，哪里就会出现肢体松弛下垂，这意味着旋转功能的丧失。因此，如从治疗一开始就注意到这个问题，将会使残废减少到最低水平。练习时应坐在较低椅子或沙发上，双膝上放一沙发垫等物品借以支持平行放置的前臂。先让患者做手抓动作，将会有助于旋转活动。起初康复治疗师可给予帮助，尽量旋转到掌心向上，直到动作能独立完成。要鼓励他以后自己多练习。

（6）腕伸展：早期练习的不当，会导致手腕僵硬屈曲，不能爬行，不会通过手腕支撑重量。同时，肩关节伸不直，肩关节不能外旋，因此，导致上肢功能不能恢复。图 13－82 所示的练习，在康复的任何阶段均可进行。先有康复治疗师或已掌握本书精神的家庭护理者帮助患者活动手腕，患者自己用健手帮助活动是有害的。如果练习开始得早，且能正确地使用夹板，不致引起患者的疼痛。康复治疗师或护理者应记住自始至终都不能引起疼痛。运动的范围随着肌力的增进而加大。康复治疗师一手放在他肘后，一手放在他的腕部，从手腕向肘部给予较重的压力。若有个助手，可帮助拿个压力测定器放在患者肘后，康复治疗师用双手握着患者手腕，给予理想的压力。当这项练习一直持续到他爬行时能完全支持体重而且手腕不痛时为止。

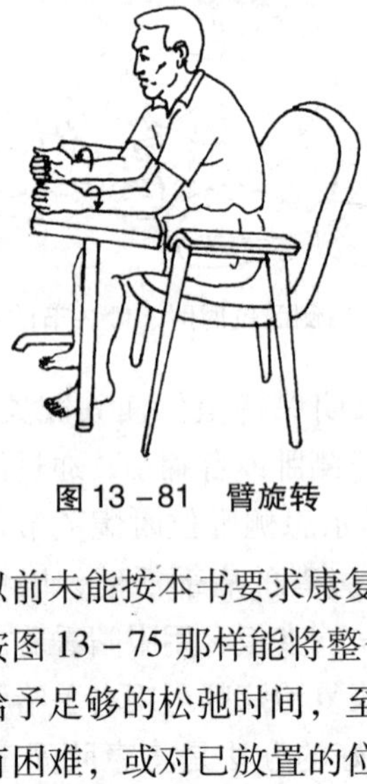

图 13－81 臂旋转

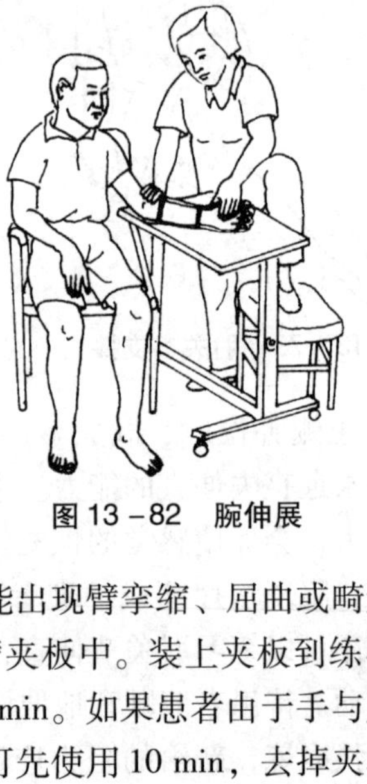

图 13－82 腕伸展

如以前未能按本书要求康复时，患者可能出现臂挛缩、屈曲或畸形，这时就急需按图 13－75 那样能将整个上肢装入臂夹板中。装上夹板到练习开始之前，要给予足够的松弛时间，至少需休息 20 min。如果患者由于手与腕僵硬使用夹板有困难，或对已放置的位置不满意，可先使用 10 min，去掉夹板休息一会儿再用。如此反复几次，一次比一次延长，直到满意为止，每一次应用会使肌肉比以前松弛一些。以手指尖用力叩击患者手腕，对于僵硬手腕的活动，在初期是有帮助的。

任何中风患者的康复，如能早期应用简易夹板或压力夹板都是非常有益的。但必须明确，欲发挥夹板的重要作用，应牢记其正确的使用方法。

1）对于每一位置的细节均应特别注意。

2）手指必须完全包放进去。

3）肩关节一定要被固定在外旋位。

4）任何练习开始前都要有 10～20 min 的休息。

（7）肘弯曲：虽然图 13－35 及图 13－80 已经介绍过肘关节的屈伸运动。但是，仅仅那样，患者仍不能将肘关节主动屈曲到图 13－85 的位置。图 13－83 的练习有三个重点。

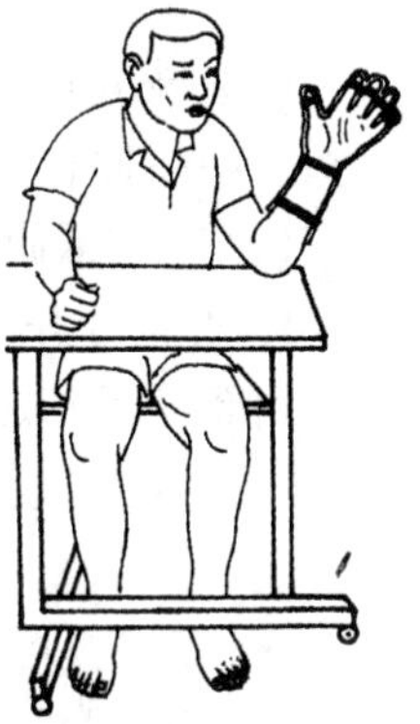

图 13－83 肘屈曲

1）短的夹板才会有帮助，夹板太长超过前臂会妨碍肘关节弯曲。手指必须在夹板内完全分开。

2）双肘放在不太高的桌子上，一定要稳固地支撑在功能位。

3）双足平放在地板上，如果患者不能主动地坐好，应该纠正患腿的姿势。

康复治疗师应通过患肩向肘关节给以适当而稳定的压力，帮助其肘关节做屈曲运动。患者若感到运动困难，可能患有失用症，应帮助他重新学会使用患肢。可告诉他："看看你的肘，想想如何屈肘，帮我把你的肘弯曲起来。"也可帮他做反射运动，命令他："看着你的手，低下头用嘴碰碰你的手。"要求他一定要完成命令。这样向前屈颈，可以反射性地引起肘关节的弯曲运动。

（七）紧握常有助于康复

1. 紧握的作用 "紧握有助于康复"，主要是指上肢而言。患肢保持肩关节外旋，肘、腕关节伸直，手指紧握。把这种模式改进一下可以让肘关节弯曲。但是，肩关节仍必须外旋，绝不允许它变成内旋位，还须采取措施防止患侧手交叉到健侧。具体措施如下。

（1）让患者双手手指分开后交叉扣紧，手掌紧紧地靠在一起维持肩关节外旋，确保双手放在身体的患侧。在这个姿势上还要让患者伸直双肘，可使患肩进一步外旋。

（2）当患者坐在桌子旁边时，桌子的高度要便于向前倾斜，用前臂支撑。前臂与桌面平行，防上患侧肩关节内旋。在桌子的中央画一条直线以提醒患者，患侧手不能越过中线。

2. 紧握的方法

（1）握手：如图 13－84A 所示，这个姿势常常采用，尤其是中风早期。当患者躺、坐、站时，握手可保持拇指在最上位及肩关节外旋，使患臂摆脱痉挛状态。

（2）支持腕部的握手：康复治疗师与患者握手时，如图 13－84B 所示把示指、中指伸直紧贴患腕内侧起支持作用，以防止患腕弯曲呈挛缩状态。

（八）与紧握相辅的锻炼

1. 五指分开 如图 13－85 所示，将拇指与其他四指完全分开呈康复型，这常可预防手指屈曲、僵硬。

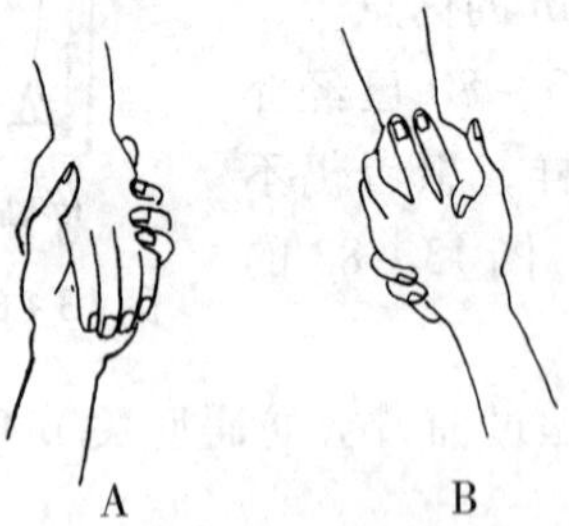

图 13－84 握手

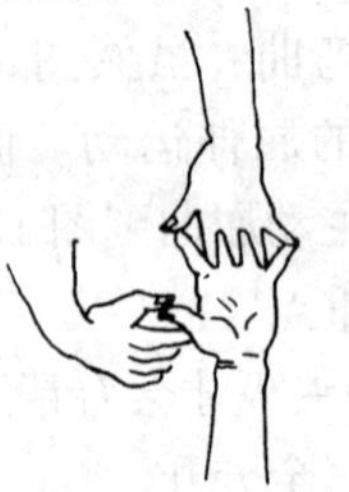
图 13－85 五指分开

2. 腕部加压 如图 13－86 所示，通过腕部加压可使整个手腕处于康复型。康复治疗师向患腕加压作用于肘关节，既帮助肘关节主动弯曲，又能加强患腕伸直、肩关节外旋，且不引起疼痛。

3. 手掌根部承受重力 如图 13－87 所示，虽然上述动作都是重要的，但是，这个练习是最为重要的。一开始练习时应在肘部给予支持，使重力移向患侧，用患掌根部支撑重力。当患者能掌握这一重力转换时，就应利用一切机会练习它，反复多次的练习将会促使患侧上肢的功能迅速恢复。

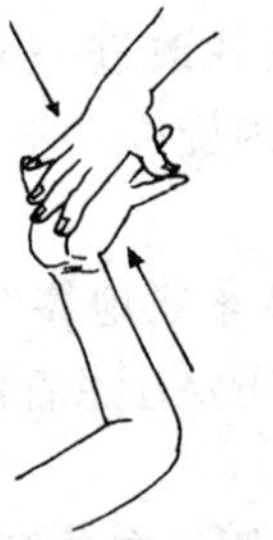
图 13－86 腕部加压

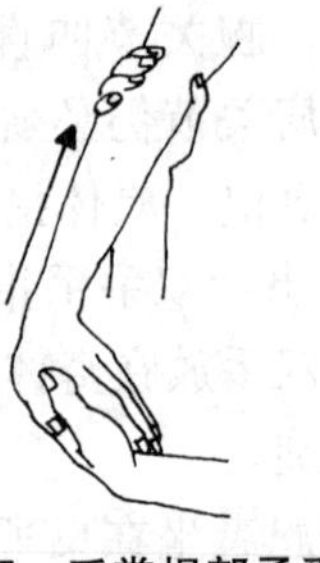
图 13－87 手掌根部承受重力

（九）上肢康复的最后阶段

只有当肩和肘关节能够完全进行主动运动时，才能进行上肢康复最后阶段的练习。此时，患者能将上肢抬起，且可相当稳定地控制着。肌张力、肌力与腱反射都基本上恢复了正常。因肘关节的功能恢复与腕关节功能的恢复为交替重叠，所以，这时手的功能已经开始重建。手的随意运动恢复的最后阶段，应在手从最初的屈曲紧握状态缓解以后才能开始。如果患者不能很好地从最初的屈曲状态解放出来以便于手去做随意运动，手只能很困难地去抓物体而不会松开。若处于这种情况，就不能开始最后阶段的练习，只好回到爬行阶段重温用手支撑的练习，待手指能伸开后再进行上肢最后阶段的练习。

下列图表示患者应做的几个动作。

1. 手指的锻炼

（1）手指完全伸开，并稳定在空中，如图 13－88 所示。

（2）五指弯曲，手指尖抓着小物体，如图 13－89 所示。

（3）手指伸直，治疗者将其手向后推，或手指放在物品上向前推如图 13－90 所示。

（4）精细动作，用拇指与其他四指握持物体如铅笔（图 13－91），达到最大限度的功能恢复。

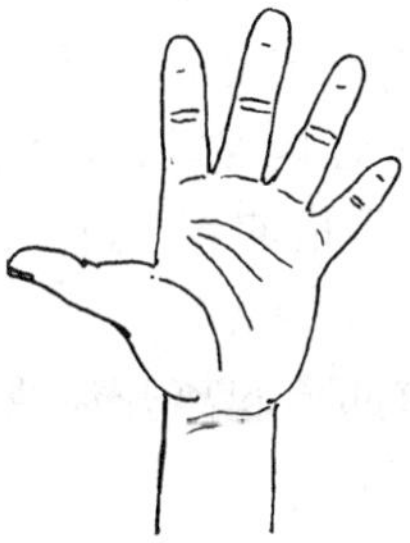

图 13－88 手指伸开悬空

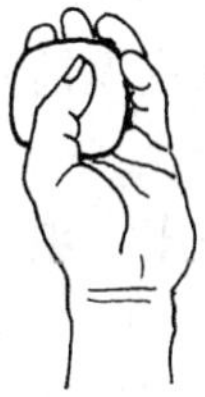

图 13－89 手指尖捏物

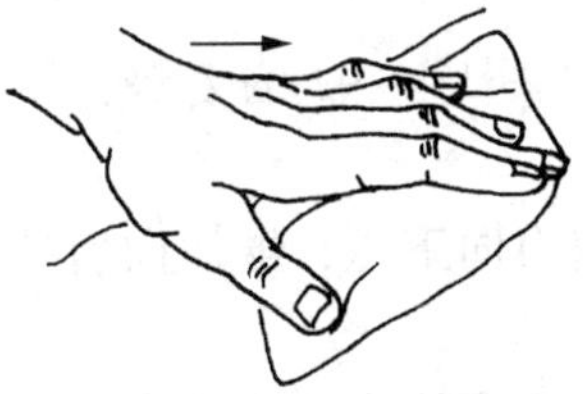

图 13－90 指尖负重

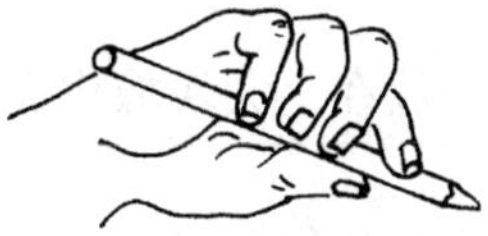

图 13－91 精细动作

2. 手的练习 手的最后恢复阶段仍需坐在高桌子旁重复图 13－56、图 13－57 所示的练习，同时还要做以下练习。

（1）一般练习：

1）握手。

2）旋转臂，手掌向上。

3）学会做慢的随意运动，手做翻转和恢复运动。

4）紧扣双手，双腕做曲、伸运动。

5）双手松开分别练习手腕的曲、伸运动。

6）双手合掌呈祈祷姿势，手指分开后再做腕的曲、伸运动。

7）双手掌向下按着桌子，手指分开，身体向前倾斜，做小幅度的推、拉运动。

8）把手掌放在一个大小适当并放倒的罐头瓶上，保持手指尖捏着罐头瓶，同时将罐头瓶向各个方向滚动。

9）练习手指的精细动作：把大块的橡皮泥分捏成小块。然后改变桌子的高度，以便能按图 13－56 和图 13－82 那样坐着。患者坐在悬臂桌旁最有利于肘关节支持着用手摆弄物体，患者先用前臂支撑，然后过渡到肘关节支撑，双手在空中保持一定时间。患者使用这两种支撑姿势，可以重复做上述的 1）～7）和 9）的练习。做练习 9）时，随手拿住橡皮泥，用患手将其捏成小块。

（2）精细练习：

1）双手合掌呈祷告姿势，然后在腕和手掌之间牢牢地夹一块橡皮泥。再让他双掌用力将泥块挤成扁平状。此时要求他手指尖并在一起，在手指始终保持接触的前提下，可以将手掌从一侧向另一侧轻轻地移动，即横向搓手动作。

2）把大块橡皮泥铺开平放在患掌上，保持手指伸直，进行纵向搓手动作，即前推后拉。

3）将泥块压平，患手稳固地放上，手的前部抬起离开泥块，手掌根部紧贴泥块。

4）用双手把泥块搓成香肠的形状。

5）把一个橘子大小的泥球握紧，直至抓出深深的指痕，然后再松手，手指完全分开，伸直。

6）做一个泥圈将五指都包进去，手指呈图 13－92 的姿势，然后伸开五指，抻开泥圈。

7）把手平放在一大块橡皮泥上，手指用力向下压，继而向后拉，穿过泥块。

8）患侧拇指依次分别与示、中、无名及小指协力从泥块中挖出一小块放在健侧手里。

9）先将泥块做成适当厚度的泥条放在桌子上，然后沿它的顶端压上记号。

10）把手放在泥块上，如图 13－93 所示，仅仅用手指尖始终保持同泥块接触，手用力向后拉。

11）在拇指和其他四指尖之间揉搓小泥块。

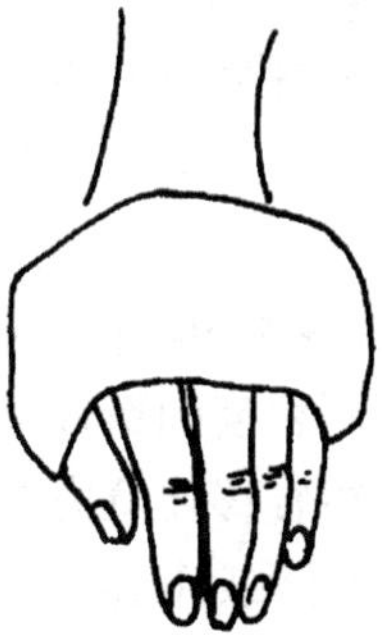

图 13－92 五指包进泥圈

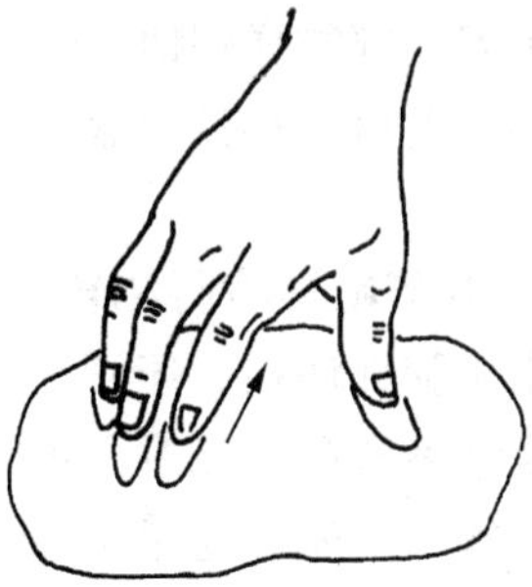

图 13－93 手指压泥块

五、偏瘫恢复中期的康复综合治疗

偏瘫中期在运动学治疗的同时，可依病情需要，选择针疗、灸疗、理疗、按摩和气功疗法。前四者均在康复卧位或康复坐位施术可收到事半功倍的效果；若在痉挛位施术，不如不做。气功中松静功、静功、新气功疗法均可继续选用，当患肢功能已基本恢复选练八段锦更为有益。

六、偏瘫患者的作业疗法

康复治疗的目的是降低致残率，使尽可能多的患者能生活自理，直至恢复工作。偏瘫患者的作业疗法主要训练患者独立生活能力和工作能力。作业疗法的种类较多，常用于偏瘫者的有以下几种。

1. 减轻疼痛的作业 如前面已讲的带夹板时肩关节活动、臂旋转、手掌根部承受重力，尤其是腕部加压，自我按摩中的梳头皮、干洗脸、揉迎香穴与推舟式等反复练习，在完成这些作业之前，能用健手先揉患肩 10～20 min 效果更好。

2. 增强关节活动度的作业 增强上肢诸关节活动度的最佳作业是自我按摩；上起自梳头皮，下至擦涌泉穴，选数种或全部练完；增强下肢活动度应加强图 13－64 和图 13－65 的练习；推舟式与八段锦等能同时增强上肢及下肢的关节活动度。

3. 增强肌力和耐力的作业 肌力和耐力本是两个不同的概念，但又密切相关。待患者步态恢复正常，上肢肌力，尤其手指的肌力恢复至 4 级以上，可让其独立行走。无论是托掌行走或是独立行走，都要遵照循序渐进的原则，即由慢到快，由近到远，逐日或隔日递增行速和行程。经 1～2 个月，最后达到 0.1 km/min。这时完全可以胜任步行上、下班。也可根据患者病前的爱好，选择其他的作业进行耐力训练，如散步、竞走、游泳或划船等。

4. 增强协调性的作业 反复练习坐位平衡、立位平衡及手扶高背沙发的爬梯练习，都能增强协调性。结合患者病前做家务的喜好情况，可让患者练习洗手帕、毛巾、小件衣服，或择菜、洗菜、切菜、炒菜，或扫地、拖地及擦门窗等。

5. 调节精神障碍和转移注意力的作业 诸多病因引起脑部病损而导致偏瘫。由于脑部病损，偏瘫患者或多或少伴有不同程度的精神障碍。对精神障碍的康复请参看第十二章心理疗法。这里重点介绍转移注意力的作业疗法。要让患者了解，75% 的患者是可以康复（能独立生活或工作）的，消除其恐惧、悲观情绪，争取把注意力集中到作业疗法上来。

6. 不同工种的作业疗法 对于体力劳动者，尤其是熟练工，1～4 项能很好完成，并持之以恒，可以胜任原工作；进一步练习写字、训练打算盘及使用电脑等。若发现智能有障碍，可依具体情况进行计算、理解、判断或记忆力的训练。

第五节　偏瘫后遗症期的康复治疗

偏瘫患者经一年以上的运动学治疗等综合康复治疗，仍无生活完全自理希望者，可采用 Hirschberg 强化健侧训练法，以健侧代偿患肢功能。

（一）单手用助行器

在偏瘫的恢复期，强调禁用单拐，是因为单拐一定是健手使用，有碍患侧上、下肢功能的恢复，且会导致挛缩。而在后遗症期，尤其是患腿仍不能负重时，用健手拄单拐，以健侧代偿患侧能勉强行走，在日常生活活动中也是一个进步。

（二）轮椅平衡训练

对于偏瘫较重，以健侧代偿患侧功能仍不能扶杖行走者，需训练轮椅平衡，以求乘轮椅代步，增加其日常生活的活动能力。

（三）综合康复治疗

肢体痉挛，尤其是肩关节挛缩，会给患者带来较多的痛苦，特别是冬、春季更换上衣时，会给患者增添疼痛。因此，适当的理疗、按摩以减轻肩等关节的挛缩仍不可忽视。同时，还应注意对原发病病因的治疗，防止复发，也很重要。

第十四章　康复期的综合治疗

前一章所讲的康复治疗，主要是指患肢抗挛缩姿势的置放、保持和在此基础上进行运动学的治疗。本章涉及除此之外的各种疗法。

第一节　针灸治疗

针灸治疗包括针法和灸法两种。临床上常将两者配合应用，故常合称为针灸治疗。

针灸治疗时多采用卧位或坐位，治疗前一定要将患肢置于康复位，即肩关节外展、外旋，髋关节内收、内旋的康复卧位或康复坐位（图 13－3、图 13－4、图 13－5、图 13－18、图 13－22），否则虽能提高肌力、不能防止挛缩。欲使针灸治疗成为一种更好的康复手段，需牢记在康复位前提下进行治疗。

一、体针

（一）取穴

1. 上肢瘫　取穴大椎、肩髃、外关、曲池（早期不宜选用）或曲泽、合谷、八邪。

（1）大椎：在 C_7 和 T_1 胸椎棘突之间取穴。主治发热、疟疾、哮喘、贫血、精神病、慢性眼病、月经过少，尤其对上肢瘫痪，进针 1 寸（人身寸），效果较好。

（2）肩髃：在锁骨肩峰下缘，当上臂平举时呈凹陷处。主治上肢瘫、痹痛，向下方直刺，可透腋窝正中的极泉穴。

（3）外关：在腕横纹上 2 寸，前臂背侧面桡、尺两骨之间。主治落枕、耳鸣、精神病幻听、偏头痛、后头痛、胁痛、上肢瘫痪、痹痛、腕关节及周围软组织疾患、腰扭伤、外感发热。手掌平放，直刺进针，必要时可透内关穴。

（4）曲池：在肘横纹外端，屈肘取穴。主治高血压病、湿疹、荨麻疹、发热、上肢瘫痪、肘关节及其周围软组织疾患。直刺进针，必要时可透少海穴，上肢软瘫时可用；肌张力增高的患者，不可取此穴，否则会加重上肢痉挛的姿势。

（5）曲泽：在肘横纹上、肱二头肌腱尺侧。主治急性吐泻后的烦躁不安（在浅层小静脉上用三棱针刺出血）、上肢屈曲性瘫痪。

（6）合谷：在手背第1～2掌骨间，近第2掌骨桡侧缘中点。主治头、面、咽喉疾患及发热、汗多、腕关节与周围软组织疾患、失明、失语、吞咽困难等。

（7）八邪（奇穴）：手五指歧缝间，在背侧指蹼缘上0.5寸（在手指背侧微握拳，第1～5指间，指蹼缘后方赤自肉际处），左右共8穴。主治手指疾患、毒蛇咬伤或局部血液循环障碍所致的手背肿胀（三棱针刺放水）及上肢瘫痪。

一般为患侧取穴，深刺、重刺激，1次/d，10～15次为1个疗程。

2. 下肢瘫 下取穴腰阳关、足三里、阳陵泉、殷门、悬钟、环跳、解溪或太溪

（1）腰阳关：在 L_4 棘突下。主治生殖、泌尿系统疾患及腰骶痛、下肢瘫痪。

（2）殷门：在臀横纹中央与腘横纹中央，即承扶与委中穴之连线上，臀横纹下6寸处。主治坐骨神经痛、腰痛和下肢瘫痪。

（3）环跳：侧卧，下肢屈曲90°，以拇指掌指关节横纹压在大转子上，指头指向脊柱，拇指尖到达之处取穴。主治坐骨神经痛、下肢瘫痪与痹痛。

（4）足三里：在犊鼻下3寸，胫骨前嵴外侧1横指。主治消化道疾患、疟疾、发热、脑炎后嗜睡、吞咽困难、高血压病、头痛、眩晕、失眠和下肢瘫痪。

（5）阳陵泉：在腓骨小头前下方。主治肝胆疾患、坐骨神经痛、下肢痹痛及瘫痪。

（6）悬钟：在外踝上3寸，于腓骨后缘取穴。主治落枕、小儿麻痹、足内翻、下肢瘫痪与痹痛。

（7）解溪：在踝关节横纹中点，于踇长伸肌腱和趾长伸肌腱之间取穴。主治下肢瘫痪、踝关节及周围软组织疾患。

（8）太溪：在内踝与跟腱之间，平内踝最高点。主治眩晕、耳鸣、耳聋、视力减退、失语、慢性咽喉炎、肺出血、慢性腹泻、心悸、心前区痛、失眠、遗精、阳痿、精神病、慢性腰痛、下肢瘫痪、足外翻与足跟痛。

（二）配加穴

排尿困难加中极、关元；排便困难加关元俞、大肠俞；呃逆加天突、内关及膈俞；失语加通里、廉泉；吞咽困难加人迎、照海、天突及扶突。

（1）中极：在脐下4寸。主治排尿困难、遗尿、水肿、尿少及子宫脱垂。

（2）关元：在脐下3寸。主治遗精、遗尿、痛经、功能性子宫出血、慢性盆腔炎、子宫脱垂、急性吐泻所致的四肢厥冷与腹痛。

（3）关元俞：在 L_5 棘突下，旁开1.5寸处。主治尿潴留、便秘、小便频数与刺痛、遗尿、腹泻及腰痛。

（4）大肠俞：在 L_4 棘突下，旁开1.5寸处。主治痢疾、腹泻、便秘与腰痛。

（5）天突：在胸骨柄上缘凹陷处。主治咳嗽、哮喘、呃逆、喉部异物感与吞咽困难（均先刺入皮下，然后将针尖转向下方，沿胸骨后壁刺进，不宜过深）。

（6）内关：在腕横纹上2寸、桡侧腕屈肌腱与掌长肌腱之间。主治心动过速、心动过缓、心绞痛、休克、恶心、呕吐、呃逆、哮喘、失眠、头痛与眩晕。

（7）膈俞：在 L_7 棘突下，旁开1.5寸处。主治慢性出血性疾患、贫血、神经性呕吐及呃逆（均向脊柱侧稍斜刺0.5～1寸）。

（8）通里：在掌侧腕横纹上1寸的两肌腱之间。主治心脏病、失语及舌强不语。

（9）廉泉：在喉结上方，舌骨上缘的凹陷中。主治失语、吞咽困难与精神病不语（直刺1～1.5寸）。

（10）人迎：在颈总动脉后缘，胸锁乳突肌前缘，平喉结取穴。主治高血压病、哮喘与吞咽困难。直刺0.5～1寸，不提插。

（11）照海：在内踝正下缘凹陷中。主治失明、吞咽困难、视力减退、慢性咽喉痛、癔症、精神病、癫痫、失眠和术后尿潴留。直刺1寸，针感明显。

（12）扶突：在喉结外侧，胸锁乳突肌的中点（与喉结平高）。主治喉炎、癔症性喉部异物感、失语、吞咽困难和甲状腺肿。

二、头针

头针是根据人体解剖知识，尤其是大脑皮质功能定位理论而创立的一种新疗法。临床实践中发现针刺皮质功能区的相应头皮，对脑血管病等引起的偏瘫、失语、失明、感觉障碍、震颤及舞蹈病等有一定的疗效。

（一）刺激区的划分

为了把刺激区划得准确，需要明确两个标定线。一个是矢状线，即眉间至枕骨粗隆之连线；另一个是眉枕线左、右各有 1 条，实际是 2 条头侧连线。

1. 运动区 上界起自矢状线中点向后移 1 cm，下界达眉枕线与发际鬓角缘交界处。参看图 14－1A，其上 1/3 为下肢、躯干运动区（7）；中 1/3 是上肢运动区（8）；下 1/3 为头面运动区；头面运动区的下部向前移 3 cm 为语言运动区（17）。

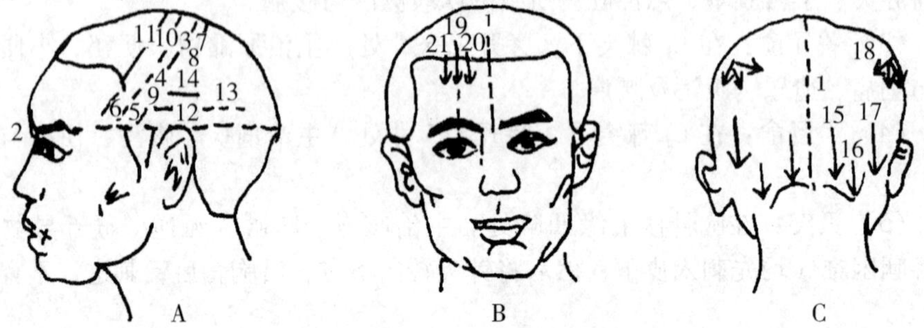

图 14－1 头针区划分

1. 矢状线 2. 眉线 3. 下肢运动区 4. 上肢运动区 5. 头面运动区 6. 语言运动区 7. 下肢、躯干感觉区 8. 上肢感觉区 9. 头面感觉区 10. 锥体外系区 11. 血管舒缩区 12. 晕听区 13. 偏盲区 14. 癫痫控制区 15. 视区 16. 平衡区 17. 语言感觉区 18. 运用区 19. 胃肝胆区 20. 胸腔区 21. 肠生殖区

2. 感觉区 运动区向后移 1 cm 的平行线为感觉区。同样规律，其上 1/3 是下肢、躯干感觉区；中 1/3 为上肢感觉区；下 1/3 是头面感觉区（图 14－1A）。

3. 锥体外系区 运动区向前移 1 cm 的平行线为锥体外系区。这是治疗舞蹈病、震颤麻痹的刺激区（图 14－1A）。

4. 血管舒缩区 运动区向前移 2 cm，也即锥体外系区前移 1 cm 的平行线（图 14－1A）。

5. 晕听区 耳尖上 1 cm 处，向前、后平移各 2 cm 的水平线上（图 14－1A）。

6. 偏盲区 晕听区向后移 1 cm，与眉枕线平行的约 4 cm 长度的横线（图 14－1A）。

7. 癫痫控制区 晕听区向上移 1 cm 的平行线（图 14－1A）。

8. 胃肝胆区 正视时自瞳孔中心向上引一条与矢状线平行的直线，发际上、下各 2 cm 长为该区（图 14－1B）。

9. 胸腔区 在胃区与矢状线之间，发际上、下各 2 cm 长的平行线（图 15－1B）。

10. 肠生殖区 胃区向外 1.5 cm，发际上、下各取 2 cm 的平行线（图 14－

1B）。

11. 视区 矢状线旁开1 cm，自枕骨粗隆水平线向上约4 cm长的平行线上（图14－1C）。

12. 平衡区 矢状线旁开3.5 cm，自枕骨粗隆水平向下约4 cm长的平行直线上（图14－1C）。

13. 语言感觉区 顶结节后2 cm处开始引一与矢状线平行的长4 cm的直线。（图14－1C）。

14. 运用区 以顶结节为中心，向后内、后下、后外各引一条2 cm的之前，3条线呈扇形排列，每2条线的夹角为30°－40°。刺激该区治疗失用症（图15－1C）。

（二）手法

在偏瘫及感觉障碍肢体的对侧头部选好刺激区，以碘伏消毒，快速针刺至皮下，但不能浅至皮内。待针尖在皮下无误时，即可快速捻转，每分钟达240次左右。一般在捻0.5～1 min后，有的患者相应的肢体或内脏就会有热、麻、胀、出汗等针感。有针感后再持续捻转3～5 min，留针5～10 min。每次治疗可行针、留针各2次。起针时以无菌干棉球稍压针眼，以防出血。如拿掉干棉球后还见出血，延长压迫时间。

（三）适应证

（1）脑血栓恢复期。

（2）脑出血。昏迷者神志清醒后2～7 d，病情稳定或轻型者发病24 h以后。

（3）锥体外系疾病。

（4）颅脑损伤、颅内炎症与脊髓病等的恢复期，周围神经病和内脏疾患也有效。

（四）注意事项

（1）操作时注意严格消毒。男患者最好事先将头剃光，女患者至少要把头发洗干净。

（2）选6.7～10 cm（2～3寸）长的26～28号毫针为宜。为防折针，皮外要留针体1 cm，切勿把针体完全刺入。

（3）捻转时应固定深度，不能提插。如果患者感到疼痛，多是刺得过浅，针尖在皮内；或因刺得过深，针尖进入骨膜。判明后酌情进针或提针，调节好深度，疼痛即可消失。

（4）对有并发症者，如气管炎、肺炎、肾炎、心力衰竭及高热等，应先治疗并发症。否则头针治疗不但无效，而且还可加重。

三、灸法

灸法是指用艾绒做成艾条或艾炷，点燃后靠近穴位或放在穴位上点燃，借其有温通经络、流畅气血的功效，用于治疗疾病。

（一）灸法的种类

1. 艾条灸 用纸将艾绒卷成直径 1.5 ~ 2 cm 长条，卷紧后纸边用糨糊粘牢晒干备用。灸时，把艾条一端点燃后对准穴位。如图 14－2A 所示，距离皮肤 3.3 cm（1 寸）左右进行熏灼，以感到温热舒适为度。一般每次灸 10 ~ 15 min。

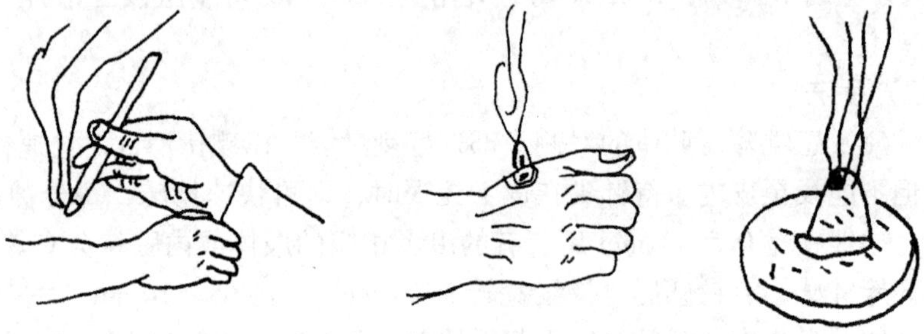

A　　B　　C

图 14－2　灸法

A. 艾条灸　B. 直接艾炷灸　C. 间接艾灸柱

2. 艾炷灸 先把艾绒搓成直径 1 ~ 1.5 cm 的小团，再放到台板上，用拇、示、中指三者同时用力旋转、挤压成上尖下圆的锥形即成艾炷。施灸法有直接灸、间接灸两种。

（1）直接艾炷灸：是将艾炷直接放在穴位上点燃（图 14－2B）。根据施灸程度又分为无瘢痕灸和瘢痕灸。

1）无瘢痕灸：是在艾炷燃去 2/3 ~ 3/4，患者感到灼痛时即另换一壮艾炷再灸，灸至局部皮肤潮红为止。

2）瘢痕灸：是将艾炷在穴位皮肤上全部燃成灰烬后再换另一炷，一般接连燃完 5 ~ 7 壮（每用 1 个艾炷称作 1 壮）。穴位皮肤形成小面积烧伤。灸后用凉开水洗净灸处皮肤，盖上敷料或膏药。2 ~ 3 d 后溃烂，经 2 ~ 3 周结痂愈合，留下永久性瘢痕。也有待结痂时再灸，使局部溃烂皮肤数月不愈。

（2）间接艾炷灸：是将姜片、大蒜片、食盐或底部有筛孔的其他灸辅助材料放在穴位上（图 14－2C），再将艾炷放在这些材料上点燃施灸。每次需用几壮，可依病情而定。

（3）温针灸：是在留针过程中，将一小段艾条安装在针柄上点燃，使针法和灸法联合使用。

（二）适应证

灸法一般适用于虚证、寒证，如胃痛、腹泻、消化不良、关节痛、软组织损伤与痛经等多属于虚证和寒证。急性脑血管病的脱证和气虚型均属于虚证。久病多虚，在中风康复期，只要不夹杂时令症多属虚证。

（三）注意事项

（1）热性病忌用灸法。

（2）中风患者若血压高或伴有呼吸系、泌尿系及皮肤感染、发热与夹杂时令症者，不可施灸法。

（3）灸时患者体位必须舒适稳定，切勿转动，避免烧伤皮肤，如已烧伤他处皮肤，可涂上甲紫，盖上无菌敷料，防止感染。若烫出的水疱过大，用消毒注射器抽出水疱内的液体，然后再按上法处理。

（4）灸法也可与患肢功能锻炼同时进行。

（5）偏瘫患者，施灸前必须先将患肢置于防痉挛位，即康复体位。

第二节　间动电流疗法

间动电流是在直流电基础上叠加经过半波或全波整流后的正弦电流而成。间断电流疗法属于低频脉冲电疗法。

这里需要强调的是，无论是做间动电流，或是做光疗、超声波疗及磁疗等其他的理疗，都需在图 13－3、图 13－4、图 13－5、图 13－22 或图 13－55 所示康复卧位或康复坐位的前提下进行。否则在痉挛卧、坐位下进行治疗，不如不治。

一、分类

间动电流的脉冲部分是由频率为 50 Hz 的交流电经过整流而获得的。波形基本上仍属于正弦波，通过不同组合构成 6 种不同的波形。

1. 密波（DF）　频率 100 Hz，各波无间断。

2. 疏波（MF）　频率 50 Hz，各个正弦半波之间有半波的间断。

3. 疏密波（CP）　频率为 50 Hz 与 100 Hz 的交替更换。

4. 间升波（LP）　频率为 50 Hz 与 100 Hz 的缓慢更换，且密波之间有一组半波是缓慢升降的，这些特点防止了强烈的兴奋和动力，而以抑制作用为主。

5. 断续波（RS）　频率为 50 Hz，断续出现。

6. 起伏彼（MM）　频率为 50 Hz，但有断续的出现，也有变化慢的特点。

二、治疗作用

1. 止痛作用 最显著的止痛作用是间动电流的间升波，其次是疏密波，疏波和密波更次之。其止痛作用与间动电流作用时的掩盖效应及消除纤维间水肿压迫有关。

2. 促进血液循环 间动电流能使周围血管扩张，治疗后局部皮肤充血发红。电流通过组织起小量组织蛋白分解而形成血管活性肽，治疗时肌肉的微细运动对血管扩张也有作用。

3. 增加肌肉的收缩作用 间动电流的强度不断变化，能刺激神经肌肉组织，引起肌肉的收缩，帮助肌肉活动，改善肌肉的营养和代谢。

三、适应证

（1）神经痛、神经炎与肌炎等。

（2）雷诺病、闭塞性动脉内膜炎与脑梗死。

（3）中风等瘫痪肢体的失用性萎缩、周围神经麻痹与关节肌肉扭伤等。

第三节　按摩治疗

医疗按摩能调节身体内部功能，增强抗病力，调节血液循环。依照经络学说，循经取穴是我国按摩的特点。其种类繁多，归纳起来有五大类。

一、分类

（一）推揉类

1. 推法 用手指或手掌在一个部位、穴位或沿一条经络向前推。推法的特点是作用力较深。欲在小范围内起作用，可用“一指弹”的拇指推法。其中又分三种，即用指腹的平推法、用拇指侧面的侧推法和用拇指指尖的指尖推法。想在大范围内起作用，可选择掌推法。其也分三种，即手掌推法、大鱼际肌部推法和小鱼际肌部推法。

2. 揉法 手指指腹紧贴皮肤在治疗部位做揉动，其作用范围深达皮下组织。

3. 搓法 两手掌放在肢体的相对部位用力搓动。

4. 㨰法 用手背在治疗部位滚动，分单手和双手滚动两种。其作用范围大且部位深，适于腰、背部和大腿。

（二）按拿类

1. 拿法 用手指拿住肌肉等软组织向上提。适于软组织较多的穴位。

2. 按法 在穴位上用力向下按压，作用可达深部。根据需要可选择指按法、掌按法或肘按法。

3. 掐法 用拇指尖在穴位上做深入的下掐，有酸胀感觉为之“得气”。此法又叫指针法。

4. 捏法 用拇、示指捏挤软组织，可沿肌群边捏边向前移动的方法。

5. 拨法 用拇指端嵌入软组织缝隙中做横向拨动的方法。

6. 踩跷法 用脚掌踩搓软组织的方法。

（三）摩擦类

1. 摩法 用手指或手掌在皮肤上摩动的方法。由于不紧贴皮肤，作用较表浅。依所用部位不同，分为指摩、掌摩和掌根摩三种。

2. 抹法 用双手拇指指面向两边分开抹动的方法。适于头、面、手、臂和穴位。

3. 擦法 用手掌侧面在治疗部位做急速的擦动，擦至支肤发红的方法。但不能擦破皮肤。也可用三指擦。

（四）摇动类

1. 伸屈法 对活动有障碍的关节做伸展和屈曲的被动活动的方法。活动时必须顺其势，不可用暴力。常用于肩、肘、髋、膝关节。

2. 摇法 顺势轻巧地摇动各关节的方法。

3. 抖法 手拉肢端像抖绳子一样抖动肢体的方法。

4. 引申法 在机体肌肉放松时，突然牵拉一下的方法。手法要轻巧、顺势，不可用暴力。

（五）拍振类

1. 拍法 用手掌（背、面皆可）拍打患处的方法。动作应轻巧、有节律。

2. 捶法 用空心拳或拳侧轻巧而有节律地捶击患处的方法。此法比拍法着力重而深。

3. 振法 用指或掌按紧治疗处，整个手的肌肉紧张起来做振动的方法。用于止痛和放松肌肉痉挛。

4. 弹法 用手指弹击患处的方法。分中指拨动示指弹、拇指拨动示指弹和拇指拨动中指弹三种。

二、适应证

按摩的适应证很广，可治疗内、外、妇、儿多科疾患，神经系统疾患所致的各种瘫痪都可选用。本节主要谈及一些适合中风康复治疗按摩手法。

三、中风康复按摩手法的选用

（一）中风急性期

中风急性期可选用伸屈法、摩法和推法。无论做何种手法，时刻不要忘记十三章中反复强调的抗挛缩模式。

（二）中风康复期

1. 瘫肢不能主动活动阶段 可选伸屈法、揉法、搓法、拿法、捏法、振法和摇法。

2. 瘫肢功能已部分恢复阶段 选用振法、捶法和拿法。

第四节 自我按摩

瘫肢功能已基本恢复，为了巩固疗效，提高患者对患肢功能锻炼的兴趣，治疗康复期的并发症，可选用自我按摩法（具体做法参见第二章第七节）。

一、上肢功能锻炼

1. 摩耳轮 两手的手指充分伸展轻轻放在双耳轮上，上下摩动9～25次。

2. 鸣天鼓 两手掌按着左、右耳朵，两中指放在枕骨上，示指放在中指上，然后再由中指上滑下弹击风池穴各9～25次。弹击时发出咚咚响声，故称鸣天鼓。

3. 叩击牙齿 思想集中，每侧由示、中、无名或小指分别叩击同侧牙齿3次，共24次。既能保持肩关节的康复位，又能锻炼四指功能。

4. 摩太阳穴 用双手拇指分别在左、右太阳穴上同时按揉25次。

5. 抹眼皮 轻闭双眼，用两拇指侧面和背面各轻抹上眼睑9次。本法和上法既能使肩关节在康复位置上活动，又能锻炼拇指的功能。

6. 干洗脸 两手掌互相搓热，然后两手伸展开由前额髪际处向下擦至下颌，如此连做20次。如有面瘫者可改由颏部开始向外上方擦至发际。

7. 指梳头 双手五指伸开，指端稍弯曲，由前额髪际处梳至后枕髪际处。先梳额、顶、枕，后梳两侧及两鬓角。

8. 抚头颈 左右手指交叉，抱着项部头向后仰，鼻吸气；恢复原位，鼻呼气。连做10次。

9. 搓腰部 俯卧位，两手掌摩擦发热后，放在脊柱两旁由上至下同时搓25次。

10. 擦涌泉 坐在椅子或沙发上，右腿盘放在左腿膝上，用左手在右足心上向前擦动20次。然后左腿盘放在右腿膝上，用右手在左足心上向前擦动20

次。偏瘫患者最好先由健侧手擦患侧足心，然后再由患侧手擦健侧足心。

二、治疗失语

治疗失语可用搅舌法。用舌头在牙齿外边上、下、左、右各搅动21次。此法可在失语早期实施，锻炼舌的活动功能；同时，可增强食欲，促进消化。

三、治疗椎-基底动脉系统梗死

治疗椎-基底动脉系统梗死，可选用拔耳法。用两手示指各插入同侧耳孔内，继而拔出，连续插拔9次。对耳鸣、耳聋、头晕和平衡失调有治疗作用。

四、防治感冒

中风患者如果容易感冒，可揉迎香穴。先把两手互相揉搓，手热后用拇指侧面沿着鼻梁两侧同时轻轻抹动21次，继而用示指尖同时在两迎香穴上按压9次，再揉9圈。

五、治疗头痛、头晕

治疗头痛、头晕可选用梳头皮法。两手示指至小指弯曲呈钩状，以八指指甲从下往上往后梳。先梳头顶部，后梳两侧部，再梳鬓角部。

第五节 气功疗法

气功疗法在我国已有两千年历史。自汉朝以来，历代医书中都有通过气功进行康复治疗的记载。现被广泛用于慢性病的治疗和老年保健。气功包括养神（静功）与练形（动功）两个方面，是一种比较全面的康复疗法。

气功主要是通过患者的主观努力，以达到放松肌肉、安定精神、排除杂念。在此基础上进行呼吸锻炼。因此，要求患者控制意识活动，“以意领气”“气意合一”，主动地控制呼吸，从而调节生理功能，恢复身体健康。对于悲观失望与烦躁不安的中风患者，应列为必行的一种康复手段。

第十五章　中风语言障碍的治疗

语言只有人类才用。用语言交流思想、感情是人类所独有的，所以语言是最高级的交流手段。中风患者有的突然失去与外界交流的能力，给患者带来忧虑和烦恼，甚至出现攻击行为。因此，在发病早期最重要的是要告诉患者其病情及我们能帮助他做些什么。我们必须及时地观察出患者需要什么，并能预料到患者可能有什么问题需要解决和答复。

需要注意的还有一点，就是不要认为不会讲话的患者就一定也听不懂话，不要在他周围谈话而不理他。无论他的语言障碍多么严重，他还是很关心人们的谈话。与患者交谈会给他以安慰，更重要的是我们可给予他语言刺激。这种语言刺激对于患者语言功能的恢复是很有必要的。患者需要正常的谈话，千万不能把他孤立在语言之外，不过在具体做法上，如交谈的内容、速度等不能同于病前。这要根据患者失语的类型和程度而区别对待。

一、感觉性失语

感觉性失语是指患者听不懂别人的话和自己用语言表达出语意。所以这是一种严重的语言交流障碍。对于感觉性失语患者来说，最重要的是一开始就要请语言治疗专家对其障碍程度做出评价，以判断患者语言障碍程度到底怎么样。对于完全性的感觉性失语的治疗最困难。不过，从婴儿学话的过程中我们可以得到启发。1 ~2 岁的孩子对语言的理解是很有限的，而他却可凭借视觉的刺激进行一些有意义的活动。因此，在和完全性感觉性失语患者早期交谈中，视觉性刺激是必须借用的。

（一）视觉逻辑性的运用

如给患者送去一盆水，并拿出他的毛巾和肥皂，然后说：“洗洗脸！”患者可以按你的口令去洗脸，虽然患者不理解你的话，而是从逻辑上他知道应当这样做。如此反复地做，一来给了患者有益的语言刺激，二来通过语言与逻辑性的结合，训练患者理解语言的能力，待一段训练之后，可以仅给患者端去一盆水，然后说："拿出你的毛巾和肥皂，洗洗脸！"由简至繁，循序渐进。

（二）手势的运用

当患者理解语言的能力稍有恢复时，对他说一些脱离视觉逻辑暗示的话，如"给我一支钢笔"，他不一定能完全听懂。康复治疗师可重复这句话，同时用手势示意，帮助患者理解。手势与脸盆等非语言性暗示对于语言交流是非常重要的。因此，手势和非语言性暗示一样在感觉性失语的早期治疗中有很大价值。手势的使用可以减少麻烦，而且是交流的必要手段。随着失语的逐渐好转，患者必定能听懂语言，并已能够像理解非语言性信号一样去理解语言信号。

（三）直接语言训练

失语患者也可能伴有注意力不集中和记忆力下降，在同一时期内很难处理一个以上的概念。假如这时很快地提出几个问题："你喝水吗？""你去不去厕所？""今天天气很好，把你扶到阳台上晒太阳吧？"在他还没有找到第一个答案之前，一个接一个地提出问题，使他的脑子不得不去处理几个问题。这对于语言接受有障碍的患者来说是太难以处理了。他不能处理的原因可能以下几点。

1. 语言理解困难 接二连三提出的问题太多，语言多，理解不及。

2. 注意力分散 一次有那么多的词要理解，使患者失去兴趣，分散了注意力。

3. 近记忆力障碍 当他努力去理解一个问题时可能忘掉了另一个问题，甚至所有问题都忘掉了，致使无法理解与回答。

总之，与感觉性失语患者说话时，不能说得太多或太快。正确的做法，首先要让患者注意力集中，让他注意听，然后再缓慢地、清楚地一句谈一个问题，如："你喝水吗？"给他充分的时间去理解，必要时再重复说一遍，让他理解后找出答案。然后再问："你去不去厕所？"同样给他充分的时间，让他理解、回答。最后仍不慌不忙地问他："今天天气很好，扶你到阳台上晒晒太阳吧？"诸如这般反复地由词、短句逐步变长句，这对进行语言理解能力的训练是非常有益的。上述这些做法，说起来很简单，但是实际做起来却是件很困难的事情，尤其对感觉性失语比较严重的患者，早期需要由专门医生单独负责整个治疗。中风后，当理解语言的功能丧失时，要想听懂语言就必须作为一门新技巧重新学习。一旦这种技巧被逐渐掌握，患者能觉察到他有时的理解和语言不符合逻辑，这说明他正在恢复的道路上前进。可能他的语言不能再完全恢复，但是，在语言康复治疗师的训练和家属的帮助下，他可以达到能进行正常交流的程度。这既可以满足患者日常生活的需要，又可减少因语言障碍带来的烦恼，给患者以极大的安慰。

二、运动性失语

患者的理解力大部分是完整的。因此，患者可以理解别人的话，在他的脑子中一般能形成有逻辑的反应。但是，不能找到正确的词将这种反应变成语言。

运动性失语可简单分为三种形式。

（一）完全性失语

完全性失语为最严重的一种，指患者完全不能讲话。运动性失语多伴有书写不能。因而既不能用口语，又不能用书写表达自己的意思。对于这种失语症的治疗虽比感觉性失语稍容易，但也是比较困难的。开始训练时，让患者发“啊”音或用嘴吹火柴诱导发音。继而用单音词如“吃”“喝”等反复地说。等待其能比较顺利地说出日常生活中的单音词之后，再教他学说“吃饭”“喝水”“不吃”等双音词。进而再学说短语、短句，最后学说较长的句子。需要注意的是，在教其学话时，要充分借助于视觉和听觉来刺激患者做出正确的反应。也就是说，练习说“吃”字时要和碗、筷结合起来，练习说“喝”字时要和茶杯、勺子结合起来。这样做会收效更快。

（二）不完全性失语

不完全性失语是指患者会讲话，但词汇异常贫乏，讲得很慢而且困难，并常讲错，不符合文法或词不达意。但讲错后可立即发觉。不完全性失语的患者，有时书写能力尚保存，可用书写来表达。因此对于这类患者的训练比前者就容易得多了。只需从短语或短句开始，多教患者些常用词汇，同时锻炼他的语言肌肉的运用技巧即可。

（三）构音困难

构音困难是最轻的运动性失语。书写功能多完好，患者能用书写来表达。患者能利用较多的词汇，但说话时常断断续续，以发音困难或口吃为其特点。对这类患者主要是锻炼他的言语肌肉的运用技巧。

前边已经讲过，对于单独性运动失语的患者，治疗起来相应地比较容易。语言康复治疗师需要做两件事：一是判断患者语言障碍程度，制订适当的治疗计划，开始口语的练习；二是判断患者注意力能集中多长时间，语言康复治疗师可用 5 min 或 10 min 的语言刺激来判断患者能否做出正确的反应。注意力集中的时间，也就是初开始的一次治疗的时间。随着患者身体的逐渐强壮，治疗时间可以相应地延长。对家属来说，不仅对患者每日的生活需要特别注意，而且对患者情感上的需求也要特别的敏感。最好是自己能设身处地地想一想，会使自己对患者交流的需求更加敏感。

三、混合性失语

混合性失语的患者既听不懂别人的话，自己又不会讲话，因此治疗起来比单纯感觉性失语更困难。治疗时，首先训练患者的理解能力。这与治疗感觉性失语相同。随着理解能力的恢复，再配合训练患者的说话能力。对于既有运动性失语又有感觉性失语的患者，主要不是让他说一些无意义的词汇，而是让他能说有意义的语言。例如，你不要对患者说："椅子，你说呀！椅子。"因为对有感觉性失语的患者，你只能得到一个毫无意义的鹦鹉学舌样的反应。所以，最好借助于视觉和听觉来刺激患者做出正确的反应。那么要诱出"椅子"一词的正确方法应该是用手指着椅子对患者说："椅子，请你坐在椅子上。"这样做可望患者说出这个词，同时使患者脑子接受正确的刺激。这是帮助患者解决词语寻找困难的最好方式。由于视觉刺激与听觉刺激相结合，可以加强言语刺激。

四、失读症

失读症又称词盲。过去认识的字已经忘掉了，由于不认识字，导致不能阅读。可以根据患者忘掉的字的多少来判断其阅读不能的程度。对于重度的失读症患者，只好像教小学生一样从头教起，先把日常常用的字、词、短语或短句写在卡片上，由简到繁、由易到难、由短到长教他朗读。待他掌握了一定数量的字、词之后可再教他朗读长句、短文直至复杂的文章。对于较轻的阅读不能者，可在一开始就让其朗读短文，遇到遣忘的字再一一教给他，直至他全部掌握后再换另文。

五、失写症

对失写症患者，可按抄写、默写、听写和自发书写的顺序逐步训练。

六、语言运用障碍

语言运用障碍又称语言失用症，一般与感觉性失语或运动性失语同时发生，是复杂的问题。也可能同时伴有肢体运用或口运用等其他方面的运用障碍。语言运用障碍同运动性失语很相似。运动性失语是大脑选词困难。而语言运用障碍者大脑能找到正确的词，知道要说什么，并试图去说，但是，由于脑子不能同舌和嘴唇协调而常常说错词汇或发错声音，也可能有重复语言。若让此种患者伸出舌头，他理解了，想把舌头伸出，结果却不是将舌头伸出，而是舌头后缩。其主要是在理解和执行的中间处发生了障碍。这与运动性失语选不到词的神经机制完全不同。语言运用障碍患者的阅读和书写能力也常常受到影响。不过他的阅读能力比运动性失语者好些，而书写能力更差。其原因不仅是由于失语，更重要的是脑子不能让上肢的手臂协调地执行有关动作。确定了语言失用之后，治疗要分两方面进行：一是治疗失语症；二是让患者锻炼唇、舌等动作的协调。治疗时应尽量让患者轻松，自由讲话。应很随便地同患者交谈。不可让患者重复治疗者的话，那样会使患者紧张；越紧张，唇、舌就越难协调运用。语言运用障碍经过数周的治疗常可获得成功。

第十六章　被忽视的面部障碍

很多瘫痪患者常伴有脸和嘴的运动及感觉障碍。尽管障碍很轻微，患者也会感到很痛苦。脸在我们的日常生活中扮演着很重要的角色。面和嘴部任何一个微小的障碍都会影响上述活动的进行。如果出现这方面的问题，应该尽快进行治疗。

第一节　概　述

在瘫痪患者的康复过程中，人们往往把练习走路和生活自理放在突出位置，这样做是正确的。然而患病的面和嘴的康复常常被忽视（这里不包括药物治疗）。如果这样，将会降低患者的生活质量。他可能不再享受吃喝的乐趣。由于面部不恰当的反应或面部表情减少，很可能会引起别人的误解。当存在这些问题而且患者又需要在帮助下才能克服障碍时，仔细观察和研究患者面部障碍的所在就显得非常重要。

常见面部障碍表现如下：

（1）头固定不动。有些患者的头在一个位置不动，这是由于某些肌群张力过高所致。

（2）面部运动不协调。患者微笑、讲话或吃东西时，病变侧的面部运动不充分和不对称更加明显。患者的整个面部可能毫无表情或表情刻板。

（3）口角流涎。

（4）舌肌和口唇的运动障碍影响发音，吐字不清晰

（5）气流控制障碍。患者说话不清晰，使用短句说活，并且说几个字后就需要重新换口气接着再说，经常只能持续发音约 5 s。

（6）发音单调。患者发音的音调单调，说话时没有或很少有音调的改变。声音嘶哑，生硬且费力。

(7) 讲话呈鼻音。患者讲话呈鼻音，有时可以听到从他的鼻腔里跑出的气流声。

(8) 坐姿障碍。患者不能直坐，身体不平衡且向前弯曲。为了保持平衡，他的脖子相对后移，使脖子前面的肌肉拉紧。

(9) 咀嚼障碍。患者总是用健侧咀嚼，这使得不到锻炼的瘫痪侧更加痉挛。加之瘫痪侧感觉减退，什么刺激都不使之产生兴奋。由于感觉的减退和肌张力异常，患者常常咬破颊部（腮帮），在检查面颊的内面时可以发现因为经常咬破而引起的小面积难治性溃疡。

(10) 吞咽困难。患者吞咽时费力且能听见吞咽声，并且能听到整口食物一下子咽下的声音。事后，患者要吞咽好几次才能成功地清理咽喉。当患者饮水时常常被呛。患者的吃喝变得很慢而且费力。

(11) 义齿。当说话或吃东西时，义齿对患者来说很可能是个问题。当患者肌张力和感觉已经改变时，先前通过正常肌肉将牙齿固定到位的义齿反复滑动不尽完美。义齿一旦用旧、松动，就要尽可能将其加固；如有条件，再换一套。

第二节　对各种障碍的康复治疗

一、对面部障碍的康复治疗

（一）托头开闭下颌

站在患者旁边，通常是在偏瘫侧，康复治疗师将一侧上肢从患者的头后面围绕其颈部，用肘部和前臂托患者的头位于中间位置并且拉长患者的后颈，弯曲腕关节使拇指旋转在颞颌关节上以能感受到任何运动和肌张力的异常，再用示指和中指支撑住患者的下颌并引导下颌的运动。用示指往上用力一托，帮助患者关闭口唇，用中指往下用力一推，帮助其张口与松弛舌肌或者促进舌肌的运动（图 16－1）。此手法应用于不能将头保持在正确位置及下颌关闭困难的患者。

（二）上托下推滑动

站在患者面前，康复治疗师将自己的拇指放在患者的颏部，中指放在下颌骨底面的中间位置，示指放在脸的一侧（图 16－2）。拇指的上托和下推能帮助患者嘴的闭合与张开，中指前、后滑动能影响舌肌的运动，示指能够感触一侧颊部的张力和颌部的运动情况。使用这种方法，患者能充分控制自己的头部并且能主动伸直自己的领部。当患者有言语障碍时，这种方法也特别有用，因为患者能够看到康复治疗师的脸，能够配合康复治疗师所表示的意思进行运动。

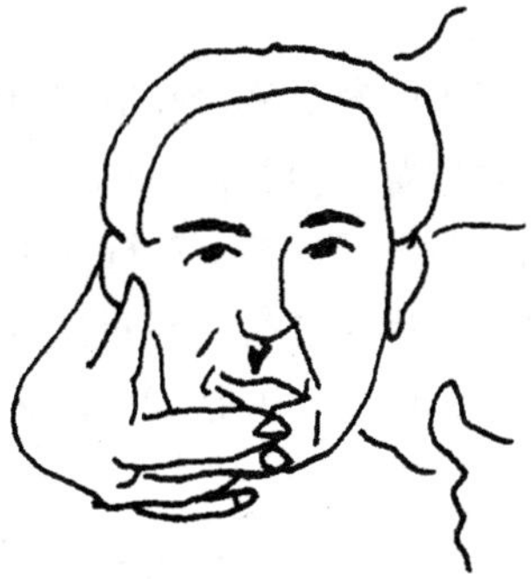

图 16－1 托头开闭下颌（左侧偏瘫）

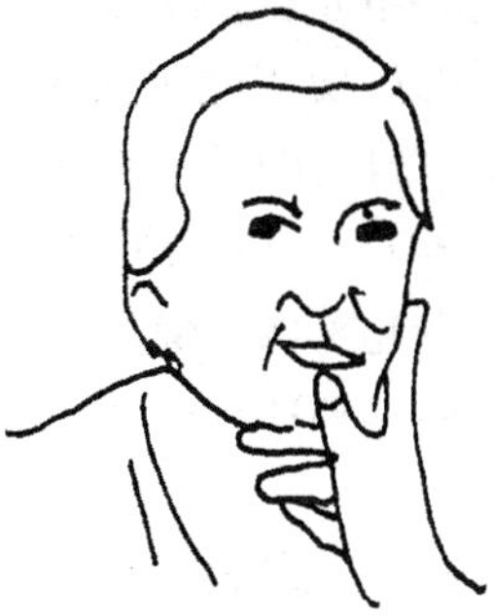

图 16－2 上托下推滑动（左侧偏瘫）

当帮助患者吃喝时，通常推荐第一种方法。在正常情况下，患者能够坐在桌旁并且能够看见他盘子里的食物。需要帮助患者拿食物或将喝水用具送到其嘴边，康复治疗师应指导患者，使其手比较容易地将喝水用具送到嘴边的动作（图 16－3）。

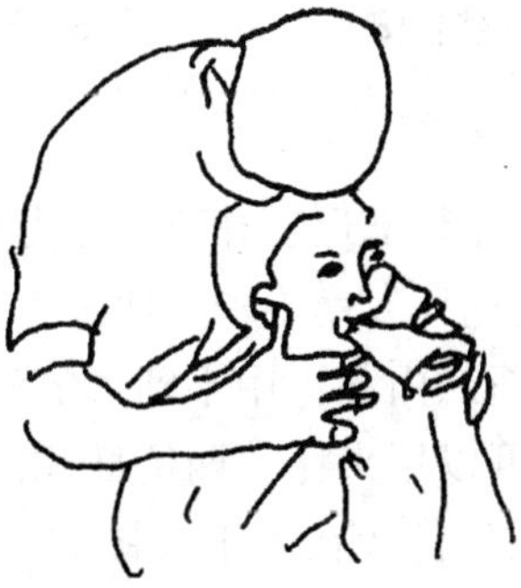

图 16－3 托头开下颌帮患者喝水（双侧偏瘫）

二、对言语交际能力的康复治疗

对于伴有言语交际能力的患者，除了做康复治疗外，还要对患者进行示范，以取得患者的理解配合。

（一）颈部的运动

康复治疗师首先缓缓移动患者的头，强调按照顺序运动并逐步加强力量，允许患者试做没有任何抵抗力的运动。当患者仰卧时，比较容易做此运动。当将患者的头向另一侧弯曲或旋转时，需用另一只手固定好患者的肩膀（图 16－4）。一旦阻力感消失，要求患者自己活动头部；不管患者是坐位还是站位都不应影响活动。配有音乐、球或气球的成套运动能帮助患者克服头固定不动和用眼睛接触人、物不足的困难。

（二）帮助患者蹙眉

面部的运动应该在早期就开始，以刺激面部的感觉和维持其灵活性。康复治疗师运用自己的手指尖在患者额头的蹙眉的位置，斜行向下到达中线进行运动，然后再向上（图16-5），这样轮流交替进行。手指尖斜行向上使眉毛抬高，产生看起来像是惊讶的表情，然后再向下，反复进行。经过这样的多次运动，患者能感到这种运动的能动性并积极配合，所需要的帮助则越来越少。

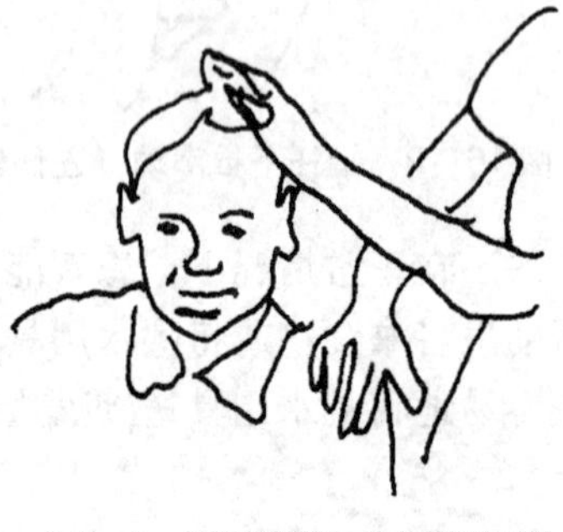

16-4　活动颈部（左侧偏瘫）

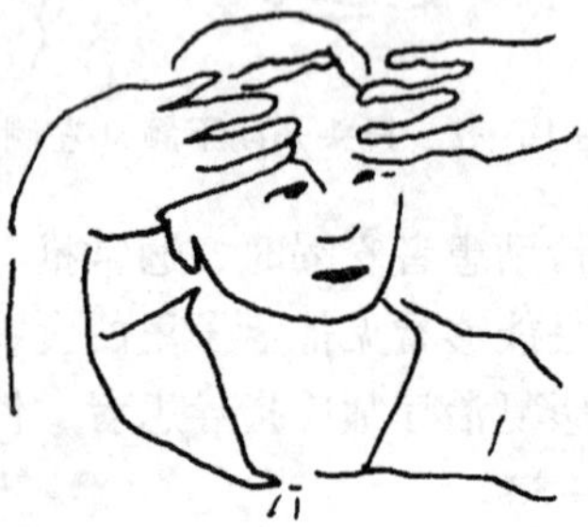

16-5　帮助蹙眉（左侧偏瘫）

（三）促进面颊的活动

康复治疗师应帮助患者做颊部运动并使之张力正常；这个运动既来自于颊部的外面，也来自于颊部的内面。用小指头伸进患者的嘴内沿着患者的牙床摩擦（图16-6），然后摩擦面颊内部，用半圆形的动作把面颊与一侧的牙牵拉开（图16-7）。此外，还可以用来比较两侧面颊的紧张度。然后让患者吸入空气把面颊鼓起来并且让空气停留在那里（图16-8）。这个运动需要闭唇和软腭的运动以防漏气。患者把空气从一侧面颊送到另一侧，促进面颊和软腭的运动。康复治疗师可将两手示指放在患者两腮处协助移动空气（图16-9）。康复治疗师让患者做对称的微笑动作，接着噘起嘴。如果健侧活动太亢进，康复治疗师用一只手背去阻止其运动，用另一只手迅速朝上托一下病侧，促进瘫侧运动（图16-10）。

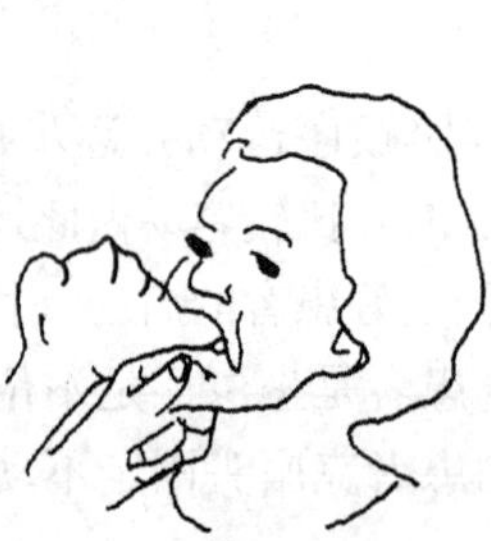

图16-6　摩擦牙龈（双侧偏瘫）

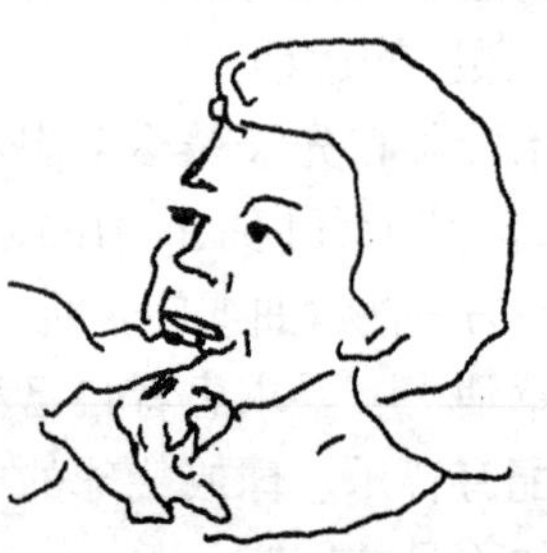

图16-7　解除颊部痉挛（双侧偏瘫）

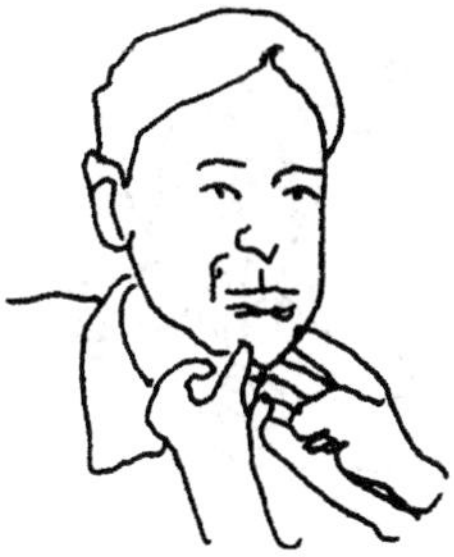

图 16－8 帮助鼓气（左侧偏瘫）

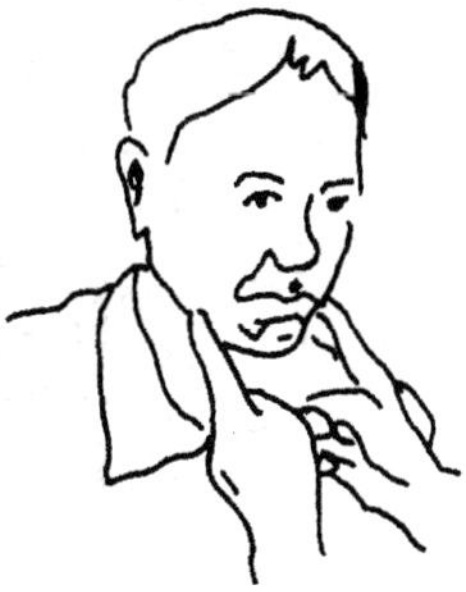

图 16－9 用手指帮助瘫侧吹气到另一侧（左侧偏瘫）

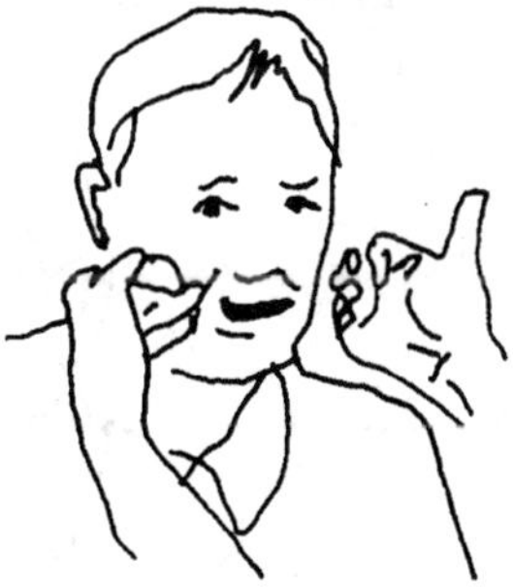

图 16－10 帮助患者微笑（左侧偏瘫）

（四）面下部肌肉的运动

（1）应用冰块或电动牙刷的把柄快速地刺激面颊和口唇也能起到帮助恢复的作用。电动牙刷从一侧向中间移动，电动牙刷的振动能增加感觉且对恢复正常的肌张力有帮助（图 16－11）。

（2）要求患者皱起鼻子就好像嗅到难闻的气味一样。康复治疗师将指尖放在患者鼻子两侧来促进皱鼻活动（图 16－12），直到患者能很熟练、快速地把鼻子皱起且并不同时需要其他肌肉的配合为止。

（3）要求患者向上翘嘴唇，就好像要让别人看他的上牙和下唇一样，即反复做上唇包下唇或下唇包上唇的动作（图 16－13）。

（4）让患者尽力将下颌向前伸，努力去超过上唇，以便对抗痉挛收缩的下颌。康复治疗师也可用手指放在下颌角处促进它的运动（图 16－14），但因为此区域对压力敏感，康复治疗师不能单用此法给予足够的帮助，需要患者的配合。如果患者的下颌是痉挛的，康复治疗师将大拇指放在患者的下牙床前，示指放在下颏底下（图 16－15），朝前拉几次下颏，这样的运动能减低下颌的肌张力。

康复治疗师用手指移动患者的面部，帮助患者去做各种各样的面部表情；促使患者能够模仿康复治疗师向他表示的表情，并按要求表达自己的悲、喜、

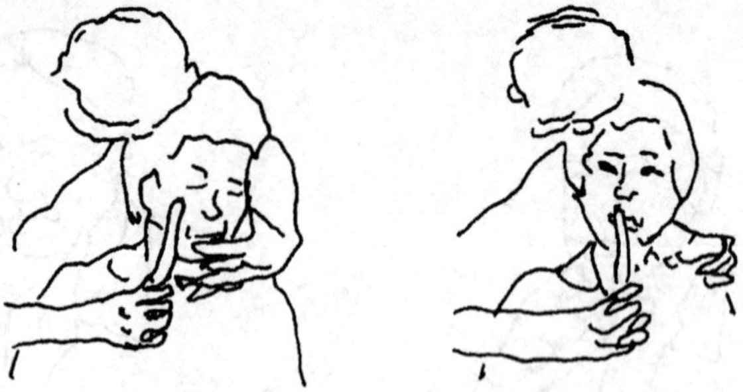

A　　B

图 16－11　面下部肌肉的运动

A. 刺激面颊　B. 帮助闭嘴

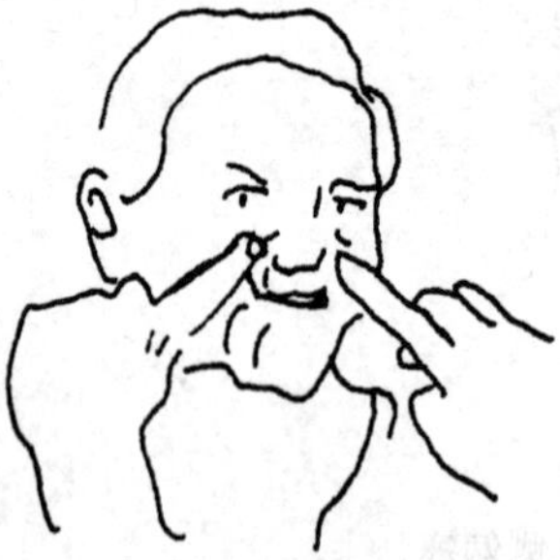

图 16－12　帮助皱鼻（左侧偏瘫）

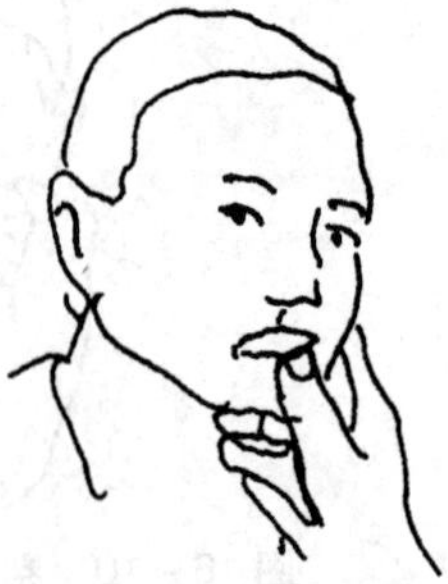

图 16－13　下唇包上唇（左侧偏瘫）

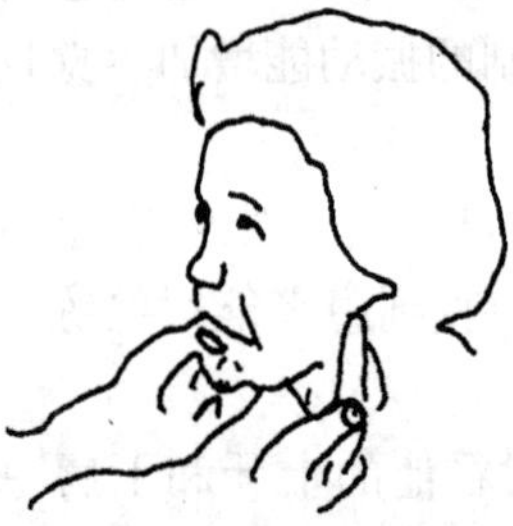

图 16－14　从颞颌关节处向前推动

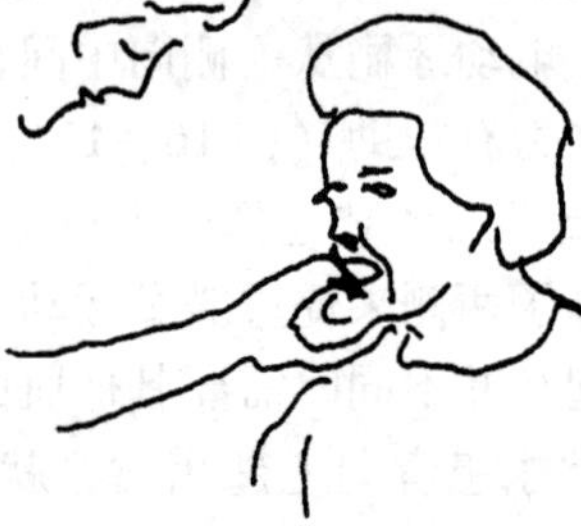

图 16－15　手指钩住下颌向前牵拉

怒等感情。

三、讲话障碍的康复治疗

（一）帮助患者呼吸来改善发音

对于偏瘫的患者，也需要帮助呼吸。康复治疗师将双手放在患者胸廓的两边以促进肋部的呼吸运动。双手向下压迫胸骨，促进一个长呼吸，这样患者不用劲就像长出气发出一个长的声音，这个声音可以连续发出，尽量达到 15 s，以利排空肺部残余气体。通过两边肌肉对角线样往上和往下运动引起喉部肌肉的运动，然后患者应用高调声音快速地活动喉部。高声调和低声调也能用来改善声母的声调。如“噢—啊”或“依—噢”。

（二）促进舌肌运动

让患者从口唇外面从右向左用舌头舔口唇，然后用舌头抵口唇内面，使口唇离开牙齿，用舌头做圆周运动。康复治疗师指导他将舌头卷起顶在颊内侧并用手指按压是否在那里。让患者用舌头试着伸展颊部并按摩用舌头顶住的颊部。由于偏瘫患者的舌肌运动明显减少，需要更直接地刺激它的运动。放小指在患者的嘴里，推着舌头向下并且使舌头逐渐向后退缩。还可朝着舌头快速敲打以刺激和活动舌头内部的肌肉。再推舌头的一侧向对侧运动，令患者做对抗动作。也可让患者张开嘴伸出舌头或者张开嘴不伸出舌头，用一压舌板放在患者舌头上，令患者做对抗动作。在进行舌肌运动前，康复治疗师要防止任何的舌肌张力增高。防止舌肌张力增高的做法是这样的：将手指放在颌下嘴外下方的软组织区域内，用手指朝上朝前或朝后压做一个半圆形（弧形）运动，通过这样反复地运动来影响舌肌的张力并使舌肌被动地做一个向前或向后的运动。对于舌肌运动非常困难的患者，康复治疗师用湿纱布包住患者的舌头，用拇指和另外几个手指握住舌头，向各个不同的方向进行运动（图 16 - 16）。做此运动时，先拉舌头向前（小心别碰到牙床）向上拉，向不同方向运动，边做边说出动的方向，告诉患者要随着拉的方向主动配合。

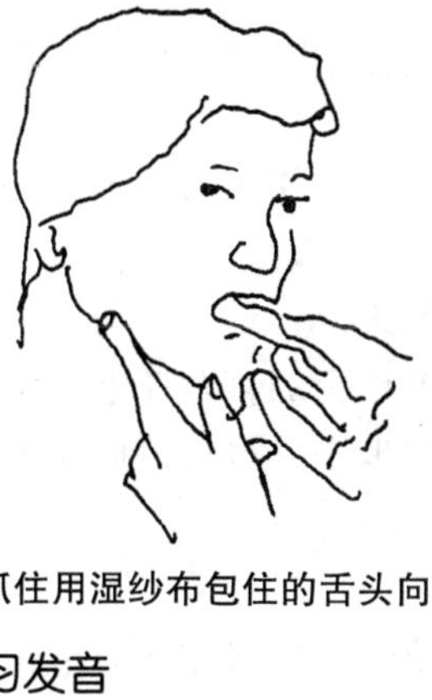

图 16 - 16　抓住用湿纱布包住的舌头向不同方向运动

（三）通过舌肌运动练习发音

当患者试图准确地发“得”和“特”的声音时，将舌尖对着上面前牙的后面，这时，不移动下颌，舌头朝前增加速度发出这样的声音。练习发“机”和“客”的声音时，舌头朝前抵住下牙槽前牙的底部，用同样的方法发出声音。当患者的能力提高以后，就能交替发出“机”和“得”的声音。这些，首先需要去准确判断患者舌头的正确位置，用一压舌板抬高舌尖或将舌尖固定在上牙的后面，再通过用压舌板压在舌的后部，康复治病能够促使舌尖朝上运动以便发出“机”声。

（四）刺激软腭运动

通过用麦秆吹杯子里的有颜色的水可刺激软腭的活动。患者试着去吹泡泡，尽量大小一样还需要控制好自己的呼吸。如果有病的软腭不活动，可用冰刺激的方法，用一块湿棉布放在冰箱的结冰层待其结冰。康复治疗师先用压舌板压住患者的舌头，然后用结冰的棉布块去刺激软腭。这时，让患者发出尖锐的、短的“啊”声，抬高软腭促进软腭的活动（图 16－17）。

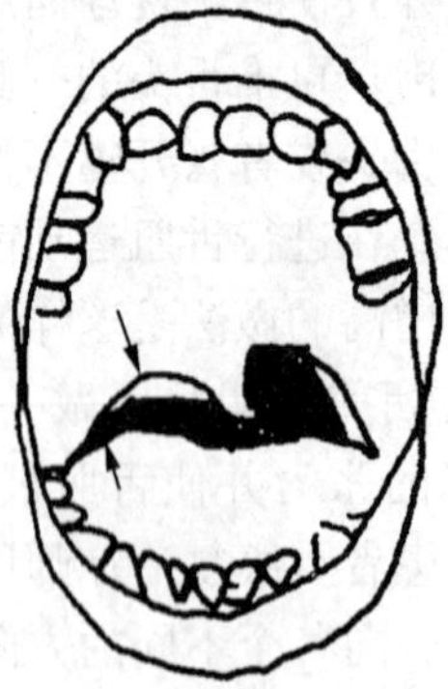

图 16－17　用冰块刺激软腭的上方和侧方

（箭头指冰块刺激部位）

四、进食困难的康复治疗

对于进食困难的患者进行以下动作的训练，将有助于改进患者吃的行为模式。

（一）就餐时保持正确坐姿

在治疗时，让患者坐在餐桌旁的直背椅上，康复治疗师首先被动地拉直他的躯干以便使患者完成正确的坐姿，再将偏瘫侧上肢朝前放在桌子上防止下跌和弯曲，将头扶正。

（二）多进行咀嚼

为了刺激咀嚼和口内的感觉，患者需要质地结构更紧密、咀嚼时能发出嘎吱嘎吱响声的食物，如轻炒的蔬菜、饼干和烤面包等。患者吞咽时有返呛的危险时，可用一块纱布包住易碎的食物放在偏瘫侧的牙齿之间让其咀嚼。患者能咀嚼一些食物，同时品尝到不同的滋味。咀嚼运动能促进舌肌和口唇的活动。

五、口腔卫生

（一）帮助患者刷牙

患者每次饭后，都要在康复治疗师的帮助下对牙齿进行有力的刷洗，直到患者能单独掌握自己刷牙为止（图 16－18）。对于丧失普通牙刷操作技能者，电动牙刷是一个很大的补偿和帮助。当口唇痉挛或瘫痪时，小的电动牙刷也能很容易地操作，它不光能起刷牙作用，还能起振动刺激作用。同时也要特别注意保证牙齿内面和两边的干净。康复治疗师应训练患者用健手学习刷牙方法。许多患者在彻底冲洗之前，特别是朝前吐水有困难时，康复治疗师用自己的拇指和其他手指拉住患者的面颊和口唇将其置于正确的位置，来促进患者完成吐水动作（图 16－19）。

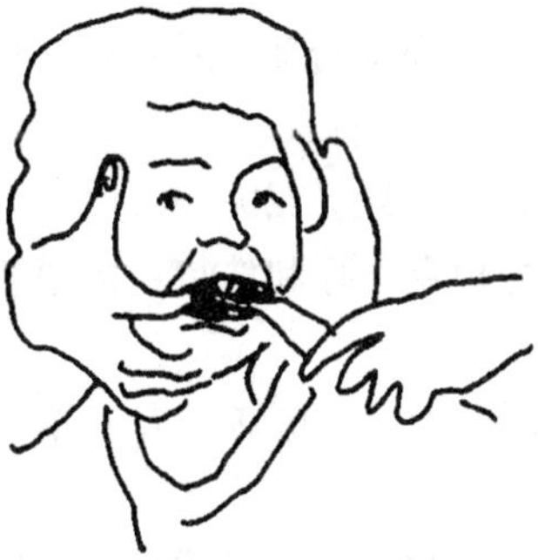

图 16－18 帮患者刷牙

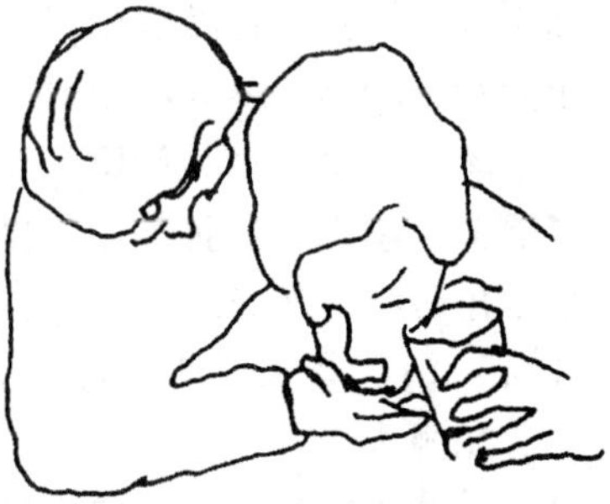

图 16－19 帮患者漱口吐水

（二）按摩齿龈

对于齿龈条件很不好的患者，康复治疗师应指导他们用自己的手指或将纱布缠在手指上对齿龈进行按摩。

主要参考文献

[1] 赵文华. 中国居民营养与健康状况调查报告之七——血脂. 北京：人民卫生出版社，2008.

[2] 中国营养学会. 中国居民膳食营养素参考摄入量. 北京：中国轻工业出版社，2001.

[3] 邓平连. 转基因食品食用安全性和营养质量评价及验证. 北京：人民卫生出版社，2003.

[4] 姜培珍. 营养失衡与健康. 北京：化学工业出版社，2004 年.

[5] 素冠群，李季兰，孙朝阳. 食品相克与药物相克. 呼和浩特：内蒙古科学技术出版社，2003.

[6] Moore M C. 营养评估与营养治疗手册. 陈伟，译. 北京：人民军医出版社，2009.

[7] 肖荣. 营养医学与食品卫生学. 北京：中国协和医科大学出版社，2003.

[8] 张培林. 神经解剖学. 北京：人民卫生出版社，1998 年.

[9] 北京协和医院. 神经内科诊疗常规. 北京：人民卫生出版社，2004.

[10] 张维娜，张玉欣，王燕华，等. 神经内科诊疗学. 石家庄：河北科学技术出版社.

[11] 张淑琴. 神经内科学进展. 长春：长春出版社，2001.

[12] 仲岩，丛志强，唐咸孟. 神经病治疗学. 上海：上海科学技术出版社，2004.

[13] 马奎云. 颈源性疾病诊断治疗学. 郑州：河南科学技术出版社，2005.

[14] 马奎云，孙孝先. 神经系统疾病误诊学. 郑州：郑州大学出版社，2009.

[15] 马奎云，王玉龙. 康复医学. 郑州：河南医科大学出版社，2000.

[16] 陈学存. 应用营养学. 北京：人民卫生出版社，1984.

[17] 黄友岐. 神经病学. 北京：人民卫生出版社，1984.

[18] 马奎云. 中风的康复与防治. 2 版. 郑州：河南科学技术出版社，1997.

[19] 周冠虹. 中风的预测与防治. 上海：上海翻译公司出版社，1991.

[20] 史荫绵. 上海市虹口区脑血管病流行病学调查分析. 中国神经精神疾病

杂志，1985，11：262.
［21］王忠诚. 中国六城市居民中神经系统疾病的流行病学调查. 中华神经外科杂志，1985，1：2.
［22］陈宝国，朱成全，谢炜. 头面部疼痛诊断治疗学. 北京：北京科学技术出版社，2003.
［23］全国继续医学教育委员会. 神经内科学进展. 长春：长春出版社，2001.
［24］于兑生编译. 康复医学评价手册. 北京：华夏出版社，1993.
［25］（日）中村隆一. 脑中风康复. 朱裕祥，译. 上海：华东师范大学出版社，1994.
［26］（美）Kenneth O. 血管腔内治疗并发症. 张小明，译. 北京：北京科学技术出版社，2008.
［27］（美）Joel A D. 康复医学——理论与实践. 南崐，郭正成，译. 西安：世界图书出版公司，2004.